U0288869

雷公藤治疗风湿病研究

刘 健 万 磊 主编

科学出版社

北京

内 容 简 介

本书内容共包括中医药防治风湿病概述、雷公藤概述、雷公藤治疗风湿病药学研究、雷公藤治疗风湿病临床研究及雷公藤治疗风湿病实验研究。本书阐述中医对风湿病的认识;介绍雷公藤的基本知识;观察雷公藤治疗风湿病药理学、毒理学及药效学研究;着重阐述雷公藤复方、雷公藤制剂、雷公藤单味药、雷公藤提取物治疗风湿病临床研究,以及不同疾病如类风湿关节炎、强直性脊柱炎、干燥综合征、系统性红斑狼疮等验案;还介绍雷公藤复方、雷公藤制剂、雷公藤单味药、雷公藤提取物治疗风湿病的基础研究,以及以不同疾病来探讨雷公藤治疗风湿病的作用机制。

本书适用于中医院校师生、中医或中西医临床医生、从事中医或中西医研究的相关科研人员,同时适用于雷公藤研究工作者及对雷公藤感兴趣的广大读者。

图书在版编目(CIP)数据

雷公藤治疗风湿病研究 / 刘健,万磊主编. —北京:
科学出版社,2020.10
ISBN 978 - 7 - 03 - 059890 - 5

Ⅰ.①雷⋯　Ⅱ.①刘⋯ ②万⋯　Ⅲ.①雷公藤-防治
-风湿性疾病-研究　Ⅳ.①R593.2

中国版本图书馆 CIP 数据核字(2020)第 180082 号

责任编辑:陆纯燕 / 责任校对:谭宏宇
责任印制:黄晓鸣 / 封面设计:殷　靓

科学出版社 出版
北京东黄城根北街 16 号
邮政编码:100717
http://www.sciencep.com

南京展望文化发展有限公司排版
苏州市越洋印刷有限公司印刷
科学出版社发行　各地新华书店经销

*

2020 年 10 月第　一　版　　开本:B5(720×1000)
2020 年 10 月第一次印刷　　印张:20 3/4
字数:373 000

定价:100.00 元
(如有印装质量问题,我社负责调换)

前　言

　　安徽中医药大学第一附属医院风湿免疫科,是国家中医临床重点专科、国家中医药重点学科和国家中医药科研三级实验室,是安徽省"115"产业创新团队。近年来,在学科带头人刘健教授带领下,安徽中医药大学第一附属医院风湿免疫科在学科规模、学科建设、专科专病、科学研究、人才培养、国际交流诸方面取得了很多成就,雷公藤及其复方制剂治疗风湿病就是其中重要组成部分。

　　本书系统总结雷公藤与风湿病之间的关联,着重介绍雷公藤及其相关制剂对常见风湿病的治疗作用及作用机制,形成编者自己独特的临床研究切入点和基础研究观测点,在临床应用和动物基础实验研究中发现雷公藤及其相关制剂治疗风湿病的具体治疗靶点。本书内容共包括五章,从中医药防治风湿病概述、雷公藤概述、雷公藤治疗风湿病药学研究、雷公藤治疗风湿病临床研究及雷公藤治疗风湿病实验研究方面进行阐述。本书通过分析研究雷公藤在治疗风湿病中的具体应用,以提高广大读者科研能力、科研水平及理论思维水平。本书所提及的雷公藤复方为复方芪薏胶囊(即新风胶囊)。本书通过分析研究雷公藤在治疗风湿病中的具体应用,以提高广大读者对雷公藤的认识和对雷公藤作用机制的理解。

　　本书将加强从事中医或中西医研究相关科研人员对于风湿病学科前沿问题、尖端问题的探讨,通过对雷公藤治疗风湿病医案的认识,可大大提高中医院校师生、中医或中西医临床医生诊治风湿病的水平,提高他们对雷公藤的进一步认识。

本书是在上级主管部门大力支持下编写完成的,在编写过程中还得到了相关专家的指导和领导的鼓励,且科学出版社在编辑出版方面给予了大力协助,在此对所有帮助、支持本书编写工作的单位和个人表示衷心的感谢!

由于编者水平及编写时间有限,如有不足或疏漏之处,敬请广大同仁不吝批评指正!

编　者

2020 年 7 月

目 录

中医药防治风湿病概述

第一节　风湿病概述

风湿病包括范围甚广,国内外将其分为十大类二百多种疾病,常见的有类风湿关节炎(rheumatoid arthritis, RA)、强直性脊柱炎(ankylosing spondylitis, AS)、干燥综合征(sjogren's syndrome, SS)、系统性红斑狼疮(systemic lupus erythematosus, SLE)、骨关节炎(osteoarthritis, OA)、痛风(gout)、风湿热(rheumatic fever)等。大部分风湿病病因不明,多认为与免疫、感染、遗传等因素有关。

一、风湿病分类和特点

(一) 类风湿关节炎

1. 概念

类风湿关节炎是一种以慢性、侵袭性关节炎为主要表现的自身免疫性疾病。类风湿关节炎分布于世界各地,在不同人群中患病率为 0.18%～1.07%,其发病具有一定的种族差异。我国的类风湿关节炎患病率为 0.28%～0.36%。类风湿关节炎在各个年龄段皆可发病,30～50 岁发病更为常见,男女患病比例为 1：3。

2. 特点

(1) 一般症状:常起病缓慢,有乏力、纳差、体重减轻及低热等症状。

(2) 关节表现

1) 最常见的为以近端指间关节、掌指关节及腕关节为主的对称性、多关节、小关节肿痛、活动受限,指关节呈梭形肿胀,晚期可见畸形。

2）晨僵的持续时间常与病情活动程度一致。

（3）关节外表现

1）类风湿结节：见于关节隆突部位,单个或多个,数毫米至数厘米大小,持续数月至数年,是病情活动的表现。

2）系统性表现：部分患者病情活动时有胸膜炎、弥漫性实质性肺疾病、心包炎、浅表淋巴结肿大、肝脾大等。

（4）检查

1）一般检查：轻、中度贫血,活动期红细胞沉降率(erythrocyte sedimentation rate, ESR)加快。

2）免疫学检查：① 血清免疫球蛋白(immunoglobulin, Ig)增高;② 抗核抗体 10% ~ 20% 阳性;③ 类风湿因子(rheumatoid factor, RF)80% 阳性;④ C 反应蛋白(C‐reactive protein, CRP)增高,ESR 增快。

3）滑液检查：滑液呈半透明或不透明,黄色,黏度差,细胞数(5 ~ 10)万/mL,中性粒细胞占 50% ~ 90%,RF 阳性,有时可见风湿细胞。

4）特殊检查：X 线片示早期关节周围组织肿胀、骨质疏松,后期关节软骨破坏、侵蚀,关节间隙狭窄,关节强直和畸形。

3. 西医诊断标准

西医诊断标准参照 1987 年美国风湿病学会类风湿关节炎的分类标准[1]。

（1）晨僵至少 1 h≥6 周。

（2）3 个或 3 个以上关节肿≥6 周。

（3）腕、掌指,近端指间关节肿≥6 周。

（4）对称性关节肿≥6 周。

（5）皮下结节。

（6）手 X 线像改变(至少有骨质疏松及关节间隙狭窄)。

（7）RF 阳性(所有检测方法正常人群中不超过 50% 阳性)。

以上 7 项中有 4 项阳性者可诊断为类风湿关节炎。

4. 分期标准(1988 年 4 月中国昆明第一届全国中西医结合风湿类疾病学术会议)

（1）早期：绝大多数受累关节有肿痛及活动受限,但 X 线片示软组织肿胀及骨质疏松。

（2）中期：部分受累关节功能活动明显受限,X 线片示关节间隙变窄及不同程度骨质腐蚀。

（3）晚期：多数受累关节出现各种畸形或强直,活动困难,X 线片示关节严重破坏、脱位或融合。

（二）强直性脊柱炎

1. 概念

强直性脊柱炎是脊柱关节炎最常见的临床类型,以中轴关节受累为主,可伴发关节外表现,严重者可发生脊柱畸形和关节强直,是一种慢性自身炎症性疾病。我国发生率为 0.25% 左右,一般多见于青壮年的男性。关节外的病变包括银屑病,口腔、肠道生理性溃疡,尿道炎,前列腺炎等。

2. 特点

（1）早期首发症状为下腰背痛伴晨僵,也可表现为单侧、双侧或交替性臀部、腹股沟向下肢放射的酸痛。症状在夜间休息或久坐时较重,活动后可以减轻。

（2）最典型和最常见的表现为炎性腰背痛。其他部位附着点炎多见于足跟、足掌部,也见于膝关节、胸肋连结、脊椎棘突、髂嵴、大转子和坐骨结节等部位。

（3）部分患者首发症状可以是下肢大关节如髋、膝或踝关节痛,常为非对称性,反复发作与缓解,较少伴发骨关节破坏。幼年起病者尤为常见,可伴或不伴有下腰背痛。

（4）30% 左右患者的关节外症状可出现反复的葡萄膜炎或虹膜炎。1%~33% 的患者可出现升主动脉根和主动脉瓣病变及心传导系统异常;少见的有肾功能异常、弥漫性实质性肺疾病、下肢麻木、感觉异常、肌肉萎缩和淀粉样变。

（三）干燥综合征

1. 概念

干燥综合征是以外分泌腺高度淋巴细胞浸润为特征的自身免疫性疾病。其免疫性炎症反应累及外分泌腺体的上皮细胞,又名自身免疫性外分泌腺体上皮细胞炎或自身免疫性外分泌病。除累及泪腺、唾液腺等外分泌腺外,尚可累及肝、肾、肺等内脏器官及血管、关节、皮肤等,其患者血清中有多种自身抗体和大量免疫球蛋白。干燥综合征根据是否合并其他弥漫性结缔组织病分为继发性干燥综合征和原发性干燥综合征两类,前者指与某种确定的弥漫性结缔组织病并存,如 20%~30% 类风湿关节炎、系统性红斑狼疮可继发干燥综合征。本病在我国的患病率为 0.29%~0.77%,女性多见,男女比为 1：（9~20）,发病年龄多在40~50 岁,也见于儿童。

2. 特点

（1）口干症:是患者最常见的症状,进固体食物需水送服,常频繁饮水。猖獗龋齿也是本病的特征之一,表现为牙齿变黑、片状脱落,严重者只留下残根。

50%患者有成人腮腺炎,累及单侧或双侧。舌面光滑、干裂、舌乳头萎缩。

（2）眼干症：表现为眼部异物感、畏光、泪少等,部分患者可有泪腺肿大。

（3）其他外分泌腺受累表现：皮肤干燥,鼻腔黏膜干燥、充血,外阴和外阴黏膜干燥、瘙痒,性交痛或外阴溃疡。

（4）呼吸系统：黏膜表面纤毛功能异常,刺激性干咳,部分患者合并肺间质病变后出现活动后气短,活动耐量下降。

（5）消化系统：有胃部不适等萎缩性胃炎表现。20%患者有肝脏受累,表现为肝大、肝酶或胆酶增高。

（6）血液系统：可有轻度正细胞正色素性贫血,白细胞计数低于正常,血小板计数减少,部分患者可有顽固性血小板减低。

（7）肾脏：30%～50%干燥综合征患者有肾损伤,多为肾小管病变,可表现为肾小管酸中毒、夜尿增多、低钾血症,严重者可出现肾钙化、结石。

（8）血管炎：可合并血管炎,表现为紫癜样皮疹、坏死性血管炎等。

（9）关节、肌肉：部分患者有肌无力、肌痛,但极少出现肌酶持续增高;部分患者有关节痛,但关节炎少且多为非侵蚀性。

（四）系统性红斑狼疮

1. 概念

系统性红斑狼疮是一种典型的自身免疫性结缔组织病,临床上可累及全身多个器官,病情的异质性较大。本病以女性多见,育龄期女性好发。

2. 特点

（1）系统性红斑狼疮好发于育龄期女性,发病年龄高峰为15～40岁,男女发病比例为1∶9左右。

（2）系统性红斑狼疮的发病可急可缓,临床表现多种多样,症状的异质性较大。

（3）常见面部皮疹、脱发、口腔溃疡、关节痛和雷诺现象。

（4）全身表现包括发热、疲乏等,常累及血液系统、中枢神经系统和肾脏。

（五）骨关节炎

1. 概念

骨关节炎是以关节软骨局灶病变、软骨下骨肥厚反应和关节边缘骨质增生形成为特征的慢性关节疾病,常伴有肌肉无力、韧带松弛、关节对线不良、轻度滑膜炎和半月板变性。本病的发生与衰老、肥胖、炎症、创伤、关节对线不良、代谢异常、性激素水平及遗传等因素有关。

2. 特点

骨关节炎好发于膝、髋、手(远端指间关节、第一腕掌关节)、足(第一跖趾关节、足跟)、脊柱(颈椎及腰椎)等负重或活动较多的关节。

(1)主要症状

1)关节疼痛:本病最常见的表现是关节局部的疼痛和压痛。负重关节及双手最易受累。疼痛多始于活动开始后几分钟,也可在活动数小时后发作,休息后减轻。随病情进展可出现持续性疼痛,或导致活动受限。阴冷、潮湿和雨天疼痛会加重。骨关节炎疼痛程度与X线片所示的关节损伤程度无关。

2)晨僵:患者可出现晨起或关节静止一段时间后有僵硬感,即晨僵,活动后可缓解。本病的晨僵时间一般持续数分钟至十几分钟,很少超过半小时。

3)关节活动受限:膝骨关节炎可出现屈膝受限,髋骨关节炎可出现自己修剪脚指甲受限,也可出现上下楼梯、步行和家务劳动受限。原因是关节疼痛、活动减少、肌肉力量减弱、关节不稳定,还可因关节内的游离体或软骨碎片出现而引起的活动时的"绞锁"现象。各部位骨关节炎均可导致关节疼痛、功能障碍及生活质量下降。

(2)主要体征

1)关节骨性膨大:早期为关节周围的局限性肿胀、滑囊增厚或伴关节积液。膝关节浮髌试验可检查关节积液情况。后期可在关节部位触及骨性膨大。

2)关节压痛:关节痉挛、半月板撕裂等活动或受压时有压痛。膝关节压痛可来源于滑囊炎、肌腱炎、肌痉挛、半月板撕裂等。

3)关节摩擦音(感):多见于膝关节。由于软骨破坏、关节表面粗糙,出现关节主动或被动活动时可闻及或触及"吱嘎"声,称骨摩擦音(感)。

4)关节畸形:膝关节对线不良可表现为内翻畸形(胫骨内侧受累)或外翻畸形(胫骨外侧受累),手关节骨性膨大和对线不良可表现为赫伯登(Heberden)结节(远端指间关节)、布夏尔(Bouchard)结节(近端指间关节)或蛇样畸形。体格检查时注意患者站立时两腿的形态,膝外翻畸形表现为由冠状面看到膝间距大于踝间距,膝内翻畸形则反之。当游离体或关节碎片在关节间隙被卡住时会出现肢体长时间不活动而引起的晨僵,若出现机械性活动障碍提示半月板损伤。膝骨关节炎常发生股四头肌无力和关节韧带松弛(从胫侧到腓侧内外方向上的关节移位或旋转)。髋或膝关节受累可形成特殊步态,应注意检查。

(3)不同部位骨关节炎的表现特点

1)手:以远端指间关节受累最为常见,表现为关节伸侧面的两侧骨性膨大,称赫伯登结节,而近端指间关节伸侧出现者则称为布夏尔结节,可伴有结节局部的轻度肿胀、疼痛和压痛。第一腕掌关节受累后,其基底部的骨质增生可出现方形手畸形,而手指关节增生及侧向半脱位可致蛇样畸形。

2)膝:膝关节受累在临床上最为常见。危险因素有肥胖、膝外伤和半月板切除。其主要表现为膝关节疼痛,活动后加重,下楼梯更明显,休息后缓解。严重者可出现膝内翻或膝外翻畸形。关节局部有肿胀、压痛,屈伸运动受限,多数有关节摩擦音(感)。

3)髋:男性髋关节受累多于女性,单侧多于双侧,多表现为局部间断性钝痛,随病情发展可呈持续性疼痛。部分患者的疼痛可以放射到腹股沟、大腿内侧及臀部。髋关节内旋和外展受限,随后可出现内收、外旋和伸展受限,以及步态异常。

4)足:跖趾关节常受累,可出现局部疼痛、压痛和骨性肥大,还可出现外翻等畸形。足底可出现骨质增生,因而行走困难。

5)脊柱:颈椎受累比较常见,腰椎第3、4椎体为多发部位,可由椎体和后突关节的增生引起局部的疼痛和僵硬感,压迫局部血管和神经时可出现相应的放射痛和神经症状。颈椎受累压迫椎-基底动脉可引起脑供血不足的症状。腰椎骨质增生导致椎管狭窄时可出现间歇性跛行及马尾综合征。

（六）痛风

1. 概念

痛风是单钠尿盐酸(monosodium urate)沉积于骨关节、肾脏和皮下等部位,引发的急、慢性炎症和组织损伤,与嘌呤代谢紊乱和(或)尿酸排泄减少所致的高尿酸血症直接相关,属于"代谢性风湿病"的范畴。

2. 特点

（1）急性关节炎期

1)多在午夜或清晨突然起病,关节剧痛,呈撕裂样、刀割样或咬噬样,难以忍受;数小时内出现受累关节的红肿热痛和功能障碍。

2)单侧第一跖趾关节最常见,其余为趾、踝、膝、腕、指、肘关节。

3)发作常呈自限性,多于数天或2周内自行缓解,受累关节局部有皮肤脱屑和瘙痒症状。

4)可伴高尿酸血症,但部分患者急性发作时血尿酸水平正常。

5)关节液或皮下痛风石抽吸物中发现双折光的针形尿酸盐结晶是确诊本病的依据。

6)秋水仙碱可以迅速缓解关节症状。

7)可有发热等,常见的发病诱因有受寒,劳累,饮酒,高蛋白、高嘌呤饮食,外伤,手术感染等。

（2）慢性关节炎期及痛风石

1）急性关节炎反复发作,间歇期逐渐缩短,发作次数增多,症状持续时间延长,以致经久不愈,逐渐形成慢性痛风性关节炎,可使关节肿胀畸形、痛风石形成。

2）痛风石是痛风的特征性临床表现,典型部位在耳郭,也常见于反复发作的关节周围,以及鹰嘴、跟腱、髌骨滑囊等处。外观为隆起的大小不一的黄白色赘生物,表面菲薄,破溃后排出白色粉状或糊状物,经久不愈,但较少继发感染。关节内大量沉积的痛风石可造成关节骨质破坏、关节周围组织纤维化,继发退行性改变等,临床表现为持续关节肿痛、压痛,关节畸形,关节功能障碍。

（七）风湿热

1. 概念

风湿热是上呼吸道 A 组乙型溶血性链球菌（group A streptococcus pyogenes,GAS）感染后引起的自身免疫性疾病,可引起关节、心脏、神经等多系统症状,最严重的并发症是风湿性心脏病（rheumatic heart disease, RHD）。本病多发生于学龄期儿童,偶见于成年人。治疗以清除 A 组乙型溶血性链球菌为主,预防A 组乙型溶血性链球菌的再次感染和风湿性心脏病的发生。

2. 特点

（1）关节炎:常为风湿热的最早期表现,起病急,多在 1 周内发生。下肢关节最先受累,一般影响多个中大关节,呈游走性,膝、踝、肘、腕关节最常见,表现为红肿、疼痛,有时会出现关节腔积液。症状通常在 2 周内消退,不遗留关节畸形,对水杨酸或非甾体抗炎药（non-steroidal anti-inflammatory drugs, NSAIDs）反应良好。

（2）心肌炎:表现多样,可有窦性心动过速、瓣膜炎、心包炎或累及传导系统。患者可有心悸、气短等不适,严重者可出现充血性心力衰竭。体格检查可发现心动过速、心脏杂音等体征。心电图提示窦性心动过速、一度或二度房室传导阻滞。一度房室传导阻滞与预后无关,二度房室传导阻滞需临时起搏。超声心动描记术可发现心包积液。风湿性心脏病是风湿热最严重的并发症,是获得性心瓣膜病的最常见病因。大部分患者首次发生风湿热时有心肌炎表现,10~20年后发展至风湿性心脏病,最常累及二尖瓣,其次为主动脉瓣,病变主要为瓣膜狭窄,也可出现关闭不全。

（3）舞蹈病:由炎症侵犯脑基底节所致,常发生于儿童患者,潜伏期为数周至数月,临床表现为不自主的躯干或肢体动作,做鬼脸、傻笑、秽语,或肢体无节律的交替动作,还可出现躁动、哭泣等精神症状。

(4)环形红斑:出现于四肢近端或躯干,为淡红色环状红晕,中央苍白,发生和消退均快,常发生在有心肌炎的患者。

(5)皮下结节:好发于关节伸侧或脊柱棘突处,质地较硬,无痛性,常双侧对称,单发或数个。皮下结节直径为数毫米至 2 cm,常发生在已有关节炎、舞蹈病或心肌炎的患者。

二、风湿病的病因、发病机制及病理

(一) 类风湿关节炎

1. 病因及发病机制

本病病因尚不明确,一般认为可能与感染、遗传、内分泌异常、免疫功能紊乱等因素有关。

(1)感染因素:研究发现,类风湿关节炎患者对微生物存在高免疫反应状态。反转录病毒、支原体及变形杆菌、结核杆菌等感染因子或结缔组织内在代谢异常,可在关节滑膜中产生抗原性变。这些抗原刺激关节滑膜中浆细胞产生抗体,抗原抗体复合物形成后,刺激关节滑膜中浆细胞产生 RF。抗原抗体复合物能引起溶酶体酶的释放,滑膜细胞的溶酶体膜很易脆裂,其释放的酶导致关节炎症组织损伤。例如,EB 病毒包膜上的 gp110 糖蛋白及来自结核分枝杆菌的 6 449 ku 热休克蛋白均与人类白细胞抗原(human leukocyte antigen, HLA)-DR10404 等亚型有共同的氨基酸序列,它们通过"分子模拟",引发机体的自身免疫反应,诱发类风湿关节炎的发生。其他与类风湿关节炎有关联的病毒包括巨细胞病毒、肝炎病毒及多种反转录病毒,如慢病毒、I 型人 T 细胞病毒、I 型和 II 型人类免疫缺陷病毒等。

(2)遗传因素:类风湿关节炎具有遗传病的某些显著特征,如不完全外显率、多基因参与及遗传变异等。类风湿关节炎有明显的家族聚集倾向,同卵双生子的患病一致率为 21%~32%,而异卵双生子的为 9%。白细胞相关抗原 HLA-DR4/DR1 与类风湿关节炎的发病有一定的相关性。已发现 HLA-DR4(HLA-DRB1*4)之 DW4、DW14 和 DW15 亚型,DR1-DW1(DRB1*0101),DR5(11)即 DRB1*6511 与类风湿关节炎相关,而 DR4(12)即 DRB5*0512 与 HLA-DR9 即 DRB1*09 是类风湿关节炎的保护基因,因此类风湿关节炎与 HLA-DRB1 基因编码序列相关。尽管如此,类风湿关节炎多病例的家族分析显示 HLA 所决定的遗传因素只占约 37%。

(3)内分泌异常:据报道本病在更年期女性的发生率明显高于同龄男性及

老年女性。约 3/4 的女性在怀孕后类风湿关节炎的症状会减轻,而通常在分娩后症状复发,甚至加重。这也许与患者体内雌雄激素的变化有关。研究显示,类风湿关节炎患者体内雄激素及其代谢产物水平明显降低。动物模型也显示,LEW/n 雌鼠对关节炎的敏感性高,雄鼠发病率低,雄鼠经阉割或用 β-雌二醇处理后,发生关节炎的情况与雌鼠一样,说明性激素在类风湿关节炎发病中起一定作用。而且,滑膜的巨噬细胞及记忆 T 细胞均表达雌激素结合蛋白。一般认为,雌激素、孕激素、雄激素及其代谢产物可通过各自的结合蛋白、受体或介导蛋白对类风湿关节炎的发生和演变产生影响。

(4) 免疫功能紊乱

1) 细胞因子失衡:肿瘤坏死因子-α(tumor necrosis factor-α, TNF-α)和白细胞介素-1(interleukin-1,IL-1)抑制剂在类风湿关节炎治疗中有良好的疗效,显示细胞因子在类风湿关节炎中发挥着重要的作用。研究证实,类风湿关节炎滑膜细胞及滑膜组织中浸润的单核细胞、巨噬细胞、淋巴细胞等产生大量的细胞因子,这些细胞因子通过作用于多种细胞并相互调节,形成一个复杂的网络,如此网络失衡将促进类风湿关节炎的发生和发展。

促炎因子 IL-1 和 TNF-α 在炎症的发生和发展中具有非常重要的作用。目前认为 IL-1 是参与类风湿关节炎进展期关节破坏的典型前炎症因子,而 TNF-α 在类风湿关节炎的炎症反应过程中起关键作用。IL-1 和 TNF-α 可激活血管内皮细胞,增强内皮细胞黏附分子的表达,使血液中的白细胞通过与黏附分子相互作用被汇集到关节腔而诱发炎症。IL-1 和 TNF-α 可促进滑膜细胞和软骨细胞合成并释放前列腺素 E_2(prostaglandin E_2,PGE_2)和胶原酶,它们引发滑膜炎症反应及软骨基质崩解。IL-1 和 TNF-α 促进人软骨细胞分泌纤维蛋白溶酶原激活剂,使纤维蛋白溶酶原转换成纤维蛋白溶酶而降解纤维蛋白,加速胶原的分解代谢,造成类风湿关节炎的软骨损伤。IL-1 也能抑制胶原及碱性磷酸酶的合成,增加破骨细胞数量及骨吸收面积,刺激成纤维细胞增生,增加破骨细胞活性,促进骨的吸收而致类风湿关节炎骨质的破坏。抑炎因子 IL-4 和 IL-10 可抑制炎症因子 IL-1、IL-6、IL-8 和 TNF-α 释放,促进 IL-1 受体拮抗剂和可溶性 TNF 受体的产生。在类风湿关节炎中促炎因子 IL-1、TNF-α 等表达亢进,抑炎因子 IL-4、IL-10 等表达低下,可造成细胞因子网络的失衡及疾病的发生和进展。

2) 自身抗原与 T 细胞异常活化:在类风湿关节炎患者中已发现多种自身抗原引起的 T 细胞和抗体反应。目前已知的自身抗原有 II 型胶原、人类软骨糖蛋白 39、聚丝蛋白(filaggrin)和 IgG 的可结晶片段(Fc fragment,Fc 片段)、葡萄糖

6 磷酸异构酶等。类风湿关节炎患者关节滑膜存在明显的 T 细胞浸润,其中大多数为 CD4$^+$T 细胞,处于"静止"状态,当与抗原接触时,这些 T 细胞迅速活化,分泌细胞因子,刺激滑膜组织增生,B 细胞和巨噬细胞被激活,分泌前炎症因子 TNF-α、IL-1,以及降解糖蛋白和胶原的多种酶,导致关节软骨组织破坏。

3）蛋白质瓜氨酸化:近年来国内外大量研究证明,抗聚丝蛋白抗体、抗核周因子抗体和抗角质蛋白抗体对类风湿关节炎的诊断具有较高的敏感性和特异性。这些抗体识别的靶抗原是人类表皮细胞胞质内的聚丝蛋白,之后的研究发现瓜氨酸是这些抗体识别聚丝蛋白表位的主要组成成分。瓜氨酸化是蛋白质翻译后修饰的一种形式,在 Ca^{2+} 的存在下,精氨酸脱氨酶催化蛋白中的精氨酸残基脱亚氨基,转变为瓜氨酸残基,导致蛋白质所带正电荷减少,蛋白质分子内部结构发生变化,使得原先隐藏于分子内部的基团得以暴露出来。另外,由于正电荷的减少,瓜氨酸化蛋白与主要组织相容性复合体(major histocompatibility complex,MHC) Ⅱ类分子(如 HLA-DRB1 * 0404) 的亲和力增高,使其更容易被递呈,抗原性增强。因此,蛋白质瓜氨酸化可能与类风湿关节炎的自身 T 细胞活化、抗体形成和炎症反应密切相关。已发现在类风湿关节炎滑膜内存在大量的瓜氨酸化蛋白,并证实这种瓜氨酸化蛋白主要为瓜氨酸化纤维蛋白的 α 和 β 链。目前,在类风湿关节炎患者体内已发现多种瓜氨酸化的自身抗原,如聚丝蛋白、波形蛋白、纤连蛋白和纤维蛋白原等,同时检测到患者血清中存在针对这些瓜氨酸化自身抗原的抗体。因此对抗瓜氨酸化蛋白及其抗体的研究是目前的热点。

2. 病理

炎症早期,滑膜增生肥厚,渗出大量液体,关节囊、腱鞘炎性改变,关节明显肿胀。滑膜炎继续进展,富有血管的肉芽组织从关节软骨边缘的滑膜向软骨面伸展,最后可将软骨完全覆盖,阻断软骨从滑液摄取营养而发生溃疡。软骨表面的肉芽组织纤维化使上下关节面互相融合,形成纤维性关节强硬。关节附近的骨骼呈脱钙和骨质疏松,肌肉和皮肤萎缩,关节本身畸形或脱位。

皮下结节是本病特征性病变。其中间为坏死组织,旁边围有增生的单核细胞,周围有一层结缔组织,有淋巴细胞和浆细胞呈弥漫性或局灶性浸润。在周围神经鞘内和肌肉组织内也可形成结节。

(二)强直性脊柱炎

1. 病因及发病机制

强直性脊柱炎病因尚不清楚,其发生与遗传、慢性感染等有关,特别是遗传因素与本病关系尤为密切。

（1）遗传因素：强直性脊柱炎有明显的家族聚集现象，并与人类易感基因 HLA－B27 密切相关。1973 年 Brewerton 及 Schlosstein 等发现 HLA－B27 与强直性脊柱炎之间有着密切联系，即在所有的强直性脊柱炎患者中，HLA－B27 阳性率几乎可达 90%，这使病因学研究有了新的突破。近年来，国内外学者均认为 HLA 亚型与强直性脊柱炎密切相关。现在世界卫生组织（World Health Organization，WHO）正式命名的亚型已有 13 个，分别是 B＊2701、B＊2702、B＊2703、B＊2704、B＊27052、B＊27053、B＊2706、B＊2707、B＊2708、B＊2709、B＊2710、B＊2711、B＊2712。从国外的研究来看，B＊2701、B＊2702、B＊2704、B＊2705、B＊2707 可能与强直性脊柱炎相关，B＊2703 与强直性脊柱炎无关。目前，有较多学者认为 B＊2704 和 B＊2705 这两种亚型在中国汉族是强直性脊柱炎的主要易感基因。HLA－B27 阳性的同卵双胞胎患病一致率是 63%，而 HLA－B27 阳性的异卵双胞胎患病一致率则是 23%。此外，一级亲属是强直性脊柱炎的 HLA－B27 阳性个体患病的风险是无家族史个体的 6~16 倍。尽管 HLA－B27 与强直性脊柱炎密切相关，近年来国外研究还发现，除 HLA－B27 外，HLA－B60、DR1 及 DR8 在某些人群中也可能与强直性脊柱炎相关。

（2）感染因素：HLA－B27 阳性的单合子双胞胎发病不同及 10% 强直性脊柱炎患者不带有 HLA－B27，表明环境因子也很重要，非基因致病因子中以感染多见。研究发现，多数强直性脊柱炎患者有肠道或泌尿生殖系统细菌感染的病史，已有报道肺炎克雷伯菌、沙门菌、志贺菌、耶尔森菌、弯曲菌及衣原体和支原体等与强直性脊柱炎相关。显微镜下有 50% 强直性脊柱炎患者肠道黏膜的慢性损伤与克罗恩病的肠道黏膜损伤相似，提示细菌感染与强直性脊柱炎病因有强烈相关性。其可能的作用机制是结肠炎导致的炎症使肠道黏膜出现裂缝，从而导致与肠道内的细菌发生免疫反应。动物模型也证实了细菌与 HLA－B27 的相互作用导致了强直性脊柱炎的发生，HLA－B27 转基因鼠会发展成有脊柱关节病样的特征。

（3）其他因素：最近的研究提示内皮细胞和内皮素功能异常与强直性脊柱炎的病理有关，疾病活动度高的强直性脊柱炎患者有内皮功能失调的体征及内皮损伤。因此，强直性脊柱炎疾病活动度高是动脉硬化早发、进展及动脉性高血压发生的重要因素之一。另外，IL－6、TNF－α、瘦素也可能参与了强直性脊柱炎的发病。

强直性脊柱炎是遗传因素占主导的多基因疾病，同时有免疫因素、感染因素等的参与，其发病机制复杂。为了解释强直性脊柱炎的关联性现象以便更好地诠释强直性脊柱炎的发病机制，已有许多不同的假说，其中主要包括分子模拟学说、致关节炎多肽学说、HLA－B27 分子的游离重链对抗原提呈及 HLA－B27 的非折叠蛋白反应理论等。

2. 病理

肌腱炎是强直性脊柱炎及其他脊柱关节病的病理特征,在骨盆、跟骨等韧带或肌腱附着于骨的部位发生炎症,最终导致骨化,形成韧带骨赘,出现 X 线所表现的竹节样变。强直性脊柱炎的另一个病理性标志为骶髂关节炎。在疾病的早期,即出现明确的放射学骶髂关节炎以前,主要表现为滑膜衬里细胞层增厚,疏松结缔组织有少量淋巴细胞、浆细胞及大量巨噬细胞浸润;血管翳形成,软骨表面侵蚀,骨小梁边缘可见成骨细胞活跃,此期附着点(指肌腱、韧带及关节囊与骨的附着点)未见炎症表现。在疾病的中期,即放射学骶髂关节炎 Ⅱ ~ Ⅲ 级,主要表现为软骨破坏、不连续。软骨下骨板侵蚀、破坏、硬化,尤以髂侧明显。血管翳侵蚀、软骨及软骨板破坏,关节大部分由纤维化肉芽组织代替,软骨纤维化、软骨内骨化、关节间隙变窄甚至消失,部分病例可见附着点炎症。在疾病的晚期,即放射学骶髂关节炎 Ⅳ 级,软骨关节已由分化成熟的骨小梁取代,无明显的炎症细胞浸润,关节腔消失。

从上述骶髂关节不同阶段的病理特点可看出,强直性脊柱炎的骶髂关节炎病变从滑膜炎开始,形成肉芽组织,造成软骨与骨质的破坏,随后出现软骨纤维化、骨化。晚期以腰椎竹节样变、腰椎诸韧带骨化为特征。

(三) 干燥综合征

1. 病因及发病机制

(1) 病因

1) 遗传:具备易感基因是干燥综合征的易患因素。干燥综合征患者 HLA 中的 HLA－DR3、B8、DRw52 等基因阳性率高于正常人群,并且这些 HLA 基因与干燥综合征自身抗体的生成及临床表现有关,如抗 SSA 抗体和抗 SSB 抗体阳性的干燥综合征患者携带 HLA－DR3 或 DQA1 基因时,一般临床表现较重,并且多有血管炎。原发性和继发性干燥综合征患者的 HLA 也显示出不同频率,如 HLA－DR4 与继发于类风湿关节炎的干燥综合征相关,而 HLA－DRw52 在原发性和继发性干燥综合征的阳性率均较高。由上可知,干燥综合征是与多基因相关的自身免疫性疾病。

2) 病毒诱发:病毒与自身免疫性疾病关系密切,但其具体的发病机制尚不清楚。目前认为干燥综合征的发病可能与多种病毒感染有关,如 EB 病毒、人类免疫缺陷病毒(human immunodeficiency virus, HIV)和丙型肝炎病毒等,其中 EB 病毒尤为被重视。在干燥综合征患者的唇腺、泪腺和肾小管上皮细胞组织内,已发现 EB 病毒编码的抗原表达。EB 病毒可激活 B 细胞,使之分化增殖,产生大量 Ig 和自身抗体。HIV 感染者也可以出现口干、腮腺肿大似干燥综合征样症状。部分干燥综合征患者可出现 HIV p24 抗体阳性。病毒可直接感染人的淋巴细胞,将病毒 DNA 整合到宿主细胞的染色体上,诱导 T 细胞功能失调,也可因病毒与自身抗原产生分子模拟和交叉反应而导致自身免疫反应。

3)性激素:干燥综合征多发于女性,可能与雌激素水平升高有关。雌激素能活化多克隆 B 细胞,同时增加血清催乳素水平,提高免疫活性,促进自身免疫反应的进展。

(2)发病机制:干燥综合征是在遗传、病毒感染和性激素异常等多因素作用下,机体细胞免疫和体液免疫出现异常反应,淋巴细胞活化,产生多种细胞因子和自身抗体,导致唾液腺、泪腺及组织器官发生炎症和破坏性病变。其病理损伤机制有两个阶段:① 外分泌腺上皮细胞过度凋亡并表达自身抗原;② 自身抗原吸引淋巴细胞侵入靶器官,导致组织损伤。具体发病机制如下:

1)体液免疫异常:干燥综合征患者 B 细胞数量增多,且高度活跃,产生多种自身抗体和免疫复合物,并导致多克隆高丙种球蛋白血症和单克隆免疫球蛋白血症。这种 B 细胞高反应性可以是活化的 T 细引起,也可以是 B 细胞本身异常的结果。干燥综合征的自身抗体包括诊断特异性的抗 SSA 抗体和抗 SSB 抗体、非特异性抗核抗体及高滴度的 RF 等。

2)细胞免疫异常:干燥综合征患者的外周血中可出现相对的 T 细胞减少症,而外分泌腺中有活化的 T 细胞辅助或 T 细胞辅助诱导亚群浸润,显示活化的 T 细胞增加。自然杀伤细胞(即 NK 细胞)缺乏,巨噬细胞和 NK 细胞功能降低。活化且表达 HLA Ⅱ 类分子的腺上皮细胞与病毒或自身抗原接触并结合,起着递呈细胞和激活 $CD4^+T$ 细胞的作用。活化的 $CD4^+T$ 细胞及激活的 B 细胞可释放大量的细胞因子,如 TNF－α、IL－1β、IL－6,这些促炎因子集中在单核细胞浸润部位和上皮细胞内,促进唾液腺上皮细胞 HLA Ⅱ 类分子的表达。如此,T 细胞、B 细胞就持续不断地活化而使局部免疫炎症反应持久不愈。

2. 病理

干燥综合征侵犯的主要靶器官是以外分泌腺为代表的腺体及组织器官的间质,如唇腺、唾液腺、泪腺、消化道黏膜、肝内胆管、肺间质、肾间质、胰腺等。其病理特征是淋巴细胞浸润,腺体上皮细胞先增生,随后破坏、萎缩,被增生的纤维组织所取代。

(1)浅表外分泌腺的病理改变:以唾液腺病理改变为代表,腺体间有大量淋巴细胞、浆细胞、单核细胞浸润,形成淋巴滤泡样结构,并取代正常腺体组织。

被大量浸润的单核细胞包围的残余腺体被称为肌上皮岛。浆细胞聚集在病灶中心及导管外腺泡周围,于被单核细胞浸润的腺体中形成生发中心。

（2）内脏病理改变

1）呼吸系统:弥漫性实质性肺疾病伴弥散功能障碍是干燥综合征肺损害的典型表现。此外,还可见纤维性肺泡炎、肺纤维化、肺大泡、肺不张、气管和支气管炎、胸膜炎和胸腔积液。其主要病理特征为淋巴细胞浸润、腺体萎缩和血管炎。

2）肾脏:主要累及肾间质,大量淋巴细胞浸润,肾小管上皮细胞退行性变,纤维组织增生,肾小管内可见蛋白管型。肾小球病变少见,多为血管炎所致膜性或膜增生性肾小球肾炎,肾小球内有免疫复合物沉积。

3）血管炎:可累及皮肤、黏膜、肌肉、关节、神经、肾、肺、胃肠、肝、乳腺、生殖器官等。血管炎由冷球蛋白血症、高球蛋白血症和免疫复合物沉积所致,以中小血管病变为主。血管炎是下肢紫癜样皮疹、皮肤溃疡、肾损害、神经病变、雷诺现象的病理基础。

（四）系统性红斑狼疮

1. 病因

系统性红斑狼疮的病因至今尚未明确,研究显示与遗传、内分泌、环境、药物、饮食和感染等因素均有关。

（1）遗传因素:研究表明,系统性红斑狼疮是一种多基因遗传性疾病,遗传因素对系统性红斑狼疮的发病起重要作用,同一家族内系统性红斑狼疮患病率明显高于普通人群,在系统性红斑狼疮患者女性亲属中患病率为 2.64%。有报道同卵双生子的系统性红斑狼疮最高患病一致率为 58%,发生率约是异卵双生子的 11 倍。目前认为一些 HLA Ⅱ 类基因位点所共有的特定序列与系统性红斑狼疮患者中许多自身抗体的产生有关,即系统性红斑狼疮是多基因复合病。其中 HLA–DR2 和 HLA–DR3 在系统性红斑狼疮患者中的出现频率明显高于正常人群。不同人种系统性红斑狼疮的易感基因不同,如西欧和北欧血统的白种人患系统性红斑狼疮与 HLA–B8 基因有关。

（2）内分泌因素:系统性红斑狼疮患者存在性激素代谢异常,不论男女,体内的雌酮羟基化产物皆增加,女性系统性红斑狼疮患者服用含雌二醇的避孕药后病情可加重。妊娠可诱发系统性红斑狼疮,这与妊娠期性激素水平改变有关。男性系统性红斑狼疮患者血清睾酮水平降低,活动期女性系统性红斑狼疮患者血浆雄激素水平也降低,提示雄激素的不足与系统性红斑狼疮的发病相关。雌二醇水平较正常人明显增高,雌二醇/睾酮与系统性红斑狼疮活动性呈正比。

（3）环境因素：紫外线照射可诱发或加重系统性红斑狼疮。紫外线可使DNA形成胸腺嘧啶二聚体。胸腺嘧啶二聚体抗原性增强，刺激机体产生相应自身抗体，或者使DNA性质不稳定，发生基因突变，引起系统性红斑狼疮，并可影响T细胞的免疫功能及免疫介质IL－1、TNF－α、氧自由基和组胺等的释放。

（4）药物因素：某些药物可导致狼疮样疾病的发生，目前已知有30多种药物可诱发系统性红斑狼疮，常见的药物有肼屈嗪、异烟肼、普鲁卡因胺、吩噻嗪及苯妥英钠等，随着新药物的不断出现及药物滥用现象的增加，药物导致系统性红斑狼疮的发生率也可能随之增加。

（5）饮食因素：含有L-刀豆素的食物可能影响免疫调节功能，如苜蓿等，含补骨脂素食物（如芹菜、荷兰芹等）具有增强系统性红斑狼疮患者光过敏的潜在作用。

（6）感染因素：病毒感染产生自身抗体可引起自身免疫现象，诱发系统性红斑狼疮，如EB病毒、麻疹病毒等。据报道系统性红斑狼疮患者体内存在至少12种不同的病毒和4种反转录病毒的高滴度IgG或IgM抗体。病毒感染可直接损伤组织细胞，使得隐蔽抗原暴露或释放入血流和淋巴道，被免疫系统识别，发生免疫反应而产生自身抗体。沙门菌也与系统性红斑狼疮相关：第一，沙门菌可触发系统性红斑狼疮，直接与MHCⅡ分子相结合，并与T细胞β链可变区选择性结合，与有丝分裂原刺激T细胞的作用机制相似；第二，系统性红斑狼疮患者可能存在能触发异常抗细胞内病原体免疫反应的某些因素。

2. 发病机制

系统性红斑狼疮是免疫活性细胞数量和功能失常，导致免疫功能紊乱，使体内产生大量的自身抗体，引起免疫复合物型及细胞毒型超敏反应，造成广泛的组织损伤和多系统损害的疾病。外界因素诱导抗原提呈细胞加工外源性抗原，也能导致宿主细胞凋亡、活化甚至死亡，从而产生自身抗原，如核小体、U1核糖核蛋白、Ro/SSA抗原等，这些自身抗原都能被抗原提呈细胞吞噬。抗原递呈细胞的抗原肽能刺激T细胞，并与B细胞上的抗原受体结合，导致抗体产生，这些抗体与靶组织或抗原如红细胞、淋巴细胞、血小板或肾小球抗原等结合，形成免疫复合物。上述细胞能释放更多的自身抗原，从而形成恶性循环。生成的免疫复合物数量过大，超过机体的清除能力，大量沉积于组织，并长期存在，从而引起组织损伤。

（1）T细胞异常：按T细胞抗原识别受体的不同，可将T细胞分为两大类，即T细胞受体（T-cell receptor, TCR）αβT细胞和TCRγδT细胞。TCRγδT细胞一般不超过T细胞总数的5%。TCRαβT细胞按其表型即其细胞表面特征性分子的不同,又可分为两个亚类,即 CD4$^+$T 细胞和 CD8$^+$T 细胞。CD4$^+$T 细胞按其功能可分为辅助性 T 细胞(Th 细胞)和迟发型超敏反应性 T 细胞。应用 Th 细胞克隆培养技术并根据细胞因子产生的不同,Th 细胞又可分为 Th1 和 Th2 细胞亚群。Th1 细胞与细胞免疫有关,而 Th2 细胞分泌的细胞因子可促进 B 细胞的增殖、分化和抗体的生成,与体液免疫有关。CD8$^+$T 细胞依功能可分为调节性 T 细胞(Tr 细胞)和杀伤性 T 细胞(Tc 细胞)。Tc 细胞主要识别存在于靶细胞表面上的 MHC I 类分子与抗原结合的复合物,Tr 细胞的功能是抑制免疫应答的活化,其作用的靶细胞是抗原特异的吞噬细胞和 B 细胞。Tr 细胞对 B 细胞合成和分泌抗体有抑制作用。在系统性红斑狼疮患者中,T 细胞功能失调,存在 CD4$^+$T 细胞活性增加,CD8$^+$T 细胞活性减弱,CD8$^+$T 细胞抑制 B 细胞作用减弱;同时 Th1 和 Th2 细胞亚群失调,Th2 细胞亚群功能亢进,促进 B 细胞抗体的分泌,Th1 细胞亚群功能低下,抗体清除能力下降。

(2) B 细胞异常:B 细胞自发过度增殖、活化,产生大量多种自身抗体。外周血中可见发育在各个阶段的 B 细胞数量增加,分泌大量 Ig,特别是 IgG 显著增加。IgG 本身带正电荷,具有高亲和力,可与抗双链 DNA 抗体特异性结合,这是由于 B 细胞本身很容易被多克隆活化,同时由于 Th2 细胞功能亢进,体内 IL-6 和 IL-10 水平升高,也可增强 B 细胞的功能,使机体产生的自身抗体过多,自身抗体与自身抗原(包括细胞核及血液中多种抗原)能发生强烈的特异性免疫反应,形成免疫复合物。B 细胞异常募集,凋亡减弱,高亲和力自身抗体产生过多,导致持续的自身免疫反应。

(3) 细胞因子异常:由于 T 细胞亚群失调,Th1 细胞功能低下,分泌 IL-2、γ 干扰素(interferon - γ, IFN - γ)、粒细胞巨噬细胞集落刺激因子(granulocyte-macrophage colony stimulating factor, GM - CSF)减少,对 T 细胞刺激减弱,反应低下,引起免疫功能减退。而 Th2 细胞合成 TNF - α、IL - 1、IL - 4、IL - 5、IL - 10、IL - 6 和 IL - 13 等细胞因子增多,促使 B 细胞增殖,介导 B 细胞自发产生 IgG,形成免疫复合物,造成组织损伤。IL - 6 和 IL - 10 在系统性红斑狼疮发病中发挥着重要作用,其中 IL - 6 与系统性红斑狼疮神经系统损害直接有关,系统性红斑狼疮活动期患者血清中 IL - 10 的浓度明显升高。IL - 10 是免疫调节因子,能抑制单核细胞和树突状细胞(dendritic cell, DC)的功能,同时也能刺激 B 细胞的活化、增殖、分化并分泌 Ig 抗体。目前很多对糖皮质激素(glucocorticoid, GC)不敏感的系统性红斑狼疮患者,试用 TNF - α 拮抗剂取得了较好的效果,提示 TNF - α 可能与系统性红斑狼疮的发病有关。

(4) 凋亡缺陷:紫外线照射角质形成细胞可以诱导凋亡。在整个凋亡过程中,三个变化的发生可能使自身分子暴露于免疫系统或使它们具有免疫原性:① 在膜包被小泡内的 DNA 蛋白和 RNA 蛋白抗原由核内或胞质内迁移至细胞表面(如核小体、Ro/SSA 和 U1 核糖核蛋白抗原);② 内膜外翻使膜磷脂的抗原成分暴露在细胞表面;③ 胞内蛋白的修饰可能使它们具有抗原性。每一个变化都可以将核蛋白和胞质、磷脂自身抗原递呈至免疫系统。这可能是少量淋巴细胞逃避自身耐受机制而自身活化的主要刺激原。此外,紫外线引起的细胞损伤增加了热休克蛋白的释放,热休克蛋白参与了自身反应性 T 细胞活化。在系统性红斑狼疮患者中存在活化诱导 T 细胞凋亡缺陷,NK 细胞活性消失,TNF－α 细胞内合成减少,导致自身反应性 T 细胞不必要的存活。以上各种因素相互作用导致神经内分泌免疫网络失调而引起 T 细胞减少,Tr 细胞功能下降,B 细胞过度增生,产生大量自身抗体,并与相应的自身抗原相结合形成免疫复合物,随血液循环沉积于机体组织内,在补体参与下引起慢性炎症反应及组织坏死,或直接与组织抗原作用引起细胞破坏(如红细胞、白细胞、血小板及淋巴细胞与相应的自身抗体结合引起细胞减少),从而引起机体多系统损害。

3. 病理

系统性红斑狼疮的病理改变因疾病过程、受累部位和器官的不同而不同,基本病理变化为结缔组织黏液样水肿、纤维蛋白样变性和坏死性血管炎。各部分的病理改变情况如下所述。

(1) 皮损:表皮可见红斑或大疱,慢性期可见过度角化或毛囊栓塞。基底细胞液化、变性,或形成空泡,出现真皮水肿,类纤维蛋白坏死。

(2) 关节滑膜病变:非侵蚀性滑囊炎时,可见滑膜面有纤维蛋白样物质,内有细胞增生,滑液中可有中性粒细胞和纤维蛋白沉积,滑膜下有单核细胞浸润。

(五) 骨关节炎

骨关节炎的病因尚不明确,其发生与年龄、肥胖、创伤及遗传因素有关。其病理特点为关节软骨变性、破坏,软骨下骨硬化或囊性变,关节边缘骨质增生,滑膜增生,关节囊挛缩,韧带松弛或挛缩,肌肉萎缩无力等。

1. 病因

(1) 年龄:是骨关节炎发病的危险因素中最危险的一个,两者呈正相关。对老年人来说,主要原因是随着年龄的增长而出现的人体生理功能下降。人到中年以后,肌肉功能逐渐减退,关节松弛,稳定性下降,关节自身的保护能力下降,造成关节软骨易受损伤;外周神经系统功能减低,本体感受器灵敏度降低,神经传导时间延长,反射减弱,导致神经和肌肉运动不协调,容易引起关节损伤;骨中无机物含量随年龄增长而增高,青年人为 50%,中年人与老年人分别为 66%

和80%,从而使骨的弹性和韧性变差;老年人软骨细胞胞质减少,细胞因子的活性下降,使软骨基质的成分发生改变,导致软骨的机械性能下降,易于损伤,在软骨内和软骨下骨形成焦磷酸钙骨赘和软骨钙化。另外,性激素在男女骨关节炎发生率的差异中起重要作用,雌激素水平对骨质代谢有重要调节作用,水平低下可引起骨细胞凋亡。

(2)肥胖:肥胖患者骨关节炎发生率为12%~43%。统计结果显示,体重每增加4.5 kg,膝骨关节炎的发生率可上升40%,如果减肥成功,有症状的膝骨关节炎的发生率在男性可减少26%~52%,在女性可减少28%~53%。大多数肥胖者发生膝骨关节炎的常见部位在膝关节内侧软骨,这主要是因为体重负荷集中在此,提示肥胖是膝骨关节炎的危险因素。此外,肥胖引起骨关节炎还可能与肥胖者机体内的脂类、嘌呤及新陈代谢的产物有关。

(3)创伤:经常做某些同样的动作,使关节反复过度使用而造成损伤,成为骨关节炎的易发因素。例如,打铁工人反复使用的手、腕等关节,手工工人的指间关节,以及纺织工人的手,均易发生骨关节炎。美国国立卫生研究院有材料提示,反复使用膝关节者,膝关节痛和膝骨关节炎的发生率较高。流行病学研究结果表明,无电梯楼房居民的膝关节痛和膝骨关节炎的发生率高于平房居民。另外,在毫无防备的情况下,即使很轻微的意外负荷也会使神经和肌肉没有足够的时间去激活防护性反射,也可能会使负荷传至关节而致损伤。关节脱位、骨折、过度负重引起软骨下骨小梁细微骨折,在骨关节炎发病中意义重大。

(4)遗传:在骨关节炎的发病机制中,遗传因素处于研究中,多项研究已经证实骨关节炎与遗传有关,但对于膝骨关节炎,遗传因素则较少。早在20世纪40年代,就已发现伴有赫伯登结节的骨关节炎妇女的母亲和姐妹,骨关节炎发生率是普通人群的2倍和3倍。并且,如果父母患有骨关节炎,尤其是多关节患病,或者是在中年或更年轻时发病,那么后人发生骨关节炎的危险性很高。一项回顾性流行病学调查表明,对由于骨关节炎而行全膝或全髋关节人工关节置换术的患者进行研究,发现和患者是直系亲属者发生骨关节炎的倾向明显高于其配偶。

2. 发病机制

在以上多种因素的影响下,软骨发生磨损,软骨细胞出现代谢异常,损伤的软骨细胞释放溶酶体酶和胶原酶等蛋白溶解酶类,造成软骨降解,出现胶原蛋白网络断裂,网络中的蛋白聚糖降解,随后合成代谢加速,合成新的基质。但与正常基质不同,新的基质影响了软骨的生物学稳定性和对生物力学的适应性,使新合成的软骨很快被降解和破坏。尽管蛋白聚糖合成代谢加速,但实际上合成速度远赶不上分解速度,组织中蛋白聚糖浓度仍持续下降,一方面导致软骨弹性下降,另一方面使水渗透性增加,促使滑液中的降解酶易进入软骨。另外,蛋白聚糖浓度持续下降还可导致软骨表面膜被破坏,润滑性降低,进一步使软骨易于受损。原有的软骨和新的软骨在降解过程中产生的颗粒和降解产物进入滑膜,引起细胞吞噬反应,导致滑膜炎症和渗出。滑膜产生的炎症因子反过来又加速了软骨的破坏。在骨性关节炎软骨损害过程中发挥重要作用的炎症因子很多,包括 IL - 1、TNF - α、IL - 6 和 IFN - γ 等,其中尤以 IL - 1 和 TNF - α 最为重要。

3. 病理

骨关节炎以关节软骨损害为主,还累及整个关节,包括软骨下骨、韧带、关节囊、滑膜和关节周围肌肉,最终发生关节软骨退行性变、纤维化、断裂、溃疡及整个关节面受损。

(1) 关节软骨:软骨变性是骨关节炎最基本的病理改变。初起表现为局灶性软化,失去正常弹性,继而出现微小裂隙、粗糙、糜烂、溃疡,软骨大片脱落可致软骨下骨板裸露。镜检可见关节软骨渐进性结构紊乱和变性,软骨细胞减少,基质黏液样变,软骨撕裂或微纤维化,溃疡面可被结缔组织或纤维软骨覆盖及新生血管侵入,最终全层软骨消失。

(2) 骨质改变:① 软骨下骨板增厚和硬化;② 关节边缘骨质增生形成;③ 关节附近骨囊肿形成。

(3) 滑膜改变:滑膜炎一般为继发性,由滑膜细胞吞噬落入滑液的软骨小碎片引起。滑膜充血,血管增生,炎细胞浸润和广泛的纤维化,滑膜绒毛增厚,其内可有破碎的软骨和骨质,并可引起异物巨细胞反应。

(六) 痛风

1. 病因及发病机制

高尿酸血症的主要病因是高嘌呤饮食,尿酸生成增多,尿酸排泄减少,与肥胖、原发性高血压、血脂异常、糖尿病、胰岛素抵抗关系密切,具有明显的家族聚集性。

(1) 尿酸生成增多:主要原因是嘌呤代谢酶的异常。次黄嘌呤鸟嘌呤磷酸核糖基转移酶(hypoxanthine-guanine phosphoribosyltransferase, HGPRT)是嘌呤补救合成途径的关键酶,HGPRT 活性降低,使鸟嘌呤转变为鸟嘌呤核苷酸和次黄嘌呤核苷酸减少,两种嘌呤不能被再利用合成核苷酸而使终产物尿酸升高。5-磷酸核糖-1α-焦磷酸合成酶是合成途径开始的关键酶,其活性的升高使5-磷酸核苷酸-1-焦磷酸和嘌呤核苷酸生成过多,过多产生的次黄嘌呤核苷酸导致血尿酸升高。N5-亚甲基四氢叶酸、N10-亚甲基四氢叶酸还原酶可催化体内的N5,N10-亚甲基四氢叶酸生成 N5-亚甲基四氢叶酸,近年研究发现 N10-亚甲基因氢叶酸还原酶基因 C677T 突变与高尿酸血症相关。

(2)肾脏尿酸排泄减少:不存在肾脏器质性疾病,肾功能正常,但尿酸排泄减少,此病因在高尿酸血症患者中占 90%,具体发病机制尚不清楚,尿酸经肾脏排泄有赖于肾小管的功能。目前发现四种尿酸盐转运蛋白(离子通道)参与了人近曲肾小管对尿酸盐的转运,即生电型尿酸盐转运体、电中性的尿酸盐阴离子转运体 1、有机阴离子家族成员 Hoat1 和 Hoat3。尿酸盐转运体主要参与肾近曲小管对尿酸盐的分泌,尿酸盐阴离子转运体 1 主要参与肾小管对尿酸盐的重吸收,Hoat1 和 Hoat3 可能与管周细胞对尿酸盐的摄取有关。任何一种尿酸盐转运蛋白的表达和功能障碍均可导致尿酸排泄障碍。

2.病理

(1)高尿酸血症:是痛风发生的基础条件。原发性痛风患者多由于尿酸生成过多,而继发性痛风患者多由于尿酸排泄减少。此外,依他尼酸、呋塞米、小剂量阿司匹林等药物及慢性铅中毒均可抑制尿酸排泄而导致高尿酸血症。

(2)痛风性关节炎:急性发作是指尿酸盐结晶沉积在关节及关节周围组织而引起的急性炎症反应。尿酸盐溶解度在正常生理情况下即 pH 为 7.4,温度 37 ℃时为 381 μmol/L,当体液中尿酸盐浓度增高呈过饱和状态时,则易析出结晶沉积于关节软骨及其周围组织。关节损伤、局部温度过低或酗酒等可诱发结晶析出。

(3)痛风石:是痛风的特征性改变,由尿酸盐在组织中沉积过多导致。痛风石的中心为无定形的蛋白质,周围的尿酸盐结晶呈放射状分布,外周包绕着成纤维细胞及多核巨细胞,常见于关节软骨(透明软骨或纤维软骨)、滑膜、腱鞘、关节周围软组织、肾间质等处。

(4)痛风肾:特征性病理变化是肾间质、肾小管内可见尿酸盐结晶呈针状放射状排列,髓质和锥体部最为明显。部分患者可因尿酸结石阻塞引起继发性慢性肾盂肾炎、急性梗阻性肾病等改变。

(七)风湿热

1.病因及发病机制

(1)病因:已知 A 组溶血性链球菌感染为本病病因,携带易感基因为本病易感因素。

链球菌为一组革兰氏染色阳性菌,人类致病的链球菌 90% 以上为 A 组。根据是否产生溶血及其溶血的性质又分为三类：甲型（α）溶血性链球菌、乙型（β）溶血性链球菌和丙型（γ）溶血性链球菌，人类致病的 A 组溶血性链球菌多呈 β 溶血。

风湿热的发病存在遗传易感性。例如，有风湿热患者的家族成员较无风湿热的家族成员发病率高；单卵双胎同时患风湿热的概率较双卵双胎者高；风湿热患者有容易复发的倾向；风湿热患者的 MHC Ⅱ 类抗原 60%～70% 为 HLA－DR4 型；而 HLA－DR7 和 HLA－DRw53 是风湿热和风湿性心脏病的易感标志。

（2）发病机制

1）交叉反应机制：根据分子模拟理论，A 组溶血性链球菌的某些成分，如细胞壁、细胞膜或胞质的分子结构和人体某些组织的分子结构相同或相似，从而产生交叉反应。如 A 组溶血性链球菌细胞壁的 M 蛋白与心肌肌球蛋白、心肌纤维膜有交叉抗原性，细胞膜与心肌细胞膜及下丘脑和尾核神经元的胞质结构有相同抗原，细胞壁的多聚糖和糖蛋白与心瓣膜有交叉抗原性。因此，链球菌产生的抗体，可与人体心肌细胞、心瓣膜、神经元细胞产生交叉抗原抗体反应，造成心肌损害、心脏瓣膜病及舞蹈病。

2）毒素学说：链球菌产生毒素和酶等产物，如链球菌溶血素 O 和链激酶等，可能具有心脏毒性。

3）超抗原学说：某些链球菌的致热毒素 A 和致热毒素 C 可能是超抗原，能与特殊的 TCR 及 MHC Ⅱ 类分子结合，激活大量的 T 细胞，产生 TNF、IFN－γ 和 IL，从而引起病理改变。

2. 病理

（1）基本病理：风湿热的病理改变可累及全身结缔组织的胶原纤维，但以心脏、血管及浆膜最为明显。风湿热的基本病理改变为风湿小体，即阿绍夫（Aschoff）小体。病理发展过程分为三期。

1）变质渗出期：胶原纤维呈局灶性肿胀，继而发生纤维素样变性或坏死，并有炎症细胞浸润和渗出。此期持续 1 个月，病变可恢复或进入增生期和瘢痕期。

2）增生期（肉芽肿期）：形成具有特征性的风湿性肉芽肿，即阿绍夫小体，小体的中心是纤维素样坏死，边缘有淋巴细胞、浆细胞和阿绍夫细胞浸润。阿绍夫细胞体积巨大，可呈圆形或椭圆形，胞质丰富，嗜碱性，核仁明显，可出现双核或多核。阿绍夫小体多出现在心肌间质内的血管周围、心内膜下和皮下结缔组织中，是风湿热确诊的病理证据，而且是病情活动的标志。此期可持续 2～3 个月。

3）瘢痕期：阿绍夫小体中央变性坏死的纤维素逐渐被吸收，周围的炎症细胞被成纤维细胞代替，纤维组织增生，形成梭形瘢痕。此期可持续 2~3 个月。

（2）各器官的病理特点：由于本病反复发作，所以各期病理变化交错存在。现将各器官组织的病理变化分述如下。

1）心肌炎：风湿性心脏病的特征是全心炎，心脏各层均可累及。

A. 心内膜：心内膜炎可累及心瓣膜、乳头肌和腱索，心瓣膜中最常侵犯的为二尖瓣，其次为三尖瓣和主动脉瓣同时受累。其病理过程为瓣膜组织水肿、纤维素样变性、瓣膜闭合缘出现疣状赘生物（内膜损伤后血小板沉积和血浆中纤维素析出而形成的白色血栓），继而赘生物机化引起瓣膜挛缩及变形。随着病情反复发作，瘢痕形成越来越多，心内膜增厚、粗糙和皱缩，使心瓣膜增厚、卷曲、缩短和钙化，瓣叶之间发生粘连和纤维性愈合，腱索增厚和缩短，导致瓣膜狭窄或关闭不全。

B. 心肌：风湿热可导致心肌间质出现水肿、血管周围纤维组织发生纤维素样变性，并有炎症细胞浸润，形成阿绍夫小体，围绕血管周围肌细胞溶解，肌纹消失，脂肪变性和肌纤维空泡化。儿童风湿热可出现急性渗出性心肌炎，迅速导致心肌硬化。

C. 心包：呈浆液纤维素性炎症，中等量心包积液，恢复期积液吸收机化，造成心包粘连，但少见缩窄性心包炎。

2）关节炎：关节腔内浆液纤维素性渗出，滑膜充血和水肿，滑膜下结缔组织黏液变性、纤维素样变性细胞浸润，但炎性渗出可被吸收，不形成关节糜烂和变形。

3）皮肤病变：有渗出性和增生性病变。渗出性病变为躯干和四肢的环形红斑，为真皮浅层血管充血、血管周围水肿及炎症细胞浸润，可在 1~2 d 内消退。增生性病变为位于皮下的阿绍夫小体，多发生于关节附近，附着于肌腱和骨骼，多于数周到数月内吸收消失。

4）胸膜和肺病变：风湿热导致胸膜浆液纤维素性炎症，出现渗出性胸腔积液，吸收后形成纤维素性胸膜粘连。

5）中枢神经系统病变：主要侵犯大脑皮质、基底节、丘脑及小脑皮质，出现神经细胞变性、胶质细胞增生，以及形成胶质结节。

三、风湿病合并症的治疗与处理

风湿病是一类系统性疾病，常涉及多个学科，临床医生在诊治风湿病的过程中可能经常会遇到有关皮肤科、眼科、耳鼻喉科、骨科、神经科、内分泌科、呼吸科、血液科、肾病科、消化科、心血管科、妇产科等其他学科的相关问题。由于风湿病患者本身的生理病理特点及治疗用药的特殊性,常常会出现各种合并症,提示在诊治风湿病的过程中应注意各种合并症的合理治疗及处理。

(一) 感染

感染在风湿病各种合并症中最为常见,其最常见的临床表现之一是发热。发热的主要病因无非感染、肿瘤、风湿病三方面,其他如内分泌代谢性疾病、吸收热、药物热、功能性发热等原因比较容易鉴别。而发热在很多风湿病患者身上是比较难鉴别的,尤其是应用糖皮质激素和免疫抑制剂的患者,往往为下一步的治疗带来困难。应认真寻找感染的证据,考虑细菌感染患者应及时行痰、尿、血等病原学培养及药敏试验,以便有针对性地选择抗生素。在留取标本时一定要注意标本的准确性及防止污染,不可靠的病原学结果只能给临床的诊断、治疗增加负担。长期应用抗生素、糖皮质激素和免疫抑制剂的患者应警惕真菌感染的可能,必要时应行真菌培养和(或)抗真菌治疗。临床经常遇到合并有结核病的风湿病患者,而在风湿病的治疗过程中也可能出现结核感染的概率增加。除了结合病史和临床给患者进行必要的实验室检查和放射学、细胞学检查外,对可疑病例可以根据情况进行试验性抗结核治疗,确诊病例应转结核病医院进行治疗。此外,对于有相关危险因素的患者还应注意 HIV、寄生虫、支原体、螺旋体及其他不典型病原体等的感染,必要时可请感染科会诊以协助诊治。

(二) 骨质疏松

骨质疏松是风湿病患者常见的并发症,部分是由于疾病本身继发的(如强直性脊柱炎、类风湿关节炎等),部分是与药物(如糖皮质激素)相关的。由于骨质疏松引起的骨痛、活动受限等症状常被原发的风湿病所掩盖而被患者忽视。对于必须应用糖皮质激素的患者应尽量给予最短、最小的有效剂量,此外,可改变给药途径,如吸入、局部注射、敷贴等方法对骨密度的影响都较口服途径小。对于准备长期应用糖皮质激素的患者,无论骨密度是否正常,应常规给予预防性干预措施。防治骨质疏松的药物,如钙剂、活性维生素 D、雌激素及其受体调节剂、二磷酸盐、降钙素等均可根据情况选用或联合应用。

(三) 呼吸系统疾病

风湿病常发生呼吸系统合并症,除肺脏外,胸膜、呼吸肌、肺血管等均可受累,多见于类风湿关节炎、干燥综合征、系统性红斑狼疮、炎性肌病、混合结缔组织病、系统性硬化等。此外,还可见于药物(如阿司匹林、甲氨蝶呤等)引起的呼吸系统病变。风湿病主要的呼吸系统合并症为肺间质病变、肺血管病变、弥漫性肺泡出血、细支气管炎、肺实质结节、胸膜病变等。这些呼吸系统合并症既可以出现在风湿病之后,也可以在风湿病临床表现之前出现。肺动脉高压也是风湿病较为常见的一个合并症,几乎所有风湿病均有合并肺动脉高压的可能,尤其多见于系统性硬化、系统性红斑狼疮、混合结缔组织病等。由于本病早期症状隐匿、临床表现缺乏特异性,因此经常容易被忽视和延误,特别是轻、中度的肺动脉高压常常被漏诊。呼吸困难常是肺动脉高压的主要临床表现,可伴有疲乏、头昏、晕厥、胸痛等症状。对临床可疑合并肺动脉高压的风湿病患者应尽快行超声心动图、心电图、胸部 X 线片等检查,有条件者应行右心漂浮导管检查。对于肯定的肺动脉高压的患者应在治疗原发病的基础上采用抗凝剂、血管扩张剂、依前列醇、内皮素双重受体拮抗剂等治疗。

（四）消化系统疾病

非甾体抗炎药是常用的处方药物。非甾体抗炎药在起治疗作用的同时还具有相当多的不良反应。其中最主要的为消化道不良反应,非甾体抗炎药可引起包括消化性溃疡在内的多种消化系统疾病,严重的甚至可导致死亡。有资料证实,以下危险因素与消化道事件相关:老年、既往有消化性溃疡史或胃肠出血史、非甾体抗炎药与糖皮质激素并用、同时应用一种以上的非甾体抗炎药、剂量过大或疗程过长、酗酒、吸烟、进食辛辣食物及疾病的严重程度等。因此有以上一种或几种危险因素的患者应该合理选择药物,以降低药物的不良影响。根据对环氧合酶（cyclooxygenase, COX）的抑制程度,非甾体抗炎药主要分为传统非甾体抗炎药和选择性 COX－2 抑制剂（其中还包括特异性 COX－2 抑制剂）。对于有消化道事件危险因素的患者应该选用特异性或选择性 COX－2 抑制剂,对消化性溃疡活动期的患者应该禁用非甾体抗炎药,给予抗溃疡治疗,溃疡愈合后也应慎重选用非甾体抗炎药,以特异性 COX－2 抑制剂为宜。

四、抗风湿病药物的副作用

风湿病种类繁多,多为慢性疾病,明确诊断后应尽早开始治疗,治疗的目的是改善预后,保持关节、脏器的功能,缓解相关症状,提高生活质量。治疗措施包括一般治疗（教育、改善生活方式、物理治疗、锻炼、对症治疗等）、药物治疗、手术治疗（矫形、滑膜切除、关节置换等）。抗风湿病药物主要包括非甾体抗炎药、糖皮质激素、改善病情抗风湿药（disease modifying antirheumatic drugs, DMARDs）及生物制剂,现将抗风湿病药物种类和应用原则加以叙述,具体将在各病中再予以分述。

（一）非甾体抗炎药

该类药物共同的作用机制是通过抑制 COX，从而抑制花生四烯酸转化为前列腺素而起到抗炎、解热、镇痛的效果。其应用广泛，起效快，镇痛效果好，但不能控制原发病的病情进展。该类药物对消化道、肾脏及心血管系统有一定副作用，临床应用时需要随访，如在有消化道及肾脏基础疾病老年人群中应用时则更要谨慎。选择性 COX-2 抑制剂如塞来昔布等药物可减少胃肠道副作用，疗效与传统非甾体抗炎药相似，目前已得到广泛的临床应用。

（二）糖皮质激素

该类药物具有强大的抗炎作用和免疫抑制作用，因而被用于治疗风湿病，是治疗多种结缔组织病（connective tissue disease，CTD）的一线药物。糖皮质激素的制剂众多，根据半衰期分类：短效制剂包括可的松、氢化可的松；中效制剂包括泼尼松、泼尼松龙、甲泼尼龙、曲安西龙等；长效制剂包括地塞米松、倍他米松等。其中氢化可的松、泼尼松龙和甲泼尼龙为 11-羟化物，可不经过肝脏转化直接发挥生理效应，因此肝功能不全患者优先选择该类糖皮质激素。长期大量服用糖皮质激素不良反应非常多，包括感染、高血压、高糖血症、骨质疏松、撤药反跳、股骨头无菌性坏死、肥胖、精神兴奋、消化性溃疡等。故临床应用时要权衡其疗效和副作用，严格掌握适应证和药物剂量，并监测其不良反应。

（三）改善病情的抗风湿药

该类药物的共同特点是具有改善病情和延缓病情进展的作用，可以防止和延缓特别是类风湿关节炎的骨关节结构破坏。其特点是起效慢，通常在治疗2~4 个月后才有效果，病情缓解后宜长期维持。

（四）生物制剂

通过基因工程制造的单克隆抗体，称为生物制剂，是近十多年风湿免疫领域最大的进展之一，目前应用于类风湿关节炎、脊柱关节病、系统性红斑狼疮等的治疗。该类药物是利用抗体的靶向性，通过特异地阻断疾病发病中的某个重要环节而发挥作用。到目前为止，已有十余种生物制剂上市或正处于临床试验阶段。以 TNF-α 为靶点的生物制剂率先在类风湿关节炎、脊柱关节病的治疗中获得成功。这类生物制剂可迅速改善病情，阻止关节破坏，改善关节功能。抗CD20 单克隆抗体（rituximab，利妥昔单抗）最早应用于非霍奇金淋巴瘤的治疗，近年来已被批准应用于难治性类风湿关节炎的备选治疗，并尝试应用于难治性系统性红斑狼疮、溶血性贫血、免疫相关血小板减少性紫癜及难治性血管炎等。此外，已上市的生物制剂还有 IL-1、IL-6 受体拮抗剂、共刺激分子受体

CTLA‐4Ig(abatacept,阿巴西普),用于治疗类风湿关节炎;抗 B 细胞刺激因子单克隆抗体(belimumab,贝利单抗),用于治疗轻、中度系统性红斑狼疮。抗CD22 单克隆抗体、IL‐6 受体拮抗剂正在临床试验研究阶段,已展示一定的应用前景。生物制剂发展迅速,已成为抗风湿病药物的重要组成部分。其主要的不良反应是感染、过敏反应,部分药物存在增加肿瘤发生率的风险。此外,其价格昂贵,且远期疗效和不良反应还有待评估。临床使用时应严格把握适应证。注意筛查感染,尤其是乙型肝炎和结核,以免出现严重不良反应。

第二节　中医对风湿病的认识与发展

一、古代中医对风湿病的认识

(一) 病名内涵

中医内涵的"风湿病"之名,首见于《金匮要略方论·痉湿暍病脉证治》中"病者一身尽痛,发热,日晡所剧者,名风湿……",并提出了有关治法。《神农本草经》《诸病源候论》《肘后方》等中医古籍中以风湿作为病名并进行深入研究,确实已有两千多年的历史。四大经典之《黄帝内经》中的痹论专篇是中医"风湿病"的宝贵财富,后人不断继承和发扬。随着现代中医研究的不断深入,渐感以"痹"命名,既不符合辨病与辨证相结合之命名传统,又难以囊括所有风湿类疾病。在 1993 年第七次全国痹病学术研讨会上,与会专家一致同意将痹病改为风湿病。值得注意的是,中医"风湿病"与西医"风湿病"的含义及病因病机等是不尽相同的。

(二) 病因病机

早在《素问·痹论》中即有记载:"风寒湿三气杂至,合而为痹也。"意即正气不足是风湿病发生的内因,是本;而风、寒、湿等诸邪则是风湿病发生的外在因素,是标。风湿病是内因、外因相互作用的结果,六淫是外在的致病因素,而营卫气血和脏腑功能紊乱是病变产生和发展的内在基础。

1. 外感六淫之邪

六淫即风、寒、暑、湿、燥、火之邪,均可乘人体虚时侵入肌肉,留于关节,痹阻气血而发病。致病之邪又有轻重、主次之不同,而以风、寒、湿多见,尤其是寒湿之邪多见。

2. 营卫气血失调和脏腑功能紊乱

营行脉中,卫行脉外,营卫相合,气调血畅;营卫不和,邪气乘虚而入。所以营卫气血失调为发病之重要原因之一。内伤脏腑亦为发病及病情发展的重要原因,同时也是病变经久不愈、内传入里的结果。虽然人体禀赋不同,阴阳各有偏盛、偏衰,但阴阳调和,正气内存,邪侵不能,反之则必阴阳失衡而发病。

3. 痰浊瘀血内生

痰浊与瘀血既是机体病邪作用下的病理产物,也可作为病因而作用于人体。风湿病大多为慢性进行过程,病程久,使病邪由表入里、由轻而重,导致脏腑功能失调,而产生痰浊与瘀血。痰瘀既成则胶着于骨骱,闭阻气血、经络,遂致关节肿大变形、疼痛加剧、皮下结节、肢体僵硬、麻木,其证多顽固难愈。

（三）辨证论治

历代医家依据四大医典之一《黄帝内经》的精髓进行临床诊疗,至今仍具有重要的指导作用。

1. 风寒湿痹

大多都以肢体、关节疼痛、肿胀、酸楚、僵硬不舒、活动不利等为其主要症状,又因致病之邪偏感不同而临床表现不一:感受风邪致病为重者称为行痹,以肢体关节游走不定、疼痛,或兼寒湿热表证,舌苔薄白,脉多浮为主要特征,治法以祛风通络为主,佐以散寒利湿,治以防风汤为主方;感受寒邪致病为主者称为痛痹,以肢体关节疼痛、痛有定处、痛甚如锥刺、得热痛减、舌苔白、脉弦等为主要特征,治法以散寒为主,佐以祛风除湿,治以乌头汤为主方;感受湿邪致病为主者称为着痹,以肢体关节重着、痛有定处、肌肤麻木、活动不便、苔白腻、脉濡缓为主要特征,治法以利湿为主,佐以祛风散寒,治以薏苡仁汤为主方。

2. 热痹

或因素体阳气偏盛,内有蕴热,风寒湿邪从阳化热;或因风寒湿痹经久不愈,邪留经络,蕴久化热,均可发为热痹。临床以肢体关节焮热、肿痛,局部皮肤色红,痛不可近,得冷则舒,活动不利,伴发热,口渴,舌苔黄燥,脉搏滑数为主要特征,治法以清热为主,佐以疏风胜湿,治以白虎加桂枝汤为主方。

3. 尪痹

风、寒、湿、热诸邪深侵入肾致骨质受损,关节变形,筋脉挛缩,肉削形羸,发为尪痹。临床以关节疼痛难忍、肿胀僵硬、活动不利、入夜尤甚、筋肉挛缩、关节变形、身形羸弱为特点。若肾虚寒盛者治宜补肾祛寒,辅以化湿、散风、通络、壮骨,治以补肾祛寒治尪汤为主方;若出现邪欲化热之势,症见口干欲饮、关节微热、皮肤无明显变化、心烦、溲黄、苔微黄、脉沉弦细略数,治法以补肾祛风、散寒除湿为主,佐以清热,治以加减补肾治尪汤为主方;若出现化热之势较重,症见关节痛重、肿胀、轻度发热、皮肤略变红、口干咽燥、五心烦热、溲黄便干、舌质红苔黄厚或兼腻、脉滑数或弦滑,治法以补肾清热为主,佐以祛风除湿,治以补肾清热治尪汤为主方。值得注意的是,后两者当清热后渐恢复补肾祛寒以治其本。

4. 大偻

大偻是对应于强直性脊柱炎的中医病名,系以腰、骶、胯疼痛、强直不舒,继则沿脊柱由下而上渐及胸椎、颈椎,或强直如柱、俯仰不能,或腰弯脊突、颈重肩随、活动不利、形体羸弱为主要特征。若肾虚督寒,兼见腰脊冷痛、畏寒喜暖、得热则舒、男子阴囊寒冷、女子白带寒滑、舌淡苔白、脉沉弦或沉弦细者,治法以补肾祛寒、壮督除湿、散风活瘀、强壮筋骨为主,治以补肾壮督祛寒汤为主方;若邪郁化热,兼见无明显畏寒反喜凉爽,伴见口干、心烦、盗汗、发热、关节红肿热痛、溲黄、舌苔黄白或黄、脉沉弦细数尺脉弱者,治法以补肾清热、壮督通络为主,治以补肾壮督清热汤为主方;若湿热伤肾,兼见腰、臀、胯酸痛、沉重、僵硬、身热不扬、汗出心烦、口苦、口黏、脘闷、便黏溲黄、舌质偏红、苔腻或黄腻、脉沉滑、弦滑者,治法以清热除湿、祛风通络、益肾壮督为主,治以补肾壮督清化汤为主方;若邪闭肢节,兼见髋、膝、踝、足、肩等关节痛肿、沉重僵硬、活动不便、畏寒或反喜凉爽、舌淡红暗白苔、脉沉弦或沉细弦者,治法以益肾壮督、祛湿利节为主,治以补肾壮督利节汤为主方;若邪及肝肺,兼见胸胁疼痛、腹股沟、臀部深处、坐骨结节等部位疼痛、僵紧、舌苔薄白或微黄、脉多沉弦者,治法以燮理肝肺、益肾壮督、通络利节为主,治以补肾壮督燮理汤为主方。若治疗后,腰、背、胸、颈及关节等部位疼痛、僵硬基本消失或明显减轻、无发热等,病情趋于缓解稳定者,可取最后效佳的方药继续服用数日,以巩固疗效。

二、近代中医风湿病学的学科发展

人们在进一步发现认识疾病的基础上为将风湿病归类总结为十余类一百余种。风湿病共性,均因遗传、环境社会等因素致病;风湿病个性,即表现在每个人的症状、证型又是不一样的,有的患者表现为一种症状,有的患者则表现出几种或多种症状、证型。而近一二十年对其认识有了长足的发展,充满了生机。目前,风湿病专业是最活跃的学科之一,表现为新概念、新术语不断涌现;新病因和发病机制不断被阐明;新的检查方法和新的治疗方法不断被应用于临床。

1. 新概念和新术语

近年来,风湿病领域呈现多种新概念和新术语,这些新概念、新术语的产生与其他疾病或细菌感染存在并联。1981 年美国微生物学家 Burgdorfer 发现蜱的肠道中有螺旋体,此后发现莱姆病患者的血液、脑脊液和皮疹标本中可检出螺旋体,血清中有抗螺旋体抗体,从而确定了螺旋体与莱姆病的因果关系;1992年Relman从患者的十二指肠组织中,用聚合酶链式反应(polymerase chain reaction,PCR)扩增出一个16 s的RNA序列,并发现它属于革兰氏阳性放线菌属,被命名为Tropheryma Whipplii(即惠普尔病),从而惠普尔病由一个原因不明的疾病变为一个由肠道感染所致的反应性关节炎疾病。

2. 新病因和发病机制

1991年,Mag证明Th1和Th2细胞分泌的细胞因子能通过自分泌刺激自身增殖,并相互下调对方的生长和分化。Th细胞的极性偏离在疾病的发生和发展中起重要作用。研究表明,系统性红斑狼疮是Th2细胞占优势反应的自身免疫性疾病。发病初期系统性红斑狼疮患者机体内短暂地产生Th1型细胞因子,随后产生Th2型细胞因子。类风湿关节炎导致的滑膜炎是Th型反应,也有人认为在类风湿关节炎中Th1和Th2细胞反应均增强,但一般认为在类风湿关节炎中细胞因子有向Th1细胞偏离的倾向。1994年Emlen和Jom发现系统性红斑狼疮患者外周淋巴细胞在体外凋亡加速活动期的淋巴细胞凋亡快于非活动期患者。类风湿关节炎是一个典型的自身免疫性疾病,其病理特征为滑膜增生。1944年Mounts提出滑膜细胞增殖与细胞凋亡障碍有关。

3. 新检查方法和新治疗方法

随着现代科学技术的发展,人们在理论与实践基础上加深了对风湿病的认识和提高了研究技术水平,已发现越来越多的风湿病种类。尤其是近年来,随着风湿病的基础和临床研究的深入,新的检查方法和分类标准的提出、新药的研究均取得了极大进步,尤其是生物制剂被用来治疗风湿病,使风湿的预后有了极大的改观。

医学发展至今,中西医对这类疾病的认识越来越接近和统一。近年来中医风湿病学专家为推动痹病学发展,举办了全国性专题学术研讨会,交流经验,组织协作深入科研,使风湿病的诊断、治疗和科研工作,逐步规范化、标准化,并对本类疾病的诊断、治疗、疗效评定标准进行了修订,专家们还研制了治疗风湿病系列中成药,如益肾蠲痹丸、昆明山海棠、雷公藤制剂等新药也已批准投产。同时大量专著的相继出版,无疑对风湿病的临床治疗及科研工作起到了积极的推动作用。目前在临床研究中对风湿病的治疗仍以辨证治疗为主,有以专病用专方再辨证加药者,也有用验方单味药者,还有采取药浴、针灸、按摩、药棒磁疗、蜡疗、水疗、激光、音乐脉冲电疗等多种治法者,都取得了一定的疗效。例如,对常见的类风湿关节炎、强直性脊柱炎、风湿性关节炎、骨质增生、骨质疏松、硬皮病、皮肤炎等疾病的临床研究都取得了较大进展。

实验研究表明,许多抗风湿中药,不论是复方或单味药,均有解热、镇痛、抗风湿、抗炎、降低理化指标、改善症状等作用。具有抗炎作用的中草药,如雷公藤、青风藤、露蜂房、九节兰、昆明山海棠、秦艽、防己、木瓜、牛膝、蜂王浆、虫类药等,对多种实验性关节炎动物模型,有不同程度的抑制作用。独活、海桐皮、木瓜、五加皮、威灵仙、徐长卿、闹羊花、白花蛇舌草、全蝎、蜈蚣、延胡索、防风等均有镇痛、镇静作用。威灵仙、海风藤、乌头、独活、桑寄生、刘寄奴、防己、川芎、牛膝、桂枝、秦艽、狗脊、昆明山海棠、丹参、虫类药等均有不同程度的扩张血管、增加血流量、抗凝等作用。历代中医对风湿病的认识和治疗积累了丰富的经验,近年来又有新的进展,治疗的方法较多,疗效较好,毒性也小。从中医领域进一步寻求治疗风湿病更有效的药物和方法,有广阔的前景。

第三节　风湿病的中医命名与分类

历代医家对本病都很重视,然而,其命名及分类相当繁杂。娄玉铃主编的《中国痹病大全》记载有关痹病的名称约 400 种,从中可以看出前贤诸家对其命名及分类的认识颇不一致,但归纳起来,不外乎从病因、病位、特征三方面进行分类[2]。

一、从病因分类

(一) 风痹

风痹又名行痹,是指卫阳不固,风邪入侵,以致经络闭阻、气血运行不畅,出现以肌肤、筋骨、关节游走性疼痛为主要特征的一种病证。本病多发于春季,初次发病以青少年较多见,但临床上青年、中年、老年均可罹患。

(二) 寒痹

寒痹也称痛痹,是由于正气不足,风、寒、湿邪合邪且以寒邪为主侵袭人体,闭阻经络,气血运行不畅而引起以肌肉、筋骨、关节疼痛,痛有定处,疼痛较剧,得热痛减,遇寒痛增为主要临床表现的病证。本病一年四季均可发生,多发于冬季,发病年龄以中年为多,女性多于男性。

(三) 湿痹

湿痹又名着痹、著痹,是由人体正气不足,感受湿邪,或夹风、夹寒、夹热,侵袭肌肤、筋骨、关节,导致气血痹阻而引起的以肢体关节疼痛、重着、肿胀、屈伸不利为主要特征在一种病证。本病一年四季均可发病,以长夏、寒冬季节多见,发病年龄以青壮年为多,男女差异不大。

（四）热痹

热痹系素体阳气偏盛,内有蕴热,或阴虚阳亢之体,感受外邪侵袭,邪气入里化热,流注于经络关节;或风寒湿邪侵入,日久缠绵不愈,邪留经脉,郁而化热,气血痹阻,临床表现以关节阵痛,局部灼热、红肿,痛不可触,屈伸不利,遇热痛增,得冷则舒为特点的一种病证,可涉及一个或多个关节。热邪致痹可单一出现,或热与湿相结,湿热痹阻,表现为关节或肌肉红肿热痛,屈伸不利,步履艰难,可反复发作。发病年龄以青壮年为多,女性多于男性,好发部位为膝关节、踝关节、趾（指）掌关节等。

（五）燥痹

燥痹是由燥邪（外燥、内燥）耗气伤津而致阴津耗损、气血亏虚,使肢体筋脉失养、瘀血痹阻、痰凝结聚、脉络不通,导致孔窍干燥、肌肤枯涩、肢体疼痛,甚则脏腑经络受损的病证,以心、肝、脾、肾各脏及其互为表里的六腑,以及九窍特有的阴津缺乏表现为临床特征。燥痹,一年四季皆可发病,但以秋冬季多见。

二、从病位分类

（一）五体痹

1. 皮痹

皮痹是以皮肤浮肿,继之皮肤变硬、萎缩为主要症状的一种病证,是五体痹之一。外感风寒湿邪是本病主要病因,先天禀赋不足或情志失调、饮食劳倦是发病的内在因素。其病机不外邪气痹阻、气血不畅,或正气虚衰、皮肤失荣。皮痹临床上除有皮肤受损表现外,还常伴有肌肉、关节及脏腑功能失调的症状。本病发病年龄以 20~50 岁为多,女性多于男性。

2. 肌痹

肌痹亦称肉痹,为风、寒、湿、热毒等邪浸淫肌肉,闭阻脉络,气滞血瘀,出现一处或多处肌肉疼痛、麻木不仁,甚至肌肉萎缩、疲软无力、手足不遂的一种病证。肌痹主要包括西医的多发性肌炎、皮肌炎、重症肌无力、流感病毒引起的肌炎、进行性肌营养不良等病。

3. 脉痹

脉痹是以正气不足,六淫杂至,侵袭血脉,导致血液凝涩、脉道闭阻,而引起的以肢体疼痛、肿胀无力、皮肤不仁、皮色紫暗或苍白、脉搏微弱或无脉等为主要特征的一种病证。本病一年四季均可发病,但湿热者多发于夏季,寒湿或阳虚者则好发于冬季;发病年龄以青壮年为多,老年次之,幼年一般不发病,性别差异不大。

4. 筋痹

筋痹是因人体正虚,风、寒、湿、热之邪客于筋脉,或外伤于筋,或痰湿流注筋脉,致气血闭阻,临床以筋急拘挛、抽掣疼痛、关节屈伸不利、腰背强直、步履艰难等为主要表现的一种病证。本病多在春季发病,发病年龄以中老年居多。

5. 骨痹

骨痹属于五体痹之一。凡由六淫之邪侵扰人体筋骨关节,闭阻经脉气血,出现肢体沉重、关节剧痛,甚至发生肢体拘挛屈曲,或强直畸形者,谓之骨痹。本病一年四季均可发病。发于外周关节者以女性居多,发于中轴关节者以青年男性居多。本病与痛痹、历节病、痛风、热痹、鹤膝风、尪痹等痹证的某些证型可有交错,如出现关节剧痛、肢节拘挛屈曲、强直畸形者均可列入本病范畴。

(二) 五脏痹

1. 肺痹

肺痹是由于皮痹日久不愈,肺脏虚损,再感受风、寒、湿邪,浸淫于肺脏,致肺气痹阻、宣降失司,出现肌肤麻木不仁,如有虫行,甚则变硬,或皮肤见瘾疹风疮,搔之不痛,进而出现喘嗽气急、胸背疼痛、心胸烦闷、卧则喘促,甚则呕恶的一种病证。

2. 脾痹

脾痹多由肌痹日久不愈,加之脾气虚弱,复感风、寒、湿邪,内舍于脾,致脾气更虚,湿浊内困,出现肌肉疼痛酸楚、麻木不仁、四肢萎软等,进而出现脘腹胀满、饮食乏味、咳嗽阵发、呕吐清水等的一种病证。

3. 心痹

心痹是由热痹、行痹或脉痹不已,复感外邪,内舍于心,致心脉痹阻不通而成,临证除可见热痹、行痹或脉痹的某些症状外,尚可见胸闷、心悸、短气,甚或咯血、水肿、突然气喘心慌的一种病证。本病以 20~40 岁的青壮年最为多见,女性多于男性。

4. 肝痹

肝痹多由筋痹不已、复感外邪、内舍于肝所致。临床以胸胁胀满或疼痛、夜卧多惊、筋挛节痛与阴缩为主要表现。本病一年四季均可发生,中年妇女多见。

5. 肾痹

肾痹为骨痹不已,加之肾虚,复感外邪,内舍于肾,或虽无肾虚,但邪舍于肾经及肾之外府,表现为关节疼痛、骨重难举、腰背酸痛,甚则关节肿大变形、蜷曲不伸、步履维艰,以及兼见肾虚证候的一种病证。"肾主骨",故肾痹与骨痹关系最密,两者可以互参。

6. 三焦痹

三焦是上焦、中焦、下焦的合称,为六腑之一,其主持诸气、主火、通行水道。三焦痹是由于先天不足、正气虚弱,六淫之邪杂至,瘀血阻络,三焦气化功能失调,导致脏腑气机不利、津液升降出入异常。上焦气化失司,则肺失通调、水道阻塞、水流胁下,而为悬饮,水积心下而为心包积饮,上入巅脑可见巅脑积饮,乃危重之症。中焦气化失司,脾胃受损,生血不足,血虚有火,火通血行,溢于脉外,可见肌肤瘀斑,而中焦水道阻塞,可见鼓胀、腹水。下焦膀胱气化失司,肾气受损,则通利水道功能失常,肾之藏精功能受损,水道阻塞,可见两腿水肿如泥、少腹及阴部水肿、两膝积饮。

三、特殊痹病

(一) 历节病

历节病是以四肢多个小关节红肿热痛,痛处游走不定,渐呈两侧对称,关节僵硬、变形、活动不利等为表现的病证。《黄帝内经》中虽无"历节"病名,但已论述了历节的病因病机、症状特点。张机在《金匮要略》中将痹证分为历节、血痹、风湿等不同病种,提出的历节是痹病中以多个关节为患,以疼痛为主症,以疼痛游走不定为特点的一个特殊类型。张机对病因病机、证候、治疗等,做了详细的论述,认为本病发病除风、寒、湿三气杂至合而为痹外,最根本的内在因素是机体肝肾亏损、气血不足、脾胃虚弱、正气不足等。

(二) 尪痹

尪痹是由于寒湿之邪侵入肾或侵袭督脉,或因湿热久郁伤及肝肾,使气血经络痹阻,筋骨失养,出现关节疼痛、变形、肿大、筋缩肉卷、难以屈伸、骨质受损的病证。"尪痹"一名,古代医籍并没有记载,但对尪痹的表现,《黄帝内经》和《金匮要略》及后世医家的著作中均有极为相似的记载,多在肾痹、骨痹、历节(或历节风)、鹤膝风、鼓槌风等病中论述。古代医家已经认识到有的"痹"病,会令人关节肿大、变形、筋缩肉卷、不得屈伸,甚则令人"尻以代踵,脊以代头""身体羸弱"而致生活不能自理。但是关于这类疾病的论述缺乏系统、详细的专篇论述。"尪痹"一名是焦树德教授在 1981 年于武汉召开的中华全国中医学会内科学会成立暨首届学术交流会上提出来的。

（三）鹤膝风

鹤膝风以膝、肘关节变形、肿大、疼痛,肌肉枯细,肢体形如鹤膝之状为特征,又名膝游风、膝眼风、鹤节、膝眼毒、膝疡等。鹤膝风由调摄失宜、足三阴经亏损、风寒邪气乘虚而入引起,以致肌肉日渐消瘦、肢体挛痛,久则膝大而腿细,如鹤之膝。本病是一种慢性消耗性疾病,统属于中医学"虚痨"的范畴。《灵枢·经脉》就有"膝膑肿痛"的描述。《世医得效方·鹤节》云:"地黄圆治禀受不足,血气不充,故肌肉瘦薄,骨节呈露,如鹤之膝,乃肾虚得之,肾虚则精髓内耗,肤华不荣,易为邪所袭,日就枯瘁,少殆鹤脚之节乎。"《证治要诀》曰:"胫细而肿者,俗呼如鹤膝风。"《证治准绳》对本病有较为详细的记载:"两膝内外皆肿,痛如日虎咬之状,寒热间作,股渐细小,膝愈肿大,名鹤膝风。"《景岳全书》谓:"凡肘膝肿痛,腿骨行细小者,名为鹤膝风,以其象鹤膝之形而名之。"

（四）狐惑病

狐惑病是因感受湿热毒邪,或热病后余热留恋,或脾虚湿浊内生,或阴虚内热、虚火扰动等多种因素,致湿热毒邪蕴结于脏腑,循经上攻下注,引起以口、咽、眼、外阴溃烂为主症,并见神情恍惚、干呕厌食等表现的一种病证。狐惑病始见于汉代张机的《金匮要略·百合狐惑阴阳毒病脉证治》中,对狐惑病的临床表现、狐与惑的概念和治疗方药等均作了论述,为后世医家认识、研究本病奠定了基础。

（五）痛风

痛风是由于人体阴阳气血失调,外邪乘虚而入,引起肢体游走性剧痛的一种病证。本病一年四季均可发病,发病年龄以中老年为多,男性多于女性。痛风之名,始于金元。在此之前的《黄帝内经》《金匮要略》等经典著作中均无记载。元代朱震亨明确地提出"痛风"的病名,认为痛风病因病机有风、痰、湿、瘀之分。李杲指出,痛风多属血虚,然后寒热得以侵之。

（六）产后痹

产后痹是妇人产后,正气虚弱之时外感风寒之邪而致同肢关节疼痛、筋脉拘挛的一种病证。产后中风身痛,首见于《素问·通评虚实论》中,隋代巢元方所撰《诸病源候论》中列有产后中风候,包括产后身痛的内容。至唐代,我国第一部产科专著《经效产宝》问世,阐述了产后中风有感受风寒,伤及皮肤、经络、筋脉,致"身体疼痛、四肢拘束、筋节掣痛"等症状,并指出产后气血耗伤未复,风寒之气易客于皮肤、经络,使机体疼痹羸乏,若不及时治之,风寒湿之邪可循经传入肌肉、筋脉,甚者侵害脏腑,后世《备急千金要方》《太平圣惠方》《三因极一病证方论》《圣济总录》《妇人大全良方》《严氏之三方》《妇人良方》等著作中对产后中风的论述,皆宗《经效产宝》之旨而有所深入。

(七)经行痹

每次经行或经行前后出现身体疼痛者,多为经欲行而身先痛,痛在肢节或肌肉,经后痛减或渐消失,称"经行痹",也称"经行身痛"。宋代齐仲甫《女科百问》首先论述了"经水欲行,先身体疼痛",认为其病机为"外亏卫气之充养,内乏荣血之灌溉,血气不足"。《陈素庵妇科补解》认为:"病因为外邪内虚,此由外邪乘虚而入,或寒邪,或风冷,内伤冲任,外伤皮毛,以致周身疼痛。"

第四节 风湿病的中医病因病机学

中医对风湿病病因的认识,早在《黄帝内经》中即有记载,而"风湿病"病名早在汉代著名医学家张机所著的《伤寒论》和《金匮要略》中就有所提及。《素问·痹论》曰:"风寒湿三气杂至,合而为痹也。其风气胜者为行痹,寒气胜者为痛痹,湿气胜者为著痹。"书中认为痹症状有"或痛,或不痛,或不红,或寒,或热,或燥,或湿"等。《金匮要略·痉湿暍病脉证治》载:"风湿,此病伤于汗出当风,或久伤取冷所致也。"《温病条辨》将痹病分为寒、热两类,谓痹病"大抵不越寒热两条",并提出"暑湿痹"之名。以上论述代表了古人对风湿病外因及其临床表现的认识。

古人也意识到外因是疾病发生发展的外部条件,内因则是疾病发生演化的根本因素。《素问·评热病论》指出"风雨寒热,不得虚,不能独伤人",又指出"不与风寒湿气合,故不为痹",《症因脉治》谓痹病分为外感痹、内伤痹,概括地说正气不足是风湿病发生的内因,是本;而风、寒、湿、热、燥等外邪则是风湿病发生的外在因素,是标。故分析风湿病之病因,应从内、外因两方面考虑。中医整体观念、辨证论治的思想,在今天看来仍然是非常超前和科学的,现代流行病学调查也证明了古代对风湿病的病因认识的正确性[3]。

一、外因

(一)单邪致病

1. 风邪

《素问·痹论》中指出:"风气胜者为行痹。"中医认为,风邪为外感病证的先导,因而《素问·骨空论》有"风为百病之长""风者,百病之始也"等生动的理论概括。风分为内风和外风,一般所讲的风邪为外风,由自然界风邪侵入而致。《素问·风论》云:"风者,善行而数变,腠理开,则洒然寒,闭则热而闷……"风为阳邪,其性开泄,具有升发、向上向外的特性,故风邪常伤人上部和肌表,而见汗出、恶风、头痛、面部浮肿等。风性善行数变,具有发病急、变化快、病位行走不定、症状变幻无常的特性,故行痹表现为关节游走性疼痛。而寒、湿、燥、热等邪多可依附于风而犯人,表现为风寒、风热、风湿等。本证可见于类风湿关节炎、系统性红斑狼疮等多种风湿病。

2. 寒邪

《素问·痹论》指出:"寒气胜者为痛痹。"寒为阴邪,易伤阳气。卫阳受损,则恶寒;寒邪中里,直中脾胃或伤肺肾之阳,则出现畏寒肢冷、下利清谷等症。寒性凝滞,易致气滞血瘀,使经脉不通,"不通则痛",出现周身疼痛或脘腹疼痛等痛证。寒性收引,寒邪伤人,易使气机收敛牵引作痛。寒在皮毛腠理,则毛窍收缩、卫阳郁闭、发热恶寒、无汗;寒在肌肉经络,则拘急不伸、冷厥不仁、脉浮紧。寒邪致病与肾脏关系密切,肾中藏有真阳,为一身阳气之本。寒邪所致痛痹,又称"寒痹",表现为关节冷痛,遇寒加重,得热痛减,昼轻夜重,关节不能屈伸,痛处不红,触之不热等。本证可见于类风湿关节炎、系统性硬化、肌炎、皮肌炎等多种风湿病。

3. 湿邪

《素问·痹论》指出:"湿气胜者为著痹。"湿痹是人体内的湿度不适中或超出人体的适应能力而引发的病证。湿属阴邪,性质重浊而黏腻,它能阻滞气的运动,妨碍脾的运化。外感湿邪,常见恶寒风热、虽然出汗但不热不退、四肢困倦、关节肌肉疼痛等症状;湿浊内阻肠胃,常见胸闷不舒、小便不利、食欲不振、大便溏泄等症状。湿邪所致"著痹",又称"湿痹",表现为肢体关节酸痛、沉重、肿胀或顽麻,肢体重着,头身困重,痛处不移。久治不愈,易致肌肉萎缩。本证可见于类风湿关节炎、系统性硬化、肌炎、皮肌炎等多种风湿病。

4. 热邪与火邪

热邪指易导致阳热性质病证邪气的统称,与火邪没有本质区别,常火热并称。《素问·痹论》曾指出:"阳气多,阴气少,病气胜,阳遭阴,故为痹热。"清代顾松园也指出:"邪郁病久,风变为火,寒变为热。"朱震亨论痹证病因时,就提出"风热"侵袭,而火热毒邪引发痹证,在宋、明时期即有记载。"风毒走注"作为痹证病因已被不少医家认可。例如,清代李用粹在《证治汇补·体外门》中记载:"风流走不定,久则变成风毒,痛入骨髓,不移其处,或痛处肿热或浑身化热。"

《杂病源流犀烛·诸痹源流》对热毒致痹的表现描述得相当具体："或由风毒攻注皮肤骨髓之间,痛无定处,午静夜剧,筋脉拘挛,屈伸不得,则必解结疏坚,宜定痛散。或由痰注百节,痛无一定,久乃变成风毒,沦骨入髓,反致不移其处,则必搜邪去毒,宜虎骨散。"

感受热邪则可出现热象、伤阴、动风、动血,并引起发热、口渴喜冷饮、大便干、小便黄、烦躁、苔黄、舌质红、脉数。热甚时可出现抽搐、痉挛一类风动或出血等症。由火热之邪引起的痹证临床常见发热、息粗、关节红肿、焮痛、局部灼热、便干、溲赤等。本证可见于中医之骨痹、周痹及西医之系统性红斑狼疮、类风湿关节炎、风湿性关节炎、皮肌炎、硬皮病、成人斯蒂尔病等。中医之皮痹(西医称系统性硬化),也可用以上病机解释,即风热之邪外侵,病邪在表,则阻塞经脉、发热、畏寒、身痛肌酸、皮肤肿胀,甚则筋脉干涸失养、张口困难、五指难展。

5. 燥邪

关于燥邪导致的风湿病古代医家少有论及,现代中医有"燥痹"之称。燥是秋天的主气。燥邪伤人多见于气候干燥的秋季,故又称秋燥。燥邪之由来,或外受,或内生。燥邪多从口鼻而入,其病常从肺卫开始。燥邪致病干燥且易伤津液,表现为体表肌肤和体内脏腑缺乏津液、干枯不润的症状,如口鼻干燥、皮肤干燥皱裂等。肺为娇脏,外合皮毛,外感燥邪,最易伤肺,而致干咳少痰、口鼻干燥。燥邪所致痹证称为燥痹,表现为津伤干燥,症见口干、咽干、眼干、皮肤干、大便干等;或见肌肤枯涩、瘙痒、五心烦热、盗汗、肌肉消瘦、麻木不仁、关节、筋膜、肌肉失于津液濡润;甚见燥核痰结;舌质红或红绛,或有裂痕,无苔或少苔,或花剥,或镜面舌。本证可见于西医之干燥综合征等疾病。

6. 暑邪

凡夏至之后,立秋之前,致病具有炎热、升散特性的外邪,称为暑邪。暑邪致病的基本特征为热盛、阴伤、耗气,又多挟湿。本证多见于成人斯蒂尔病、风湿热等。

(二) 多邪致病

以上所说的外邪,可单独致病,又可相兼致病。如风寒湿三痹,只是三气杂至、一气偏胜的典型病证,如若三气之中两气偏盛,那么表现出的症状就复杂了。火热之邪、燥邪也可与风、寒、湿邪相互协同致病。

1. 风寒痹阻

风邪与寒邪两邪偏重的情况下,表现为风寒痹阻证候,关节不仅呈游走性疼痛,同时伴有关节冷痛、屈伸不利。

2. 寒湿痹阻

寒邪与湿邪两邪偏胜,则表现为寒湿痹阻证候,即关节肢体不仅冷痛,同时伴重着、肿胀。

3. 风寒湿痹阻

风、寒、湿三邪邪气相当,合而为病,形成风寒湿痹阻证候,则具有关节冷痛、游走不定、沉重、肿胀三邪致病的表现。由风寒湿邪引起的风湿病,除见于行痹、寒痹、湿痹外,多见于漏肩风、肿股风、肌痹、骨痹、历节病、顽痹等病中。

4. 湿热痹阻

素体阳气偏盛,内有蕴热,或外受风湿之邪入里化热,或风寒湿痹经久不愈,蕴而化热,或湿热之邪直中入里,均可使湿热交阻、气血瘀滞经脉关节,而出现关节肌肉红肿灼痛、屈伸不利。

5. 热燥痹阻

由火热之邪与燥邪偏重而致,表现为口苦咽干、皮肤干燥无华或面色红赤、肌肤硬粗或瘦削、关节红肿热痛。

作为外因来讲,在风、寒、湿三气中,哪种外邪对风湿病的作用更重要呢? 历代学者认识并不一致。清代陈念祖曾指出:"深究其源,自当以寒与湿为主。盖风为阳邪,寒与湿为阴邪,阴主闭,闭则郁滞而为痛。是痹不外寒与湿,而寒与湿亦必假风以为之帅,寒曰风寒,湿曰风湿,此三气杂合之谈也。"在《时方妙用·痹》中陈念祖特别强调了寒与湿。但在寒与湿两者之中,更应强调的是湿邪。汉代的《说文解字》及《神农本草经》皆云:"痹,湿病也"。湿邪是风湿病的主要病因,在这一点上古今的认识基本一致。论湿邪有寒、热之别。古人论痹主要是以寒、湿为主,这可能与痹以关节冷痛为主要表现有关。实际上,不仅寒湿可引起关节痛,湿热同样可以阻滞经脉,引发气血不通而致痹痛。

对湿热的论述,张机对湿热之邪致痹有一定认识,其论及的"湿家病身疼发热""湿家之为病,一身尽疼、发热""湿家身烦痛",以及将发热的描述为"日晡所剧"等,颇似湿热痹证,亦似今日西医之"风湿热"症状。当然,"湿热为痹"的观点真正得以发挥还是在清代温病学派出现之后。吴瑭在《温病条辨》中指出:"湿聚热蒸,蕴于经络,寒战热炽,骨骱烦疼,舌色灰滞,面目萎黄,病名湿痹,宣痹汤主之。"这是对湿热致痹的临床表现及治疗方法的具体描述和介绍,所以叶桂曾云"从来痹证,每以风寒湿之气杂感主治。召恙之不同,由于暑外加之湿热,水谷内蕴之湿热。外来之邪,著于经络,内受之邪,著于腑络"(《临证指南医案》),明确指出了寒湿与湿热的不同。

二、内因

(一) 营卫气血失调

1. 营卫失调

营指由饮食中吸收的营养物质,有生化血液、营养周身的作用。卫指人体抗御病邪侵入的功能。《四圣心源》曰:"营卫者,经络之气血也。水谷入胃,化生气血。气之慓悍者,行于脉外,命之曰卫;血之精专者,行于脉中,命之曰营。"营行脉中,卫行脉外,阴阳相贯,气调血畅,濡养四肢百骸、脏腑经络。营卫和调,卫外御邪,营卫不和,邪气乘虚而入,故营卫失调是风湿病发病的重要原因之一。

《素问·痹论》指出:"逆其气则病,从其气则愈。"若先天禀赋不足或素体不健,营阴不足,卫气虚弱,或因起居不慎,寒温不适,或因劳倦内伤,生活失调,腠理失密,卫外不固,则外邪乘虚而入。外邪留注营卫,营卫失合,气血痹阻不通则发为痹痛。营卫不和,失其固外开阖作用,可出现恶风、自汗症状,筋脉失养,则头痛、项背不舒。

《类证治裁·痹证》云:"诸痹,皆由营卫先虚,腠理不密,风寒湿乘虚内袭,正气为邪气所阻,不能宣行,因而留滞,气血凝涩,久而成痹。"营卫之气在表,故风湿病初起,表现有寒热症状和肢节疼痛时,多认为是由邪伤营卫所致。若受风寒之邪,营卫闭阻,可表现为恶风恶寒、关节游走疼痛、遇寒加剧。明代秦景明《症因脉治·痹证论》云:"寒痹之因,营气不足,卫外之阳不固,皮毛空疏,腠理不充,或冲寒冒雨,露卧当风,则寒邪袭之,而寒痹作矣。"如若湿热之邪外伤营卫,则表现为发热,烦而不安,溲黄,关节红肿灼热、重着而伸屈不利。此即西医风湿病中的风湿性关节炎、类风湿关节炎、皮肌炎、系统性红斑狼疮等在早期出现的症状。

除以上疾病外,营卫失调亦常见于历节病、皮痹等风湿病。《金匮要略·中风历节病脉证并治》指出:"营卫不通,卫不独行,营卫俱微,三焦无所御,四属断绝,身体羸瘦,独足肿大,黄汗出,胫冷,假令发热,便为历节也。"《诸病源候论·风不仁候》云:"风不仁者,由荣气虚,卫气实,风寒大于肌肉,使血气行不宣流,其状搔之皮肤,如隔衣是也。"中医认为本病初起营卫不和,气血失调,进而皮痹不已,传入内脏,故病始起者易治,病久者难愈。

2. 气血失调

气血失调,是指气或血的亏损和各自的生理功能异常,以及气血之间互根互用的关系失调等病理变化。气的失常主要包括气的生化不足、耗损过多或气的某些功能减退,以及气的运动失常,即气滞、气逆、气陷、气闭或气脱等病理状态。

血的失常主要表现在两个方面：一为血的生化不足或耗伤太过，或血的濡养功能减退，从而形成血虚的病理状态；二为血的运行失常，或为血行迟缓，或为血行逆乱，从而导致血瘀、血热，以及出血等病理变化。气血失调有虚实之分。气血不足当属虚证，气滞血瘀应为实证。气血不足，或因素体血气两虚，或大病之后风、寒、湿、热之邪乘虚而入，留注筋骨血脉，搏结于关节；或痹病日久，气血衰少，正虚邪恋，肌肤失充，筋骨失养，可致关节疼痛无力，并伴气短、食少、面黄、舌淡诸症。

营卫与气血在生理功能上相互依赖，但究其理却不尽相同。营卫之气具有的濡养、调节、卫外固表、抵御外邪的功能，只有在气血调和，正常循行的前提下才能充分发挥出来。所以气血失调也是风湿病发病的内在原因之一。《金匮要略·中风历节病脉证并治》曰："少阴脉浮而弱，弱则血不足，浮则为风，风血相传，则疼痛如掣。"风湿病是以肢体关节疼痛为主要症状的一类疾病的总称，中医认为"不通则痛"，故肢体关节痛的原因尽管有虚实寒热之不同，但气血凝滞不通则是疼痛的直接病理机制。故《类证治裁·痹证》中云："诸痹……良由营卫先虚，腠理不密，风寒湿乘虚内袭，正气为邪气所阻，不能宣行，因而留滞，气血凝涩，久而成痹。"

由气血不足而致的风湿病，可见于脾痹、脉痹、骨痹等病之中，风湿病日久，不少病中均可见到气血不足或气血不调之证。

（二）脏腑内伤

脏腑内伤，是风湿病发生、发展的重要原因，同时也是风湿病经久不愈、内传入里的结果。五脏各有所主。肺主皮毛，肺虚则皮腠失密，卫外不固；心主血脉，心血虚则不能不荣养筋脉；脾主肌肉，脾虚则肌肉不丰，四肢关节失养；肝主筋，肝虚则筋爪不荣，筋骨不韧；肾主骨，肾虚则骨髓失充，骨质不坚。五脏内伤，血脉失畅，营卫行涩，则风湿之邪乘虚入侵，发为风湿之病。

脏腑内伤，因肝主筋、肾主骨、脾主肌肉，故在风湿病中，主要表现为肝、脾、肾亏损。肾为先天之本，藏精生髓，在体为骨，为作强之官；肝为罢极之本，藏血主筋，统司筋骨关节；脾为后天之本，气血生化之源，主四肢肌肉。若因禀赋不足，或房劳过度、饮食劳倦、起居失常、情志刺激，或胎孕经产等，精血耗损，皆可致三脏亏损，遂使营卫气血俱虚，阴阳失调，外邪则乘虚袭入，而发为风湿之病。若以肝肾之虚为主，则见关节疼痛、筋脉拘急、腰酸足软；若以脾虚为主，则见肌肉关节酸楚疼痛、肌肤麻木不仁、脘腹胀满、食少便溏。

《素问·痹论》认为："五脏皆有所合，病久而不去者，内舍于其合也。"风湿病初起表现在筋脉皮骨，病久而不愈则可内传入脏，故古有脏腑痹之说。病邪入里,一旦形成脏腑痹,则更伤五脏。五脏伤则肢体关节之症状随之加重,形成病理上的恶性循环。

肺主气,朝百脉,司皮毛。若皮痹不愈、肺卫不固,病邪循经入脏,致肺失宣降、气血郁闭,而成肺痹。肺痹者亦常因形寒饮冷、哀怒失节、房劳过度等,而伤及脾、肝、肾,致脾失转输、土不生金;肝气过盛,木火刑金;肾不摄纳,金水失调,均可加重肺气的损伤。西医风湿病中风湿性心脏病、类风湿关节炎伴发的肺炎及胸膜炎、皮肌炎、硬皮病、系统性红斑狼疮等,均可见肺痹表现。

心主血脉。若脉痹不已,复感于邪,内舍于心,则可形成心痹,即脉痹反复发作,重感风寒之邪,则肺病及心、心阴耗伤、心气亏损、心阳不振,则见心悸、怔忡,甚者可致心血瘀痹、心胸烦闷、心痛心悸,进而心阳虚衰,出现心痹重证,而见胸闷喘促、口唇青紫、脉结代等危候。西医风湿病中风湿性关节炎及类风湿关节炎合并心脏受损时,均可见心痹表现。

脾司运化,主肌肉。脾胃素虚之人,或因饮食失节,或因劳倦内伤,或外受寒湿之邪等,均可致脾虚湿困、运化失司、气机不利,而成脾痹。亦可由肌痹不已、脾气受损,复感寒湿之邪,中气壅塞不通而致脾痹,即"肌痹不已,复感于邪,内舍于脾"。脾痹的表现,一方面是脾胃生化不足,气血之源缺乏,出现四肢乏力、肌肉消瘦,甚则肢体萎弱不用;另一方面表现为脾湿不运、胃失和降之证,如胃脘痞满、食少纳呆、大便溏泄等症。脾痹可见于西医风湿病中多种疾病的合并症。

肝藏血,主筋。肝脏损伤是风湿病发病原因之一。肝主疏泄,喜条达,故肝气郁结是肝痹的主要病理表现。"筋痹不已,复感于邪,内舍于肝",肢体痹证日久不愈,反复为外邪所袭,肝气日衰,或由于情志所伤、肝气逆乱、气病及血、肝脉气血痹阻则可形成肝痹。肝痹者以两胁胀痛,甚则胁下痞块、腹胀如鼓、乏力疲倦等为主要表现。肝痹主要出现于西医风湿病中的多种疾病的合并症。

肾主骨,生髓。因风湿病之主要病位在骨及关节,故肾脏受损是风湿病的主要病理表现。肾气亏损,是风湿病中多种疾病后期的主要病理形式。《素问·痹论》所谓"骨痹不已,复感于邪,内舍于肾",是指骨痹日久不愈、肾气受损,又反复感受外邪致肾气亏损而成肾痹。实际上,不仅骨痹,其他五体痹反复不愈,最终均可出现肾痹。除五体痹不已内伤入肾而形成肾痹外,若劳倦过度、七情内伤、久病不愈、损及肾元,亦可出现肾痹之证,其表现主要为四肢关节和脊柱疼痛变形,筋肉萎缩,僵硬强直,活动受限,或伴面浮肢肿、眩晕耳鸣。西医风湿病的类风湿关节炎、强直性脊柱炎、骨质疏松等,均可以见到骨痹表现。

阴阳失调对风湿病的发病及转归有决定性的作用。首先,人体禀赋不同,阴阳各有偏盛偏衰,再加所感受的邪气有偏盛,因而风湿病有寒与热的不同表现。

《素问·痹论》中云："其寒者,阳气少,阴气多,与病相益,故寒也;其热者,阳气多,阴气少,病气胜,阳遭阴,故为痹热。"其次,肾主骨,肝主筋,故风湿病久而不愈多有伤及肝、肾者。若伤及肝肾之阴,则会出现关节烦疼或骨蒸潮热、腰膝酸软、筋脉拘急、关节屈伸不利和(或)肿胀变形。若伤及肝肾之阳,则表现为关节冷痛、肿胀变形、疼痛昼轻夜重、足跟疼痛、下肢无力、畏寒喜暖、手足不温。

（三）痰浊瘀血内生

痰浊与瘀血既是机体在病邪作用下的病理产物,也可以作为病因作用于人体。风湿病大多为慢性进行过程,疾病既久,则病邪由表入里,由轻而重,导致脏腑的功能失调,而脏腑功能失调的结果之一就是产生痰浊与瘀血。例如,风寒袭肺,肺气郁闭,则肺津凝聚成痰;寒湿困脾,脾失运化,湿聚成痰;痹证日久,伤及肾阳,水道不通,水湿上泛,聚而为痰,又伤肾阴,虚火灼津变成痰浊;肝气郁滞,气郁化火,炼津为痰。加之风湿闭阻心气,血脉瘀滞,气滞血凝。风湿病日久,五脏气机紊乱,升降无序,则气血痰浊交阻,痰瘀乃成。痰瘀既成,则胶着于骨骱,闭阻经络,遂致关节肿大、变形,疼痛加剧,皮下结节,肢体僵硬,麻木不仁,其症多顽固难愈。

痰瘀作为病因,或偏于痰重,或偏于瘀重,或痰瘀并重,临床表现亦不尽同。若以痰浊痹阻为主,因痰浊留注关节,则关节肿胀,肢体顽麻;痰浊上扰,则头晕目眩;痰浊壅滞中焦,气机升降失常则见胸脘满闷,纳差泛恶。若以瘀血痹阻为主,则血瘀停聚,脉道阻塞,气血运行不畅而痛,表现为肌肉、关节刺痛,痛处不移,久痛不已,痛处拒按,局部肿胀或有瘀斑。若痰瘀互结,痹阻经脉,痰瘀为有形之物,留于肌肤,则见痰核、硬结或瘀斑;留注关节、肌肉,则肌肉、关节肿胀疼痛;痰瘀深注筋骨,则骨痛肌痿,关节变形,屈伸不利。由此可知,痰瘀痹阻是风湿病中的一个重要证型。该证型多出现于中医风湿病之中晚期,可见于筋痹、脉痹、骨痹、心痹、肺痹之中。西医风湿病中的类风湿关节炎、系统性红斑狼疮、皮肌炎、硬皮病、结节性多动脉炎、强直性脊柱炎等均可见之。清代董西园论痹之病因曾谓"痹非三气,患在痰瘀"(《医级·杂病》),这是对《黄帝内经》痹病病因学的一个发展。

风湿病之发生是内因与外因相互作用的结果,六淫之邪是外在的致病因素,而营卫气血失调和脏腑功能紊乱是风湿病形成的内在基础。六淫杂至,或风寒相合,或寒湿相兼,或风湿、湿热并见,或毒火、燥邪外侵,由于人体禀赋阴阳有偏盛偏衰之异,故感邪后有寒化、热化之别。风湿病日久,复感外邪,内舍脏腑,则脏腑内伤而出现各种脏腑证候,兼之痰瘀内生,留注骨骱关节,致风湿病缠绵难愈。

第五节　常见风湿病的治则与治法[3]

一、扶正祛邪

类风湿关节炎的治疗以祛邪通络为基本原则,根据邪气的偏盛,分别予以祛风、散寒、除湿、清热、化痰、行瘀之法。同时根据正气的偏衰,予补肝肾、益气血等扶正之法。《医宗必读》对痹证的治疗原则做了很好的概括:"治外者散邪为急,治脏者养正为先。治行痹者,散风为主,御寒利湿,仍不可废,大抵参以补血之剂,盖治风先治血,血行风自灭也。治痛痹者,散寒为主,疏风燥湿,仍不可缺,大抵参以补火之剂,非大辛大温,不能释其凝寒之害也。治着痹者,利湿为主,祛风解寒,亦不可缺,大抵参以补脾补气之剂,盖土强可以胜湿,而气足自无顽麻也。"

系统性红斑狼疮在中医辨治时应谨守本虚标实的病机特点,进行分期、分型辨治。临床上根据病情常将本病分为活动期、缓解期。一般在本病发病的初期,多为活动期或见于由诱因诱发的此期,其主症皮损为面部鲜红色、蝶形性的水肿性红斑,可有瘀点、瘀斑,往往伴有高热烦躁、肌肉酸痛、关节疼痛、便结尿黄,甚或神昏谵语、舌红绛、苔黄燥,脉弦滑或洪数。或由于邪热炽盛、燔灼营血、血为热瘀,故皮损见鲜红色红斑,热迫血行可见瘀点、瘀斑;热灼营阴可见高热、热扰心神,轻可见烦躁,重可见神昏谵语;如少数患者若夹湿邪盛,还可见多个关节红肿热痛、屈伸不利、活动受限等。本型治疗宜早,因以标实为主,重在治标。因缓解期病程最长,多见阴虚内热、脾肾阳虚之证,活动期经治疗后标热之邪渐去,阴虚之本突显,阴虚易致内热而生,而现阴虚内热之证。若因治不当,则阴虚难复,久则伤及阳气,而至阳虚水泛之证。此期时间较长,是系统性红斑狼疮病情转归的关键时期,直接影响着本病预后,所以要重视此期,重在扶其正,佐以祛邪,可在以上基础治疗上随症加减。

二、益先天、补后天

中医认为骨关节炎是以肝肾亏虚为本,痰瘀阻络为标。肝藏血、主筋,肾藏精、主骨,肝肾同源,精血互生,肝血充盈,肾精旺盛,则筋骨得养而关节滑利,肾虚则精髓不足,无以养骨,肝虚则肝血不充,无以养筋,从而加重筋骨损伤。脏腑功能失调,引起气血失和、津液运行失调,导致痰瘀同病、阻滞经络,发生骨关节炎。治疗应以补肾作为根本法则,佐以五要:① 补肾要养肝,肝肾同源,肝肾同健痹自歼;② 补肾要活血,血行痹自解;③ 补肾要祛邪,邪去痹自灭;④ 补肾要健脾,脾健痹自去;⑤ 补肾要止痛,痛解痹自停。中药治疗本病着重整体调节,调动机体的潜在机能,最终达到多位点、多环节的综合治疗。

三、审证求因

中医治疗痛风的目的是要及时控制痛风性关节炎的急性发作,纠正高尿酸血症,减少复发,预防尿酸盐沉积、关节破坏及肾脏受损。中医采用审证求因、辨证论治的方法,对缓解症状、降低尿酸、巩固疗效有明显优势,有中药汤剂口服、针灸、推拿、中药外敷等多种治疗方法。有许多中药对痛风性关节炎急性发作期有明显效果,如威灵仙、虎杖、半边莲、生地黄、伸筋草、青皮、五加皮、益母草等。病久产生诸多变证,表现为气血虚痹、阴阳虚痹等。

四、滋阴益气

干燥综合征在治疗中以滋阴益气之法当贯穿全程,其中又以滋阴为第一要则。根据阴虚偏重的脏腑不同,又有润肺生津、滋养心阴、濡养脾胃、滋柔肝肾之不同。若属燥毒炽盛者,当急以清热解毒、润燥护阴;若以阴虚血瘀为主者,治当活血化瘀通络;若肝气郁结者,当理气疏肝;若肝阴不足、肝火炽盛者,当清泻肝热。如此虚实兼顾,脏腑气血并调,使津液复、燥痹竭。

五、分期治疗

风湿热应根据病程各阶段特点随证论治。早期病在上、在外,在上即在咽喉,宜清热解毒、利咽;在外即在皮腠、关节,应祛风通络;入营则应清营透热、凉血消斑。晚期患者心脉受损,属实者为痰瘀热结,应清热化痰、祛瘀通络;属虚者有阴虚内热或气血两虚,应滋阴清热或补益气血。极期则心阳暴脱,急宜回阳固脱。另外,由于中医理论自身规律的特性,以及医生临床的思考及观察角度不同,和其他疾病一样,至今对强直性脊柱炎的辨证分型尚不统一,长期以来,根据全国首批名老中医药专家娄多峰教授的分期治疗方法,且以“风湿病虚邪瘀理论”为指导,治疗强直性脊柱炎取得了较理想的效果。

第六节　中药治疗风湿病临床研究的特色与展望

中医药在我国已有几千年的历史,中药种类居世界首位,现已发现的具有免疫调节作用的中药有 200 余种。现从中药对细胞免疫、体液免疫、神经-内分泌-免疫调节网络的影响予以阐述。

一、治疗风湿病中药研究概况

常见免疫调节作用中药的临床辨证论治是中药治疗的特色,"热者寒之,寒者热之,虚者补之,实者泻之",临床上应用不同种类的中药,治疗因免疫异常引起的各种风湿病。现将常见的具有免疫调节作用的中药介绍如下[4]。

(一) 人参

人参性平、微温,味甘、微苦,归脾、肺经。功有大补元气,复脉固脱,补脾益肺,生津止渴,安神益智。主治劳伤虚损,食少,倦怠,反胃吐食,大便滑泄,虚咳喘促,自汗暴脱,惊悸,健忘,眩晕头痛,阳痿,尿频,消渴,妇女崩漏,小儿慢惊及久虚不复,一切气血津液不足之证。

1. 药理作用

(1) 能明显提高人体的免疫功能,对细胞免疫和体液免疫均有提高作用。

(2) 对垂体-肾上腺皮质功能和性腺功能有促进作用,是通过垂体前叶促肾上腺皮质激素(adrenocorticotropic hormone, ACTH)的释放产生的。因而人参可治疗艾迪生病,对长期使用糖皮质激素,剂量又较大,已引起肾上腺皮质功能明显减退甚至萎缩的患者,人参在复方中可以观察使用,如有病情波动的现象应立即停用。

(3) 含蛋白合成因子,能促进核酸、蛋白质和脂质的合成,长期患病非常虚弱、消瘦、营养不良者,可服用人参来增强体质,改善营养状况和健康状况。

(4) 能促进人体正常细胞 DNA 的合成,但不能促进肿瘤细胞 DNA 的合成,因此可用于抗癌,或用于癌症手术后预防复发和化疗后康复。

(5) 人参皂苷能增强心肌收缩力,减慢心率,增加心排血量和冠状动脉血流量,并能抗心律失常。

(6) 能促进骨髓 DNA、RNA、蛋白质、脂质的合成,促进骨髓的有丝分裂,刺激骨髓的造血功能,因而能增加外周血红细胞、血红蛋白、白细胞的计数,可用于贫血和化疗后骨髓抑制的患者。人参尚有降血糖、抗辐射、抗氧化、延缓衰老等作用。

2. 临床应用

（1）用于使用免疫抑制剂后气虚乏力、食欲减退者。方用四君子汤：人参或党参与白术、茯苓、甘草同用。

（2）用于肠道免疫病慢性泄泻者。方用参苓白术散：人参或党参与茯苓、白术、山药、扁豆、芡实、莲子肉等同用。

（3）用于虚脱、休克者。方用独参汤、参附汤：单味人参与附子同用，可以升压。

（4）用于慢性哮喘、间质性肺炎、肺功能减退、肺肾两虚气喘者。方用人参蛤蚧散：人参与蛤蚧同用。

（5）用于免疫病高热时发汗退热药后大汗湿透、反复发热、气伤津亏者。方用人参白虎汤：人参与白虎汤同用，也可用于消渴症。

（6）用于病毒性心肌炎后，心悸、室性期前收缩、房性期前收缩、ST－T 波改变者。方用炙甘草汤：人参与甘草、生地黄、麦冬、桂枝、阿胶、火麻仁等同用。

（二）黄芪

黄芪性微温，味甘，归肺、脾、肝、肾经。功有益气固表、敛汗固脱、托疮生肌、利水消肿。主治气虚乏力，中气下陷，久泻脱肛，便血崩漏，表虚自汗，痈疽难溃，久溃不敛，血虚萎黄，内热消渴，慢性肾炎，蛋白尿，糖尿病等。炙黄芪益气补中，生用固表托疮。

1. 药理作用

（1）具有免疫调节和免疫促进作用，能显著提高腹腔巨噬细胞的吞噬功能。

（2）可诱导抗原刺激后的 CD4$^+$T 细胞发生凋亡，诱导生成 IL－2，能显著增强小鼠脾淋巴细胞 IL－2 活性。同时可以促进 TNF 和 IFN 的产生，具有促进细胞免疫的作用。

（3）提高血浆内 IgG、IgA、IgM、IgE 的水平，提高体液免疫。

2. 临床应用

（1）自身免疫性疾病长期低热不退，证属气虚发热者，如补中益气汤。

（2）自身免疫性肾损害、水肿、蛋白尿、肾衰竭者。

（3）各种免疫病导致的血细胞减少症，如当归补血汤。

（4）风湿病本虚自汗乏力者，如玉屏风散。

（5）血管炎等导致溃疡久不收口或慢性感染者。

（三）雷公藤

雷公藤性凉，味苦、辛，有大毒，归肝、肾经。功有祛风除湿，通络止痛，消肿止痛，解毒杀虫。主治湿热结节，癌瘤积毒。临床上用其治疗麻风反应、类风湿关节炎等，药理研究也表明其有抗肿瘤、抗炎、影响免疫等作用。

1. 药理作用

（1）抗肿瘤：雷公藤甲素、雷公藤内酯二醇 0.1 mg/kg 给小鼠，对白血病 L1210、P388 细胞有抗肿瘤活性；对人鼻咽癌的 ED_{50}（半数有效量）为 $10^{-4} \sim 10^{-3}$ μg/mL。雷公藤甲素 0.2 mg/kg、0.25 mg/kg 腹腔注射，对小鼠白血病 L615 有明显的疗效。雷公藤甲素 1×10^8 mol/L，可抑制乳腺癌与胃癌的 4 个细胞 MCF-7、BT-20、MKN-45、KATO-Ⅲ软琼脂集落形成，抑制率在 70% 以上，IC_{50}（半抑制浓度）为 $0.504 \sim 1.220$ μg/L。

（2）抗炎：雷公藤乙酸乙酯提取物 40 mg/kg 灌胃，连续 19 d，对佐剂性关节炎有抑制作用；80 mg/kg 灌胃，对大鼠棉球肉芽肿有抑制作用。雷公藤总苷 30 mg/kg 腹腔注射，可抑制大鼠实验性关节肿、组胺引起的皮肤毛细血管通透性增高；20 mg/kg 腹腔注射，可抑制大鼠棉肉芽肿。雷公藤甲素 100 μg/kg 皮下注射，对巴豆油所致的小鼠耳肿胀有抑制作用；150 μg/kg 皮下注射，连续 12 d，对 5-羟色胺所致大鼠皮肤血管通透性增高有抑制作用；$0.05 \sim 1.00$ μg/mL 能抑制远志醇提物的溶血作用，对红细胞膜有稳定作用。

（3）影响免疫：雷公藤乙酸乙酯提取物 20 mg/kg、40 mg/kg，雷公藤总生物碱 20 mg/kg、40 mg/kg 灌胃，对小鼠溶血素抗体的生成有抑制作用，也对小鼠脾细胞溶血空斑的形成有抑制作用。雷公藤甲素 75 μg/kg、150 μg/kg 皮下注射可使小鼠血清补体增加，但显著抑制特异性 IgM 抗体形成；200 μg/kg 灌胃，可抑制小鼠碳粒廓清及腹腔巨噬细胞的吞噬活性，对 2,4-二硝基氯苯引起的迟发型超敏反应无明显影响。雷公藤红素 $0.1 \sim 1.0$ μg/mL，于试管内可以明显抑制伴刀豆球蛋白（concanavalin，ConA）、植物凝集素（phytohemagglutinin，PHA）及脂多糖（lipopolysaccharide，LPS）诱导的脾淋巴细胞增生反应，对淋巴结细胞增生也有相似的抑制作用。雷公藤红素 1 mg/kg 腹腔注射，可使小鼠血清溶血素抗体生成明显下降；雷公藤红素、雷公藤甲素 $0.1 \sim 1.0$ μg/mL，可显著抑制 ConA 诱导的小鼠淋巴细胞增生，雷公藤总生物碱 1.0 μg/mL 也有明显抑制作用；雷公藤红素 10 μg/mL，可以明显抑制白细胞的移动。雷公藤总苷 80 mg/kg、总萜 211 mg/kg 灌胃，可使小鼠血液白细胞计数减少，淋巴细胞总数也减少，中性粒细胞与单核细胞相对增加，说明选择性作用于淋巴细胞；脾、胸腺、颌下淋巴结非特异性酯酶染色，证明雷公藤总苷、雷公藤总萜主要作用于 B 细胞而抑制体液免疫。雷公藤春碱、雷公藤新碱40 mg/kg、80 mg/kg腹腔注射,连续4 d,对经溶血素反应为指标的体液免疫具有抑制作用;雷公藤春碱160 mg/kg腹腔注射,对小鼠移植物抗宿主反应为指标的细胞免疫有抑制作用;雷公藤新碱80 mg/kg腹腔注射,对2,4-二硝基氯苯所致迟发型超敏反应具有抑制作用,并能降低小鼠碳粒廓清速率,使小鼠胸腺、脾重量减轻。

(4)其他作用:雷公藤多苷16 mg/kg灌胃,连续2周或5周,或10 mg/kg连续给药7周,可使雄性大鼠附睾精子成活率明显下降,畸形率上升,灌服抗生育剂量并不影响大鼠垂体-睾丸轴的内分泌功能,可能是直接作用于睾丸与附睾中的精子,使其变态与成熟。雷公藤根木部煎剂2 g/kg、4 g/kg灌胃,连续12 d,对日本血吸虫小鼠肝脏虫卵肉芽肿形成有明显抑制作用。

2. 临床应用

(1)败毒抗癌,用于癌瘤积毒

1)肝癌:雷公藤100 g,捣烂,浸入500 mL乙醇中,密封1周后过滤,取适量上清液涂擦肝大处,每日或隔日1次。同时三白草根、野芥菜根各90 g,分别煎去渣,加适量白糖,饮服。上午服三白草根煎剂,下午服野芥菜根煎剂,日1剂。坚持半年,病情明显好转,1年后症状及肿块消失。

2)乳腺癌:雷公藤25 g,研粉,调入适量凡士林,制成100 g软膏,敷癌肿处,日1次。同时藤梨根、野葡萄根各30 g,八角金盆、天南星各3 g,切碎,水煎服,日1剂。连续治疗2个月,病情好转,肿块消失。

3)白血病:雷公藤、洗碗叶根各15 g,捣碎,水煎3次服。可使白细胞计数恢复至正常,使脾缩小。

4)鼻咽癌:雷公藤10 g,切碎,浸于75%乙醇与蒸馏水各25 mL中,3 d后再加蒸馏水50 mL,搅匀,用消毒纱布过滤,去渣,加甘油20 mL,滴鼻,日3次。同时葵树子30 g,切碎,炖瘦肉吃,日1剂。坚持治疗1~2个月,可使头疼、喉痛等症状基本消失,使肿块缩小。

(2)祛湿散结,用于湿热结节

1)风湿热痹:雷公藤、玄参各15 g,黄芪、当归、金银花各12 g,甘草3 g,切碎,水煎2次,早、晚分服。可治火毒性血栓闭塞性脉管炎及风湿性关节炎。

2)皮癣湿痒:雷公藤100 g,捣碎,用50%乙醇浸泡1周后,用上清液涂擦。

3)类风湿关节炎:雷公藤15 g,加水1 000 mL,文火煎2 h(不加盖),得药液150 mL,药渣加水再煎,得药液100 mL,两次合并,早、晚分服。7~10 d为1个疗程,疗程间,停药2~3 d。多数用药5~6个疗程后症状缓解,病情好转。

4)结节红斑:雷公藤12 g,加水2 500 mL,文火煎3~4 h,不加盖,取褐色药液 250 mL,早、晚分服,日 1 剂,3~4 d 为 1 个疗程。对于麻风反应出现的结节红斑、四肢浮肿、发热神经痛等症状,多数患者在用药 3~5 剂后可以控制,不再进展。对各种红斑性皮肤结节病及红斑性狼疮等疗效超过激素,有效率在 70%~90%。

(四) 薏苡仁

薏苡仁性凉,味甘、淡,归脾、胃、肺经。功有健脾渗湿,清热排脓,除痹,利水。生薏苡仁性偏寒凉,长于利水渗湿,清热排脓,除痹止痛,常用于小便不利,水肿,脚气,肺痈,肠痈,风湿痹痛,筋脉挛急及湿温病在气分。

1. 药理作用

(1) 镇静、镇痛及解热作用:薏苡素有较弱的中枢抑制作用,对小鼠和大鼠有镇静作用,并能与咖啡因相拮抗;在大鼠试验中(尾部电刺激法)有镇痛作用,强度与氨基比林相似,还有解热作用,对精制复合多糖类细菌制剂发热有较好的解热作用;对二硝基酚引起的发热无明显作用,对多突触反射有暂时性的抑制作用,但不能降低士的宁或戊四氮的致死作用。

(2) 对呼吸功能的影响:薏苡仁油(主要为棕榈酸及其酯)对呼吸而言,小量有兴奋作用,大量有麻痹(中枢性)作用,能使肺血管显著扩张。

(3) 对心血管的作用:低浓度薏苡仁油对蛙的离体心脏呈兴奋作用,高浓度呈麻痹作用。对兔耳壳血管灌流,低浓度使血管收缩,高浓度则使之扩张。给家兔静脉注射,能使之血压下降。

薏苡素对离体蟾蜍心脏有抑制作用,使其收缩振幅降低,频率减慢,但对兔耳血管无影响。给家兔静脉注射,能引起血压下降。

(4) 对肌肉的作用:低浓度薏苡仁油,对蛙的骨骼肌和运动神经末梢有兴奋作用;高浓度则呈麻痹作用。薏苡仁油亦能减少在体及离体蛙肌肉的挛缩,并缩短其疲劳曲线。薏苡素对横纹肌有抑制作用,能抑制蛙神经肌肉标本的电刺激引起的收缩反应及大鼠膈肌的氧摄取和无氧糖酵解,并能抑制肌动球蛋白-三磷酸腺苷系统的反应。

(5) 对肠管及子宫的作用:低浓度薏苡仁油对家兔离体肠管呈兴奋作用;高浓度则先呈一时性兴奋而后麻痹。薏苡仁油亦能使家兔及豚鼠的子宫紧张度增加,振幅增大,此兴奋作用可被肾上腺素翻转。薏苡素对家兔肠管的运动有抑制作用。

(6) 其他作用:皮下注射薏苡素可使血糖略有下降。实验证明,薏苡仁对癌细胞有抑制作用。

2. 临床应用

(1) 影响心血管:抑制呼吸中枢,使末梢血管特别是肺血管扩张。

（2）抗肿瘤：尤以脾虚湿盛的消化道肿瘤及痰热夹湿的肺癌更为适宜。

（3）增强免疫力和抗炎作用：薏苡仁油对细胞免疫、体液免疫均有促进作用。

（4）降血糖：可起到扩张血管和降低血糖的作用，尤其是对高血压、高血糖有特殊功效。

（5）抑制骨骼肌的收缩：薏苡仁可抑制骨骼肌收缩，减少肌肉挛缩，缩短疲劳曲线；可抑制横纹肌收缩。

（6）镇静、镇痛及解热：薏苡仁具有镇静、镇痛及解热作用，对风湿痹痛患者有良效。

（7）降血钙、延缓衰老：薏苡仁具有降血钙、延缓衰老作用，可提高机体的免疫能力。

（8）其他：还可用于水肿、脚气、小便淋漓、湿温病、泄泻带下、风湿痹痛、筋脉拘挛、肺痈、肠痈、扁平疣。

（五）豨莶草

豨莶草性寒，味辛、苦，归肝、肾经。功有祛风湿，利关节，解毒。主治风湿痹痛，筋骨无力，腰膝酸软，四肢麻痹，半身不遂，风疹湿疮。

1. 药理作用

（1）对免疫功能的影响：豨莶草水煎 3 h，共 3 次，合并煎液浓缩至 1 mL 含 1 g 生药，小白鼠随机分为 3 批，各两组，每组 10 只。实验组均给予豨莶草煎剂 0.2 mL，腹腔注射给药，每日 1 次。对照组同法给予等量 0.9% 氯化钠溶液。第一批小白鼠共给药 6 d，于给药 4 d 后腹腔加注 6% 淀粉肉汤 1.0 mL，第 7 日检测：腹腔巨噬细胞吞噬鸡红细胞的百分率和吞噬指数；血清溶菌酶活性；摘眼球取血计数淋巴细胞绝对值。第二批小白鼠给药 7 d，于给药 2 d 后腹腔加注 20% 绵羊红细胞 0.2 mL。第 8 日检测：血清抗体滴度；血涂片细胞内 DNA 和 RNA 啶橙荧光染色。第三批小白鼠给药 7 d，第 8 日检测：Ea 和 Et 花环形成率；胸腺和脾脏称重。以上实验表明豨莶草对细胞免疫和体液免疫均有抑制作用，对非特异性免疫亦有一定的抑制作用。

（2）抗炎作用：予豨莶草每日 50 mg/kg，口服 10 d。用蛋白热凝固法和大鼠脚肿法证明有抗炎作用；用平板打洞法证明，豨莶草对金黄色葡萄球菌高度敏感，对大肠杆菌、铜绿假单胞菌、宋氏痢疾杆菌、伤寒杆菌轻度敏感，对白色葡萄球菌、卡他球菌、肠炎杆菌、猪霍乱杆菌有抑制作用。豨莶草煎剂按 100 g/kg 给鼠灌胃，对鼠疟原虫抑制率达 90%。

2. 临床应用

（1）风湿痹证，骨节疼痛，四肢麻木、肢弱无力等：豨莶草辛散苦燥，祛筋骨间风湿而通痹止痛。生用偏寒,善化湿热,对风湿痹痛偏热者,用之尤宜。例如,与臭梧桐同用,即《养生经验合集》豨桐丸;治风寒湿痹或中风痿痹,单用豨莶草,酒蒸为丸,温酒吞服,即《活人方汇编》豨莶丸。

(2)疗风脚弱:豨莶草500 g,当归、白芍、熟地黄各50 g,川乌(黑豆制净)30 g,羌活、防风各50 g,为末,蜜丸,每服10 g,温酒服下(《张氏医通》豨莶丸)。

(3)肠风下血:豨莶叶,酒蒸为末,炼蜜丸,每服15 g,白汤下(《方脉正宗》)。

(4)原发性高血压:豨莶草、夏枯草、桑寄生各15 g,菊花、龙胆草各9 g,水煎服。

(5)风湿性关节炎、腰腿疼痛等:豨莶草、仙鹤草各12 g,鸡血藤15 g,水煎服。

(六)白芍

白芍性平,味苦,归肝、脾经。功有养血柔肝,缓中止痛,敛阴收汗。主治胸腹胁肋疼痛,泻痢腹痛,自汗盗汗,阴虚发热,月经不调,崩漏,带下。

1. 药理作用

(1)抑制中枢神经系统作用:小鼠腹腔注射芍药苷能减少自发活动,延长环己巴比妥钠的睡眠时间,抑制因腹腔注射乙酸引起的扭体反应和对抗戊四氮所致的惊厥。

(2)扩张血管作用:芍药苷对犬的冠状血管及后肢血管有扩张作用。

(3)抑制胃液分泌:芍药苷能抑制大鼠的胃液分泌,并能预防大鼠应激性溃疡病的发生。

(4)抑制平滑肌作用:芍药苷对豚鼠、大鼠的离体肠管和在体胃运动,以及大鼠子宫平滑肌均有抑制作用。

(5)抗炎作用:芍药苷对卡拉胶引起的大鼠足部肿胀有显著的抗炎作用。

(6)抗肝损伤:白芍总苷可抑制小鼠肝损伤后血清丙氨酸转氨酶(alanine aminotransferase,ALT)的升高及血浆乳酸脱氢酶活性的增高;对肝脏病理组织改变,白芍总苷也有一定保护作用。

(7)对免疫的影响:白芍总苷对小鼠的迟发型超敏反应有增强作用。此外,尚有降低胰蛋白酶效价、抗菌等作用。

2. 临床应用

1)自身免疫性疾病出现肝损伤,或使用免疫抑制剂导致肝酶升高、黄疸的患者,如柴胡疏肝散。

2)类风湿关节炎、强直性脊柱炎关节疼痛者,如芍药甘草汤。

（七）当归

当归性温,味甘、辛,归肝、心、脾经。功有补血活血,调经止痛,润肠通便。主治血虚萎黄,眩晕心悸,月经不调,经闭痛经,虚寒腹痛,肠燥便秘,风湿痹痛,跌仆损伤,痈疽疮疡。

1. 药理作用

1）可以提高大剂量泼尼松龙所致免疫缺陷小鼠的补体含量及改善单核吞噬细胞功能。

2）对抗泼尼松龙对细胞及体液免疫功能的抑制,使泼尼松龙抑制状态下小鼠脾淋巴细胞 IL-2 分泌功能改善。

2. 临床应用

1）雷诺现象,如当归四逆汤。

2）静脉炎、栓塞性脉管炎等免疫病血管炎,可与四妙勇安汤配伍。

3）结缔组织病肺损害有小结节病和纤维化,或肺内小血管炎引起的肺动脉高压。

（八）鸡血藤

鸡血藤性温,味苦、甘,归肝、肾经。功有补血,活血,通络。主治月经不调,血虚萎黄,麻木瘫痪,风湿痹痛。

1. 药理作用

（1）扩血管作用:鸡血藤水提液醇沉制剂 20 mg/kg 直接注入股动脉,10 min 内股动脉血流量增加42.7%;峰值时增加值达133%;血管阻力减少45.3%。

（2）抗血小板聚集作用:鸡血藤生药水煎醇沉制剂在 100 mg/kg 浓度时,在试管内对二磷腺苷诱导的大鼠血小板聚集有明显抑制作用。

（3）对实验性关节炎的影响:用鸡血藤酊剂给大鼠灌胃,对甲醛性关节炎有显著疗效。

2. 临床应用

（1）风湿痹痛,手足麻木,肢体瘫痪及血虚萎黄:鸡血藤能行血养血,舒筋活络,为治疗经脉不畅、络脉不和病症的常用药。例如,治风湿痹痛、肢体麻木,可配伍祛风湿药,如独活、威灵仙、桑寄生等;治中风手足麻木、肢体瘫痪,常配伍益气活血通络药,如黄芪、丹参、地龙等;治血虚不养筋之肢体麻木及血虚萎黄,多配益气补血药,如黄芪、当归等。用于类风湿关节炎、脊柱关节病等关节肿痛者,也可用于系统性红斑狼疮、干燥综合征有关节症状者。

（2）月经不调、痛经、闭经:鸡血藤苦而不燥,温而不烈,行血散瘀,调经止痛,性质和缓,同时又兼补血作用,凡妇人血瘀及血虚之月经病均可应用。治血瘀之月经不调、痛经、闭经,可配伍当归、川芎、香附等;治血虚月经不调、痛经、闭经,则配当归、熟地黄、白芍等。亦可用于风湿病贫血、白细胞减少症的辅助治疗。

(九) 牛膝

牛膝性平,味苦、酸,归肝、肾经。功有补肝肾,强筋骨,逐瘀通经,引血下行。主治腰膝酸痛,筋骨无力,经闭癥瘕,肝阳眩晕。

1. 药理作用

(1) 抗炎、镇痛作用:牛膝酒剂对大鼠甲醛性脚肿有明显治疗作用。牛膝根200%提取液有较强的抗炎消肿作用,但该作用并非是通过肾上腺皮质释放皮质激素所致。有报告认为,牛膝的抗炎消肿机制是提高机体免疫功能,激活小鼠巨噬细胞系统对细菌的吞噬作用及扩张血管、改善循环、促进炎性病变吸收等。牛膝具有镇痛作用,牛膝煎剂腹腔注射能抑制酒石酸锑钾或乙酸所致的扭体反应。实验表明,怀牛膝镇痛效果最佳,注射 10 min 内即可出现作用。

(2) 对心血管系统的作用:牛膝醇提取液对蛙离体心脏及麻醉猫在体心脏均有一定的抑制作用。煎剂对麻醉犬心肌亦有明显的抑制作用。用牛膝煎剂或醇提取液给麻醉犬、猫、兔等静脉注射,均有短暂的降血压作用,血压下降时伴有呼吸兴奋,无急速耐受现象。降血压作用的机制主要在于组胺的释放,同时也与心脏抑制和扩张外周血管有关。

(3) 兴奋子宫和抗生育的作用:牛膝流浸膏或煎剂对离体家兔子宫不论已孕,还是未孕均有兴奋作用。对收缩无力的小鼠离体子宫,则使收缩加强。对猫的未孕子宫呈弛缓作用;而对已孕子宫则发生强有力的收缩作用。牛膝总皂苷能使大鼠子宫收缩幅度增高、频率加快、张力增加,子宫收缩面积较给药前显著增大。

(4) 对胃肠的作用:动物实验证明,用牛膝煎剂给麻醉犬或正常兔静脉注射,能使其胃运动在短暂兴奋后转为抑制。牛膝对小鼠离体肠管有抑制作用,对豚鼠肠管有加强收缩作用。

2. 临床应用

(1) 瘀滞经闭,产后瘀痛,跌仆伤痛:与红花、桃仁、当归、延胡索等同用,既可活血调经,又能祛瘀疗伤。

(2) 腰膝酸痛,足膝萎软无力:对肝肾不足引起的腰膝酸痛,常与苍术、狗脊、木瓜等同用;因湿热下注引起的腰膝关节疼痛,常与苍术、黄柏等同用;风湿痹痛、下肢关节疼痛为甚,可与木瓜、防己、独活等同用。

（3）吐血、衄血、牙龈肿痛、头痛晕眩：治上部血热妄行者,常配合侧柏叶、白茅根、小蓟等,以治吐血、衄血;治牙龈肿痛属于阴虚火旺者,可配生地黄、石膏等;治肝阳上亢,头痛眩晕者,常与赭石、龙骨、牡蛎等同用。

（4）小便不利、淋漓涩痛及尿血：可与瞿麦、滑石、通草等同用。

（十）威灵仙

威灵仙性温,味辛、咸,有毒,归膀胱经。功有祛风除湿,通络止痛,消痰水,散癖积。主治痛风顽痹,风湿痹痛,肢体麻木,腰膝冷痛,筋脉拘挛,屈伸不利,脚气,疟疾,癥瘕积聚,破伤风,扁桃体炎,诸骨鲠咽。

1. 药理作用

（1）对心脏和血压的作用：狭叶铁线莲(即山蓼,棉团铁线莲)对蟾蜍离体心脏有先抑制后兴奋的作用,浸剂的药效比煎剂大 3~5 倍。50% 的浸剂可使麻醉犬的血压下降、肾容积缩小,浸剂的药效为煎剂的 2 倍。其降血压作用似与对心脏的抑制有关。

（2）降血糖作用：威灵仙浸剂对正常大鼠有显著增强葡萄糖同化的作用(即给予大鼠大量葡萄糖后,尿糖试验仍为阴性),因此可能有降血糖作用。

（3）抗利尿作用：狭叶铁线莲制剂对小鼠、大鼠、豚鼠有显著的抗利尿作用。浸剂与煎剂的效果无明显差别。50%煎剂 0.2 mL 与垂体后叶素 0.1 单位的抗利尿效果相当,但其作用时间似比垂体后叶素为长。

（4）对平滑肌的作用：狭叶铁线莲煎剂对小鼠、大鼠及家兔的离体肠管有明显的兴奋作用;但对小鼠离体子宫作用不明显。

（5）其他作用：在试管内,水浸剂对皮肤真菌有抑制作用。水浸剂对奥杜盎小孢子菌也有抑制作用;煎剂对金黄色葡萄球菌、志贺痢疾杆菌有抑制作用。煎剂腹腔注射能轻度提高小鼠痛阈,提示其有镇痛作用。煎剂对疟原虫有抑制作用。醇提取液对小鼠中期妊娠有引产作用。

2. 临床应用

（1）风湿痹证：威灵仙辛散温通,性猛善走,通行十二经,既能祛风湿,又能通经络而止痛,为治风湿痹痛要药。凡风湿痹痛,肢体麻木,筋脉拘挛,屈伸不利,无论上下皆可应用,尤适于风邪偏盛、拘挛掣痛者。可单用研末服,如威灵仙散(《太平圣惠方》);与当归、肉桂同用,可治风寒腰背疼痛,如神应丸(《证治准绳》)。

（2）骨鲠噎喉：威灵仙味咸,能软坚消骨鲠,可单用或与砂糖、醋煎后慢慢咽下。《本草纲目》中记载与砂仁、砂糖煎服。

此外,威灵仙宣通经络止痛之功,可治跌打伤痛、头痛、牙痛、胃脘痛等;并能消痰逐饮,用于痰饮、噎嗝、痞积。

二、中药对免疫系统的作用机制[5]

(一)对细胞免疫的影响

1. 对单核巨噬细胞系统的影响

单核巨噬细胞系统是具有多种功能的重要免疫细胞群,可通过处理抗原和释放可溶性因子对免疫功能起重要的调节作用。中药对单核巨噬细胞系统有增强、抑制及双向调节作用。

(1)免疫增强作用:大量的研究证实,银耳多糖、灵芝多糖能增加单核巨噬细胞系统的活性,尤其是对血流中^{32}P标记的金黄色葡萄球菌的吞噬作用;莪术多糖可增强巨噬细胞酸性磷酸酶的活性;猪苓多糖能使巨噬细胞内多糖含量增加,酶活性增强,促进巨噬细胞的活性,同时对外周血单核细胞有促进增殖的作用,可增强免疫杀伤力;枸杞多糖、淫羊藿多糖、黄芪多糖、柴胡多糖、鹿茸多糖、沙参多糖、牛膝多糖、茯苓多糖、人参多糖、绞股蓝多糖、党参多糖、当归多糖等都能促进巨噬细胞的吞噬功能;柴胡皂苷、黄芪皂苷、人参皂苷、绞股蓝皂苷、芒果苷、三七总皂苷、淫羊藿苷等苷类药物均可通过激活巨噬细胞系统,增强免疫调节作用。此外,大黄素可以通过调节细胞内Ca^{2+}的含量来调节巨噬细胞的免疫功能。黄芩素、小檗碱、红花黄色素、茯苓素、五加皮素等亦能促进巨噬细胞的活性,增强免疫功能。

(2)免疫抑制作用:青藤碱可使巨噬细胞系统活性及合成前列腺素和白三烯水平明显下降。粉防己碱能抑制巨噬细胞呼吸暴发,减少氧自由基的生成,下调多种炎症因子的合成与释放,通过下调T细胞蛋白激酶C(protein kinase C,PKC)信号转导通路,抑制T细胞增殖及下调T细胞激活的抗原CD71的表达。红花总黄素可使巨噬细胞和全血白细胞吞噬葡萄球菌的能力下降。甘草成分中甘草酸能抑制抗体生成。苦参总碱和苦参槐定碱对巨噬细胞吞噬功能有抑制作用。麻黄可降低巨噬细胞高反应性,减少巨噬细胞分泌IL-1及TNF-α。

(3)免疫双向调节作用:雷公藤甲素可明显诱导T细胞凋亡,减少T细胞数量,可抑制外周血和淋巴结中$CD4^+$T细胞水平,增加$CD8^+$T细胞数量。$CD4^+$T细胞可与HLA抗原结合,并介导黏附和相应信号转导。雷公藤甲素可通过调节机体$CD4^+/CD8^+$的平衡,纠正类风湿关节炎异常的免疫功能,从而达到治疗类风湿关节炎的目的。

2. 对T细胞、B细胞的影响

(1)免疫增强作用:T细胞和B细胞是两种重要的淋巴细胞,在体内细胞免疫和体液免疫过程中分别担负着重要作用。中药多糖可通过促有丝分裂作用,调控 T 细胞、B 细胞功能,从而发挥免疫调节作用。枸杞多糖、女贞子多糖、淫羊藿多糖、黄芪多糖是以增强 T 细胞功能为主的 T 细胞免疫佐剂,具有类似胸腺素样的免疫调节作用,作用部位在胸腺。膜荚黄芪多糖可使癌症患者的免疫系统和 T 细胞功能恢复正常水平。仙茅多糖对成熟的 T 细胞有明显促增殖作用。灵芝多糖可明显增加 T 细胞的增生、T 细胞的表面表型表达及 T 细胞诱导产生 IL－2 的能力,增强 T 细胞 DNA 多聚酶活性,增加 T 细胞亚类的数量。白芍总苷可显著促进 Th2 细胞分化。猪苓多糖对 B 细胞活化有一定的辅助作用。牛膝多糖可刺激小鼠脾细胞增殖,增强多克隆激发剂 LPS 诱导的 B 细胞增殖,对小鼠体液免疫具有增强作用。黄芪皂苷甲和棉毛黄芪苷 X 可明显对抗氢化可的松所致的小鼠外周淋巴细胞减少和脾重量减轻。人参皂苷能提高 T 细胞、B 细胞丝裂原反应性而增强免疫功能。菜豆中含有的植物血凝素也是一种促丝裂原,能诱导免疫活性细胞的转化、分裂与增殖。

（2）免疫抑制作用:大剂量苏木水提物可明显抑制 T 细胞、B 细胞转化功能。红花总黄素能减少特异性玫瑰花环细胞数,抑制病原菌诱导的 T 细胞和 B 细胞转化,而以 T 细胞更敏感。苦参碱对 T 细胞增殖及 Th 细胞产生 IL－2 的能力均有明显抑制作用。

（3）免疫双向调节作用:三七皂苷可降低机体超敏反应时过高的免疫功能,起到免疫抑制作用;同时三七皂苷还可使淋巴细胞受损后低下的接受抗原信息功能恢复到正常水平。

（二）对体液免疫的影响

1. 对抗体生成的影响

中药多糖促进体液免疫。例如,黄芪多糖可促进 B 细胞增殖,促进正常机体特异性抗体生成,提高 IgG、IgM 和 IgE 的含量;淫羊藿多糖对 B 细胞有刺激增生作用,可使脾脏抗体生成提高 1 倍以上,也能显著提高血清抗体水平;香菇多糖能增加人体外周血单核细胞抗体的产生;云芝多糖能使抗体下降的患者产生抗体,使其免疫能力恢复到正常水平;枸杞多糖对小鼠脾细胞增生反应和抗体生成反应均有明显的促进作用,显著增加快速老化模型小鼠(SAMP8)脾细胞中抗体生成细胞的数目,升高脾细胞产生抗体 IgG 的水平;石菖蒲多糖可提高 IgG 含量,增强迟发型超敏反应;当归多糖对体液免疫有较强的抑制作用,对 IgG、IgM 的生成有较强的抑制作用。

2. 对补体系统的影响

补体是血液中一组具有酶原活性的蛋白质系列,它能协同抗体杀死病原微生物或协助、配合吞噬细胞杀灭病原微生物,补体受体的活性变化对淋巴细胞的免疫效应有重要影响。许多中药多糖均有激活补体的作用,且这些与补体活性有关的多糖大多为酸性杂多糖,如从当归、艾叶、薏苡仁、柴胡等中药中提取的多糖,它们具有激活补体活化途径的作用。中药对补体的影响可通过激活或阻碍补体激活途径,起到增强或抑制免疫的作用。中药成分通过不同的途径激活补体,如茯苓多糖通过替代途径激活补体;香菇多糖、柴胡多糖、人参多糖等则通过经典通路激活补体。而海藻中分离的岩藻依聚糖能通过两种途径调节补体系统:① 通过干扰 C1 活化或抑制 C4 裂解为 C4b 和 C4a 两片段,以及 C4b 和 C2 的相互作用,阻碍经典途径中 C3 转移酶的形成;② 通过影响裂解素的稳定性,抑制 B 因子与 C3b 的结合,从而阻止旁路途径中 C3 转移酶的形成。人参多糖可显著增强血清补体水平。石菖蒲能提高血清补体 C3 含量,茯苓多糖通过激活补体 C3、C5 含量,从而增强巨噬细胞吞噬功能。薏苡仁多糖具有抗补体活性。丹皮酚能抑制补体经典途径的溶血活性。车前草黏质多糖 A 具有较高的抗补体活性,其中的乙酰基对激活经典补体途径有阻碍作用,而聚乙醇则有促进旁路途径作用,但又抑制其经典途径的活化。冬葵子多糖、大花葵叶多糖及秋葵木槿属植物的中药多糖也有抗补体活性的作用。

3. 对 IL 的影响

多糖诱导产生的细胞因子在中药多糖的免疫调节作用中扮演了重要的角色。诱导产生细胞因子是中药多糖对单核巨噬细胞与淋巴细胞免疫调节作用的结果。商陆多糖能使小鼠腹腔巨噬细胞分泌 IL-1 增加,也能促进 T 细胞产生 IL-2,提高培养液上清液中粒细胞刺激因子(GSF)活性。香菇多糖于体内外均可促进腹腔巨噬细胞产生 IL-1,且能提高免疫细胞对 IL-2 的敏感性。枸杞多糖在刀豆蛋白协同刺激下可显著增加老龄和成年小鼠脾细胞 IL-2 的分泌,低浓度时还可促进 IL-3 的分泌。灵芝多糖可增加混合淋巴细胞培养液中 IL-2 和 IL-3 的活性,体外能促进小鼠脾细胞 IL-2 和 IL-3 mRNA 的表达。灵芝多糖能够提高荷瘤小鼠血清中 IL-2 的含量,从而提高荷瘤小鼠免疫功能。此外,甘草酸可以增加脂多糖(LPS)刺激巨噬细胞产生的 IL-1,五加皮和女贞子的水提物及甲醇提取物在体外均能诱导小鼠巨噬细胞产生 IL-1,并呈剂量依赖性的双向调节。冬虫夏草抑制 IL-1 和 IL-2 的合成,增强 NK 细胞的活性,可直接作用于淋巴细胞而起到免疫抑制作用。茜草可降低血清中 IL-1、IL-6 水平。商陆皂苷甲可明显抑制 LPS 诱导巨噬细胞合成及释放 IL-1。白芍总苷对正常人的 LPS 诱导外周血单核细胞产生的 IL-1 呈浓度依赖性双向调节作用,对类风湿关节炎患者 IL-1 的产生则具有抑制作用。黄芩苷元通过作用于抗原递呈过程,抑制特异性诱发的 IL－2 反应。大黄素、茯苓素、青蒿素和青蒿琥酯均对 IL－2 的生成有抑制作用。淫羊藿可使慢性肾衰竭大鼠的 IL－2 水平及 IL－2 mRNA 表达恢复正常。白术煎剂不仅能使低下的 IL－2 水平提高,并能增强 T 细胞表面 IL－2R 的表达。

4. 对 IFN、TNF、CSF 的影响

IFN 是最先被发现的细胞因子,具有抗病毒、抗肿瘤、免疫调节、抑制细胞增生等重要作用。灵芝多糖在体外可诱导 Th 细胞产生 IFN,在体内可增强刀豆蛋白诱导 T 细胞增生效应并产生 IFN－γ。黄芪多糖有增强病毒诱导产生 IFN 的能力。当归多糖有利于 IFN 的诱导产生。云芝多糖对淋巴细胞具有诱导产生 IFN 和促进诱导产生 IFN 作用。刺五加多糖及其苷类、绞股蓝总皂苷、苦参总碱均可诱导产生 IFN。黄柏可显著降低二硝基氟苯所致的迟发型超敏反应中小鼠血清中的 IFN 水平,从而抑制免疫反应。红毛五加多糖能促进血清 GSF 的活性。枸杞多糖可促进小鼠脾脏 T 细胞分泌 GSF。商陆多糖、香菇多糖、淫羊藿苷、人参总皂苷均有对 GSF 的促进和增强作用。大黄水煎剂和大黄素对 LPS 刺激大鼠肝巨噬细胞活化和分泌多种细胞因子均有明显的抑制作用。

当归多糖在体外能明显增强腹腔巨噬细胞分泌 TNF－α 的作用,并表现剂量依赖关系。牛膝多糖可诱导小鼠腹腔巨噬细胞分泌 TNF－α。丹参素和大黄素均可激活单核吞噬细胞分泌 TNF,但所产生的量显著低于内毒素诱导产生的量,同时还能抑制内毒素诱导 TNF 的产生。

5. 对细胞黏附分子、一氧化氮、PGE$_2$ 的影响

影响细胞黏附分子表达的因素很多,对其表达的调节有构型调节和表达数量调节两种方式。中药对细胞黏附分子表达影响的机制各不相同,涉及不同的调节环节。穿心莲和穿心莲内酯在炎症反应中对黏附分子表达上调及内皮白细胞黏附增加是对抗炎症反应发展的重要步骤。穿心莲内酯可抑制 TNF 诱导产生的内皮细胞黏附分子的表达,而高表达与内皮细胞黏附性增加有关。灵芝可能通过调节黏附分子而促进细胞间相互作用。海螵蛸连续用药能增加胃组织环腺苷酸(cyclic adenylic acid, cAMP)含量,能增进胃黏膜 PGE$_2$ 的合成。败酱草能明显抑制 LPS,还能使其分泌的 PGE$_2$ 显著增加。白芍总苷激活大鼠腹腔巨噬细胞产生 PGE$_2$ 并呈现低浓度促进和高浓度抑制的双向调节作用。雷公藤对免疫状态不同个体的 PGE$_2$ 有促进或抑制作用。士的宁能降低炎症组织中 PGE$_2$ 和 5－羟色胺的生成。盐酸小檗碱可明显抑制白细胞趋化性运动,降低炎症组织中的 PGE$_2$。尾叶香茶菜丙素可特异性抑制核因子 κB(nuclear factor－κB, NF－κB)活性,减少一氧化氮、PGE$_2$ 和 TNF－α 等炎症因子的生成。

在保护细胞免受或减轻活性氧（reactive oxygen species，ROS）损伤的过程中，谷胱甘肽过氧化物酶对诱导产生一氧化氮合成酶等具有抗氧化功能的酶起着不可忽视的作用。云芝多糖可以使小鼠腹腔巨噬细胞谷胱甘肽过氧化物酶活性及超氧化物歧化酶（superoxide dismutase，SOD）活性升高，在 LPS 作用下可进一步提高上述酶活性，使一氧化氮释放量有较大增加。

（三）对神经-内分泌-免疫调节网络的影响

神经、内分泌、免疫系统除了具有各自独特的功能外，还共同担负着控制机体内基本生命活动的重要作用，即对内外环境信息的感受和传递有着重要的作用。中药对机体免疫功能的影响主要通过以下两种途径实现：直接作用于免疫系统或通过免疫系统再调节神经内分泌系统；作用于神经内分泌系统，并通过其间接影响免疫系统，发挥对机体的整体调节作用。中药免疫调节剂在体内的作用不仅与免疫系统的作用有关，而且与神经内分泌系统的作用也密切相关。灵芝多糖的免疫增强作用和免疫恢复作用：一方面是其对免疫细胞直接作用的结果，另一方面可能是通过机体的神经-内分泌-免疫系统的相互调节实现的，如灵芝的延缓衰老或恢复应激能力的功能。下丘脑-垂体-肾上腺轴不仅是神经内分泌系统的功能轴，也是与免疫系统联系最密切的一个功能轴。枸杞多糖调节下丘脑与外周免疫器官去甲肾上腺素含量，使下丘脑去甲肾上腺素、多巴胺及 5-羟色胺的含量降低，5-羟吲哚乙酸升高，血浆皮质酮水平下降，明显增高脾重指数及脾淋巴细胞增生反应，并通过调节下丘脑-垂体-肾上腺轴来调节免疫应答。神经肽、激素、细胞因子是神经、内分泌、免疫系统之间联系的重要物质，中药通过调节这些物质的含量产生对神经-内分泌-免疫调节网络的调节作用。淫羊藿多糖可调节老年大鼠下丘脑和皮质 β-内啡肽含量，产生对神经-内分泌-免疫调节网络的调节作用。云芝糖肽能明显增加下丘脑内侧基底部神经元放电频率，提高脾脏 T 细胞的免疫功能，而对脾脏 B 细胞的功能无明显影响。猪苓多糖通过作用于肾上腺，能增强胸腺细胞中 DNA 的合成速率，加速胸腺细胞向外周释放。柴胡皂苷通过刺激垂体-肾上腺皮质而使血中皮质醇含量升高。人参皂苷能明显抑制应激期动物外周血中促肾上腺皮质激素（ACTH）及皮质醇的升高，减低应激期脾细胞 ACTH 受体的表达；同时人参皂苷还能抑制促肾上腺激素释放因子，减弱对下丘脑-垂体-肾上腺轴的激活。白芍总苷在降低束缚应激大鼠血浆皮质醇、ACTH 和 β-内啡肽水平的同时，上调受抑制大鼠脾淋巴细胞刀豆蛋白 A 增殖反应和腹腔巨噬细胞释放过氧化氢（H_2O_2）的功能。秦艽甲素、东莨菪碱、银杏内酯、白果内酯、苦参碱等中药成分均具有调节神经-内分泌-免疫调节网络的作用。

------------------------------- **参 考 文 献** -------------------------------

[1] ARNETT F C, EDWORTHY S M, BLOCH D A, et al. The american rheumatism association 1987 revised criteria for the classification of rheumatoid arthritis [J]. Arthritis and Rheumatism, 1988, 31(3)：315 – 324.

[2] 刘健,张皖东,葛瑶.风湿病中医名词术语[M].合肥：安徽科学技术出版社,2013.

[3] 刘健,汪元,陈瑞莲.风湿病中医临床保健[M].合肥：安徽科学技术出版社,2013.

[4] 刘健,孟楣,姜辉.风湿病中药研究开发[M].合肥：安徽科学技术出版社,2013.

[5] 刘维.中西医结合风湿免疫病学[M].武汉：华中科技大学出版社,2009.

雷公藤概述

雷公藤是一个有着悠久、广泛应用历史的中药,在20世纪60年代人们就在类风湿关节炎患者的治疗中使用雷公藤,由于见效快且疗效确切备受人们青睐,逐渐得到西方学者的广泛认可。

关于雷公藤的首载有两种说法。一是首载于清代赵学敏《本草纲目拾遗》[1],言其:"坐阴山脚下,立夏时发苗,独茎蔓生,茎穿叶心,茎上又发叶,叶下圆上尖如犁耙,又类三角风,枝梗有刺……一名方胜板、倒金钩、烙铁草、倒挂紫金钩、河白草、犁尖草、括耙草、龙仙草、鱼尾花、三木棉……出江西者力大,土人采之毒鱼,凡蚌螺之属亦死,其性最烈以其草烟熏蚕子,则不生,养蚕家忌之,山人采熏壁风。"又引用汪连仕的方子:"蒸龙草即震龙根,山人呼为雷公藤,蒸酒服,治风气,合巴山虎为龙虎丹,入水药鱼,人多服即昏。"并且在第三卷"救生苦海"中的经方里,如白火丹,雷公藤作为其中的一味药出现。但雷公藤植物图与《本草纲目拾遗》中雷公藤的植物形态描述并不相符,其所载的莽草,应为蓼科植物杠板归及卫矛科植物雷公藤两种,所列举的方胜板等别名,为杠板归的别名。二是首载于《神农本草经》[2],以异名莽草载其味辛温……杀虫鱼,生山谷。《吴普本草》载:"莽草一名春草,神农:辛,雷公、桐君:苦有毒,生上谷山谷中,或宛句,五月采,治风(《御览》)。"《名医别录》载:"一名葞,一名春草,生上谷及宛句,五月采叶,阴干。案《中山经》云:朝歌之山有草焉,名曰莽草,可以毒鱼,又山有木焉,其状如棠而赤,叶可以毒鱼……周礼云:翦氏掌除蠹物,以薰草莽之。"根据叶三多[3]对莽草的品名考证,《神农本草经》中所载莽草为雷公藤属的一种植物。《本草纲目拾遗》和《神农本草经》中均有不准确之处,在《植物名实图考》[4]中记载:"莽草……江西、湖南极多,呼水莽子,根尤毒,长至尺余。俗曰水莽兜,亦曰黄藤,浸水如雄黄色,气极臭。园圃中渍以杀虫,用之颇及。其叶亦毒。南赣呼为大茶叶,与断肠草无异……江右产者,其叶如茶,故俗云大茶叶。湘中用其根以毒虫,根长数尺,故谓之黄藤,而水莽则通呼也。"《神农本草经》又言:"《尔雅》云:莽,春草。郭璞云:一名芒草。《本草》云:《周礼》,翦氏掌除蠹物,以熏草莽之。《范子计然》云:莽草,出三辅者善。"对照特征描述与雷公藤植物图可以确定《植物名实图考》中所记载的莽草为卫矛科雷公藤属植物雷公藤。

第一节　雷公藤简介

雷公藤又名黄藤根、山海棠、断肠草,中医学认为,其具有清热解毒、祛风通络、舒筋活血、消肿止痛等功效。雷公藤为卫矛科植物雷公藤的干燥根皮,《本草纲目拾遗》介绍:"雷公藤坐阴山脚下,立夏时发苗,独茎蔓生,茎穿叶心,茎上又发叶,叶下圆上尖如犁耙,又类三角风,枝梗有刺。"

一、雷公藤形态及生长环境

《中华本草》中详细记载了雷公藤的原形态:"雷公藤落叶蔓性灌木,长达3 m。小枝棕红色,有4~6棱,密生瘤状皮孔及锈色短毛。单叶互生,亚革质;叶柄长约5 mm;叶片椭圆形或宽卵形,长4~9 cm,宽3~6 cm,先端短尖,基部近圆形或宽楔形,边缘具细锯齿,上面光滑,下面淡绿色,主、侧脉在上表面均稍突出,脉上疏生锈褐色柔毛。聚伞状圆锥花序顶生或腋生,长5~7 cm,被锈色毛。花杂性,白绿色,直径达5 mm;萼为5浅裂;花瓣5裂片,椭圆形;雄蕊5个,花丝近基部较宽,着生在杯状花盘边缘;花柱短,柱头6浅裂;子房上位,三棱状。蒴果具3片膜质翅,长圆形,长达14 mm,宽约13 mm,翅上有斜生侧脉。种子1个,细柱状,黑色。花期7~8月,果期9~10月。"雷公藤生长于背阴多湿的山坡、山谷、溪边灌木林中,一般栽培3~4年便可采收,根秋季采,叶夏季采,多以根、叶、花及果入药,但由于皮部毒性太大,常刮去,亦有带皮入药者。雷公藤喜阴喜湿,故大多分布于长江流域以南各地及西南地区,主产地位于浙江、安徽、江西、福建、湖南等地。

二、雷公藤的采收及炮制

雷公藤在采收加工时应注意以下几个方面的问题:第一,掌握采收季节,应在秋末冬初即将落叶前进行。第二,及时去皮,应边采挖边去根皮,如果放置过久,则根皮不易剥离。应注意不能用水浸泡再去皮,否则根皮的有毒成分可能会渗入木质部,引起临床应用时中毒。第三,科学采挖,采挖时应坚持"采大留小"的原则,选择茎粗、枝茂的植物。第四,加工时应去净残皮,饮片加工切片厚度为2 mm左右。第五,保管时应注意晒至足干,并放置于干燥通风处。雷公藤的炮制手法可分为净制和切制两部分:净制即除去杂质花,摘除花柄及蒂;切制即除去杂质,根、叶洗净,稍闷,切片、切丝、干燥。雷公藤的中药饮片呈圆形或椭圆形的片状,片厚2~4 mm。切面有木质射线,外皮淡黄色;有微纵纹;质脆易断;气微,味淡微苦。雷公藤的用法包括内服和外敷:内服可煎汤,去皮根木质部分15~25 g(带皮根10~12 g),均需文火煎1~2 h后即可,也可制成糖浆、浸膏片等,或研粉装胶囊服用,每次0.2~1.5 g,每日3次。但雷公藤有大毒,内服需谨慎,内脏有器质性病变及白细胞减少者慎服,孕妇禁用。外敷即研粉或捣烂制成酊剂、软膏于患处涂擦,但外敷不可超过半小时,否则会起泡。除内服及外敷两法之外,《本草纲目拾遗》中首载又洗方,即雷公藤与河白草煎浴。

三、雷公藤性味归经及治疗风湿病的临床应用

雷公藤性寒,味苦、辛,有毒,归肝、肾经。辛能散苦泄,寒则清热,故具有祛风除湿、活血通络、消肿定痛、杀虫解毒的功效,尤适用于风湿痹证,日久不愈,关节肿痛或伴色红热痛、肿胀难消、晨僵、拘挛,甚至关节变形者,又能以毒攻毒、杀虫解毒、除湿消肿,用于热毒痈肿疔疮、麻风顽痹、湿疹瘙痒等。雷公藤还可用于治疗类风湿关节炎、肾小球肾炎、系统性红斑狼疮、血小板减少性紫癜、口眼干燥综合征、银屑病等。雷公藤性猛有大毒,祛风除湿、活血通络之功较强,且苦寒清热力强,消肿止痛功效明显,常用于治疗顽痹,对风湿痹证、日久不愈、关节红肿热痛、肿胀难消、功能受限,甚至关节变形者尤为适宜,故又称治疗风湿顽痹之要药。雷公藤治疗风湿顽痹可单用内服或外敷,能改善功能活动,减轻疼痛,或配伍威灵仙、独活、防风等,并宜配伍黄芪、党参、当归、鸡血藤等补气养血药,以防久服而克伐正气。

《中华本草》一书中记载了关于雷公藤的临床应用:第一,将雷公藤干根彻底去除内外两层皮,将木质部切片晒干。每用4钱[①],加水2 500 mL,文火煎(不加盖)3~4 h,取褐色药液250 mL,早晚分服,3~4 d为1个疗程,用于治疗麻风反应。第二,取雷公藤木质部5钱,加水400 mL,文火煎2 h(不加盖),得药液150 mL,残渣再加水煎取100 mL,混合后早晚2次分服,7~10 d为1个疗程,疗

---

① 1钱=5 g,参考贾兆瑞中的《方剂中一钱应等于五克》一文。

程间停药 2~3 d,用来治疗类风湿关节炎。除《中华本草》外,《草药手册》中记载将雷公藤根、叶,捣烂外敷,用于治疗风湿性关节炎。

四、雷公藤治疗风湿病的物质基础

迄今已从雷公藤中分离出 80 余种成分,目前临床广泛应用的雷公藤多苷为其粗提取物,是我国首先研究利用的抗炎免疫调节中草药,有"中草药激素"之称。雷公藤提取物的主要活性成分包括雷公藤甲素、雷公藤乙素、雷公藤红素、雷公藤碱、雷公藤次碱、雷公藤晋碱、雷公藤春碱、雷公藤增碱和雷公藤明碱等。其生理活性由多种成分(二萜内酯、生物碱、三萜等)协同产生,既保留了雷公藤生药的免疫抑制等作用,又去除了许多毒性成分。临床上可用于风湿病的治疗包括类风湿关节炎、狼疮性肾炎、系统性红斑狼疮,以及银屑病性关节炎、白塞病、强直性脊柱炎等。

(一)雷公藤甲素

雷公藤甲素,又称雷公藤内酯、雷公藤内酯醇,是从雷公藤中分离出的环氧化二萜内酯化合物,也是中药雷公藤的主要活性成分之一。雷公藤甲素具有松香烷骨架,并含有独特的三环氧结构和 α,β-不饱和五元内酯环[5]。雷公藤甲素分子式为 $C_{20}H_{24}O_6$,分子量为 360 Da,不溶于水,但溶于二甲基亚砜、三氯甲烷、丙酮、乙醇等有机溶剂。众多体内及体外实验证实,其活性成分雷公藤甲素具有潜在的免疫抑制作用及抗炎活性,进而被用于类风湿关节炎及一些其他的自身免疫性疾病[6]。此外,近期的研究已经证实雷公藤甲素是一种有效的抗肿瘤药物,体内及体外实验均证明其能够抑制胰腺癌、胃癌、乳腺癌、肾上腺肿瘤及神经母细胞瘤的生长[7,8]。

1. 抑制肿瘤生长

(1)调控细胞凋亡:热反应蛋白中热激蛋白 70(heat shock protein 70,HSP70)在多种恶性肿瘤内均有高表达现象,研究报道雷公藤甲素能够通过下调HSP70 的表达从而抑制多种实质性肿瘤,特别是胰腺肿瘤的生长[9],其机制为增强 caspase-3 的表达并促进细胞色素 c 的释放,从而激活肿瘤细胞线粒体凋亡途径,而同时避免影响正常胰腺细胞。p53 在雷公藤甲素诱导肿瘤细胞凋亡中的作用尚不明确。早在 2001 年就有研究报道雷公藤甲素通过 p53 的表达诱导肿瘤细胞凋亡,并且得到近期研究证实[10]。然而,同时又有研究证实,即使在p53 缺失的肿瘤细胞中,雷公藤甲素依旧可以通过 Jun 激酶(Jun kinase,JNK)的激活来诱导凋亡[11]。Akt 信号转导通路与细胞生存、分化、代谢等多种行为相关。早有研究报道,雷公藤甲素对 Akt 信号转导通路具有调控作用[12]。Akt 信号转导通路相关的 Bcl - 2 蛋白家族可以分为两类：一类促进凋亡，包括 Bax、Bik/Nbk；另一类抑制凋亡，包括 Bcl - 2、Bcl - XL、Bcl - W。雷公藤甲素能够抑制 Bcl - 2 的表达，从而诱导肿瘤细胞凋亡[13]。双微体 2 与肿瘤的形成和稳定密切相关，X 连锁凋亡抑制蛋白（X-linked inhibitor of apoptosis protein，XIAP）是一种凋亡抑制剂，能够抑制 caspase 活性。研究证明，肿瘤细胞中 XIAP 的表达上调与双微体 2 相关。进一步研究表明，雷公藤甲素通过抑制双微体 2 的表达，从而下调 XIAP，并诱导肿瘤细胞凋亡[14]。

（2）影响细胞自噬：细胞自噬是不依赖 caspase 激活的包括核固缩、细胞器肿胀、溶酶体降解为特点的细胞自我消化过程。研究证实，细胞自噬与细胞凋亡间存在着相互调节作用，其相关信号转导通路也相互关联[15]。雷公藤甲素能够分别通过细胞凋亡与细胞自噬途径诱导胰腺癌细胞死亡，包括通过细胞自噬诱导 S2 - 013 与 S2 - VP10 细胞死亡，以及通过细胞凋亡诱导 MiaPaca - 2、Bx - PC3、Capan - 1 细胞死亡。同时，最近的研究证明，S2 - 013 与 S2 - VP10 细胞的自噬途径受到抑制时，雷公藤甲素将激活其细胞凋亡进程。雷公藤甲素本身可以单独作为抗肿瘤制剂使用的同时，与其他抗肿瘤药物联用还会具有药效加成效果。雷公藤甲素与 TNF - α 联用能够抑制其导致 NF - κB 通路激活的主要副作用[16]。与带氨基酸残基的血管形成抑制素联用，能够通过激活 caspase 凋亡途径而提升药效[17]。更重要的是，抗肿瘤药物与雷公藤甲素联用能够抵抗肿瘤的多药耐药性，Li[18] 的团队研究就曾证实，与雷公藤甲素联用能够拮抗耐阿霉素的肿瘤细胞耐药性。袁凯[19] 发现雷公藤甲素与 celastrol 均能够减少佐剂性关节炎小鼠炎症关节部位的髓过氧化物酶（myeloperoxidase，MPO）和中性粒细胞胞外诱捕网（neutrophil extracellular traps，NETs）表达，雷公藤甲素能够促进中性粒细胞的凋亡。Huang 等[20] 进一步研究发现，雷公藤甲素通过养活中性粒细胞的募集与抑制体内 IL - 6、TNF - α 的表达来减轻佐剂诱导的类风湿关节炎；在个体试验中雷公藤甲素能够降低 CCL - 5 和 GM - CSF 的表达与分泌，从而抑制中性粒细胞的活化和迁移浸润，雷公藤甲素还能诱导中性粒细胞的凋亡及抑制 NETosis 形式的自噬。

早期研究表明，雷公藤甲素在抗炎和免疫抑制方面有较多应用。近年来在抗肿瘤方面的研究发现，雷公藤甲素能有效抑制肿瘤细胞的生长和转移[21]。多项研究表明，雷公藤甲素能诱导多种肿瘤发生自噬增强。自噬是细胞对衰老或凋亡细胞的自我消化及维系细胞能量代谢的过程，对维持细胞内环境稳定及面临微环境压力时自我存活，均起关键作用[22]。在肿瘤发生、发展过程中，自噬这一生理过程不仅可以表现为促癌，而且也可以表现为抑癌。近来研究表明[23-25]，同样作为肿瘤发生、发展过程中重要的环节,自噬和上皮-间质转化(epitherial mesenchymas transition, EMT)既有联系又有区别:一方面,发生EMT的细胞需要自噬激活,获取更多能量来维持其在转移扩散期间的存活;另一方面,在肿瘤发生初期,自噬通过选择性地破坏EMT过程的关键信号分子,从而抑制肿瘤的侵袭和转移。

自噬具有双面性,对肿瘤来讲,有时有利于维持肿瘤存活,它可以回收营养物质和衰老的细胞器,使得能量得以重新回收和利用,但同时它也抑制肿瘤细胞的生长,激活凋亡信号转导通路,导致细胞发生自噬性细胞死亡(autophagic cell death, ACD)[26, 27]。LC3和SQSTM1/p62是自噬中的标记蛋白质。本实验结果显示,经雷公藤甲素处理后,无论是随作用时间延长,还是药物浓度增加,均表现为LC3-Ⅱ/LC3-Ⅰ升高,说明胞质型LC3(即LC3-Ⅰ)酶解后,转变为(自噬体)膜型(即LC3-Ⅱ),促进自噬小体的形成,自噬增强;同时检测到SQSTM1编码的泛素结合蛋白p62发生明显一致性下调,说明作为自噬的选择性底物,p62发生大量的聚集,最终进入成熟的自噬体内,并在自噬体内降解,更进一步说明雷公藤甲素不仅抑制细胞活性及增殖,同时诱导上调LC3-Ⅱ蛋白的表达,下调p62蛋白的表达,从而诱导自噬性凋亡。赵林等[28]研究也发现,在雷公藤甲素联合自噬抑制剂3-甲基腺嘌呤处理HCT 116细胞后,细胞凋亡率明显下降,而联合自噬诱导剂西罗霉素,细胞凋亡率明显上升,说明自噬的发生诱导细胞凋亡,也就说明引起了自噬性死亡,这种死亡是独立于caspase信号转导通路之外而引起的细胞死亡。EMT的发生关键标志是E-cadherin表达下降,EMT因子Twist1、Twist2、Snail、Slug、ZEB1和SIP1等都能与E-cadherin启动子的E-box结合,抑制E-cadherin的转录。西妥昔单抗(cetuximab solution for lufusion, CET)等靶向药物主要可以抑制肿瘤组织的血管生成,进而使肿瘤组织缺氧,而在缺氧状态下,肿瘤细胞更容易发生EMT,从而迁移性和侵袭性增强。因此,EMT不仅是肿瘤耐药的重要机制,也成为靶向药物耐药的标志。逆转EMT或杀死EMT肿瘤细胞成为潜在的肿瘤治疗策略。划痕实验结果显示,与对照组相比,CET对细胞迁移能力没有明显影响,而雷公藤甲素不仅表现出抑制细胞发生迁移作用,而且联合CET组的抑制率明显高于单独CET组,说明雷公藤甲素可能具有逆转CET的EMT作用。进一步免疫印迹实验结果显示,雷公藤甲素组可以上调E-cadherin蛋白表达,同时下调Vimentin蛋白,在分子水平上印证其具有抑制EMT作用。进一步实验结果显示,雷公藤甲素刺激细胞后,引起Twist、Snail的表达下调,因而证明,雷公藤甲素引起的E-cadherin过表达是由其上游Twist、Snail因子下调后,减少对E-cadherin的抑制作用,从而减少EMT

的发生。虽然 EMT 需要潜在转移细胞以自噬的方式维持细胞的能量和代谢,但仍有证据表明,自噬的激活和增强可以逆转 EMT 细胞转移表型,从而抑制 EMT[29,30]。研究发现,在胶质瘤细胞中,通过应激或营养缺乏诱导细胞自噬增强,通过经典的 mTOR 途径抑制 EMT,导致细胞迁移减少,侵袭力减弱[31]。研究发现,雷公藤甲素作用于 SW480 细胞,通过 mTOR 通路诱导自噬,下调 p62 蛋白,同时相应下调 Snail、Twist 的表达,预示 p62 的下调可能与发生 EMT 的分子机制相关。Grassi 等[32]发现,诱导自噬增强能降低 p62,使得 Snail 发生高降解、表达水平下降、对 EMT 的抑制增强;EMT 相关蛋白 Snail、Twist 等的降解与 p62 参与的选择性自噬有关[33,34]。本实验印证了自噬标记蛋白 p62 与发生 EMT 关键分子呈正相关,至于雷公藤甲素是直接磷酸化 Akt/mTOR 通路,还是经过其上游分子或旁路分子的表达,从而进一步激活 mTOR,以及 p62 与 Snail、Twist 是直接作用,还是间接作用,仍需要后续进一步验证。

(3) 影响 TNF 相关凋亡诱导配体(tumornecrosis factor-relate dapoptosis-inducing ligand,TRAIL):TRAIL 是 TNF 超家庭成员之一,其与 DR4/DR5 结合可诱导细胞凋亡。TRAIL 的优点是可以选择性杀伤癌细胞,同时保证正常细胞不受影响[35]。研究发现,应用 TRAIL 或抗 DR4/DR5 激动剂培养人骨肉瘤细胞 MG-63 和成骨细胞 Hpob-tert 后,TRAIL 对 Hpob-tert 细胞无降低细胞活性作用,而 MG-63 细胞活性则有一定程度的降低。雷公藤甲素可上调死亡受体 DR5 的水平,并降低 Fas 相关蛋白样白介素-1β 转化酶样抑制蛋白,以促进 caspase-8 活化,导致胰腺癌细胞死亡[36]。Beincks 等[37]发现雷公藤甲素呈剂量依赖性促进 TRAIL 诱导细胞死亡,并能上调与 TRAIL 抗性有关的 HSP70,使其通过 TRAIL 诱导肾癌细胞死亡。有研究证实,单用 TRAIL 或雷公藤甲素干预和 TRAIL 联合雷公藤甲素干预人急性髓系白血病 OCI-AML3 和淋巴瘤细胞 U937 相比较,两者联合可使两种细胞的凋亡率显著升高,且雷公藤甲素激活 p53,增加其下游 DR5 的表达。TRAIL 途径在 2000 年左右开始研究并逐渐增多,其对肿瘤作用的优点是显而易见的,而且正是临床上迫切所需的治疗癌症的方向之一。区分肿瘤细胞和正常细胞,并特异性杀灭肿瘤细胞,可为肿瘤患者提高生活质量及减轻常规抗肿瘤药物的毒副作用带来福音。雷公藤甲素通过 TRAIL 途径达到特异性诱导肿瘤细胞凋亡,会成为雷公藤甲素研究的一个新热点,存在潜在临床应用价值。

(4) 显著抑制细胞的增殖和迁移能力:雷公藤甲素被发现可以直接引起肿瘤细胞的凋亡,也可以直接影响子宫颈癌细胞的增殖过程。近些年有研究表明,雷公藤甲素对于全身其他部位的血管生成是有抑制作用的。本研究探究雷公藤甲素对人子宫颈微血管内皮细胞(human cervical microvascular endotherlial cells, HCerMEC)的作用,通过细胞实验,检测不同浓度雷公藤甲素作用下,HCerMEC 的增殖、迁移情况,并检测细胞内血管内皮生长因子(vascular endothelial growth factor, VEGF)的表达变化。

随着雷公藤甲素浓度的增高,HCerMEC 细胞 D 值越来越低,10 ng/mL 组相对于空白对照组的生长抑制率为(6.38 ± 1.50)%,20 ng/mL 组相对于空白对照组的生长抑制率为(19.50 ± 3.01)%,可以发现随着雷公藤甲素浓度的增高,HCerMEC 细胞的增殖能力呈下降趋势。

在研究中,发现雷公藤甲素具有抑制 HCerMEC 的增殖、迁移的能力,并且随着雷公藤甲素浓度的提高,这种抑制效果更为明显,其浓度和抑制效果呈正相关趋势。同时在雷公藤甲素的作用下,HCerMEC 细胞中 VEGF 的含量会降低。雷公藤甲素的给药浓度越高,HCerMEC 细胞中 VEGF 的含量越低,这两者呈现出负相关的趋势。在人体的正常生理性条件下,新生血管的过程会发生在组织的创伤修复活动中,并且在女性的生殖器官组织中会表现出周期性发生新生血管过程。然而过量和失控的新生血管却和类风湿关节炎、糖尿病肾病及多种视网膜疾病密切相关,而且不受控制的、过度的血管生成与肿瘤的发生和转移有着密不可分的关系。在肿瘤的发生发展过程中,恶性增殖的肿瘤细胞会分泌大量的VEGF,从而促进肿瘤的血管增生和增殖,进而使肿瘤组织恶性增殖甚至会引起远端转移和扩散。在肿瘤的发生过程中,肿瘤组织的新生血管的血管内皮细胞也会分泌 VEGF,这样就形成了一个恶性的不可控制的循环过程。肿瘤组织分泌的 VEGF 起到了一个重要的"扳机"效应,为血管生成提供了启动效果,病理性增生的血管为肿瘤组织提供了生长所必需的一部分氧和营养物质,并且为肿瘤的转移提供了途径。然而这种病理性增生的血管并未成熟,血管壁也缺乏平滑肌,这种病理性新生的血管形态不规则,缺乏正常血管的神经支配,也不具备正常血管的功能。这种新生血管往往持续性增长且处于失控状态。所以,在这整个过程中,对 VEGF 的抑制和控制显得尤为重要[38]。抗 VEGF 可以抑制肿瘤的生长和转移,从源头上阻止肿瘤的病理性毛细血管增殖、血管管腔生成、毛细血管迁移,从而对肿瘤生长的抑制提供可能性。正因为这样,所以抗 VEGF 的治疗方法已经广泛运用于其他癌症的治疗方面[39,40]。选择效果好、副作用小的抗肿瘤药物显得尤为重要。很多研究致力于在中成药中找到能作用细胞增殖周期,或者是对新生血管有抑制作用的成分,以便于确定新的化疗药物。同时也可以对一些传统中药的药效提供证据[41]。研究对于雷公藤甲素运用于子宫颈癌的治疗有着重要的作用。雷公藤甲素又称雷公藤内酯醇,是中药雷公藤中提取的二萜内酯化合物,是雷公藤的重要活性成分。雷公藤甲素有抗炎作用,对类风湿关节炎有很好的治疗效果。雷公藤甲素还具有抑制淋巴细胞增殖的作用,可以抑制 T 细胞增殖并促进其凋亡。有研究指出雷公藤甲素可以影响细胞周期活动,并直接对多种癌细胞的增殖有抑制作用。在子宫颈癌的发生发展过程中,从宫颈上皮内瘤变到浸润癌过程都有着病理性血管生成的过程,病变越严重,子宫颈的癌组织微血管密度和 VEGF 含量也就会越高。增殖实验中,给药 24 h 时,可以看出比较明显的量效关系,证明雷公藤甲素在给药 24 h 时确实可以抑制 HCerMEC 细胞的增殖。综上所述,雷公藤甲素可以抑制 HCerMEC 细胞的血管形成,抑制 HCerMEC 细胞增殖、迁移和 VEGF 表达。这为雷公藤甲素在子宫颈癌治疗的临床应用提供了实验依据。

2. 影响中枢神经系统

(1)多项研究已经证明雷公藤甲素对神经元和神经胶质细胞均有保护作用,并能够防治帕金森病等神经源性疾病。雷公藤甲素能够保护 LPS 导致的神经损伤,其保护作用与抑制炎症反应,下调 TNF－α、IL－1β 和一氧化氮的表达,以及抑制 JNK、NF－κB 信号转导通路的激活相关。Tang 等的近期研究表明,雷公藤甲素能够通过抑制炎症反应缓解神经源性疼痛,其作用机制为抑制疼痛信号转导通路重要分子 NR2B 的磷酸化[42]。另外,雷公藤甲素能够通过降低炎症因子水平,起到加强神经行为功能、保护创伤性脑损伤的作用。最重要的是,雷公藤甲素还能够作用于中枢神经系统突触的胞吞与胞吐行为,从而调节神经信号传递。Nie 的团队研究表明,雷公藤甲素能够上调阿尔茨海默病模型大鼠海马神经元的突触素表达,从而加强突触的胞吞与胞吐行为,改善神经信号传递功能[43]。最近研究表明,雷公藤甲素能够通过抑制中枢神经炎症抑制慢性疼痛症状[44]。

(2)雷公藤甲素预处理可以剂量依赖性减少 LPS 激活的小胶质细胞释放诱导型一氧化氮合酶(inducible nitric oxide synthase, iNOS),以及 TNF－α 和 IL－β 等炎症因子。蓖麻凝聚素－1(ricinus commums agglutirin－1, RCA－1)是啮齿类和人类中枢神经系统中标记巨噬细胞和小胶质细胞的较好配体,RCA－1 阳性物质充填于胞质,炎症时细胞呈圆形或卵圆形,胞质丰富,尽管内皮细胞也可表达 RCA－1,但从形态上可与小胶质细胞相区别[45]。胶质细胞原纤维酸性蛋白(glial fibrillary acidic protein, GFAP)是星形胶质细胞的特征性标志物,位于胞质内,炎症时星形胶质细胞呈现 GFAP 高表达。反应性星形胶质细胞可出现于炎症部位及周边无炎症细胞浸润的部位。

(3)雷公藤甲素作为炎症反应抑制剂的作用已经得到广泛研究,其抗炎作用途径可以归纳为以下 3 种：① 调节炎症因子的水平，如 IL-1、IL-6、IL-8、TNF-α，以及其他趋化因子等；② 调节炎症递质的水平，如基质金属蛋白酶（matrix metalloproteinases，MMP）、一氧化氮等；③ 调节核转录因子的水平，如NF-κB 等。雷公藤甲素已经被用于治疗类风湿关节炎、骨关节炎、肾小球肾炎，以及肾病综合征等炎症性疾病[46]。目前研究所知其主要抗炎作用机制如下。

1）抑制 NF-κB 通路的激活，下调炎症因子的表达：在肺部炎症方面，雷公藤甲素能够调节 A549 细胞中 P 物质（substance P）水平，并抑制中性粒细胞趋化因子 KC 的表达，从而抑制 IL-8 和 NF-κB 的表达。有研究证明，雷公藤甲素能够通过上调 NF-κB 抑制蛋白 α（inhibitor-k binding protein α，IκBα）的水平，从而抑制多发性骨髓瘤 RPMI-8266 细胞 NF-κB 的激活。近期研究还证明，雷公藤甲素能够通过 Toll-样受体（Toll-like receptors，TLR）/NF-κB 抑制miRNA-155 的表达，并降低克罗恩病的炎症反应。

2）直接抑制 COX-2 和前列腺素的表达：外伤、肿瘤等多种刺激因素都会上调 COX-2 的表达，而 COX-2 进而上调前列腺素的表达，从而诱导炎症反应，增加毛细血管通透性。前期研究已经证明雷公藤甲素能够通过 NF-κB 通路抑制 COX-2 和前列腺素的表达[47]。其机制为抑制 TNF-α 诱导的 COX-2 表达，并降低 COX-2 因子 mRNA 转录后的稳定性。

雷公藤甲素促进 NK 细胞释放 INF-γ，是造成肝损伤的部分原因。而且雷公藤甲素在发挥疗效的同时增加活性氧（ROS）和一氧化氮的产生[48]，不利于其持久地发挥疗效，ROS 的产生与雷公藤所引起的肝肾毒性、皮肤色素沉着、生殖毒性均有一定相关性[49]，雷公藤甲素对单核巨噬细胞的调节分化受酸碱环境及药物浓度的影响。

3. 抑制淋巴细胞增殖

雷公藤甲素对 T 细胞的抑制作用具有明显特征，即对已活化的 T 细胞的抑制作用最强，而对处于静止期的 T 细胞抑制作用并不明显，同时雷公藤甲素可诱导淋巴细胞凋亡，诱导 T 杂交瘤细胞生长抑制和凋亡，诱导外周 T 细胞的凋亡，对胸腺 T 细胞没有影响[50]。雷公藤甲素对 DC 的影响：雷公藤甲素抑制体内由 DC 诱导的中性粒白细胞和 T 细胞化学趋向性；抑制 LPS 诱导的趋化因子 CC 或 CXC 趋化因子的产生；抑制 DC 介导的抗原特异性 CD4$^+$T 细胞的激活和增殖；抑制 NF-κB 的激活和信号传导与活化转录因子 3（signal transducers and activators of transcription，STAT3）的磷酸化[51]。Liu 等[52]研究雷公藤甲素对 NF-κB 的影响发现：将不同浓度（0.2 mg/L、10 μg/L）雷公藤甲素处理普通状态和使用佛波脂酸/植物凝集素(PMA/PHA)激活的 Jurkat 细胞,以电泳迁移率变动分析(electrophoretic mobility shift assay,EMSA)检测细胞 NF-κB 活力的改变,并以实时荧光定量反转录 PCR(quantitative reverse transcription PCR,qRT-PCR)检测处理前后 IκBα mRNA 水平的改变,在普通培养状态下的 Jurkat 细胞中存有一定活力的 NF-κB,使用 PMA/PHA 处理可以显著增加 Jurkat 细胞中 NF-κB 的活力。以上实验表明雷公藤甲素可以降低两种状态下 Jurkat 细胞中 NF-κB 的活力,但以激活状态下更显著,可以上调 Jurkat 细胞中 IκBα 的转录水平。

(二) 雷公藤红素

雷公藤红素是卫矛科植物雷公藤的主要活性成分之一,主要来源雷公藤的根,是一种醌甲基三萜化合物[53]。近 20 年,国内外学者发现雷公藤红素具有抗肿瘤、抗炎与抑制免疫[54]、抑制血管生成、抗神经退行性疾病、抗病毒、抗动脉粥样硬化等药理活性[55]。但其具有一定的毒副作用,如对造血系统的损伤、对尿苷二磷酸葡萄糖醛酸转移酶的抑制、对斑马胚胎的毒性等,雷公藤红素还具有抑制蛋白酶体活性进而诱发癌细胞凋亡,具有很强的抗氧化作用和抗癌症新生血管生成作用,其抗肿瘤机制以诱导肿瘤细胞凋亡、影响肿瘤细胞周期、抑制血管生成、抑制肿瘤细胞侵袭与转移等为主,是值得关注的具有抗肿瘤活性的天然活性产物。雷公藤红素分子式为 $C_{29}H_{38}O_4$,红色针状结晶,熔点(melting point,mp)为 185~200 ℃,在 425 nm 处有最强吸收,易溶于有机溶剂,不溶于水。从结构上看,它属于五环三萜化合物,其芳香酮基上的 C2 和 C6 有很强的亲核活性,从而具有抗肿瘤、抗微生物、抗氧化、细胞毒性和抗疟疾等作用。

1. 雷公藤红素诱导肿瘤细胞凋亡

细胞在基因的调控下发生染色质 DNA 断裂,染色体浓缩被细胞膜包裹形成凋亡小体的程序性死亡的过程称为细胞凋亡。雷公藤红素可通过干预多种信号转导通路蛋白达到促进不同肿瘤细胞凋亡目的。

Kannaiyan 等[56]在对肝癌、肺癌、骨髓瘤、黑色素瘤、神经胶质瘤等多种肿瘤细胞的研究发现雷公藤红素通过激活 JNK 信号传导通路,下调抗凋亡蛋白表达并抑制 Akt 的活性,从而诱导肿瘤细胞凋亡。雷公藤红素通过下调 caspase-3 蛋白表达,促进多腺苷二磷酸核糖聚合酶蛋白裂解,诱导胃癌细胞(MGC803)凋亡[57]。徐佳等[58]研究发现雷公藤红素通过下调 EZH2 基因及其下游靶基因 H3K27me3 编码的酶来抑制人肺癌细胞(Hep-2)的增殖并诱导肿瘤细胞凋亡。雷公藤红素可以使肝癌细胞株 Bel-7402 中的 MDM2 及 Bcl-2 蛋白表达减少,

Fas、FasL、p53 和 Bax 蛋白表达增加,进而促进细胞色素 c 释放,进入胞质,活化 caspase‑8、caspase‑9 及 caspase‑3 信号转导通路,激活肝癌细胞的凋亡途径[59]。1 μmol/L 雷公藤红素作用于人肺癌细胞 H727 和 H1299 时,细胞存活率分别降低为 44.86% 和 50.98%,通过 4′,6‑二脒基‑2‑苯基吲哚(4′,6‑diamidino‑2‑phenylindole, DAPI)染色观察到两种细胞染色质皱缩,核边缘化,并形成凋亡小体。雷公藤红素可以提高 H1299 细胞内 ROS 积累量,从而激活线粒体凋亡途径,促进细胞色素 c 的释放,进而激活 caspase 依赖的细胞凋亡途径[60]。

近年来的实验表明,低剂量雷公藤红素在多种肿瘤细胞凋亡体外实验中都表现出较理想的抑制效果,如乳腺癌细胞、肺癌细胞、胰腺癌细胞、神经胶质瘤细胞、黑色素瘤细胞和前列腺癌细胞等。雷公藤红素作为一种天然的蛋白酶体抑制剂[61,62],可影响细胞内多种信号转导通路及蛋白发挥作用,如 NF‑κB、Hsp90、蛋白酶体、c‑Jun、Akt/mTOR、血管内皮生长因子受体(vascular endothelial growth factor receptor, VEGFR)、caspase 等。作用于 β1 亚基,抑制蛋白酶体活性的蛋白酶体又称 26S 蛋白酶体(沉降系数为 26S),是一种催化复合蛋白体,可降解细胞内约 80% 以上的蛋白质,如周期蛋白、转录因子、IκBα、促凋亡蛋白 Bax 及错误折叠蛋白等。蛋白酶体与细胞中多种信号转导通路及蛋白发挥作用密切相关,如 NF‑κB、Bcl‑2 家族蛋白等[63,64]。雷公藤红素作为一种天然蛋白酶体抑制剂,可以诱导多种肿瘤细胞凋亡。用雷公藤红素(1~5 mol/L)处理前列腺癌细胞(PC‑3 和 LNCaP),结果发现类胰凝乳蛋白酶的活性明显受到抑制,泛素化的蛋白及蛋白酶体底物(IκBα、Bax、p27)大量堆积,由此开始了对雷公藤红素作为蛋白酶体抑制剂的研究。随后其抑制蛋白酶体进而诱导肿瘤细胞凋亡这一作用被 Wang 等[65]在人子宫颈癌细胞(Hela 细胞)中得到确认,但是它是否直接作用于蛋白酶体仍不明确。Feng 等[66]发现,雷公藤红素在体外能分别抑制肽基谷氨酰肽水解酶样、胰蛋白酶样、胰凝乳蛋白酶样这 3 类蛋白酶的活性,分别对应 β1、β2、β5 亚基的催化。但是在以上 3 种催化亚基中,只有 β1 的活性可被雷公藤红素抑制,即使在较低的浓度(0.2 μmol/L)下也同样如此。然后,研究人员将人的蛋白酶体 β1 亚基在大肠杆菌中克隆表达,发现雷公藤红素能明显地抑制其活性,进一步证实了它可直接抑制蛋白酶体的活性。

雷公藤红素可以降低前列腺癌 PC‑3 细胞内特异性蛋白酶(sentrin‑specific protease‑1, SENP1)的 mRNA 表达水平,诱导前列腺癌细胞 PC‑3 凋亡[67]。雷公藤红素能够通过上调重组人环指蛋白 4(recombinant human ring finger protoin 4, RHF4)mRNA 的合成诱导人早幼粒细胞白血病 NB4 细胞凋亡[68],通过上调死亡受体与配体的表达及下调 NF‑κB 基因表达诱导人急性髓系白血病细胞 HL-60 的凋亡,通过下调 Bcr-Abl 蛋白水平,抑制裸鼠 Bcr-Abl 基因点突变,诱导线粒体依赖的 T315 细胞凋亡。

柳笑彦[69]研究发现雷公藤红素能抑制小鼠腹腔巨噬细胞向 M1 型极化,celastrol 素引起 M1 型巨噬细胞相应标志物 CD11c、iNOS 表达减少($P<0.05$),使 M2 型巨噬细胞相应标志物 Arg-1 表达增加($P<0.05$),这表明雷公藤红素能通过调节巨噬细胞的极化,改变 M1 与 M2 型巨噬细胞的比例以发挥抗炎作用。Gan 等[70]研究发现,celastrol 能够抑制 NF-κB 受体激活蛋白配体(receptor activator of NF-κB ligand,RANKL)诱导的破骨细胞前体 RAW264.7 细胞系中破骨细胞的分化和功能,减弱胶原诱发关节炎(collagen-induced arthritis,CIA)小鼠的骨侵蚀。细胞所处环境的酸碱性也会影响其表型的分化,体外实验发现[71],巨噬细胞在酸性微环境下经雷公藤甲素干预后,M1 型巨噬细胞比率呈雷公藤甲素浓度依赖性增加,与未经雷公藤甲素干预相比,差异有显著性($P<0.01$),在较低浓度 10~25 mg/L 时 M2 型巨噬细胞比率增加,在较高浓度 50~100 mg/L 时 M2 型巨噬细胞比率则明显减少,差异有显著性($P<0.01$)。

目前的研究表明[72-74],雷公藤红素不仅可以抑制肝癌细胞的迁移和侵袭,还能改变肝癌细胞周期,抑制肝癌细胞增殖,诱导细胞凋亡,然而其具体调控机制尚不明确。

2. 雷公藤红素抑制血管生成

雷公藤红素能够明显抑制血管内皮细胞增殖,鸡胚尿囊膜血管生成实验表明雷公藤红素抑制血管生成率达 85.0%[75]。雷公藤红素通过下调 IL-1β、TNF-α、NF-κB 及 p65 mRNA 的水平,以及上调促凋亡相关蛋白 Fas、C-myc 和 Bax 表达来诱导大鼠视网膜血管内皮细胞(mouse retinalvascular endotheliar cells,MRECs)的凋亡[76]。柯长洪等[77]证实雷公藤红素能够诱导人脐静脉血管内皮细胞(human umbilical vein endothelial cells,HUVEC)凋亡并呈浓度依赖性。Hakryul 等[78]报道雷公藤红素可以破坏有丝分裂期血管内皮细胞的微管蛋白 391 异源二聚体形成而引起细胞凋亡。雷公藤红素通过抑制 ECV304 细胞 S 期 DNA 复制并通过细胞毒作用阻碍细胞增殖[79]。

3. 雷公藤红素抑制肿瘤细胞侵袭与转移

肿瘤细胞的侵袭与转移是肿瘤发展到中后阶段,评价肿瘤细胞恶性生物学行为的两个重要指标。肿瘤侵袭即肿瘤细胞直接扩散到其他组织及器官;肿瘤细胞非连续性播散,并能够在远隔部位生长的过程称为转移。肿瘤细胞的侵袭与转移与黏附分子、酶、配体等相关。

Kim 等[80]发现,在外周血核细胞中,雷公藤红素能够抑制 LPS 诱导 TNF-α、

IL－1β、IL－6 和 IL－8 的产生,以及在 THP－1 细胞中 NF－κB 的易位;雷公藤红素(400 μg/kg)能抑制小鼠血清溶血素水平,且与剂量呈依赖关系;雷公藤红素 0.25 mg/L 可以明显抑制 PHA 诱导的细胞增殖。李孟秋等[81]发现,在小鼠巨噬细胞 RAW2647 中,雷公藤红素能够抑制 LPS 诱导的 TNF－α、IL－6、一氧化氮、PGE₂的产生和 NF－κB 的激活。

(三) 雷公藤多苷

雷公藤多苷具有免疫抑制、抗炎、抗肿瘤等作用,临床上主要用于自身免疫性疾病的治疗,是应用最广泛、最早研发成功的雷公藤制剂。雷公藤多苷是一个复杂的多组分体系,随着对其有效成分和药理作用的研究,其所致不良反应和多器官毒副作用受到关注[82-84]。肝脏为药物代谢的主要靶器官,雷公藤多苷对肝脏毒副作用的发生率高且后果严重,因此对雷公藤多苷的肝脏毒副作用及机制的深入研究具有重要的临床用药指导意义。

雷公藤多苷是从植物雷公藤去皮根部提取的总苷,是一个复杂的多组分体系,具有免疫抑制、抗炎、抗肿瘤等多种药理作用,临床上主要用于治疗类风湿关节炎、系统性红斑狼疮、肾病综合征等,但具有较多不良反应和多器官毒性[85-87]。肝脏是药物代谢的主要靶器官,雷公藤多苷在临床上的肝脏不良反应多表现为药物性肝炎或急性肝损伤,血清 ALT、天冬氨酸转氨酶(aspartate aminotransferase,AST)、间接胆红素水平升高,其中部分患者发生胆汁淤积[88,89]。研究发现,雌性 Wistar 大鼠经灌胃连续给予雷公藤多苷 28 d 可引起明显肝毒性;郭建龙等[90]在对原料雷公藤多苷的化学成分研究中提取到除雷公藤甲素之外的 16 种化合物,提示雷公藤多苷的主要成分为雷公藤甲素、雷公藤内酯酮等二萜类成分,雷公藤红素、雷公藤内酯甲等三萜类成分,以及雷公藤晋碱、雷公藤次碱等生物碱类成分[91]。此外,研究发现雷公藤甲素为雷公藤多苷中主要毒性化合物,其所致肝毒性与影响肝脏代谢通路(CYP3A 酶系)相关[92-95]。有研究采用高效液相色谱法(high performance liquid chromatography,HPLC)测定雷公藤多苷中雷公藤甲素含量,并选用雌性 Wistar 大鼠,拟研究单次灌胃给予雷公藤多苷及等量雷公藤甲素 24 h 后,对大鼠造成的急性肝毒性和毒性表现差异,并从胆汁淤积等方面探讨急性肝毒性的作用机制。另外,通过 MTT 法检测雷公藤多苷所含组分对 HepG2 细胞和人正常胚胎肝细胞(LO2)的细胞活力抑制率,考察雷公藤多苷中可能的肝毒性成分;利用液相色谱-质谱(LC－MS/MS)测定大鼠给予雷公藤多苷和雷公藤甲素后体内雷公藤甲素含量变化,并将除雷公藤甲素外雷公藤多苷所含化合物于人克隆结肠腺癌细胞(Caco－2)进行 p -糖蛋白底物筛选,初步探讨雷公藤多苷肝毒性显著强于等量雷公藤甲素的作用机制。

1. 雷公藤多苷对类风湿关节炎的治疗

雷公藤多苷以雷公藤根提取物为主要活性成分,对于类风湿关节炎患者具有良好的治疗效果。其活性成分通过免疫抑制和抗增殖作用抑制类风湿关节炎的进展:抑制 CD4[+]T 细胞增殖;防止分化生成 Th17 细胞;影响调节性 T 细胞生成;抑制 DC 成熟及其介导的趋化作用;降低 TNF-α、IL-1β、NF-κB、COX-2、细胞表面趋化因子受体 5 等炎症介导因子;降低血管生成因子,减少血管生成;调节 RANKL/RANK/护骨因子(osteoprotegerin,OPG)信号转导通路,抑制 c-Jun N 末端激酶活化,调节免疫相关的骨质平衡;抑制丝裂原活化蛋白激酶(mitogen-activation protein kinase,MAPK)/JNK 途径激酶磷酸化,防止滑膜成纤维细胞(fibroblast-like synoviocytes,FLS)侵袭。尽管效果良好,雷公藤多苷也会诱导肝损伤、肾损伤和生殖毒性,因此要控制用药剂量和时间并定期监测[96,97]。

当前针对类风湿关节炎的治疗方法仅能获得部分效果,难以达到患者需求,因此发现稳定可信的生物标志物有助于监测治疗反应预后并减轻用药毒性。类风湿关节炎患者分泌大量的 TNF-α 以驱动类风湿关节炎的发生发展[98]。它可以诱导白细胞和 FLS 活化,生成 MMP、细胞因子、趋化因子、黏附分子;通过 Foxp3 抑制调节性 T 细胞活化;促进血管生成和疼痛;募集破骨细胞和重吸收软骨细胞等[99]。肽酰基精氨酸脱亚胺酶可促进 NF-κB 瓜氨酸化和进核,介导 LPS 诱导的 TNF-α 表达。雷公藤甲素通过抑制 NF-κB 磷酸化抑制 TNF-α 表达,从而促进成骨细胞分化。

类风湿关节炎发生发展过程中,MAPK 促进了炎性环境的生成、骨损伤、滑膜组织重塑、滑膜内膜基质降解[100]。双特异性磷酸酶(dual specificity phosphatase,DUSP)家族蛋白通过去磷酸化活化的 MAPK 家族蛋白抑制其活性[101]。DUSP1 参与 LPS 刺激导致的炎症反应、适应性免疫反应和代谢调节。在 CIA 小鼠模型中,DUSP1 缺乏显著加强了类风湿关节炎的进展[102]。DUSP1 还介导糖皮质激素的抗炎行为和凝血酶与 VEGF 的血管生成活性[103]。在小鼠类风湿关节炎模型中,DUSP2 活化胞外信号调节激酶(extracellular signal-regulated kinase,ERK)1/2 并抑制 JNK,激活了两者的相互作用,促进了免疫反应[104]。DUSP2 抑制剂抑制了 CIA 小鼠免疫细胞中炎症基因的表达。雷公藤提取物显著抑制 MAPK 信号途径激酶的磷酸化[105]。通过分析数据库信息发现,类风湿关节炎患者外周血单个核细胞(peripheral blood mononuclear cell,PBMC)中 DUSP3 显著下调。在实验过程中,发现类风湿关节炎患者 DUSP3 表达显著下调而 TNF-α 表达显著上调,雷公藤多苷治疗后 DUSP3 表达显著上调而 TNF-α 表达显著下调。而且实验证明了 DUSP3 和 TNF-α 可作为类风湿关节炎检测和类风湿关节炎患者使用雷公藤多苷治疗预后的相互独立的生物标志物。机制性研究证明了雷公藤多苷通过抑制 NF-κB 磷酸化下调 TNF-α 表达,并抑制组蛋白去乙酰化酶 1 与 DUSP3 启动子结合及抑制组蛋白去酰化酶 1 表达,以促进 DUSP3 的生成及其下游的 ERK1/2 和 JNK 去磷酸化。

2. 雷公藤多苷对肾病的治疗

现在对慢性肾炎一般采取常规治疗,虽然能够对病情进行控制,但是整体治疗效果不理想,因此临床寻找有效的治疗方案十分重要[106]。雷公藤多苷具有祛风解毒、舒筋活络及除湿消肿作用。根据现代药理证实,雷公藤多苷不但能够发挥抗炎作用,还可以有效抑制细胞免疫和体液免疫,提高人体细胞免疫力,预防细胞变异。

雷公藤多苷的抗炎作用机制主要为降低肾小球毛细血管通透性,降低炎症浸润渗出,有效对抗各类炎症介质,抗血栓并且抗凝血,缓解肾组织损伤程度。雷公藤多苷存在皮质激素样药理作用,但是不存在激素样不良反应[107]。

雷公藤多苷有免疫抑制作用的功效,其作用特点是对活化的 T 细胞抑制作用最强,对静止细胞的作用较弱,因此雷公藤多苷安全性较高[108]。神经系统副肿瘤综合征(parane-oplastic neurological syndrome, PNS)是临床常见病、多发病,患者群以青中年人为主,由于神经副肿瘤综合征易反复发作,部分患者对药物治疗反应差,肾功能损害呈进行性加重,极易发展为终末期肾衰竭,预后差,给患者、家属及社会造成了严重的负担[109]。现代医学认为炎症和免疫是导致神经副肿瘤综合征发生、发展的重要环节,而抗炎和抑制免疫则是治疗神经副肿瘤综合征的主要方法[110]。西医治疗神经副肿瘤综合征主要采取糖皮质激素、免疫抑制剂、调脂、抗凝剂对症处理,但部分患者对糖皮质激素存在激素耐药,因此常规西医治疗的疗效并不理想。雷公藤多苷是雷公藤的有效成分,免疫抑制作用具有多靶点、多部位的特点,既能作用于 T 细胞、肾小管上皮细胞、DC,又能抑制炎症因子、趋化因子、黏附分子的分泌,临床上已广泛用于神经副肿瘤综合征、类风湿关节炎、系统性红斑狼疮、哮喘等多种自身免疫性疾病,疗效确切[111-113]。赵晨光[114]的研究结果显示,雷公藤多苷可以降低糖尿病肾病大鼠 24 h 尿蛋白的排泄,改善肾小管间质的损伤,延缓肾脏纤维化进程,具有一定的肾脏保护作用,其作用机制可能与抑制下调激活素 A 的表达有关。徐正富[115]的研究则表明雷公藤多苷联合基础治疗糖尿病肾病 IV 期有明显的疗效,可以延缓糖尿病肾病血肌酐及肌酐清除率下降的速度,减少蛋白尿,延缓其肾功能进展。研究发现,观察组完全缓解率和总有效率为 44.74% 和 81.58%,显著高于对照组的 31.58% 和 68.42%;另外,观察组患者治疗后 24 h 尿蛋白、血尿素氮(blood urea nitrogen，BUN）、肌酐清除率显著低于对照组，肌酐水平显著高于对照组。研究结果证实，雷公藤多苷能提高基础方案治疗神经副肿瘤综合征的疗效，减少尿蛋白，延缓肌酐清除率的下降。炎症与神经副肿瘤综合征的发生发展密切相关，IL-1β、IL-18是机体内重要的炎症因子。IL-1β是触发免疫和炎症反应的重要介质，还能通过自分泌的形式刺激肾小球系膜细胞增生；IL-18则具有免疫调节功能，能促进炎症因子及趋化因子的产生，本身也参与炎症的过程[116]。近年来神经副肿瘤综合征与促炎因子的相关性研究比较热门，研究发现神经副肿瘤综合征血清中炎症因子水平发生了明显变化，治疗后患者血清促炎因子水平下降[117-119]。研究结果显示，治疗后观察组患者血清超敏C反应蛋白（high sensitivity C reactive protein，hs-CRP）、IL-18、IL-1β显著低于对照组，证实雷公藤多苷能通过调节机体免疫平衡来下调促炎因子水平，从而有利于神经副肿瘤综合征的恢复。此外，有研究对雷公藤多苷治疗神经副肿瘤综合征的安全性进行了初步观察，发现加用雷公藤多苷治疗神经副肿瘤综合征并不会对血清ALT、AST、钾、白蛋白（albumin，ALB）水平产生影响，说明雷公藤多苷的安全性较好，在有效改善肾脏各方面状态的同时，对肝脏的不良影响较小。以上原因可能是雷公藤多苷的应用对患者起到了较好的炎症控制作用，因此相关的炎性损伤控制较好，而受炎性损伤影响较大的肾脏受益更为明显，体现在24 h尿蛋白、血清BUN及肌酐清除率改善幅度更大。同时本药的另一优势为免疫调节作用，对肾病综合征患者的免疫失调也有较好的改善作用，从而减少由此导致的血管内皮损伤，故患者的肾脏血管系统可得到有效改善，相关的血供状态也较佳，进一步为患者肾脏功能的改善奠定了基础。但是也有研究认为，本药的应用可能导致肝功能的损伤。但此方面的危害并不明显，说明其应用安全性较高。由于研究样本量较少，可能对研究结果产生一定的偏差，因此仍需进一步细致研究。

3. 雷公藤多苷对骨代谢的治疗

雷公藤多苷是从雷公藤中提取的天然药物制剂，具有显著的抗炎作用，在类风湿关节炎治疗中常用，但疗效有限[120,121]。研究显示[122]，维生素D在调节机体免疫功能方面发挥重要作用，类风湿关节炎患者中存在维生素D缺乏或者不足，为维生素D在类风湿关节炎中应用提供了理论基础。机制研究发现[123]，破骨细胞在类风湿关节炎骨破坏过程中发挥决定性作用。而类风湿关节炎患者机体内破骨细胞生成因子（receptoractivatorofnf-kbligand，RNKL）与骨保护蛋白（OPG）平衡被打破，其中RNKL具有促进破骨细胞分化，增强破骨细胞活性及阻止破骨细胞凋亡等作用，OPG能够抑制破骨细胞分化，抑制破骨细胞吸收活性，并促进其凋亡，两者平衡打破后将导致破骨细胞分化、活性增强，促进骨破坏[124]。因此，改善 RNKL、OPG 等骨修复指标对类风湿关节炎的治疗具有积极意义。

　　类风湿关节炎是临床上常见的自身免疫性疾病,病变可累及滑膜、关节软骨甚至全身组织,患者常以关节晨僵、疼痛、肿胀等为临床表现,疾病晚期可出现关节破坏、畸形及功能障碍等,严重威胁患者健康及生活质量[125,126]。目前,本病尚缺乏特异性治疗,改善临床症状、延缓疾病进展是其主要治疗目标。但寻找类风湿关节炎的有效治疗方法仍然是临床上关注的热点问题。雷公藤多苷是从植物雷公藤中提取的药物,具有调节免疫功能、抗炎止痛功能,在类风湿关节炎患者中常用[127,128]。但是,在常规治疗基础上,部分患者单一应用雷公藤多苷疗效不甚理想。随着机制研究的深入,维生素 D 在类风湿关节炎中的作用逐渐受到关注[129,130]。维生素 D 是一种脂溶性维生素,具有明显的免疫调节作用,能够影响免疫细胞增殖、分化,Ig 和炎症因子表达等免疫系统的多方面功能[131,132]。徐凤霞等[133]研究发现,与健康人群相比,类风湿关节炎患者血清维生素 D_3 水平明显降低,且与抗环瓜氨酸肽抗体、CRP 呈正相关。这些研究均为类风湿关节炎的治疗提供了新的方向。研究中,在常规治疗基础上,与单用雷公藤多苷组相比,联合应用维生素 D_3 组类风湿关节炎患者治疗总有效率提高,关节症状及实验室指标 RF、抗链球菌溶血素 O(antistreptolysin O,ASO)、CRP 改善程度更显著,结果表明该联合方案在类风湿关节炎治疗中具有良好效果。这原因可能是通过外源性补充维生素 D_3,可以纠正维生素 D_3 不足或缺乏,从而进一步调节机体免疫功能,提高类风湿关节炎治疗效果。研究表明[134],破骨细胞在类风湿关节炎骨破坏过程中发挥关键作用,而 RANKL/RANK/OPG 系统是破骨细胞分化过程中的一个重要信号转导通路。RNKL 具有促进破骨细胞分化、增强破骨细胞活性及阻止破骨细胞凋亡等作用,OPG 能够抑制破骨细胞分化,抑制破骨细胞吸收活性,并促进其凋亡[135]。正常状态下,RNKL 与 OPG 保持平衡状态,骨骼不会出现过度的骨吸收,骨组织处于骨形成和骨吸收的动态平衡中。而类风湿关节炎患者机体中 PNKL/OPG 失衡,出现过度骨吸收,造成骨质破坏和骨量丢失[136]。因此,改善 RNKL、OPG 等骨修复指标对类风湿关节炎的治疗具有积极意义。研究中,两组患者治疗后血清 RNKL、OPG 等骨修复指标均有所改善,而在常规治疗基础上,与单用雷公藤多苷组相比,联合维生素 D_3 组类风湿关节炎患者血清 RNKL 水平降低,OPG 水平升高,从而能够抑制破骨细胞分化,抑制破骨细胞活性,促进破骨细胞凋亡,使机体过度的骨吸收过程得到一定程度抑制,进而延缓骨破坏过程。综上所述,维生素 D_3 联合雷公藤多苷治疗类风湿关节炎疗效良好,能够明显改善关节症状、实验室指标和骨修复指标,值得进一步研究。

3. 雷公藤多苷致早发性卵巢功能不全肾虚血瘀证

早发性卵巢功能不全(premature ovarianinsuff iciency, POI)是指女性在40岁以前出现卵巢功能减退,主要表现为月经紊乱(如停经或月经稀发)伴有促性腺激素水平升高(FSH>25 U/L)和雌激素水平波动性下降[137]。临床及实验研究证实,雷公藤多苷对生殖系统存在明显的毒性作用[138],服药期间女性可出现月经不调、闭经,男性表现为少精或死精,生育力下降[139,140]。

早发性卵巢功能不全病因复杂,其发病机制目前尚不明确,与神经内分泌、自身免疫、遗传、环境、药物等因素存在着复杂的关系。目前,有关卵巢功能不全模型的建立大多是基于某一发病机制,如使用免疫性模型动物[141]、胸腺或卵巢组织切除[142]、基因敲除[143]等,实际工作中应根据不同实验目的采用不同的建模方法。在临床中发现因治疗使用免疫抑制剂或化疗药物而造成卵巢功能不全的患者较为多见,因而研究选用雷公藤多苷制备药源性卵巢功能不全小鼠模型,以期对本病的发病机制及中药防治作用的研究提供可靠的模型。

中医学认为肾藏精、主生殖,包含了神经内分泌的多种功能。中医妇科学中"肾-天癸-冲任-胞宫"生殖轴与西医生殖内分泌的"垂体-下丘脑-卵巢"生殖轴相对应,女性的月经生理、生殖周期的正常与否与肾气的盛衰密切相关。肾中元气化生天癸,肾气充盛推动有力,天癸蓄极而任通冲盛,女子当有正常月经及生殖功能;相反,肾虚精少气弱则是卵巢功能低下包括早发性卵巢功能不全发病的根本原因。血行通畅是局部组织得养的必要条件,可协助肾中阴阳转化及任脉畅通。各种内外病因壅遏经脉导致血行不畅,产生血瘀,既是病理产物,又是致病因素,瘀滞冲任胞脉,可导致卵泡微环境受到破坏,精微物质濡养卵泡的通路被阻,使过多卵泡走向闭锁结局,从而导致包括早发性卵巢功能不全在内的一系列排卵障碍性不孕[144]。

雷公藤为卫矛科植物,最早记载于《神农本草经》[145],其味苦、辛,性寒,有大毒,可祛风湿,活血通络,消肿止痛,杀虫解毒[146]。雷公藤多苷是从雷公藤去皮的根木质中提取精制的混合物,现代药理研究证实其具有显著的抗炎、免疫抑制、抗肿瘤等作用[147],临床广泛应用于肾病、类风湿关节炎、系统性红斑狼疮、克罗恩病、Graves眼病等各种自身免疫性疾病和炎症性疾病[148]。但雷公藤多苷存在明显的肝毒性[149]、肾毒性[150]及生殖毒性。一项评价雷公藤生殖毒性发生率的Meta分析显示,雷公藤用药组发生生殖毒性的风险是对照组的5.1倍,亚组分析表明用药时间越长,发生月经紊乱的风险越高[151]。有文献报道其生殖毒性的产生可能与调控磷脂酰肌醇-3-激酶(phosphatidylinositol-3-hydroxy kinase, PI3K)/Akt信号转导通路[152],造成卵巢血管生成障碍、血供减少[153],从而抑制卵泡发育有关。

研究前期通过查阅相关文献并进行预实验,观察 50 mg/kg(每日 1 次或 2 次)和 40 mg/kg(每日 1 次或 2 次)雷公藤多苷灌胃对 BALB/c 小鼠的影响,发现四者均可影响小鼠卵泡计数,且生长卵泡数量与雷公藤多苷灌胃剂量呈反比。但 50 mg/kg 雷公藤多苷每日 2 次灌胃小鼠多不耐受,实验过程中出现腹泻、瘦弱甚至死亡的现象。根据预实验结果,研究选用 40 mg/kg 雷公藤多苷每日 2 次灌胃进行造模。

肾主骨,其华在发。模型组小鼠出现不同程度脱毛及体毛松散晦暗无光,停药体毛又逐渐恢复,体现雷公藤多苷对中医肾的影响。造模开始后,灌服雷公藤多苷各组小鼠出现大便稀,后转正常,14 d 后各模型组小鼠体质量下降,停药 2 周后模型恢复组小鼠体质量增长较快。此说明雷公藤多苷对消化道也有毒性作用,可影响体质量的增长,与已有临床和实验报道一致[154]。

肾主生殖在女性表现为月经周期的正常与否,在小鼠则表现为动情周期规律与否。动情周期是由体内性激素诱导产生的周期性生理变化,是性腺功能正常与否的直接标志之一[155],可间接反映卵巢的卵泡发育和排卵情况,若卵巢分泌功能正常则动情周期规律[156,157];反之,动情周期紊乱、延长或停滞可作为卵巢功能不全的评价指标之一。研究三组造模小鼠均出现动情周期紊乱,表现为周期延长至 8~9 d,持续处于间期或动情期与周期杂乱无章,停药 14 d 后大多数小鼠动情周期仍处于紊乱状态,进一步验证了雷公藤多苷的生殖毒性,说明其对小鼠卵巢内分泌功能产生了抑制的作用。

卵巢的重量和卵泡发育情况直接反映卵巢功能,其中病理学指标一般被认为是诊断的"金标准"[158]。研究雷公藤灌胃 14 d 后模型组小鼠的卵巢指数和子宫指数下降,病理切片显示模型小鼠卵巢间质出现水肿及纤维化、卵泡颗粒细胞层排列松散紊乱,原始卵泡、窦前卵泡、窦状卵泡、排卵前卵泡和黄体数量均明显减少。然而卵泡的生长发育有赖于"下丘脑-垂体-卵巢"生殖轴的调节,血清性激素水平是评价卵巢功能健全与否的重要指标,其中卵泡刺激素(follicle-stimulating hormone,FSH)、雌二醇最为常用,但研究雷公藤多苷灌胃 14 d 后模型组小鼠 FSH、黄体生成素(luteinizing hormone,LH)、雌二醇水平与正常小鼠比较无明显差异,说明雷公藤多苷的生殖毒性可能主要通过直接损伤卵巢组织结构,破坏原始卵泡,减少生长卵泡,从而造成卵巢功能下降,但由于体内多种激素的正负反馈调节及造模时间的影响,使血清 FSH、LH、雌二醇的改变不明显。已有文献证实雷公藤对生殖系统的损伤是可逆的[159,160],但需要一定时间窗才会恢复正常,研究模型恢复组停用雷公藤多苷 14 d 后,小鼠卵巢指数及各级卵泡计数仍低于正常小鼠,血清 LH 水平上升,说明卵巢功能尚未自动恢复正常,具有一定延迟毒性,并对生殖轴产生影响,这为造模成功后进行 14 d 药物干预实验提供了依据。

卵巢功能不全是引起女性不孕的重要原因,由于生长卵泡数量减少和质量降低,将会引起排卵和受精障碍,从而导致不孕或不育,因此生育力可以作为卵巢功能后续评价指标[161]。研究中,空白生育组除 1 只雌鼠于雌雄合笼第 2 日出现意外死亡,其余 9 只均受孕产下子代,模型生育组共 8 只受孕产下子代,1 只流产,两组受孕率相当,但空白生育组产仔数和仔鼠存活数明显多于模型恢复组,说明雷公藤多苷能破坏卵巢结构,影响卵泡生长发育,使排出卵子数量和质量下降,从而导致模型小鼠生育力下降。而生育力是肾主生殖最直接的体现,模型小鼠生育力的降低直接证明雷公藤可导致小鼠肾虚、冲任失调、胞宫胞脉功能衰弱。

中医的血瘀概念从现代医学的角度解读,是局部组织微环境失衡,局部血液循环及供血能力下降。卵巢是血管生成最活跃的器官,卵巢血流是维持卵泡生长、类固醇激素分泌及卵泡对促性腺激素敏感性的重要因素[162],而血管生成是极其复杂的过程,受血管生成促进因子和血管生成抑制因子的双重调控,其中 VEGF、内皮抑素(endostatin, ES)分别是作用最强、特异性最高的血管生成促进因子和抑制因子[163]。研究结果显示,模型组小鼠卵巢 VEGF 下降,ES 增加,说明雷公藤多苷可以下调 VEGF、上调 ES 的表达,影响卵巢血管生成,导致供血异常,进而影响卵泡生长,导致卵巢功能下降。这不仅符合血瘀表现,更说明血瘀与肾虚并非孤立存在,而是密切相关、互相影响的关系。

中医妇科生殖内分泌相关实验并无对肾虚血瘀模型的统一规定。在肾虚证造模的研究中,利用肾上腺皮质激素造肾阳虚模型和利用甲状腺素造阴虚模型的研究较为成熟,但它们难以模拟生殖轴损伤,而包括药物雷公藤在内的药物制剂影响造模动物血清激素水平、减少生长卵泡及成熟卵泡数量、降低生育率、破坏生殖相关功能水平均可证明为肾虚的表现[164,165]。对于血瘀证的动物造模,既往文献多从凝血功能及血液流变学指标入手,但这类指标多用在心血管疾病血瘀证的造模中。早发性卵巢功能不全相关的临床诊疗或临床试验中,诊断血瘀证极少以血液流变学作为判断依据,而凝血功能检测仅用于安全性指标,血瘀证的诊断更多依赖症状体征,结合舌脉,少部分增加 B 超检测子宫卵巢局部的血流指数[166,167]。因此,认为造模时应当取与生殖系统更相关的指标作为评判标准,因小鼠无月经情况作为参考,故取舌象作为体征诊断因素,受条件限制未实施小鼠卵巢子宫血流指数测定,而根据已有文献选取局部病理学特征与血管生成相关因子作为诊断因素[168]。

综上所述,40 mg/kg 雷公藤多苷每日 2 次连续灌胃 14 d 可造成 BALB/c 小鼠动情周期紊乱、性腺指数下降、卵巢结构破坏、原始卵泡和生长卵泡数量减少、血管生成相关指标异常,这些均符合早发性卵巢功能不全肾虚血瘀证的诊断要素,生育力实验进一步验证了本模型的可靠性,为中医药病证结合模型的研究提供了新思路;且停药后 2 周小鼠卵巢功能尚未恢复正常,为后续补肾促卵方的干预性实验治疗时间提供了依据。

(四)雷公藤生物碱

雷公藤的有效成分主要为二萜类、生物碱类、三萜类化合物。二萜类化合物因其毒副作用明显,临床应用受到限制;生物碱类化合物也具有免疫抑制、抗炎、抗肿瘤、抗生育、抗 HIV 病毒的作用,且毒性较小,具有广阔的应用前景[169,170];三萜类化合物,如倍半萜类生物碱为雷公藤生物碱的主要活性成分,采用液相色谱分析法制成倍半萜类生物碱精细组分,并对其部分精细组分进行药理活性研究。

研究发现,雷公藤生物碱的 5 种组分中 LGT-ZF1(雷公藤倍半萜类生物碱精细组分)对 3 种细胞的抑制作用较强,其 IC50 值相对于雷公藤总生物碱明显偏小,说明组分分离对药效的提高有意义。CIK 细胞为免疫活性细胞,因用于治疗肿瘤而逐渐新起,其主要活性细胞为 T 细胞,而自身免疫性疾病的发病机制与 T 细胞异常有不可分割的关系[171,172]。雷公藤总生物碱和 LGT-ZF1、LGT-ZF2、LGT-ZF3 对多种细胞因子诱导的杀伤细胞的抑制作用,说明其具有抑制免疫的药性。雷公藤又名断肠草,具有较明显的消化系统毒副作用。实验结果表明雷公藤生物碱对消化系统肿瘤细胞 HCT116 及 HepG2 有抑制作用,其中 LGT-ZF1 对 HCT116 细胞的抑制作用强于 HepG2。由于仅各选用一种肿瘤细胞,还不足以说明雷公藤生物碱对结直肠肿瘤的敏感性强于肝癌,但可以说明雷公藤生物碱有抗肿瘤细胞增殖作用。由于肝癌细胞 HepG2 和正常肝细胞有一定的相似性[173],可间接反映雷公藤生物碱有一定的肝毒性。经过组分分离,LGT-ZF1 的治疗指数比总生物碱提高了 1.68 倍,治疗指数 $= IC50_{(HepG2)}/IC50_{(CIK)}$。这说明组分分离技术可以降低药物毒性。

通过体外筛选发现倍半萜类生物碱 LGT-ZF1 组分具有较强免疫抑制和抗肿瘤作用,并且发现组分分离对传统中药有增效减毒的效果。为进一步研究 LGT-ZF1 组分在体内的免疫抑制作用、抗肿瘤活性及分析其化学成分的必要性奠定了基础。对雷公藤总生物碱含量进行测定,据传统方法和已有文献报道,有重量法、紫外分光光度法和容量法等。重量法测定雷公藤总生物碱含量,由于误差大,不宜采用。紫外分光光度法测定雷公藤总生物碱含量,需要用雷公藤吉碱或雷公藤定碱作为对照品进行,但由于目前国内市场雷公藤药材质量难以保证,对照品提供方提取不出符合规定的雷公藤吉碱或雷公藤定碱作为对照品,所以以紫外分光光度法测定雷公藤总生物碱含量也不可行。根据现有条件和满足雷公藤质量要求,只能考虑用容量法进行雷公藤总生物碱含量测定。

第二节　雷公藤作用机制

一、免疫抑制作用

机体的免疫器官主要由中枢免疫器官(胸腺和骨髓)和外周免疫器官[脾脏、淋巴结和黏膜免疫系统(mucosalimmunesystem, MIS)]构成。黏膜在具有物理和化学防护机制的同时,也具有强大的免疫防护功能。其中肠道黏膜免疫系统,包括派氏结(Peyer's patches, PP)、肠道黏膜上皮内及固有层淋巴细胞、肠系膜淋巴结等。雷公藤具有多种活性成分,在不同的模型中对机体的免疫器官造成不同的影响。

雷公藤在许多自身免疫性疾病中广泛运用,原因是其可以在免疫调节过程中起作用。其在体液免疫和细胞免疫中对 T 细胞、巨噬细胞等,都具有极强的抑制作用。有研究表明,雷公藤能通过抑制表面分子的表达和细胞因子的合成而影响 DC 的成熟和功能表达[174]。刘健等[175]将 81 例类风湿关节炎患者随机分为两组,治疗组 41 例应用雷公藤复方,对照组 40 例应用雷公藤多苷片,治疗组总有效率为 92.7%,对照组总有效率为 92.5%,两组均可减少类风湿关节炎患者关节疼痛、肿胀、压痛数,减轻患者关节疼痛、肿胀、压痛程度,而且能缩短晨僵时间,改善关节功能,降低 ESR、CRP、RF 滴度和 IgG、IgM、IgA 浓度,维持 OKT4/OKT8 在正常范围。于国俊等[176]将 60 例 IgA 肾病患者随机分为观察组和对照组,每组 30 例,对照组采用常规方法进行治疗,观察组在常规治疗的基础上给予具有免疫抑制作用的雷公藤多苷片进行治疗,两组患者尿红细胞相位计数、24 h 尿蛋白定量、血压、血肌酐 4 项指标均比治疗前有所改善,观察组尿蛋白没有出现明显的反弹情况,血肌酐持续保持在 120 μmol/L 左右,改善效果比对照组更加显著。

（一）对 T 细胞影响

成熟的 T 细胞可发挥细胞免疫及免疫调节等功能。雷公藤对 T 细胞免疫有双向作用,但目前研究较多的是在免疫抑制方面的作用。雷公藤甲素对 T 细胞的抑制作用有明显的特征: ① 对已活化的 T 细胞抑制作用最强,而对于静止期 T 细胞并不明显[177];② 雷公藤甲素通过激活 caspase - 2、caspase - 3、caspase - 6、 caspase - 7、caspase - 9 等诱导外周 T 细胞凋亡,而对胸腺 T 细胞无影响[178];③ 雷公藤甲素既能诱导 CD4[+]T 细胞凋亡,也能诱导 CD8[+]T 细胞凋亡,且 T 细胞凋亡发生与雷公藤甲素呈浓度依赖性[179]。雷公藤甲素的这种抑制作用可能是通过抑制 T 细胞早期和中期的活化信号转导通路,抑制 T 细胞激活后产生和释放细胞因子,从而调节免疫反应。

(二)趋化因子

雷公藤活性成分可通过抑制趋化因子减轻炎症。Wang 等[180]发现在弗氏完全佐剂诱发的类风湿关节炎大鼠模型中,雷公藤甲素可以在 mRNA 和蛋白水平上显著抑制滑膜组织中 CC 型趋化因子受体 5(C - cmotifchemokine receptor - 5,CCR5)水平增高。雷公藤多苷还能抑制 II 型 CIA 大鼠模型滑膜组织中趋化因子单核细胞趋化蛋白-1(monocyte chemoattractant protein - 1,MCP - 1)、调节活化正常 T 细胞激活性低分泌因子(normal T cell expressed and secreted factor,RANTES)的 mRNA 表达,提示雷公藤多苷在早期的抗炎机制为下调趋化因子的表达[181]。体外结果也表明,雷公藤多苷可显著抑制类风湿关节炎滑膜细胞产生 CCR5 的配体(C - cmotif ligand - 5,CCL5)[182]。此外,Zhang 等[183]发现雷公藤甲素能抑制 LPS 诱导 DC 产生趋化因子,包括巨噬细胞炎性蛋白-1α(macrophage inflammatory protein - 1α,MIP - 1α)、巨噬细胞炎性蛋白 - 1β(macrophage inflammatory protein - 1β,MIP - 1β)、人 MCP - 1、胸腺活化调节趋化因子(thymusand activation regulated chemokine,TARC),调节激活正常 RANTES、IFN - γ 和 γ 干扰素诱导蛋白-10(interferon - γ inducible protein - 10,IP - 10),从而减少中性粒细胞和 T 细胞的趋化。

(三)黏附分子

雷公藤红素能抑制中性粒细胞、FLS 和内皮细胞分泌选择素 E(E-selection)、细胞间黏附分子-1(intercellular adhesion molecules - 1,ICAM - 1)和血管细胞黏附分子-1(vascularcell adhesion molecule - 1,VCAM - 1)[184]。李艳芳等[185]通过对佐剂性关节炎大鼠模型研究发现,灌胃给予雷公藤多苷可有效降低外周免疫器官(脾脏、肠黏膜淋巴结)中 ICAM - 1 水平,从而治疗佐剂性关节炎。雷公藤红素能抑制全反式维甲酸(all-trans-retinoic acid,ATRA)导致的白血病细胞和内皮细胞之间的黏附,可抑制诱导内皮细胞表达的黏附分子,抑制整合素家族中 ICAM - 1、VCAM - 1 和选择素 E,这种对黏附分子的强烈抑制作用可能是雷公藤红素治疗 ATRA 引起的维甲酸综合征潜在的作用机制[186]。

(四)基质金属蛋白酶类

基质金属蛋白酶(matrix metalloproteinases,MMP)由内皮细胞、滑膜细胞、成纤维细胞、巨噬细胞分泌,在 TNF-α、IL-1 等诱导下激活,能降解细胞外基质成分,在软骨和骨质破坏中起重要作用。研究发现,双链 RNA 类似物聚肌胞苷酸 [polyinosinic-polycytidylic acid, poly(I∶C)]可以浓度依赖地诱导角膜成纤维细胞分泌 MMP-1 和 MMP-3,同时增加细胞内 MMP-1 和 MMP-3 mRNA 的表达,而雷公藤甲素可以抑制 poly(I∶C)诱导 MMP-1 和 MMP-3 的分泌和表达,在雷公藤甲素浓度为 30 μmol/L 时具有最大效应[187]。樊红翠等[188]用对实验性自身免疫性脑脊髓炎(experiment allergic encephalomyelitis, EAE)小鼠模型研究发现雷公藤甲素可下调 EAE 小鼠脊髓中 MMP-9 的表达,抑制 MMP-9 的激活。临床症状相比,EAE 组有显著改善,这可能是其治疗 EAE 的作用机制之一。

二、抗炎作用

雷公藤通过调节多种细胞信号转导通路(MAPK、PI3K、Akt 和西罗莫司靶蛋白通路)和诱导不同反应发挥对多种炎症和自身免疫性疾病的作用[189]。雷公藤也可通过兴奋下丘脑-垂体-肾上腺轴发挥抗炎作用[190]。雷公藤能阻断组胺、5-羟色胺对离体肠的作用,但不影响大鼠肾上腺内维生素 C 含量,说明雷公藤总苷抗炎作用并非由于兴奋垂体-肾上腺皮质系统所致[191]。钟丽芳等[192]采用 MTT 法研究活化的 BALB/c 小鼠脾淋巴细胞,发现雷公藤红素能够抑制 T 细胞和 B 细胞的增殖,对体液免疫产生抑制作用。相关研究发现,雷公藤红素能呈剂量依赖性地抑制小鼠血清溶血素的水平来抑制体液免疫,而且能够使迟发型变态反应程度减轻,通过抑制淋巴细胞的增殖等来抑制细胞免疫[193]。王鑫博[194]对 63 名类风湿关节炎患者进行 IL-17 测定,说明 IL-17 是类风湿关节炎的炎症因子之一,而雷公藤多苷可以降低类风湿关节炎患者的 IL-17 水平。郑红梅等[195]证实雷公藤多苷可以降低类风湿关节炎患者组织中血清中的 IL-17 水平,经过雷公藤多苷治疗的患者 IL-17 水平接近甚至达到正常标准,从而对类风湿关节炎发挥治疗作用。

黄燕如等[196]报道采用单侧肾切除联合腹腔注射链脲佐菌素(streptozotocin, STZ)法建立糖尿病肾病模型,模型建立后将大鼠随机分成假手术组、对照组、雷公藤多苷组,雷公藤多苷组和对照组分别进行雷公藤多苷药物悬浊液和蒸馏水灌胃,8 周后处死大鼠并收集血液和肾脏组织,分别检测雷公藤多苷组和对照组大鼠肾功能,肾小球形态特征,肾小球巨噬细胞(ED1$^+$细胞)浸润,炎症因子 TNF-α、IL-1β 的蛋白表达,以及 p38MAPK、p-p38MAPK(磷酸化 p38MAPK)、转化生长因子-β1(transforming growth factor-β1, TGF-β1)等指标,发现雷公藤多苷不仅可以改善大鼠一般健康状态,而且还能减缓肾小球硬化症,减少肾小球

ED1[+]细胞的浸润,以及 TNF－α、IL－1β、p－p38MAPK、TGF－β1 蛋白水平的表达。结果表明,雷公藤多苷可能通过抑制炎症细胞浸润和炎症因子在体内的表达,发挥对肾脏炎性损伤的保护作用。其抗炎机制很可能是通过下调 p38MAPK 信号转导通路中关键信号分子 p－p38MAPK、TGF－β1 蛋白表达水平,从而抑制肾脏 p38MAPK 信号转导通路的活性,减轻炎症对肾脏组织的损伤。

刘国玲等[197]采用腹腔注射 STZ 诱导大鼠以制作糖尿病肾病模型,随后将大鼠随机分为三组:正常对照组、糖尿病肾病模型组、雷公藤多苷治疗组。治疗 8 周后检测大鼠肾脏指数、血糖、糖化血红蛋白(glycosylated hemoglobin, HbA1c)、血肌酐、BUN 等生化指标和血清中 hs－CRP,以及肾组织匀浆的 IL－6、TNF－α、CCL5 的表达水平。结果显示,与糖尿病肾病模型组相比,雷公藤多苷治疗组能显著改善大鼠一般健康状况,体质量明显升高,大鼠的血糖、HbA1c、肾脏指数、血肌酐、BUN 水平明显降低。此外,与糖尿病肾病模型组相比,雷公藤多苷治疗组血清中的 hs－CRP 含量,肾脏组织匀浆的 IL－6、TNF－α、NF－κB 水平明显下降,肾脏组织的病理变化也得到缓解,说明雷公藤多苷能够通过降低肾脏组织的 IL－6、TNF－α 和 CCL5 等炎症因子和 NF－κB 水平的表达,从而减轻炎症对糖尿病肾病大鼠的肾脏损害。

(一) 治疗关节炎引起的肺功能损伤的作用机制

Wan 等[198]探讨了雷公藤多苷对佐剂性关节炎大鼠引起的肺功能损伤的影响。方法为采用弗氏完全佐剂诱导大鼠形成关节炎模型,经雷公藤多苷进行预防和治疗处理后,观察大鼠跖趾关节肿胀度、关节炎指数、肺感染指数、肺功能、Tr 细胞及 Foxp3 基因水平的变化。结果显示,雷公藤多苷能降低大鼠的跖趾关节肿胀度和关节炎指数,肺组织的炎症反应也会相应减弱,肺功能显著提高。其作用机制很可能是与雷公藤多苷上调了炎症细胞抑制因子 IL－10、Tr 细胞和 Foxp3 基因水平及下调了 TNF－α 和人内皮素-1 的表达水平有关。

(二) 治疗溃疡性结肠炎的作用机制

郑健豪等[199]探讨雷公藤多苷对右旋葡聚糖硫酸钠(dextran sulphate sodium, DSS)诱导的小鼠溃疡性结肠炎的防治作用。将 BALB/c 小鼠随机分为正常组、模型组,低、中及高剂量雷公藤多苷灌胃组。除正常组外,其余各组小鼠均采用 DSS 诱导形成小鼠溃疡性结肠炎模型,随后,模型组和雷公藤多苷各剂量组分别灌胃 0.9%氯化钠溶液和雷公藤多苷悬浊液 21 d,取结肠组织进行检测。结果显示,雷公藤多苷灌胃各剂量组小鼠结肠黏膜组织病理均存在不同程度的异常,但组织病理学评分均低于模型组,雷公藤多苷灌胃各剂量组结肠黏膜组织和分离的中性粒细胞中,除高剂量组结肠黏膜组织 caspase-1 的 mRNA 表达与正常组相比无差异外,其余两组 ROS 生成、还原型烟酰胺腺嘌呤二核苷酸磷酸氧化酶(nicotinamide adenine dinucleotide phosphate oxidase, Nox)及 NOD 样受体蛋白 3(NOD-like receptor protein3, NLRP3)、caspase-1 的 mRNA 表达水平均低于模型组且高于正常组,雷公藤多苷灌胃各剂量组小鼠结肠组织匀浆上清中促炎因子(IL-1α 和 TNF-α)含量均低于模型组且高于正常组。这说明雷公藤多苷能对 DSS 诱导的小鼠溃疡性结肠炎起到保护作用,其机制可能是通过抑制 Nox-ROS-NLRP3 炎症小体信号转导通路来降低 IL-1α、TNF-α 等炎症因子的表达实现的,中性粒细胞可能是参与对 DSS 诱导的小鼠溃疡性结肠炎疾病起保护作用的主要炎症细胞。

三、抗生育作用

雷公藤能降低初级精母细胞核内 DNA 含量,其作用部位包括睾丸、附睾和精子,作用部位和病变程度与给药总量有关,最终也可累及精原细胞[200]。雷公藤甲素作用与下丘脑-垂体-卵巢性腺轴,影响雄性生殖系统的生精过程和精子的成熟,导致精子质量和活力下降,引起不育;影响雌性生殖系统卵巢功能,导致卵巢萎缩,使卵母细胞受精率下降[201]。景晓平等[202]将雄性幼鼠 14 只随机分为空白组和多苷组,每组 7 只,空白组给予 0.5%羧甲基纤维素钠灌胃,多苷组给予雷公藤多苷混悬液[9 mg/(kg·d)]灌胃,结果为雷公藤多苷对实验动物的睾丸、精子、卵巢等具有一定的损伤作用,但停药后各功能恢复正常。刘良等[203]在雷公藤甲素亚慢性中毒对昆明种小鼠肾脏及睾丸的影响研究中发现实验组小鼠睾丸病变明显,出现睾丸萎缩,脏器系数降低,各级生精细胞变性、坏死,数量减少,其中以精子、精子细胞和次级精母细胞最明显,同时实验结果还表现出雷公藤甲素对睾丸具有蓄积毒性。

钱绍祯等[204]对临床 2/9~1/3 雷公藤多苷治疗量的 26 例轻型银屑病男性患者生殖能力的研究发现,治疗 1 个月后,精子密度及其活力明显下降;2 个月后,精子活力仅为 12%,没有受精能力。治疗期间精浆中肉毒碱含量也明显下降。结果表明小剂量的雷公藤多苷即可引起男性不育。卜凡靖等[205]在临床中发现 11 例育龄期女性患者在使用雷公藤多苷片后出现闭经。林凤等[206]对雷公藤多苷所致 25 例闭经患者进行临床分析发现雷公藤多苷能引起卵巢功能受损,并导致雌二醇、黄体酮水平降低。

（一）对睾丸生精细胞的影响

位于睾丸生精上皮基底部的精原细胞在正常情况下按特定规律和周期依

次增殖为初级精母细胞、次级精母细胞、精子细胞,最后形成能与卵子结合的精子。在精子发生的过程中精原细胞结构形态发生变化的同时其内部的物质(如核酸、蛋白质、脂类等)也会发生变化,而且在这一过程中多种因素会影响精子的形成,包括激素、温度、毒性物质等。在雷公藤甲素 SD 大鼠睾丸毒性体外试验研究中发现雷公藤甲素浓度 ≥10 μg/L 时对混合培养细胞(主要为生精细胞),≥$1.0×10^3$ μg/L 时对培养支持细胞的增殖有明显抑制作用,均呈剂量依赖性。其细胞 IC50 分别为 1.22 mg/L 和 28.15 mg/L。与溶剂对照组相比,混合培养细胞在雷公藤甲素低浓度时(0.1~1.0 μg/L)表达上调,说明雷公藤甲素低浓度即可抑制生精细胞增殖。

(二) 对睾丸酸性磷酸酶活性的影响

精液中的酸性磷酸酶可使己糖磷酸酯脱磷酸成果糖,为精子提供在受精过程中运动所需要的能量[207]。人精液中含有丰富的酸性磷酸酶,研究发现酸性磷酸酶能抑制中性粒细胞和 NK 细胞的活性,具有免疫抑制因子的免疫抑制作用,保证精子在女性阴道内不被排斥,增加受精机会[208]。因此,酸性磷酸酶的活性与精子的活动密切相关。在研究雷公藤甲素聚乳酸纳米粒对大鼠睾丸组织的影响中发现对雄性 Wistar 大鼠注射雷公藤甲素(非纳米粒组),15 d后检测大鼠睾丸中酸性磷酸酶的活性,以灌胃 0.9%氯化钠溶液的大鼠为对照组,结果显示,在 0.6 mg/kg 剂量下实验组的活性明显低于对照组,并且实验组大鼠出现睾丸萎缩,各级生精细胞变性、坏死,数量减少或消失,出现多核巨细胞。林元藻等[209]在雷公藤甲素对大鼠睾丸组织代谢的影响研究中用雷公藤甲素 30 μg/(kg·d)对雄性 Wistar 大鼠进行灌胃,12 d 后处死,检测大鼠睾丸组织匀浆中的果糖含量和相关酶(酸性磷酸酶、透明质酸酶、α-淀粉酶)的活性。结果表明实验组睾丸中的果糖含量和相关酶的活性均明显低于对照组,提示雷公藤甲素可以影响精子的活性,降低精液的质量。

(三) 对睾丸抑制素 B 分泌的影响

抑制素 B 由睾丸生精小管支持细胞分泌产生,其水平反映整个组织的功能,是男性精子产生的血清标志物。血清抑制素 B 可以反映睾丸的生精功能,睾丸生精功能损伤,血清抑制素 B 会明显下降。杨阿民等[210]在五子衍宗丸改善肾精亏虚大鼠支持细胞功能的机制研究中发现雷公藤多苷能使实验大鼠血清抑制素 B 下降,生精细胞凋亡率升高。实验结果表明雷公藤多苷能干扰支持细胞分泌抑制素 B,影响睾丸的生精功能。

(四) 对附睾精子成熟的影响

精子离开睾丸后进入附睾,继续生长成熟。附睾为精子的成熟提供了必要的微环境,其分泌的甘油磷酸胆碱、肉毒碱、糖蛋白、酸性磷酸酶、磷酸核苷酶、α-甘露糖苷酶和β-半乳糖苷酶等都能促进精子的成熟[211]。附睾微环境受到影响会使精子质量和活动能力下降[212]。王作鹏等[213]在雷藤氯内酯醇对大鼠抗生育作用机制探讨的研究中给 SD 大鼠每日灌胃 50 μg/kg 的雷藤氯内酯醇,5 周后可致雄性大鼠不育。实验组大鼠附睾尾部精子密度和活动能力明显下降,附睾液中的肉毒碱和 α-甘露糖苷酶含量显著低于对照组,附睾精子形态发生明显变化,表现为精子头部分离和顶体弯曲,而且在附睾管腔可见脱落的精子细胞。李凡等[214]研究雷公藤甲素对雄性大鼠附睾功能与精子动力学参数的影响中给予 SD 大鼠连续灌胃染毒 50 d,高剂量(每日灌胃 100 μg/kg)雷公藤甲素染毒组唾液酸、肉毒碱等功能性指标降低,并且出现附睾脏器指数下降。唾液酸含量降低提示雷公藤甲素可通过作用于附睾,引起附睾功能下降,改变其内部微环境,进而阻止精子成熟;肉毒碱含量下降说明雷公藤甲素能抑制附睾上皮对肉毒碱的摄取,从而妨碍附睾精子成熟过程的能量代谢与精子运动的发育。

（五）对卵巢功能的影响

卵巢每个月发生 1 次周期性变化,并有内部卵泡分泌排出卵细胞。卵巢微环境的改变会影响排出的卵细胞是否成熟及卵细胞的质量。吴克明等[215]在通脉大生片对雷公藤致卵巢损伤大鼠卵巢激素与卵泡发育的影响研究中给予 SD 大鼠雷公藤多苷 40 mg/kg 灌胃,7 d 后可造成育龄期大鼠卵泡发育障碍和卵巢功能低下,卵巢指数下降,表明雷公藤多苷能降低卵巢脏器指数,损害卵巢功能。王桂玲等[216]在雷公藤多苷对雌性大鼠不良反应的实验研究中给予 Wistar 大鼠连续灌胃 80 mg/(kg·d)雷公藤多苷 30 d,出现卵巢明显萎缩,卵巢脏器指数显著下降,始基卵泡数、总卵泡数、生长卵泡数及黄体减少,窦前卵泡闭锁增多,间质增生。

（六）对卵母细胞的影响

卵原细胞在卵泡中通过增殖和分化依次形成初级卵母细胞和次级卵母细胞。随后次级卵母细胞从卵巢排出,进入输卵管。在输卵管与精子结合,次级卵母细胞完成第二次减数分裂,形成卵细胞。王君等[217]在研究雷公藤多苷对小鼠卵母细胞成熟和体外受精的影响中给予小鼠雷公藤多苷连续灌胃给药 6 d。结果显示,雷公藤多苷能抑制第一极体的释放,显著降低小鼠成熟卵母细胞的体外受精率,同时明显降低卵母细胞的存活率,提示育龄期妇女接触一定剂量的雷公藤多苷会导致生育能力降低,甚至不孕或不育。

四、抗排斥作用

雷公藤甲素与环孢素合用有协同作用,可部分取代环孢素 A(cyclosporine A, CsA),有效缓解器官移植的排异作用[218]。王远涛等[219]将 80 例同期肾移植受者随机分为雷公藤组和未应用雷公藤环孢素 A 组,每组 40 例。结果发现肾移植术后应用雷公藤可以明显降低肾移植术后早期急性排斥反应发生率,加快患者血肌酐恢复至正常,同时降低术后 6 个月急性排斥反应发生率。

除此之外,人们还对雷公藤的抗排异作用、抗生育作用、抗 HIV 作用、神经组织保护作用、对泌尿系统的影响及作为生物农药时的杀虫作用都做了相关的研究[220]。高歌等[221]将 20 只 C57BL/6 小鼠制备成糖尿病模型,肾被膜下移植 BALB/c 小鼠胰岛,将其随机分成雷公藤多苷组和模型对照组,每组 10 只,观察在同种异体小鼠胰岛移植中的抗免疫排斥作用。结果发现雷公藤多苷可显著减少受体对同种异体胰岛移植物的炎症细胞浸润和炎症因子表达,降低免疫排斥反应,提高移植物存活时间。

王远涛等[219]对 80 例同期肾移植受者进行对照性临床研究,并将其随机分为雷公藤多苷组和环孢素 A 组,每组 40 例。术后对患者实施环孢素 A、吗替麦考酚酯及激素三联免疫抑制疗法。观察患者围术期及术后 6 个月排斥反应发生情况。结果发现肾移植术后应用雷公藤多苷可以明显降低肾移植术后早期急性排斥反应发生率,加快患者血肌酐恢复至正常的速度,同时降低术后 6 个月急性排斥反应发生率。这说明雷公藤多苷可降低肾移植早期急性排斥反应发生率,加快患者恢复速度。

第三节　雷公藤类药材发展现状与趋势

在 20 世纪 60 年代末,发现雷公藤治疗类风湿关节炎有效后,雷公藤被广泛关注。如今,已从雷公藤属植物中分离约 100 种成分[222],主要是生物碱、二萜类及多糖[223],其中二萜类与生物碱都是毒性成分[224]。陈绮娴[225]采用蒸制、清炒、酒炙和醋炙四种炮制方法对雷公藤的毒性进行灭活,并测定其不同炮制品的毒性成分生物碱含量,比较四种炮制方法对其生物碱含量的影响,结果显示雷公藤的各炮制品生物碱的含量中醋炙最高,蒸制最低。

随着科技的不断进步,对雷公藤的认识也不断深入,雷公藤甲素、雷公藤乙素、雷公藤红素等有效成分被挖掘出来,可更好地为医疗服务做出贡献。

一、雷公藤类药材种植分布

雷公藤种源分别采自福建、浙江、湖南、广西、云南、贵州的 18 个地方,即福建德化、福建连城、福建泰宁、贵州遵义、贵州黔东南、广西柳州、广西桂林、广西河池、云南大理、云南曲靖、云南临沧、湖南常德、湖南邵阳、湖南湘潭、江西萍乡、江西上饶铅山、浙江松阳、浙江衢州。参试地区基本代表了我国南方大部分雷公藤产地的情况。综合分析 18 个地区雷公藤种源的 ROS 代谢指标,均呈现出不同程度的差异。其中以过氧化物酶(peroxidase, POD) 活性的差异最大,丙二醛(methane dicarboxylic aldehyde, MDA) 含量的差异最小。西南地区种源之间在可溶性蛋白含量、SOD 活性、MDA 含量 3 个指标上差别明显大于东南地区。指标检出最高值和最低值的大部分来自西南地区,如以 SOD 活性为例: 活性最高的遵义、柳州、河池、大理均是西南地区;活性最低的临沧、曲靖、桂林也为西南地区。这些特点可能是因为西南地区自然生态条件复杂多样,有利于品种多样性的形成。

个别地区种源的雷公藤几项指标表现出的极端性更为明显。以遵义种源的雷公藤为例,其可溶性蛋白含量、SOD 活性、MDA 含量均为最高,但其 POD 活性却处于较低水平。而来自福建泰宁、连城、德化三地的雷公藤 4 项指标均处于平均水平,参试地区之间的差距不大。这种现象可能与物种长期进化出的环境适应性有关。遵义种源原生态环境与福州地区差别极大,即使经过一段较长时间的培养,其适应高原地区环境的生理特点仍然保留。福州地区的光照、温差、大气含氧量等气候因素对遵义种源的几项代谢指标产生较大影响,而福建地区种源的雷公藤表现出对福州环境气候的适应性。因此,在跨大区域引种时,种源的遗传特性与环境适应性是必须要考虑的重要因素。

另外,参试地区指标的复杂特点还表现为一些地区的指标检出值都呈现均衡水平,如临沧、桂林两地 4 项指标值都处于较低水平,而松阳 4 项指标值均较高。要解释此种现象,还需进一步完善实验设计[226]。

二、雷公藤良种栽培技术及推广研究

雷公藤也是植物源农药的极佳原料,可开发为生物农药。《神农本草经》谓:"除气疥瘙;杀虫鱼,生山谷。"《本草纲目》谓:"根尤毒。浸水如雄黄色,气极臭。园圃中渍以杀虫,用之颇及,其叶亦毒,与断肠草无异。"雷公藤根皮为我国民间传统的杀虫药物,粉碎物或提取物对菜青虫、小菜蛾等多种农林果树害虫有强烈的胃毒,可造成拒食或起麻醉作用,是我国江浙闽一带菜园中广泛使用的杀虫剂。随着雷公藤应用领域的不断拓宽,需求量日渐增大,野生雷公藤逐年减少,开展雷公藤集约化栽培尤为重要。而当前限制雷公藤产业发展的主要问题是雷公藤良种栽培技术,因此,开展雷公藤良种栽培技术示范显得十分必要和迫切。

(一) 植物学特征与生长习性

雷公藤,当年生小枝密生锈色茸毛,2年生枝具4棱,棕红色,疏生短毛,密生瘤状皮孔;单叶互生,叶红质,叶面光滑,边缘有锯齿,稀重锯齿,聚伞花序呈总状排列,顶生,花淡黄白色、白绿色,蒴果长圆形,黄褐色,具3片膜质翅;种子1枚,黑色。

雷公藤主产于福建泰宁、建宁等地,长江流域以南各省区均有分布。一般分布在海拔300~500 m的丘陵地、山地,适生土壤为排水良好、微酸性的类泥沙或红壤,pH 5~6;喜温暖避风、湿润、雨量充沛的环境;抗寒能力较强,产区-5 ℃下可不加防寒物自然越冬;但怕霜,霜害可引起雷公藤幼苗顶端和新梢冻伤,影响下一年的生长。雷公藤也是喜光植物,除1年生小苗在夏季怕烈日暴晒外,均喜充足阳光,光照不足影响正常生长。福建泰宁大金湖周边,夏凉冬暖,雾水多,湿度大,适合雷公藤的生长发育。经江西药物研究所检测,泰宁产雷公藤总生物碱含量达1.51%,雷公藤甲素含量达0.011%,药材品质优良。

(二) 良种育苗技术

雷公藤的繁殖方法有扦插繁殖、野生驯化两种。目前大面积造林主要以扦插繁殖为主,小范围栽培可以采用野生驯化。扦插繁殖是以雷公藤嫩茎或根扦插,此种方法可以提供大量种苗以满足造林需要,且成活率高,生产上主要采用本方法;野生驯化方法是挖取野生的雷公藤植株移植进行人工驯化,此种方法容易成活、易成林、成材,收获早、产量高,但野生幼苗数量有限,不能适应大面积种植。

1. 种茎或种根准备

种茎准备:采集1~2年生、健壮无病虫害的茎枝,截成12~15 cm长的插穗,每段带有3~4节。将插穗按100段绑成捆,要防止上下头颠倒。将ABT2号生根粉(山东凯源科技有限公司生产)用95%的乙醇0.5 kg溶解,再加0.5 kg凉开水配制成1 kg的ABT2号生根粉原液,插穗下端用原液稀释成20倍的ABT2号生根粉溶液浸泡2~4 h,取出晾干备用。1 g生根粉可处理插穗3 000~5 000段。

2. 扦插育苗

（1）育苗时间：每年1月下旬至3月中旬,日平均地温在10℃以上时进行。

（2）苗床准备：苗床应选择向阳地,于上年冬天（10~11月）深翻晒土,每公顷施充分腐熟厩肥45 000~60 000 kg作基肥,于育苗前细耙整平,做成宽1.0~1.2 m,长4~10 m的平畦。

（3）扦插方法：将种茎或种根按8 cm×12 cm的株行距以75°~85°的向北夹角斜插在准备好的苗床上,扦插茎枝或种根入土1/2~2/3,插后立即浇透水分。

（4）遮阳：扦插后在苗床上搭建50 cm高的荫棚,用以白天遮阳,荫棚常用遮阳网,光照强度控制在8~12 klx。正常情况下,即晴天时于8~17点遮阳,其他时间可撤去遮阳物。

（5）苗期管理：育苗期间要保持苗床土壤湿润,浇水宜用喷淋,经30~50 d就萌芽长新根,10月以后可拆去荫棚,以利壮苗。

（6）成苗标准：一般苗龄控制在1年生左右,地上茎高30 cm以上,根茎（最大处）2 mm以上、长16 cm以上的侧根达3根以上时,即可移栽。

（三）栽培技术

1. 林地整理

种植地宜选半阴半阳、向阳的林边空地,或疏林下的丘陵坡地、沟边及无污染源的旱地、沙壤土、壤土或黄土类沙地种植。整地时间选在每年的9月至翌年2月。挖穴规格：暗穴,长宽深为40 cm×30 cm×30 cm。挖穴密度每公顷掌握在4 500~9 000株。结合挖穴,撒施土杂肥、农家堆肥30 000~45 000 kg／hm² *,与细土混合耙匀,备种。

2. 起苗

雷公藤春、夏、秋、冬均可栽植。南方春季降雨量多,较利于移苗定植,每年的11月至翌年3月移栽,成活率高,且免灌或少灌水。修剪：苗木出圃时应修剪处理,剪去过长根须,地上茎留45 cm高。打浆：苗木运至造林地时应立即打浆,用黄泥作浆。假植：半天内无法完成栽植的苗木应进行假植。沿山边阴凉处挖30 cm深沟,把苗整齐放入,堆土压实。

3. 种植方法

种植时做到苗正根舒（苗木位于穴中,根系舒展,不得窝根）、深浅适宜（深度以苗木出圃时所留茎干土痕为基准,再高出5 cm）、回土压实（以两指提苗,感觉苗木稳固为准）,再回土成锥形（苗木打紧后应再培上10 cm松土）。每穴栽

---

* 1 hm² = 10 000 m²

1 株苗,种植密度掌握在 4 500～9 000 株/hm^2。株行距≤150 cm×150 cm。

4. 林地管理

基地抚育管理可概括为"及时除草,科学追肥,合理排灌,适时摘蕾"。① 除草:每年进行中耕除草 2～3 次,边锄草边松土,大面积栽培的可用除草剂喷洒(除草剂种类应符合高效、低残留的要求)。② 追肥:结合中耕除草,头年可适当追施氮肥(如尿素、碳酸氢铵等)150～225 kg/hm^2,或淋施腐熟人畜粪尿 30 000～45 000 kg/hm^2,以后每年以追施磷、钾、氮复合肥或农家肥为主,以促进根的形成和长粗。若以茎、枝、叶供药用的,在每年 10～11 月施肥前,适当采摘部分茎叶后及时追施芽肥,促进茎叶的快速萌发健壮生长,以抵抗冬霜袭击,保证根、冠的协调生长,达到优质高产。③ 排灌:雷公藤喜湿润、排水良好的土壤,忌积水,较耐旱。福建产区 3～4 月梅雨季节和 6～8 月台风季节,应做好排水措施,防止积水烂根,干旱年月应适当浇水。④ 摘蕾:在每年的夏、秋时节为雷公藤的开花期,除用于收集雷公藤种子的林地外,都应及时摘除花蕾,保存营养,以利根茎生长。

5. 主要病虫害及其防治

危害雷公藤生长的病虫害有:① 卷叶蛾类幼虫,主要危害叶片,取食叶肉,破坏光合作用,导致叶片卷曲、干枯。该虫具咀嚼式口器,食量大,繁殖能力和抗药性强,因此,往往易暴发成灾,造成直接经济损失。对卷叶蛾类幼虫用菊酯类农药,如功夫菊酯、杀灭菊酯等,也可用微生物农药,如 8010 粉剂进行防治,同时用白僵菌或绿僵菌对卷叶蛾进行生物防治。② 根腐病、炭疽病,是雷公藤生长过程中的主要病害。根腐病主要危害根部,多发生在 5～8 月的雨季,种植年限越长发病越严重,在茎基部出现黄褐色病斑,并不断扩大蔓延,致使全部腐烂直至全株枯死。防治方法:栽培前严格选地,加强田间管理,抗旱排涝,使用充分腐熟的农家肥。移栽时不要伤根,注意排水,发现病株及时拔除,病穴内撒石灰消毒以防蔓延,病轻者也可用 50%的多菌灵灌根防治。炭疽病危害叶片,叶上病斑灰绿色,有同心轮纹,干旱天气与高温高湿天气有利发病。防治方法:发病初期喷 1∶1∶200 波尔多液;每年进行一次清园,清除残枝落叶,于园外烧埋。

6. 种植模式

泰宁雷公藤产区,主要在山地、旱地栽培,种植的模式有:① 厚朴与雷公藤间作。沿山体纵向,每隔 3 列厚朴,种植 4 列雷公藤,交互排列间作。厚朴的株行距为 200 cm×300 cm,雷公藤的株行距为 150 cm×150 cm。厚朴为落叶阔叶树种,是一种多年生药材,以皮入药,具行气燥湿、降逆散满的功能。厚朴与雷公藤间作,达到以短养长的目的。② 松木林下套种雷公藤。马尾松的株行距为

150 cm×200 cm,雷公藤的株行距为 150 cm×200 cm。马尾松是南方常见的造林树种,在林间空隙套种雷公藤,可以大力提高土地利用率,提高林地的经济效益。③ 雷公藤与鱼腥草套作。在雷公藤的株行间,种植鱼腥草,既可以防治其他杂草的生长,又可以为鱼腥草提供遮阳条件。鱼腥草的株行距为 15 cm×25 cm,雷公藤的株行距为 150 cm×150 cm。鱼腥草为 1 年生阴生植物,有效成分为挥发油,具有清热解毒、消肿排脓、利尿通淋的功效。④ 雷公藤与绿化树苗间套作。雷公藤与杜英、桂花、香樟等绿化树苗间套作,长势也良好。杜英、桂花、香樟等绿化树苗的株行距为 300 cm×300 cm,雷公藤的株行距为 150 cm×150 cm。

(四) 采收、加工与产品开发

在中医中以取干根剖去外皮,用木质部入药,从《神农本草经》中就已经记载其有大毒,中医药学通常通过炮制缓解毒性。但鲜有古籍文献记载雷公藤炮制方法,《三明畲族民间医药》[227]云:"严格去净二层根皮,药用木质部分,煎剂需煎熬三个小时以上。目前常用的炮制方法减毒效果不佳。"近年来对其研究主要集中在通过中药配伍缓解毒性增强疗效方面[228,229]。马致洁等[230]在体外 LO2 肝细胞模型上观察甘草炮制雷公藤的减毒效果,具体反映了甘草炮制雷公藤可有效降低对肝细胞的毒性。加热炮制和辅料炮制是公认的炮制减毒方法,而将其应用于雷公藤减毒的现代研究较少[231]。江西《香屯中草药手册》[232]记载:"连钱草可解雷公藤中毒。"《三明畲族民间医药》[227]记载:"民间常服羊血 200~300 毫升,或鲜杨梅果汁每次 100~200 毫升,每隔 1~2 小时灌服一次,逐渐减量,或用杨梅树根每次 60~250 克,每日 2~3 次,水煎服。"《毒药本草》[233]记载:"① 枫杨嫩枝一握,洗净捣碎,滤汁,每次口服 50 毫升。② 鲜凤尾草 250~500 克煎水频服,连服 3~5 天,或配伍金钱草、乌桕、田三七等。③ 鲜广金钱草 250~500 克,洗净,捣烂,绞取汁,兑入一只母鸭的血及 120~250 克白糖,每次灌服 400 毫升,如毒素攻心,用黄连或犀角 1.5~3 克。④ 新鲜羊血或白鹅血 200~300 毫升,口服 1~2 次,对急性中毒 12 小时内尤为适合。⑤ 三黄甘草汤。⑥ 三豆银花汤。⑦ 鲜萝卜汁125 克或莱菔子 250 克炖服。⑧ 蛇莓(去果实)、绿豆各 60 克,冷开水浸泡绞汁服。⑨ 先服鸡蛋清一个,再用乌蔹 60 克水煎服。"

雷公藤的根长到一定规格(根直径 2~3 cm)后可于秋季采挖全根,挖后抖净附在根上的泥、沙等杂质,把最外的根皮去掉、洗净,并切成段(段长 5~10 cm)或厚片自然晒干。以根条粗大片厚,外表黄色或橙黄色,断面皮部红棕色,质坚硬,无农残,有害重金属不超标,无霉虫蛀,无杂质者为佳。截根后余下的茎、叶亦作药用,可分别干燥,供用商品流通。叶除秋季采根时采摘外,每年 7~8 月尚可采收 1 次。目前,主要产品有雷公藤饮片、中成药雷公藤多苷片、提取物雷公藤甲素等。

（五）栽培过程质量控制措施

种植过程应按照相应的灌溉、施肥、给药、除草、间苗等标准操作规程进行。根据雷公藤不同生长发育时期的需水规律及气候条件,适时、合理进行给水、排水,保证土壤的良好通气条件,建立给排水方案并定期记录。依据《中药材生产质量管理规范(试行)》要求,雷公藤生长过程必须对影响生产质量的肥料施用进行严格的控制,肥料的施用以增施熟的有机肥为主,根据需要有限度地使用化学肥料并建立施肥方案。采收 30 d 内禁止施任何肥料。整个雷公藤生育期浇灌用水,经福建农林大学 2004 年测定,其化学需氧量、生化需氧量等 17 项的污染指数均<1,表明生产基地地表水满足《农田灌溉水质标准》(GB 5084—92)蔬菜类标准。虫害以农业防治和生物防治为主,尽量减少农药的施用量。生产中应对防治病害的生石灰进行合理的堆放和保存,要有遮盖措施以免石灰粉尘到处散落,造成大气环境污染。

（六）示范推广

至 2005 年 10 月,已建立雷公藤良种繁育基地 4 hm²;雷公藤标准化种植示范基地 400 hm²;生产出优质的雷公藤种苗。采用生产示范带动、技术服务带动等措施,推广雷公藤引种驯化技术,带动邵武、建阳、沙县等周边农户种植 2 000 hm²。

三、雷公藤可持续利用现状与建议

中国是世界上天然药物资源最丰富的国家之一,也是资源利用度最高的国家。我国《中药现代化发展纲要》也要求:"在充分利用资源的同时,保护资源和环境……保障中药资源的可持续利用和中药产业的可持续发展。"在我国中药材品种数和利用量急速扩张的形势下,如何使中药材资源和物种得到保护、发展和可持续利用,保障中医药事业的资源基础,是当前面临的课题。中药材资源的可持续利用包括三方面的内容:中药材种质资源的保护、中药材资源的可持续利用、中药材质量稳定及历史延续性的保护。本文对药监系统在中药资源的可持续利用方面应做的工作进行探讨,并提出应增加保护中药资源的法规建设[234]。

任何药用植物被人们利用时,野生资源很快就会枯竭,不论是蕴藏量大的甘草,还是蕴藏量相对较小的石斛、人参。解决药源不足的根本出路在于成功的栽培,现在很难想象薏苡仁等大宗栽培品种的伪品会出现。但对药材这种特殊商品而言,盲目栽培,生产过剩,不但造成市场价格大幅度波动,而且也不能保证药材质量。对野生药用资源的计划采集、栽培药材的规范化生产、中药材新物种的依法利用是中药资源可持续发展唯一可行的途径。

（一）中药材规范化、规模化的合理布局

"药材好、药才好"的广告词形象地说明了药材生产是中药产业的源头及确保其质量的重要性。中药材质量的提高，一方面，可通过质量标准的提高来要求中药材生产企业生产合格的中药材；另一方面，也可以通过一些行政或法规手段，使一些盲目的异地引种中药材得到一定的限制。因地制宜地选择适合当地的中药材品种，进行规范化、规模化种植，作为商品在市场上才有竞争能力。因此，中药材的规范化（good agricultural practices，GAP）生产，必须有一个合理的布局。建议如下：

1. 制定栽培中药材产地适宜性区划

建议国家药监局组织全国各省市药检所参加第四次全国中药资源普查工作，此项工作将对国家药监局掌握各种药材资源有较大帮助。此外，国家有关部门依据这些调查得到的栽培中药材资料，制定常用中药材（首次以 100 种传统栽培的品种为主）栽培地区指南，供中药材栽培引种时参考。

2. 保护"道地药材"的生产与利用

国内众多中药材 GAP 专家多次提出，以"道地药材"注册商标（道地药材专用标志）实现中药材原产地域产品保护的一些设想和建议。这种专用标志不仅能表明该产品产自特定的地区，而且还能表明该产品经过特殊的质量监控、产地加工可具有特殊的质量特色。建议在"道地药材"产区的中药材 GAP 认证单位中，提出"道地药材"专用标志的认证与使用。

3. 制定中药材新引种品种栽培指南

中华人民共和国卫生部（20 世纪 80 年代）曾经有《药材引种、试种栽培品种注册规定》的未执行草案，对药材引种、试种栽培品种注册申报资料项目有 13 项要求。建议国家药监局对来源于野生资源的中药材新品种的首次引种栽培的技术研究、产品的质量比较研究等方面进行规定，保证药用植物资源可持续利用。

（二）利用法规完善药用野生动植物资源

国务院 1987 年发布了《野生药材资源保护管理条例》，这个条例对保护野生动植物资源起到了重要的作用。这个条例已经公布 20 多年，且执法主体国家医药管理局已经于 1998 年撤销。现在，林业、农业（渔业）部门为国务院规定的野生动植物资源保护的行政主管部门，且《野生药材资源保护管理条例》的内容

已经被分散进入了一些目前正在执行的法规中。建议国家药监局在管理职能范围内,为中药的资源保护与可持续发展做出努力。

(1)依据第四次全国中药资源普查研究资料,国家食品药品监督管理局联合中医药管理局,依据现行法规,研究制定《国家重点保护野生药材物种名录》,代替国家医药管理局 1987 年颁布的《国家重点保护野生药材物种名录》。统一了各种濒危目录在一些物种的管理问题上存在规定矛盾的情况。

(2)国家食品药品监督管理局颁布的《国家重点保护野生药材利用规范》,确保中药资源的可持续利用。

在《国家重点保护野生药材物种名录》中规定具体的各级品种的分类管理规则。Ⅰ级(如豹类),不再收入《中华人民共和国药典》;Ⅱ级(如玳瑁、穿山甲),中成药新药禁止使用;熊胆人工饲养的可以使用,但销售必须具养殖证。凡属国家Ⅰ、Ⅱ级重点保护的现还未收入标准的野生动植物物种,如果被开发为中药材新药,必须提供野生资源的分布及资源数量,以及野外仿生态抚育或人工种(养)植的证明,否则按资源数量的情况批准或不批准为中药材新药。

(3)建议我国国家药品监督管理局与中华人民共和国农业农村部、中华人民共和国国家林业和草原局协调,确认中药材新品种的认定必须有中国食品药品检定研究院的质量报告。因为中药材新品种不仅追求产量,而且与药材质量有关,所以国家药品监督管理局应当积极参与这项工作,以保证中药材新品种药材品质的优良。

(三)栽培与野生药材质量考察

随着中药材栽培的普及,中药材野生变家种的变异情况越来越严重。在中药材因栽培产生的质量变异方面,药用部位为根、根茎的栽培与野生药材在外观形态及颜色方面较易发生变异。此外,由于中药材有效成分中许多是次生代谢产物,它们的产生与生态逆境有很大关系。栽培药材如射干、知母、丹参、半夏,往往产品的生物量很大但有效成分不足。

建议国家有关部门应及时组织对栽培中药材质量变异情况进行评价,避免中药材检验中因栽培变异造成的尴尬局面,保持中药材法定质量标准的权威性与严肃性。在科学研究的基础上,发行《中华人民共和国药典》增补版,以弥补现行《中华人民共和国药典》药材项下未收载栽培药材的质量标准的不足,并在下一版《中华人民共和国药典》修改时,把栽培药材合并到同一个药材品种项下。

最后,面对当前天然产物开发的热潮,不能再走开发→资源破坏→濒危→保护→栽培的老路,对每一种正在开发利用的野生药用动植物资源都应未雨绸缪,研究它们的野外抚育或人工栽培技术,制定相应的栽培区域和栽培技术指南,以保证中药资源的可持续利用。

参 考 文 献

[1] 赵学敏.本草纲目拾遗[M].北京:商务印书馆,1954:7.

[2] 陶弘景.本草经集注[M].北京:人民卫生出版社 1994:325.

[3] 叶三多.莽草的品名考证[J].南京药学院学报,1962(8):85,86.

[4] 吴其浚.植物名实图考[M].北京:商务印书馆,1957:613.

[5] 吕扬,郑启泰,田之悦,等.雷公藤二萜类化合物精细立体结构研究[J].天然产物研究与开发,1998,10(3):1-4.

[6] WU R, LI Y, GUO Z, et al. Triptolide ameliorates ileocolonic anastomosis inflammation in IL-10 deficient mice by mechanism involving suppression of miR-155/SHIP-1 signaling pathway [J]. Mol Immunol, 2013, 56(4):340-346.

[7] ZHENG Y, ZHANG W J, WANG X M. Triptolide with potential medicinal value for diseases of the central nervous system [J]. CNS Neurosci Ther, 2013, 19(2):76-82.

[8] BANERJEE S, SANGWAN V, MCGINN O, et al. Triptolide-induced cell death in pancreatic cancer is mediated by O-GlcNAc modification of transcription factor Sp1 [J]. J Biol Chem, 2013, 288(47):33927, 33938.

[9] GOLOUDINA A R, DEMIDOV O N, GARIDO C. Inhibition of HSP70:a challenging anti-cancer strategy [J]. Cancer Lett, 2012, 325(2):117-124.

[10] SUN Y Y, XIAO L, WANG D, et al. Triptolide inhibits viability and induces apoptosis in liver cancer cells through activation of the tumor suppressor gene p53 [J]. Int J Oncol, 2017, 50(3):847-852.

[11] VILLICANA C, CRUZ G, ZURITA M. The genetic depletion or the trip-tolide inhibition of TFIIH in p53-deficient cells induces a JNK-dependent cell death in drosophila [J]. J Cell Sci, 2013, 126(11):2502.

[12] LU N, LIU J, LIU J, et al. Antagonist effect of triptolide on AKT activation by truncated retinoid X receptor-alpha [J]. PLoS One, 2012, 7(4):e35722.

[13] TAO Y, ZHANG M L, MA P C, et al. Triptolide inhibits proliferation and induces apoptosis of human melanoma A375 cells [J]. Asian Pac J Cancer Prev, 2012, 13(4):1611-1615.

[14] HUANG M, ZHANG H, LIU T, et al. Triptolide inhibits MDM2 and induces apoptosis in acute lymphoblastic leukemia cells through a p53-independent pathway [J]. Mol Cancer Ther, 2013, 12(2):184-194.

[15] RUBIINSTEIN A D, KIMCHIA A. Life in the balance — a mechanistic view of the crosstalk between autophagy and apoptosis [J]. J Cell Sci, 2012, 125(Pt 22):5259-5268.

[16] LEE H F, LEE T S, KOU Y R. Anti-inflammatory and neuroprotective effects of triptolide on traumatic brain injury in rats [J]. Respir Physiol Neurobiol, 2012, 182(1):1-8.

[17] LIN Y, YANG X, LU M, et al. Herbal compound triptolide synergistically enhanced

antitumor activity of vasostatin120 - 180 [J]. Anticancer Drugs, 2013, 24(9): 945 - 957.

[18] LI H, HUI L, XU W, et al. Modulation of P-glycoprotein expression by triptolide in adriamycin-resistant K562/A02 cells [J]. Oncol Lett, 2012, 3(2): 485 - 489.

[19] 袁凯.雷公藤甲素、雷公藤红素通过调节中性粒细胞活性治疗类风湿关节炎的机制研究 [D].北京: 北京中医药大学,2017.

[20] HUANG G, YUAN K, ZHU Q, et al. Triptolide inhibits the inflammatory activities of neutrophils to ameliorate chronic arthritis [J]. Mol Lmmunol, 2018, 5(101): 210 - 220.

[21] WANG H, MA D, WANG C, et al. Triptolide inhibits invasion and tumorigenesis of hepatocellular carcinoma MHCC - 97H cells through NF - κB signaling [J]. Med Sci Monit, 2016, 22: 1827 - 1836.

[22] BOYA P, REGGIORI F, CODOGNO P. Emerging regulation and functions of autophagy [J]. Nat Cell Biol, 2013, 15(7): 713 - 720.

[23] KROEMER G, MARINO G, LEVINE B. Autophagy and the integrated stress response [J]. Mol Cell, 2010, 40(2): 280 - 293.

[24] LAZOVA R, CAMP R L, KLUMP V, et al. Punctate LC3B expression is a common feature of solid tumors and associated with proliferation, metastasis, and poor outcome [J]. Clin Cancer Res, 2012, 18(2): 370 - 379.

[25] AVIVAR-VALDERAS A, BOBROVNIKOVA-MARJON E, ALAN DIEHL J, et al. Regulation of autophagy during ECM detachment is linked to a selective inhibition of mTORC1 by PERK [J]. Oncogene, 2013, 32(41): 4932 - 4940.

[26] IZUISHI K, KATO K, OGURA T, et al. Remarkable tolerance of tumor cells to nutrient deprivation: possible new biochemical target for cancer therapy [J]. Cancer Res, 2000, 60(21): 6201 - 6207.

[27] MATHEW R, KARANTZA-WADSWORTH V, WHITE E. Role of autophagy in cancer [J]. Nat Rev Cancer, 2007, 7(12): 961 - 967.

[28] 赵林,吴鹏,章平贵,等.雷公藤甲素对人结肠癌HCT116细胞增殖、自噬和凋亡的影响 [J].中国药理学通报,2016,32(10): 1399 - 1404.

[29] LV Q, WANG W, XUE J, et al. DEDD interacts with PI3KC3 to activate autophagy and ttenuate epithelial-mesenchymal transition inhuman breast cancer [J]. Cancer Res, 2012, 72(13): 3238 - 3250.

[30] LI G, LI C X, XIA M, et al. Enhanced epithelial-to-mesenchymal transition associated with lysosome dysfunction in podocytes: role of p62/Sequestosome 1 as a signaling hub [J]. Cell Physiol Biochem, 2015, 35(5): 1773 - 1786.

[31] CATALANO M, D'ALESSANDRO G, LEPORE F, et al. Autophagy induction impairs migration and invasion by reversing EMT in glioblastoma cells [J]. Mol Oncol, 2015, 9(8): 1612 - 1625.

[32] GRASSI G, DI CAPRIO G, SANTANGELO L, et al. Autophagy regulates hepatocyte identity and epithelial-to-mesenchymal and mesenchymal-to-epithelial transitions promoting Snail degradation [J]. Cell Death Dis, 2015, 6(9): e1880.

[33] LV Q, HUA F, HU Z W. DEDD, a novel tumor repressor, reverses epithelial-mesenchymal transition by activating selective autophagy [J]. Autophagy, 2012, 8(11): 1675, 1676.

[34] QIANG L, ZHAO B, MING M, et al. Regulation of cell proliferation and migration by p62

through stabilization of Twist1 [J]. Proc Natl Acad Sci USA, 2014, 111(25): 9241 – 9246.

[35] PITTI R M, MARSTERS S A, RUPPERT S, et al. Induction of apoptosis by Apo – 2 ligand, a new member of the tumor necrosis factor cytokine family [J]. J Biol Chem, 1996, 271(22): 12687 – 12690.

[36] CHEN Z, SANGWAN V, BANERJEE S, et al, Triptolide sensitizes pancreatic cancer cells to TRAIL – induced activation of the death receptor pathway [J]. Cancer Lett, 2014, 348(1 – 2): 156 – 166.

[37] BRINCKS E L, KUCABA T A, JAMES B R, et al. Triptolide enhances the tumoricidal activity of TRAIL against renal cell carcinoma [J]. Febs J, 2015, 282(24): 4747 – 4765.

[38] MINION L E, TEWARI K S. The safety and efficacy of bevacizumab in the treatment of patients with recurrent or metastatic cervical cancer [J]. Expertert Rev Anticancer Ther, 2017, 17(3): 191 – 198.

[39] BORCOMAN E, LE TOURNEAU C. Pembrolizumab in cervical cancer: latest evidence and linical usefulness [J]. Ther Adv Med Oncol, 2017, 9(6): 431 – 439.

[40] TEWARI K S, SILL M W, LONG H R, et al. Improved survival with bevacizumab in advanced cervical cancer [J]. N Engl J Med, 2014, 370(8): 734 – 743.

[41] SUN H, TANG F, ZHOU S, et al. Association between vascular endothelial growth factor expression and lymph node metastasis incervical cancer: a meta-analysis [J]. J Obstet Gynaecol Res, 2016, 42(10): 1310 – 1316.

[42] TANG J, LI Z H, GE S N, et al. The inhibition of spinal astrocytic JAK2 – STAT3 pathway activation correlates with the analgesic effects of triptolide in the rat neuropathic pain model [J]. Evid Based Complement Alternat Med, 2012, 2012: 185167.

[43] NIE J, ZHOU M, LU C, et al. Effects of triptolide on the synaptophysin expression of ippocampal neurons in the AD cellular model [J]. Int Immunopharmacol, 2012, 13(2): 175.

[44] HU X, DONG Y, JIN X, et al. The novel and potent anti-depressive action of triptolide and its influences on hippocampal neuroinflammation in a rat model of depression comorbidity of chronic pain [J]. Brain Behav Immun, 2017, 64: 180 – 194.

[45] AYERS M M, HAZELWOOD L J, CATMULL D V, et al. Early glial responses in murine models of multiple sclerosis [J]. Neurochem Int, 2004, 45(2 – 3): 409 – 419.

[46] WEN H L, LIANG Z S, ZHANG R, et al. Anti-inflammatory effects of triptolide improve left ventricular function in a rat model of diabetic cardiomyopathy [J]. Cardiovasc Diabetol, 2013, 12: 50.

[47] GENG Y, FANG M, WANG J, et al. Triptolide down-regulates COX – 2 expression and PGE_2 release by suppressing the activity of NF – κB and MAP kinases in lipopolysaccharide-treated PC12 cells [J]. Phytother Res, 2012, 26(3): 337.

[48] BAO X, CUI J, WU Y, et al. The roles of endogenous reactive oxygen species and nitric oxide in triptolide-induced apoptotic cell death in macrophages [J]. J Mol Med (Berl), 2007, 85(1): 85 – 98.

[49] FAN D, GUO Q, SHEN J, et al. The effect of triptolide in rheumatoid arthritis: from basic research towards clinical translation [J]. Int J Mol Sci, 2018, 19(376): 1 – 17.

[50] YANG Y, LIU Z, TOLOSA E, et al. Triptolide induces apoptotic death of T lymphocyte [J].

Immunopharmacology, 1998, 40(2): 139 - 149.

[51] LIU Q, CHEN T, CHEN G, et al. Immunosup-pressant triptolide inhibits dendritic cell-mediated chemoattraction of neutrophils and T cells through inhibiting Stat3 phosphorylation and NF - κB activation [J]. Biochem Biophys Res Commun, 2006, 345(3): 1122.

[52] LIU H, LIU Z H, CHEN Z H, et al. Triptolide: a potent inhibitor of NF - κB in T-lymphocytes [J]. Acta Pharmacol Sin, 2000, 21(9): 782 - 786.

[53] SETTY A R. Herbal medications commonly used in the practice of rheumatology: mechanisms of action, efficacy, and side effects [J]. Semin Arthritis Rheum, 2005, 34(6): 773 - 784.

[54] 宛蕾,杨四旬,汪家芳,等.雷公藤红素对免疫反应的抑制作用[J].中药药理与临床,1991,7(6): 18 - 21.

[55] 吴丹,寇芳,吕春明,等.雷公藤红素抗癌作用的研究进展[J].中国实验方剂学杂志,2013,11(19): 356 - 360.

[56] KANNAIYAN R, MANU K A, CHEN L, et al. Celastrol inhibits tumor cell proliferation and promotes apoptosis through the activation of c - Jun N-terminal kinase and suppression of PI3K/Akt signaling pathways [J]. Apoptosis, 2011, 16(10): 1028 - 1041.

[57] 谢勇,闫燕艳,尉杰忠,等.雷公藤红素诱导胃癌细胞株 MGC803 凋亡作用研究[J].中国药理与临床,2010,26(5): 31 - 33.

[58] 徐佳,伍春莲,彭聪,等.雷公藤红素对人肺癌细胞增殖与凋亡的影响[J].西华师范大学学报(自然科学版),2014,35(3): 51 - 56.

[59] 何伟.雷公藤红素抗肝细胞肝癌的作用及部分机制[D].合肥:安徽医科大学,2013.

[60] 陈国柱,徐元基,杜芝燕.雷公藤红素对非小细胞肺癌细胞株 H1299 增殖与凋亡的影响[J].生物技术通讯,2008,19(6): 826 - 829.

[61] DAI Y, DESANO J, TANG W, et al. Natural proteasome inhibitor celastrol suppresses androgen-independent prostate cancer progression by modulating apoptotic proteins and NF - κB [J]. PLoS One, 2010, 5(12): e14153.

[62] KIM Y, KANG H, JANG S W, et al. Celastrol inhibits breast cancer cell invasion via suppression of NF - κB-mediated matrix metalloproteinase-9 expression [J]. Cell Physiol Biochem, 2011, 28(2): 175 - 184.

[63] LI B, DOU Q P. Bax degradation by the ubiquitin/proteasome-dependent pathway: involvement in tumor survival and progression [J]. Proc Natl Acad Sci USA, 2000, 97(8): 3850 - 3855.

[64] KARNAK D, XU L. Chemosensitization of prostate cancer by modulating Bcl - 2 family proteins [J]. Curr Drug Targets, 2010, 11(6): 699 - 707.

[65] WANG W B, FENG L X, YUE Q X, et al. Paraptosis accompanied by autophagy and apoptosis was induced by celastrol, a natural compound with influence on proteasome, ER stress and Hsp90 [J]. J Cell Physiol, 2012, 227(5): 2196 - 2206.

[66] FENG L, ZHANG D, FAN C, et al. ER stress-mediated apoptosis induced by celastrol in cancer cells and important role of glycogen synthase kinase - 3β in the signal network [J]. Cell Death Dis, 2013, 4(7): e715.

[67] 周培,乔小霞,贺甜甜,等.雷公藤红素对人前列腺癌细胞凋亡及 SENP1 基因表达的影响[J].现代肿瘤医学,2011,19(11): 2153 - 2157.

[68] 王涤,赵万红,雷鸣,等.雷公藤红素对人早幼粒细胞白血病 NB4 细胞增殖和凋亡的影响

[J].现代肿瘤医学,2013,21(3):478-481.

[69] 柳笑彦.雷公藤红素对小鼠腹腔巨噬细胞极化分型的影响[J].基础医学与临床,2018, 38(5):643-648.

[70] GAN K, XU L, FENG X, et al. Celastrol attenuates bone erosion in collagen-induced arthritis mice and inhibits osteoclast differentiation and function in RANKL-induced RAW264. 7 [J]. Int Immunophamacol, 2015, 24(2):239-246.

[71] 冯红超.酸性微环境对单核-巨噬细胞、Tca8113细胞的影响及雷公藤甲素在其中的作用 [D].贵阳:贵阳医学院,2015.

[72] NI H, ZHAO W, KONG X, et al. NF-κB Modulation is involved in celastrol induced human multiple myeloma cell apoptosis [J]. PLoS One, 2014, 9(4):e95846.

[73] TOZAWA K, SAGAWA M, KIZAKI M. Quinone methide tripterine, celastrol, induces apoptosis in human myeloma cells via NF-κB pathway [J]. Int J Oncol, 2011, 39(5): 1117-1122.

[74] 贾路路,谭亲友.雷公藤红素抗肿瘤作用的研究进展[J].中国现代化应用药学,2020, 37(10):1260-1264.

[75] 黄煜伦,周幽心,周岱,等.雷公藤红素抑制血管生成的实验研究[J].中华肿瘤杂志, 2003,25(5):429-432.

[76] 杨杰,彭辉灿,陈倩,等.雷公藤红素对大鼠视网膜血管内皮细胞增生和凋亡的影响[J]. 眼科新进展,2009,29(2):98-101.

[77] 柯长洪,彭元,陈伟,等.雷公藤红素抑制血管内皮细胞增殖的AFM研究[J].生物技术, 2011,21(4):61-66.

[78] Hakryul J, Fabien L, Hidenori H, et al. Natural product celastrol destabilizes tubulin heterodimer and facilitates mitotic cell death triggered by microtubuletargeting anti cancer drugs [J]. PLoS One, 2010, 5(4):e10318.

[79] 周幽心,孙成法,许期年,等.雷公藤红素体外抑制血管内皮细胞株增殖的体外研究[J]. 中国神经肿瘤杂志,2013,1(2):82-85.

[80] Kim Y, Kim K, Lee H, et al. Celastrol binds to ERK and inhibits Fc epsilon RI signaling to exert an anti-allergic effect [J]. Eur J Pharmacol, 2009, 612(1-3):131-142.

[81] 李孟秋,窦洁,杜伟,等.雷公藤红素对小鼠的免疫抑制作用及其对IL-6 mRNA表达影响的研究[J].中国临床药理学与治疗学,2008,13(2):158-163.

[82] 冯群,孙蓉.雷公藤多苷片抗炎作用及伴随肝毒性研究[J].中药新药与临床药理,2014, 25(6):713-716.

[83] Bao J, Dai S M. A Chinese herb Triptergium wilfordii Hook. F. in the treatment of rheumatoid arthritis: mechanism, efficacy and safety [J]. Rheumatol Int, 2011, 31(9): 1123-1129.

[84] 徐央丽.雷公藤的研究进展[J].现代中西医结合杂志,2008,17(12):1941,1942.

[85] 刘莹,仲青香,邱辉辉,等.基于肝毒性的雷公藤中药复方配伍减毒的研究进展[J].中国中药杂志,2017,42(16):3044-3048.

[86] YUN Z, JIANG Z, MEI X, et al. Toxicogenomic analysis of the gene expression changes in rat liver after a 28-day oral Tripterygium wilfordii, multiglycoside exposure [J]. J Ethnopharmacol, 2012, 141(1):170-177.

[87] 孙凤艳,李卫,姜淑华.雷公藤多甙治疗类风湿关节炎不良反应观察[J].当代临床医刊,

2016,29(3)：2214.

［88］陶玲,管咏梅,陈丽华,等.雷公藤配伍减毒研究进展［J］.中国实验方剂学杂志,2018,24(4)：229-234.

［89］柯坤宇.雷公藤多苷片引起肝损害一例报告［J］.实用临床医学,2009,10(7)：40,42.

［90］郭建龙,刘利民,江振洲,等.原料雷公藤多苷的化学成分研究［J］.现代中药研究与实践,2011,25(4)：41-44.

［91］何昱,石森林,张茹萍,等.雷公藤多苷主要有效成分的含量研究［J］.药物分析杂志,2013(2)：197-200.

［92］Li X X, Du F Y, Liu H X, et al. Investigation of the active components in Tripterygium wilfordii leading to its acute hepatotoxicty and nephrotoxicity［J］. J Ethnopharmacol, 2015, 162：238-243.

［93］夏军,樊宝才,谢文明,等.雷公藤多苷片对大鼠药物代谢酶 CYP2E1 和 CYP3A4 活性的影响［J］.中国药师,2012,15(11)：1529-1532.

［94］SHEN G, ZHUANG X, XIAO W, et al. Role of CYP3A in regulating hepatic clearance and epatotoxicity of triptolide in rat liver microsomes and sandwich-cultured hepatocytes［J］. Food Chem Toxicol, 2014, 71(8)：90-96.

［95］XUE X, GONG L, QI X, et al. Knockout of hepatic P450 reductase aggravates triptolide-induced toxicity［J］. Toxicol Lett, 2011, 205(1)：47.

［96］何康婧,高增平,王晓雪,等.基于 P13K/Akt/mTOR 自噬信号转导通路研究雷公藤多苷片对糖尿病大鼠肾脏损伤的作用［J］.中南药学,2020,18(6)：905-909.

［97］LIU S P, WANG G D, DU X J, et al. Triptolide inhibits the function of TNF-α in osteoblast differentiation by inhibiting the NF-κB signaling pathway［J］. Exp Ther Med, 2017, 14(3)：2235-2240.

［98］VAN HAMBURG J P, TAS S W. Molecular mechanisms underpinning T helper 17 cell heterogeneity and functions in rheumatoid arthritis［J］. J Autoimmunity, 2018, 87：69-81.

［99］PALA O, DIAZ A, BLOMBERG B B, et al. B Lymphocytes in rheumatoid arthritis and the effects of anti-TNF-α agents on B lymphocytes：a review of the literature［J］. Clin Ther, 2018, 40(6)：1034-1045.

［100］PAUNOVIC V, HARNETT M M. Mitogen-activated protein kinases as therapeutic targets for rheumatoid arthritis［J］. Drugs, 2013, 73(2)：101-115.

［101］CERIGNOLI F, RAHMOUNI S, RONAI Z, et al. Regulation of MAP kinases by the VHR dual-specific phosphatase：implications for cell growth and differentiation［J］. Cell Cycle, 2006, 5(19)：2210-2215.

［102］SALOJIN K V, OWUSU I B, MILLERCHIP K A, et al. Essential role of MAPK phosphatase-1 in the negative control of innate immune responses［J］. J Immunol, 2006, 176(3)：1899-1907.

［103］KINNEY C M, CHANDRASEKHARAN U M, MAVRAKIS L, et al. VEGF and thrombin induce MKP-1 through distinct signaling pathways：role for MKP-1 in endothelial cell migration［J］. Am J Physiol Cell Physiol, 2008, 294：C241-C250.

［104］JEFFREY K L, BRUMMER T, ROLPH M S, et al. Positive regulation of immune cell function and inflammatory responses by phosphatase PAC-1［J］. Nat Immunol, 2006, 7(3)：274-283.

[105] 王建竹,连金饶,孔祥英,等.雷公藤甲素对 TNF－α 诱导滑膜细胞增殖的影响及对 Ras－MARKs 信号转导通路的调控作用[J].中国中药杂志,2010,35(7)：888－891.

[106] 贺晓雯,刘晓渭,徐玉祥,等.血液灌流联合血液透析对慢性肾衰竭患者炎性指标及同型半胱氨酸、甲状旁腺素、β2－微球蛋白的影响研究[J].中国医药导报,2015,12(6)：11－13,17.

[107] 刘珊,刘伦志,覃智慧,等.雷公藤多甙对老年大鼠肾小球肾炎的疗效及炎症指标的影响[J].中国免疫学杂志,2014,30(5)：627－629.

[108] 项琼,宋恩峰,刘红燕.雷公藤多苷片联合替米沙坦治疗中老年 IgA 肾病患者疗效观察[J].世界中西医结合杂志,2014,9(7)：756－758.

[109] 马华民,杨劼,魏远,等.原发性肾病综合征的病因与中医药研究进展[J].临床合理用药,2014,7(27)：177,178.

[110] WYATT R J, JULIAN B A. IgA nephropathy [J]. N Engl J Med, 2013, 368(25)：2402－2414.

[111] 管哲星,陈菊花.中等剂量强的松联合雷公藤多甙治疗老年原发性肾病综合征效果评价[J].临床和实验医学杂志,2012,11(5)：345,346.

[112] 樊烨,邓超,余红霞.雷公藤多苷及福辛普利联合应用治疗 IgA 肾病的临床价值[J].中国医药指南,2013,11(11)：154,155.

[113] 雷尚文,李子佳,王慧娟,等.甲氨蝶呤联合雷公藤多苷对中老年类风湿关节炎患者的治疗效果[J].中国实用医药,2020,15(13)：141－143.

[114] 赵晨光.雷公藤多苷对糖尿病肾病大鼠肾小管间质激活素 A 表达及转分化的研究机制[D].太原：山西医科大学,2014.

[115] 徐正富.雷公藤多苷治疗糖尿病肾病Ⅳ期临床研究[D].广州：广州中医药大学,2014.

[116] LEHTIMAKI S, LAHESMAA R. Regulatory T cells control immune responses through their non-redundant tissue specific feaFeatures [J]. Front Immunol, 2013, 4：294.

[117] 李小会,谢桂权.原发性肾病综合征湿热证与促炎症因子的相关性研究[J].辽宁中医杂志,2011,38(6)：1096－1098.

[118] 齐海峰.IL－18 和 IL－1β 在原发性肾病综合征的激素抵抗患儿中的诊断价值[J].中国试验诊断,2012,16(2)：334－346.

[119] WANG P, ZHENG S G. Regulatory T cells and B cells：implication on autoimmune diseases [J]. Int J Clin Exp Pathol, 2013, 6(12)：2668－2674.

[120] 张婉.雷公藤多苷配伍甲氨蝶呤及来氟米特治疗类风湿性关节炎的临床效果分析[J].国际免疫学杂志,2018,41(2)：243.

[121] 李凌汉,麦培根,陈宝红.雷公藤多甙联合免疫抑制剂治疗类风湿关节炎疗效及对炎性因子的影响[J].现代中西医结合杂志,2017,26(10)：1088－1090.

[122] 赵越,王雁,王晓蓉,等.初诊类风湿关节炎患者外周血维生素 D 水平及其临床意义[J].中国药物与临床,2018,18(3)：428－430.

[123] 徐子涵,商玮,蔡辉.破骨细胞在类风湿关节炎骨侵蚀中的研究进展[J].现代医学,2017,45(3)：136－140.

[124] 杨敏,洪梦琴,范星宇.RANKL－RANK－OPG 信号转导通路对类风湿关节炎骨破坏作用的研究进展[J].医学与哲学(B),2018,39(4)：68－73.

[125] WILLEMZE A, TOES R E, HUIZINGA T W, et al. New biomarkers in rheumatoid arthritis [J]. Neth J Med, 2018, 70(9)：392－399.

[126] MAHAJAN T D, MIKULS T R. Recent advances in the treatment of rheumatoid arthritis [J]. Curr Opin Rheumatol, 2018, 30(3): 231-237.

[127] 周飞,巩团伟,王晶,等.雷公藤多甙联合甲氨蝶呤治疗类风湿关节炎的临床疗效及机制探讨[J].中南医学科学杂志,2018,46(3): 39-41.

[128] 高鹏,霍爱鑫,刘宇宏.雷公藤多苷联合甲氨蝶呤治疗类风湿性关节炎的疗效[J].西部医学,2017,29(11): 1511-1515.

[129] 龚勋,徐胜前,刘文,等.少肌症、维生素 D 缺乏在类风湿性关节炎合并脊柱骨质疏松性骨折中的临床研究[J].中国骨质疏松杂志,2017,23(2): 221-226.

[130] 吴茜,孙英焕,刘芳,等.25-羟维生素 D3、D-二聚体与类风湿性关节炎疾病活动的相关性研究[J].中国实验诊断学,2017,21(5): 825-828.

[131] 何春晓,阎小萍,王建明,等.类风湿关节炎寒热证候与血清维生素 D 的关系[J].中国骨质疏松杂志,2018,24(1): 59-63.

[132] 雒志恒,吴婕,祁珊珊,等.维生素 D 系统在类风湿关节炎中的作用研究进展[J].现代免疫学,2016,36(5): 420-423.

[133] 徐凤霞,陈飒利,胡小夏,等.25 羟基维生素 D3 水平与类风湿关节炎的相关性分析[J].检验医学与临床,2017,14(20): 2989,2990.

[134] 刘继中,纪宗玲,陈苏民.OPG/RANKL/RANK 系统与骨破坏性疾病[J].生物工程学报,2003,19(6): 655-660.

[135] COLLIN-OSDOBY P. Regulation of vascular calcification by osteoclast regulatory factors RANKL and osteoprotegerin [J]. Circ Res, 2004, 95(11): 1046-1057.

[136] OELZNER P, FRANKE S, LEHMANN G, et al. The balance between soluble receptors regulating IL-6 trans-signaling is predictive for the RANKL/osteoprotegerin ratio in postmenopausal women with rheumatoid arthritis [J]. Rheumatol Int, 2012, 32(1): 199-206.

[137] 陈子江,田秦杰,乔杰,等.早发性卵巢功能不全的临床诊疗中国专家共识[J].中华妇产科杂志,2017(9): 577.

[138] 杨冬梅,刘俊.雷公藤多苷临床应用及不良反应的研究进展[J].中国医院药学杂志,2018,38(20): 2185-2190.

[139] 曹艳,运乃茹,邹爱英.雷公藤多苷片致不良反应的 Meta 分析[J].中国药房,2018,29(1): 125.

[140] 郭健敏,黄远铿,雷夏凌,等.雷公藤多苷对雄性 SD 大鼠生殖系统损伤的动态变化及其可能机制[J].中国药理学与毒理学杂志,2018,32(6): 469.

[141] 冯桂玲,李静,周小琳.补肾健脾方对免疫性卵巢功能衰退小鼠性激素及卵子质量的影响[J].中医杂志,2016,57(16): 1416.

[142] 孟玥,任艳玲,孙月娇,等.左归丸、右归丸及其拆方对去卵巢骨质疏松症模型大鼠肾脏碱性磷酸酶、骨钙素表达的影响[J].中医杂志,2016,57(5): 423.

[143] 秦忠,李文,管连城,等.冬虫夏草 VDR 沉默大鼠卵巢颗粒细胞 CYP19 表达的影响[J].中国民族民间医药,2018,27(9): 21.

[144] 马堃,佟雅婧.从肾虚血瘀论治排卵障碍性不孕[J].中国中药杂志,2017,42(23): 4451.

[145] 吴普等述,孙星衍辑.神农本草经[M].沈阳:辽宁科学技术出版社,1997.

[146] 高学敏.中药学[M].北京:中国中医药出版社,2002.

[147] 贾微,吴晓君,岑妍慧,等.雷公藤多苷治疗肾脏疾病的研究进展[J].中华中医药学刊,2018,36(4):866.

[148] 刘素晓,闫凤娜,王幼平.雷公藤多苷的抗炎作用与临床应用进展[J].中医临床研究,2017,9(32):131.

[149] 何康婧,高增平,尹丽梅,等.雷公藤多苷的药理毒理作用研究进展[J].中国实验方剂学杂志,2020,26(1):196-204.

[150] 冯雪,方赛男,高雨鑫,等.雷公藤制剂安全性的循证评价研究[J].中国中药杂志,2018,43(3):425.

[151] 孙凤,杨兴华,马冬梅,等.雷公藤用药者生殖毒性发生率的 Meta 分析[J].中国药物警戒,2014,11(2):94.

[152] 蔡竞,吴克明,黄丽,等.雷公藤多苷通过 PI3K/AKT 信号转导通路影响大鼠卵泡发育的实验研究[J].陕西中医,2014,35(7):923.

[153] 付雨,吴克明.雷公藤多苷对大鼠卵巢血管生成及血供的影响[J].四川中医,2011,29(6):50.

[154] 杨威,黄远铿,雷夏凌,等.雷公藤多苷对消化道的毒性研究[A]//中国毒理学会、湖北省科学技术协会.中国毒理学会第七次全国毒理学大会暨第八届湖北科技论坛论文集[C].武汉:中国毒理学会第七次全国毒理学大会暨第八届湖北科技论坛,2015:130.

[155] JI Y, TANG B, TRAUB R J. The visceromotor response to colorectal distention fluctuates with the estrous cycle in rats [J]. Neuroscience, 2008, 154(4):1562.

[156] 何国珍,杨美春,谢桂珍,等.雷公藤多苷诱导大鼠卵巢功能低下模型的实验研究[J].广西中医药大学学报,2017,20(4):9.

[157] MARCONDES F K, BIANCHI F J, TANNO A P. Determination of the estrous cycle phases of rats:some helpful consideration [J]. Braz J Biol, 2002, 62(4A):609-614.

[158] 严大为,周莉,孙祖越.卵巢功能早衰动物模型的建立及其评价指标的研究进展[J].中国药理学与毒理学杂志,2015,29(3):486.

[159] 梁爽,田甿,田燕,等.雷公藤多苷致小鼠卵巢早衰后的自然修复时间探讨[J].大连医科大学学报,2010,32(2):146.

[160] 史志明.中成药雷公藤多苷片对儿童成年后生殖能力影响的临床随访观察与分析[D].郑州:河南中医学院,2014.

[161] 徐文君,高慧,李杨,等.和颜坤泰胶囊对卵巢早衰大鼠性激素水平和 VEGF,bFGF mRNA 表达的影响[J].重庆医学,2017,46(6):738.

[162] 杜江,李楠,王和鸣.肾虚模型造模方法及相关指标[J].中国组织工程研究与临床康复,2010,14(50):9433.

[163] 吴克明,付雨,徐晓娟,等.通脉大生片对雷公藤多苷大鼠模型卵巢血管生成与血供的影响[A]//中华中医药学会,科技部,卫生部.第三届中医药现代化国际科技大会论文集[C].成都:第三届中医药现代化国际科技大会,2010:245,246.

[164] 邹桂林,方芳,何爱先,等.分析探讨更年期卵巢衰退动物模型与肾虚动物模型[J].中华中医药杂志,2015,30(4):1171.

[165] 钟素琴.滋肾活血方治疗肾虚血瘀型卵巢早衰的临床研究[J].中国中医药现代远程教育,2019,17(1):76.

[166] 沈江平.补肾活血方联合克龄蒙治疗卵巢储备功能下降肾虚血瘀证临床观察[J].新中医,2017,49(11):84.

[167] 罗晶婧,李花.电针配合补肾活血方治疗肾虚血瘀型卵巢早衰30例临床观察[J].中医药导报,2015,21(6):46.

[168] 邓高丕,骆欢欢,赵颖.活血化瘀对血瘀证模型大鼠子宫卵巢组织形态学的影响[J].辽宁中医药杂志,2007,34(6):851.

[169] 刘为萍,刘素香,唐慧珠,等.雷公藤研究新进展[J].中草药,2010,41(7):1215-1218.

[170] 虞海燕,秦万章.雷公藤活性单体的筛选及毒性研究[J].浙江中医学院学报,2000,24(2):70,71.

[171] SCHMIDT-WOLF G D, NEGRIN R S, SCHMIDT-WOLF I G. Activated T cells and cytokine- induced CD3$^+$ CD56$^+$ killer cells [J]. Ann Hematol, 1997, 74(2):51-56.

[172] 李成荣.自身免疫性疾病免疫发病机制概况[J].中国实用儿科杂志,2010,25(5):411-414.

[173] JAVITT N B. HepG2 cells as a resource for metabolic studies: lipoprotein, cholesterol, and bile acids [J]. FASEB J, 1990, 4(2):161-168.

[174] 王胜军,谢芳艺,季晓辉,等.雷公藤多甙和白细胞介素-10对人树突状细胞表面人类白细胞抗原-DR和CD80表达及白细胞介素-12P40转录和分泌的影响[J].南京医科大学学报,2001,21(1):1.

[175] 刘健,韩明向.新风胶囊治疗类风湿性关节炎的临床研究[J].中国中西医结合急救杂志,2001,8(4):202-205.

[176] 于国俊,罗方.免疫抑制作用下雷公藤藤多甙片治疗IgA肾病效果观察[J].世界中医药,2018,13(11):2781-2784.

[177] 周铭,马丽华,崔颖,等.雷公藤甲素对类风湿性关节炎患者外周血T细胞的免疫抑制作用[J].中国药房,2014,25(47):4441.

[178] 王宝娟,付滨,张童燕,等.雷公藤甲素免疫调节机制研究进展[J].河北中医,2015,37(3):463-465.

[179] HUANG S H, LIN G J, CHU C H, et al. Triptolide ameliorates autoimmune diabetes and prolongs islet graft survival in nonobese diabetic mice [J]. Pancreas, 2013, 42(3):442.

[180] WANG Y, WEI D, ZHENG L, et al. Triptolide inhibits CCR5 expressed in synovial tissue of rat adjuvant-induced arthritis [J]. Pharmacol Rep, 2007, 59(6):795-799.

[181] 陈宗良.雷公藤多甙对滑膜细胞趋化因子RANTES、MCP-1影响的研究[J].中国医疗前沿,2009,4(13):125.

[182] 刘宁涛,杨明辉,罗文丰,等.甲氨喋呤和雷公藤对类风湿关节炎滑膜细胞产生趋化因子的影响[J].第四军医大学学报,2006,27(12):1113.

[183] ZHANG D H, MARCONI A, XU L M, et al. Tripterine inhibits the expression of adhesion molecules in activated endothelial cells [J]. J Leukocyte Biol, 2006, 80(2):309.

[184] 张登海.雷公藤红素研究的现状和展望[J].中国中西医结合杂志,2018,38(3):266,267.

[185] 李艳芳,徐玉东,刘兰涛,等.雷公藤多甙对佐剂性关节炎模型大鼠ICAM-1的影响[J].解剖与临床,2007,12(3):167.

[186] 徐莉敏.雷公藤红素抑制反式维甲酸引起的分化综合征及信号转导机制研究[D].上海:上海第二军医大学,2013.

[187] KIMURA K, NOMI N, YAN Z H, et al. Inhibition of poly (I : C)-induced matrix metalloproteinase expression in human corneal fibroblasts by triptolide [J]. Mol Vis, 2011,

17：526.

[188] 樊红翠,任晓蓉,郭敏芳,等.雷公藤内酯醇对实验性自身免疫性脑脊髓炎脊髓中 MMP-9 表达的影响[J].中国新药与临床杂志,2009,28(1)：19.

[189] 钟点,陈渊等,雷公藤红素抗炎及免疫抑制的研究进展[J].药物生物技术,2018, 25(1)：64-69.

[190] 强春倩,刘世任,都本敏.雷公藤药理研究进展[J].中国中医急症,2006,15(2)： 198,216.

[191] 姚万仓,高占珍,兰振仓,等.雷公藤药酒抗炎作用研究[J].宁夏医学杂志,2010, 32(8)：711,712.

[192] 钟丽芳,吴春敏.8 种雷公藤单体免疫抑制活性的筛选[J].福建中医药大学学报,2014, 24(5)：28-30.

[193] 陈荣园,孙强,曾怿,等.雷公藤红素对 IL-1β 致软骨终板退变的影响[J].中国骨质疏 松杂志,2017,23(12)：1623-1632,1642.

[194] 王鑫博.类风湿关节炎患者外周血 Th17 细胞、血清 IL-17 和 IL-6 检测水平与疾病活 动性的研究[D].太原：山西医科大学,2010.

[195] 郑红梅,晋松.雷公藤多苷片对胶原诱导性关节炎大鼠血清 HMGB1 和 IL-17 的影响 [J].中国实验方剂学杂志,2013,19(15)：247-250.

[196] 黄燕如,万毅刚,孙伟,等.雷公藤多苷调节肾组织 p38MAPK 信号转导通路改善糖尿病 肾病肾小球炎症性损伤的作用和机制[J].中国中药杂志,2014,39(21)：4102-4109.

[197] 刘国玲,沈永杰,尤丽菊,等.雷公藤多苷降低糖尿病肾病大鼠炎性细胞因子的表达 [J].细胞与分子免疫学杂志,2014,30(7)：721-724.

[198] WAN L, LIU J, HUANG C B, et al. Effect of tripterygium glycosides on pulmonary function in adjuvant arthritis rats [J]. JCMA, 2013, 76(12)：715-723.

[199] 郑健豪,钟继红,曹海军,等.雷公藤多苷通过 NOXs-ROS-NLRP3 炎症小体信号转导 通路抑制结肠炎症[J].中国病理生理杂志,2016,32(9)：1653-1659.

[200] 黄明来,马卓.雷公藤的研究进展[J],化学与生物工程,2012,29(7)：1-4.

[201] 许永亮.雷公藤甲素抗生育作用研究进展[J].海峡药学,2015,27(11)：11-13.

[202] 景晓平,程伟伟.雷公藤多苷对雄性幼鼠生殖损伤作用的可逆性研究[J].上海中医药 大学学报,2016,30(4)：65-68.

[203] 刘良,王战勇,黄光照,等.雷公藤甲素亚慢性中毒对昆明种小鼠肾脏及睾丸的影响 [J].同济医科大学学报,2001,30(3)：214-217.

[204] 钱绍桢,胡延忠,童建孙,等.雷公藤对男性生殖影响的研究[J].男性学杂志,1989, 3(3)：129-132.

[205] 卜凡靖,于新界.雷公藤多苷致育龄妇女闭经 11 例分析[J].实用医技杂志,2004, 11(2)：188.

[206] 林凤,陈凤娣,郑飞云,等.激素治疗雷公藤多苷所致闭经 25 例临床分析[J].医学研究 杂志,2008,37(6)：77,78.

[207] 季宇彬,蒋晖,郎朗,等.甲苯二异氰酸酯致小鼠睾丸脂质过氧化损伤及标志酶活力的 变化[J].毒理学杂志,2005,19(3)：225,226.

[208] MUKHOPADHYAY N K, SAHA A K, SMITH W, et al. Inhibition of neutrophil and nature killer cell function by human seminal fluid acid phosphatase [J]. Clin Chem Acta, 1989, 182(2)：31-33.

[209] 林元藻,彭少君,陈世红,等.雷公藤甲素对大鼠睾丸组织代谢的影响[J].武汉大学学报,1999,45(2):200-202.

[210] 杨阿民,刘保兴,张圣强,等.五子衍宗丸改善肾精亏虚大鼠支持细胞功能的机理研究[J].北京中医药大学学报,2010,32(6):378-384.

[211] 刘芙君,李建远,王海燕.附睾分泌蛋白与精子成熟的研究进展[J].国际病理科学与临床杂志,2006,26(5):457-460.

[212] 王文亭,李建远.附睾分泌蛋白与精子成熟、运动相关蛋白研究现状[J].中外医药研究,2011,9(12):118,119.

[213] 王作鹏,曹霖,游根娣,等.雷藤氯内酯醇对大鼠抗生育作用机制探讨[J].中国男科学杂志,1999,16(4):200-202.

[214] 李凡,彭戈峰,方祥,等.雷公藤甲素对雄性大鼠附睾功能与精子动力学参数的影响[J].环境与健康杂志,2009,26(6):498-500.

[215] 吴克明,付雨,吴也可,等.通脉大生片对雷公致卵巢损伤大鼠卵巢激素与卵泡发育的影响[J].成都中医药大学学报,2011,34(3):25-28.

[216] 王桂玲,任春娥,王丽.雷公藤多苷对雌性大鼠不良反应的实验研究[J].河北医药,2009,31(4):416-418.

[217] 王君,于智勇,薛庆於,等.雷公藤多苷对小鼠卵母细胞成熟和体外受精的影响[J].生物学杂志,2009,26(5):48-50.

[218] 丁文龙,刘德明.雷公藤甲素对异中神经移植后神经再生影响[J].解剖学报,1999,30(1):31-33.

[219] 王远涛,高宝山,姚立宇,等.雷公藤多苷片在肾移植术后早期抗排斥中的作用[J].中国老年学杂志,2015,35(21):6190-6191.

[220] 林光美,张敏,侯长红.雷公藤研究进展[J].中国农学通报,2009,25(23):90-93.

[221] 高歌,傅红兴,徐福远,等.雷公藤多苷在小鼠胰岛移植中的抗排斥作用[J].医药导报,2017,36(7):757-761.

[222] 王朝虹,张吉林,何毅,等.高效液相色谱法测定血浆中雷公藤甲素和雷公藤酮[J].中国法医学杂志,2004,19(5):268-270.

[223] 吴德智,陈丽华,管咏梅,等.正交试验优选雷公藤药材生物碱的提取工艺[J].江西中医药大学学报,2014,17(4):64-67.

[224] QIN W, LIN J. Advance of the research on tripterygiumwilfordii Hook f. to a new height [J]. CJIM, 2005, 11(2):87,88.

[225] 陈绮娴.不同炮制方法对雷公藤毒性成分含量的影响[J].临床合理用药杂志,2015,8(29):103,104.

[226] 林光美,柯玉琴,郭莺,等.不同地区雷公藤活性氧代谢研究[J].中国中药杂志,2009,34(22):2961,2962.

[227] 宋伟文,许志福.三明畲族民间医药[M].厦门:厦门大学出版社,2002:152,153.

[228] 张鑫.雷公藤制剂毒副作用及减毒方法研究进展[J].中国药学杂志,2013,48(22):1897-1901.

[229] 柴智.逍遥散对雷公藤致大鼠肝毒性的保护作用及其机制研究[D].武汉:湖北中医药大学,2012.

[230] 马致洁,董捷鸣,王伽伯,等.基于高内涵分析的甘草炮制雷公藤减毒作用研究[J].中国现代中药,2017,19(11):1562-1565.

［231］谭鹏,田磊磊,李飞.雷公藤及其制剂的质量控制研究述评［A］//中华中医药学会中药制剂分会.2009 全国中药创新与研究论坛学术论文集［C］.运城：2009 全国中药创新与研究论坛,2009：60–64.

［232］北京医疗队江西德兴队,江西省德兴县香屯公社.香屯中草药手册［M］.江西：北京医疗队江西德兴队、江西省德兴县,1977：260,261.

［233］杨仓良.毒药本草［M］.北京：中国中医药出版社,1993：388–397.

［234］张南平,魏锋,肖新月,等.中药资源的可持续利用现状与建议［J］.中国药事,2011,25（11）：1079–1082.

3

第三章

雷公藤治疗风湿病药学研究

第一节　雷公藤治疗风湿病药理学研究

中药药理学研究是在中医药理论指导下,运用现代科学技术,研究中药与机体相互作用及作用规律的科学。中药治疗疾病不是单纯以药物直接对抗致病因子,而是调整机体的功能状态,增强机体的抗病能力。而含有雷公藤的中药复方药理研究强调中药复方组合后整体化学成分产生的效应,涉及多层次、多靶点、多效性,验证或揭示了与其功能相关的药理作用[1]。

随着基因组学技术的发展,通过基因水平上的多靶点高通量的筛选,为中药的有效成分研究、配伍研究提供了更为有效的技术平台。现代药理学研究已明确,药物作用都有其靶基因,靶基因也是中药作用的最本质指标。利用基因组学技术开展中药的药理学研究,可以通过测定药物引起基因表达谱的改变及特定基因的变化,检测药物产生效应的机制。通过对疾病不同发病阶段相关细胞、分子和代谢酶等靶基因的分离、鉴定及其转录调控机制研究,系统了解药物发挥药理作用的基因表达调控规律,构建基因调控网络,进一步从基因水平到蛋白质水平进行较为全面的评价[2]。而中药是我国传统医药体系的重要组成部分,只有系统全面地阐释中药的物质基础,才能科学地进行中药的药理学研究。随着色谱-质谱技术的发展,代谢组学因其能较全面、动态地反映生物系统的内在生化过程和代谢网络的变化特性,能给出药物干预后的代谢轮廓、指纹图谱、代谢物组变化等信息,在中医药药理学研究中的应用越来越广泛。借助代谢组学先进的分析技术,中药产生疗效的物质基础及其作用机制有望得到更好的研究和阐明,对从整体评价中药的疗效和安全起到推动作用[3]。

　　近年来,基于新兴的实验方法,利用流式细胞、免疫印迹、电镜、免疫荧光及高通量测序等新技术,现梳理雷公藤不同单体从各个方面治疗风湿病的研究以对雷公藤药理学研究进行系统评价。

一、雷公藤单体、复方与风湿病的关系

　　雷公藤及其单体是一种临床应用广泛的,用于治疗自身免疫性疾病的自身免疫抑制剂。雷公藤属于卫矛科雷公藤属类植物,又名黄藤根、山海棠、断肠草,中医学认为其具有清热解毒、祛风通络、舒筋活血、消肿止痛等功效。雷公藤甲素,又称雷公藤内酯、雷公藤内酯醇,是从雷公藤中分离出的环氧化二萜内酯化合物,也是中药雷公藤的主要活性成分之一。雷公藤甲素具有松香烷骨架,并含有独特的三环氧结构和 α,β -不饱和五元内酯环。雷公藤甲素不溶于水,但溶于二甲基亚砜、三氯甲烷、丙酮、乙醇等有机溶剂。众多体内外实验证实,其活性成分雷公藤甲素具有潜在的免疫抑制作用及抗炎活性,进而被用作治疗类风湿关节炎及一些其他的自身免疫性疾病。雷公藤红素主要来源于雷公藤的根,是一种醌甲基三萜化合物,也是雷公藤主要活性成分之一。近 20 年,国内外学者发现雷公藤红素具有抗肿瘤、抗炎与抑制免疫、抑制血管生成、抗神经退行性疾病、抗病毒、抗动脉粥样硬化等药理活性。但其具有一定的毒副作用,如对造血系统的损伤、对尿苷二磷酸葡萄糖醛酸转移酶的抑制、对斑马胚胎的毒性等。雷公藤红素还具有抑制蛋白酶体活性进而诱发癌细胞凋亡的作用,具有很强的抗氧化作用和抗癌症新生血管生成作用。其抗肿瘤机制以诱导肿瘤细胞凋亡、影响肿瘤细胞周期、抑制血管生成、抑制肿瘤细胞侵袭与转移等为主,是值得关注的具有抗瘤活性的天然活性产物。雷公藤多苷具有免疫抑制、抗炎、抗肿瘤等作用,临床上主要用于自身免疫性疾病的治疗,是应用最广泛、最早研发成功的雷公藤制剂。雷公藤多苷是一个复杂的多组分体系,随着对其有效成分和药理作用的研究,其所致不良反应和多器官毒性作用受到关注。肝脏为药物代谢的主要靶器官,雷公藤多苷对肝脏的毒副作用发生率高且后果严重,因此对雷公藤多苷的肝毒性作用及机制的深入研究具有重要的临床用药指导意义。雷公藤的有效成分主要为二萜类、生物碱类、三萜类化合物。二萜类化合物因其毒副作用明显,临床应用受到限制;生物碱类化合物也具有免疫抑制、抗炎、抗肿瘤、抗生育、抗 HIV 病毒的作用,且毒性较小,有广阔的应用前景;倍半萜类生物碱为雷公藤生物碱的主要活性成分。三萜类化合物具有重要的抗炎、解热、镇痛、抗病毒等作用。综上所述,雷公藤及其单体能从抗炎、抗免疫、抗血管生成等多个方面治疗风湿病。

二、雷公藤单体、复方与类风湿关节炎

类风湿关节炎是以慢性多关节炎为主的全身性自身免疫性疾病,不仅可致关节畸形,常伴有关节以外的其他脏器病变。陈颖婷等[4]通过复制佐剂性关节炎大鼠模型,观察雷公藤甲素治疗佐剂性关节炎的疗效,并通过 Toll 样受体 4(Toll-like receptor, TLR4)/NF-κB 信号转导通路探讨其作用机制。结果表明,与空白对照组比较,模型组血清 TNF-α、IL-4、IL-6 表达水平显著升高($P<0.05$);与模型组比较,雷公藤甲素组血清 TNF-α、IL-4、IL-6 表达水平呈极显著下降($P<0.01$)。与模型组比较,雷公藤甲素组在第 8、12、16、20 日时关节炎指数和足体积显著降低($P<0.05$)。与空白对照组比较,模型组滑膜组织中 TLR4、NF-κB、p-NF-κB 蛋白表达量和 TLR4 mRNA 表达量显著上调($P<0.05$);与模型组比较,雷公藤甲素组滑膜组织中 TLR4、NF-κB、p-NF-κB 蛋白表达量和 TLR4 mRNA 表达量显著下调($P<0.05$)。万磊等[5]观察雷公藤甲素对佐剂性关节炎大鼠滑膜、脾脏、胸腺自噬相关基因(autophagy-related gene, Atg)/自噬标记蛋白 LC3-II、Beclin1 表达和血清细胞因子水平的影响。结果表明,与正常对照组比较,模型对照组大鼠血清 B 细胞活化因子(B cellactivating factor of the TNF family, BAFF)、IL-1、TNF-α 升高,IL-15、IL-10 降低,滑膜 Atg5、Atg12 mRNA 降低,脾脏 Atg5 mRNA 降低,脾脏 Atg7、Atg12 mRNA 及胸腺 Atg12 mRNA 升高,滑膜、脾脏、胸腺组织 LC3-II、Beclin1 下降($P<0.05$ 或 0.01)。与模型对照组比较,雷公藤甲素组滑膜 Atg7、Atg12 mRNA 降低,脾脏 Atg5、Atg7、Atg12 mRNA 及胸腺 Atg5、Atg7 mRNA 降低,Atg12 mRNA 升高;滑膜、脾脏、胸腺组织 LC3-II、Beclin 1 升高($P<0.05$)。与来氟米特组比较,雷公藤甲素组 TNF-α、BAFF 降低,跖趾关节肿胀度、IL-15 升高($P<0.05$ 或 0.01)。雷公藤甲素组滑膜 Atg7 mRNA 及胸腺 Atg5、Atg7 mRNA 表达降低,胸腺 Atg12 mRNA 及脾脏 Atg5、Atg7、Atg12 mRNA 表达升高。冯小可等[6]观察雷公藤红素对类风湿关节炎滑膜成纤维细胞系 MH7A 细胞中 RANKL、OPG、IL-6、TNF-α 及 IL-8 表达的影响。结果发现,IL-1β 刺激 MH7A 细胞系 24 h 后,RANKL、OPG、IL-6、TNF-α 及 IL-8 mRNA 及 RANKL 免疫荧光明显增强,雷公藤红素呈剂量依赖性抑制 MH7A 中 IL-1β 诱导的 RANKL、OPG、IL-6、TNF-α 及 IL-8 mRNA 水平($P<0.05$)和 MH7A 中 RANKL 免疫荧光表达,显著上调 OPG/RANKL 轴比值。

健脾化湿通络中药复方制剂雷公藤复方药物组成为黄芪、薏苡仁、蜈蚣、雷公藤,方中的雷公藤为臣药,具有祛风湿、通络止痛的作用。万磊等[7]观察雷公藤复方对佐剂性关节炎大鼠 PKC/NF-κB 信号转导通路的影响。结果发现,雷

公藤复方组大鼠肺功能参数第 1 秒用力呼气容积(forced expiratory volume in one second, FEV_1)、用力呼出 50% 肺活量的呼气流量(forced expiratory flow at 50% of FVC exhaled, FEF_{50})、FEF_{75}、最大呼气流量(maximal expiratory flow, MEF)较模型对照组显著升高,雷公藤复方组大鼠血清 IL‐10、IL‐35 水平升高,血清 IL‐6、IL‐17、MMP‐9 水平降低,肺组织 PKC、NF‐κB/p65、Rac‐1 mRNA 及 PKC、NF‐κB p65 蛋白水平降低。章平衡等[8]基于 TGF‐β1/Smad 和 ERK 通路 cross-talk 研究雷公藤复方改善佐剂性关节炎大鼠肺功能的作用机制,采用酶联免疫吸附测定(enzyme-linked immunosorbent assay, ELISA)、qRT‐PCR、蛋白质印迹法(Western blotting, WB)和免疫组化等方法进行研究。研究发现,与正常对照组比较,模型对照组大鼠跖趾关节肿胀度、关节炎指数、肺系数、Szapiel 积分、血清 TGF‐β1、结缔组织生长因子(connective tissue growth factor, CTGF)、肺组织 TGF‐β1、TβRⅠ、TβRⅡ、Smad2/3、p‐Smad2/3、Smad4、ERK1/2、p‐ERK1/2 蛋白表达升高,Smad7、成纤维细胞生长因子(fibroblast growth factor, FGF)表达降低;与模型对照组比较,各治疗组大鼠跖趾关节肿胀度、关节炎指数降低,FEV_1、FEF_{50}、FEF_{75}、最大呼气中期流量(maximal mid-expiratory flow, MMF)、MEF、肺系数、Szapiel 积分、血清 TGF‐β1、CTGF、肺组织 TGF‐β1、TβRⅠ、TβRⅡ、Smad2/3、p‐Smad2/3、ERK1/2、p‐ERK1/2 蛋白表达降低,Smad7 蛋白表达、FGF 升高;与甲氨蝶呤组比较,雷公藤复方组 FEF_{50}、FEF_{75}、MMF、Smad7 蛋白表达明显升高,CTGF、肺组织 TGF‐β1、TβRⅠ、Smad2/3、p‐ERK1/2 表达降低。Spearman 分析显示,佐剂性关节炎大鼠肺组织 TGF‐β1/Smad 和 TGF‐β1/ERK 通路之间存在相关性,且肺功能参数与这两个通路也存在相关性。

三、雷公藤单体、复方与骨关节炎

　　骨关节炎是以关节疼痛和变形为主要表现的一种慢性炎症性疾病。研究表明,骨关节炎的发生发展与致炎因子和炎症介质所导致的关节滑膜慢性炎症、关节软骨退行性变、软骨下骨硬化及骨质增生形成有关,具体发病机制尚不完全清楚,可表现为细胞因子平衡失调,主要是促炎因子 IL‐1、TNF‐α 等上升及抑炎因子 IL‐10 下降,导致机体产生免疫炎症反应。无论中药雷公藤还是雷公藤制剂,在治疗骨关节炎上都得到了广泛的应用,其抗炎、免疫抑制和抗癌的功效是无法被取代的。但雷公藤对消化、生殖、血液等多个系统,以及肝、肾等多个脏器存在毒性,限制了其在临床上的长期、大剂量应用。经过临床观察和实验研究,在中医辨证论治指导下,适量服用,酌情配伍石斛、白芍、当归等能降低其毒性,更好地提高疗效。陈晓昱[9]观察雷公藤甲素对膝骨关节炎滑膜 c‐Jun、MMP‐9

及血清 PGE_2、IL-8 水平的影响,探讨其在膝骨关节炎中的药理学价值。通过建立碘乙酸钠(monosodium doacetate,MIA)膝骨关节炎模型,并给予雷公藤甲素干预,采用 WB 及 qRT-PCR 法检测 c-Jun、MMP-9 在膝关节滑膜中于蛋白及 mRNA 水平上的表达,以 ELISA 法检测外周血中 PGE_2 及 IL-8 水平。结果表明,WB 及 qRT-PCR 均显示,c-Jun 及 MMP-9 在膝关节滑膜组织中于蛋白及 mRNA 水平上均有表达,雷公藤甲素组及正常对照组明显低于模型对照组,差异无统计学意义;在血清 PGE_2 及 IL-8 表达上,雷公藤甲素组及正常对照组明显低于模型对照组。

阮丽萍等[10]采用关节腔注射木瓜蛋白酶和 L-半胱氨酸方法制成骨关节炎大鼠模型,运用 ELISA、qRT-PCR 等方法观察雷公藤复方对骨关节炎大鼠外周血 IgG1、IgG2α 及细胞因子 IL-4、TNF-α,软骨、胸腺、脾脏自噬基因(Atg5、Atg7、Atg12)表达的影响。结果表明,给药后,与正常组比较,模型组体质量明显下降,Mankin 评分明显升高,血清 IgG1、IgG2α、TNF-α 升高,IL-4 降低,在胸腺、脾脏、软骨等各组织中,Atg 存在不同程度的降低;与氨基葡萄糖组比较,雷公藤复方组体质量明显升高,Mankin 评分明显降低,IL-4 及 Atg5、Atg7、Atg12 升高。程园园等[11]同样是通过采用关节腔注射木瓜蛋白酶和 L-半胱氨酸方法复制成膝骨关节炎大鼠模型,观察雷公藤复方对膝骨关节炎大鼠心肺功能变化的影响,并运用超声诊断仪检测大鼠心功能,运用动物肺功能仪检测大鼠肺功能,同时采用 ELISA、流式细胞术等方法,结果发现与正常对照组比较,模型对照组体质量、跖趾关节肿胀度、舒张早期峰值流速/舒张晚期峰值流速(early diastolic peak flow velocity/atrial peak flow velocity,E/A)、用力肺活量(forced vital capacity,FVC)、FEV_1、FEF_{25}、FEF_{50}、FEF_{75}、MMF、MEF,以及 B、T 细胞衰减因子(B and T lymphocyte attenuator,BTLA)、疱疹病毒辅助受体(herpesvirus entry mediator,HVEM)、IL-4,$CD4^+CD25^+$ 调节性 T 细胞,$CD4^+CD25^+Foxp3^+$ 调节性 T 细胞明显降低,TGF-β1、IL-17 明显升高;与模型对照组比较,各组大鼠体质量,心功能参数舒张早期峰值流速(early diastolic peak flow velocity,E)峰、E/A,肺功能参数 FEV_1、FEF_{50}、FEF_{75}、MEF,BTLA,HVEM,IL-4,$CD4^+CD25^+$ 调节性 T 细胞,$CD4^+CD25^+Foxp3^+$ 调节性 T 细胞明显升高;关节软骨 Mankin 评分,心系数,肺系数,TGF-β1,IL-17 明显降低;与模型对照组相比,雷公藤复方组体质量、调节性 T 细胞升高最为明显。

四、雷公藤单体、复方与强直性脊柱炎

强直性脊柱炎是一种以脊柱为主要病变的、原因尚不明确的慢性疾病,病变

主要累及骶髂关节,引起脊柱强直和纤维化,造成活动受限,并不同程度地影响眼、肺、心血管等多个器官,引起关节外损害。许多研究认为强直性脊柱炎的发病与遗传、免疫及炎症反应有关。

邹宇聪等[12]通过培养分离的强直性脊柱炎成纤维样滑膜细胞(FLS),探讨雷公藤多苷含药血清对强直性脊柱炎病理性骨化相关炎症因子及 miRNA－21 的影响。结果表明雷公藤多苷含药血清在干预后 48 h,显著抑制了炎症因子的表达,并同时抑制了骨形态发生蛋白－2(bone morphogenetic protein－2,BMP－2)和 miRNA－21 的表达,且这一抑制呈浓度梯度改变。有研究采用雷公藤配合中药进行补肾壮腰、益气养血、除湿通痹治疗,近期总有效率达 92.7%,显效率达 36.8%,此法对控制强直性脊柱炎的炎症,缓解其症状及改善脊柱、关节功能效果颇佳,而且副作用较少,为治疗强直性脊柱炎的一种较好方法。

方妍妍等[13]通过体外提取培养强直性脊柱炎患者外周血单个核细胞(PBMC),同时采用 MTT、ELISA、qRT－PCR、WB 及免疫荧光等实验方法观察雷公藤甲素对 VEGFA、SDF－1、CXCR4 通路的影响。MTT 法结果显示,中剂量雷公藤甲素在 24 h 时对细胞抑制作用最强;ELISA 及 PCR 法结果显示,雷公藤甲素可抑制 IL－1β、TNF－α、VEGFA、VEGFR、SDF－1、CXCR4 mRNA 的表达;WB 结果说明雷公藤甲素可抑制 SDF－1、CXCR4、VEGFA、VEGFR 蛋白的表达;免疫荧光法结果说明雷公藤甲素可抑制 CD62p、CD40L、血小板衍生生长因子(plateletderived growth factor,PDGFA)的表达。雷公藤甲素可能通过下调 SDF－1、CXCR4、VEGFA、VEGFR mRNA,进而下调 IL－1β、TNF－α,上调 IL－4、IL－10 细胞因子的表达,从而调节血小板活化。张洪长等[14]通过体外培养强直性脊柱炎成纤维细胞,探讨雷公藤多苷对 BMP 信号转导通路及 BMP－2 表达的影响,阐明雷公藤多苷抗强直性脊柱炎骨化的作用机制。结果表明雷公藤多苷通过对 BMP 信号转导通路的影响,有效地抑制强直性脊柱炎成纤维细胞内 BMP－2 表达,延缓细胞向成骨型分化而导致强直性脊柱炎骨化的发生。

齐亚军等[15]将 120 例强直性脊柱炎患者按随机数字表法分为两组:雷公藤复方组(60 例)和柳氮磺吡啶组(60 例)。两组均治疗 3 个月,采用流式细胞术检测患者外周血 BTLA 表达频率及活化水平;采用 ELISA 法检测两组血清中氧化应激指标[SOD、过氧化氢酶(catalase,CAT)、总抗氧化能力(total antioxidant capacity,TAOC)、ROS、活性氮(reactive nitrogen species,RNS)、MDA]和 TNF－α、IL－1β、IL－4、IL－10 含量;采用魏氏法检测炎性指标 ESR;采用日立 7060 型全自动生化分析仪检测 hs－CRP;采用视觉模拟评分法(visual analogue scale,VAS)及国际脊柱关节病评价工作组(Assessment of Spondylo Arthritis International

Society，ASAS）20%达标率（ASAS20*）、Bath 强直性脊柱炎疾病活动指数（bath ankylosing spondylitis diseases active index，BASDAI）50%达标率（BASDAI50）评定疗效；并进行生活质量评分及 BTLA 表达频率的相关分析。结果显示，与柳氮磺吡啶组比较，雷公藤复方组 ASAS20 及 BASDAI50 疗效更优。与正常对照组比较，强直性脊柱炎患者外周血 BTLA 表达显著降低，SOD、CAT、TAOC 显著降低，ROS、RNS、MDA 显著升高，TNF-α、IL-1β、ESR、hs-CRP 显著升高，IL-4、IL-10 显著降低。与本组治疗前比较，治疗后两组外周血 BTLA/CD19$^+$B 细胞、BTLA/CD24$^+$B 细胞、SOD、TAOC、IL-4、国际普适生活质量量表（short form-36，SF-36）8 个维度[生理机能（physical functioning，PF）、生理职能（role limitation due to physical problems，RP）、躯体疼痛（body pain，BP）、一般健康状况（general health，GH）、精力（vitality，VT）、社会功能（social function，SF）、情感职能（role limitation due to emotional problems，RE）、精神健康（mental health，MH）]积分值均显著升高，ROS、MDA、TNF-α、ESR、hs-CRP、VAS、BASDAI 50、Bath 强直性脊柱炎功能指数（bath ankylosing spondylitis functional index，BASFI）、Bath 强直性脊柱炎总体指数（bath ankylosing spondylitis global index，BAS-G）均显著降低。雷公藤复方组在升高 BTLA/CD19$^+$B 细胞、BTLA/CD24$^+$B 细胞、SOD、TAOC、IL-10、BP、MH、VT、SF 及降低 ROS、IL-1β、MDA、TNF-α、ESR、hs-CRP、VAS、BASDAI、BASFI、BAS-G 方面优于柳氮磺吡啶组。Pearson 相关分析结果显示：外周血 BTLA/CD19$^+$B 细胞与 SOD、CAT、TAOC、IL-4、IL-10、GH、RP、BP、SF 呈正相关（r 分别为 0.431、0.325、0.318、0.316、0.348、0.314、0.358、0.318、0.326），与 ROS、MDA、TNF-α、IL-1β、ESR、VAS、BASDAI 呈负相关（r 分别为 -0.342、-0.368、-0.334、-0.354、-0.324、-0.372、-0.342）。BTLA/CD24$^+$B 细胞与 SOD、TAOC、IL-4、IL-10、GH、RP、BP、SF、RE、MH、VT 亦呈正相关（r 分别为 0.358、0.352、0.372、0.436、0.435、0.326、0.352、0.345、0.326、0.343、0.332），与 ROS、RNS、MDA、ESR、hs-CRP、VAS、BASDAI、BASFI 呈负相关（r 分别为 -0.447、-0.336、-0.405、-0.395、-0.358、-0.436、-0.338、-0.425）。

雷公藤复方能提高强直性脊柱炎患者外周血 BTLA 表达，负性调节 B 细胞的激活与增殖，降低异常免疫反应和氧化应激损伤，从而有效减轻关节僵痛症状。另外，齐亚军等[16]将 140 例强直性脊柱炎患者随机等分为雷公藤复方组（3粒/次,3 次/d）和柳氮磺吡啶组（4 片/次,2 次/d）；连续治疗 3 个月。60 例健

---

* ASAS 是评分标准。ASAS20 是指患者在以下方面中至少有三项有 20% 改善：① 患者的总体 VAS 评分；② 患者评估的夜间背痛和总体背痛 VAS 评分；③ BASFI（bath ankylosing spondylitis functional index）；④ 炎症反应：BASDAI 中最后 2 项和晨僵有关的 VAS 平均得分。

康体检者为对照组。采用流式细胞术检测患者外周血 BTLA 表达频率及活化水平;采用 ELISA 法检测两组血清中氧化应激指标(ROS、RNS、MDA、SOD、CAT、TAOC)和 IL-4、IL-10、IL-1β、TNF-α 含量;采用魏氏法检测 ESR;采用日立 7060 型全自动生化分析仪检测 hs-CRP。结果显示,雷公藤复方组临床疗效显著优于柳氮磺吡啶组,具有统计学意义($P<0.01$)。与对照组相比,强直性脊柱炎患者外周血 CD3$^+$T 细胞、CD4$^+$T 细胞 BTLA 的水平显著降低($P<0.01$ 或 $P<0.05$);与对照组相比,强直性脊柱炎患者 SOD、CAT、TAOC 显著降低,ROS、RNS、MDA 显著升高($P<0.01$ 或 $P<0.05$);与对照组相比,强直性脊柱炎患者血清 IL-1β、TNF-α、ESR、hs-CRP 显著升高($P<0.01$),IL-4、IL-10 水平显著降低($P<0.01$ 或 $P<0.05$)。与治疗前相比,两组治疗后外周血 BTLA$^+$CD3$^+$T 细胞、BTLA$^+$CD4$^+$T 细胞、SOD、TAOC、IL-4,以及 SF-36 量表 8 个维度积分均显著升高,ROS、MDA、TNF-α、ESR、hs-CRP、VAS、BASDAI、BASFI、BAS-G 均显著降低($P<0.01$ 或 $P<0.05$)。Pearson 相关分析结果显示:外周血 BTLA 表达水平与 SOD、RP、BP、SF、RE 呈正相关;BTLA$^+$CD3$^+$T 细胞、BTLA$^+$CD4$^+$T 细胞与 ROS、MDA、IL-1β、TNF-α、ESR、VAS、BASDAI 呈明显负相关,与 TAOC、IL-4、IL-10 呈正相关;BTLA$^+$CD3$^+$T 细胞与 RNS、hs-CRP、BASFI 呈明显负相关;BTLA$^+$CD4$^+$T 细胞与 CAT 呈正相关。这说明雷公藤复方能增强强直性脊柱炎患者外周血 BTLA 表达,负性调节 T 细胞的激活与增殖。

方妍妍等[17]制备雷公藤复方含药血清,分离 PBMC,采用 MTT 法检测雷公藤复方最佳浓度,采用免疫荧光法检测 CD62p、CD40L、PDGFA 的表达,采用 ELISA 法检测 TNF-α、IL-1β、IL-4、IL-10、VEGFA 及 VEGFR 的表达,采用 qRT-PCR 法检测 SDF-1、CXCR4、VEGFA mRNA 的表达,采用 WB 检测 SDF-1、CXCR4、VEGFA、VEGFR 蛋白的表达,结果发现中剂量雷公藤复方在 24 h 时对细胞抑制作用最强。与正常组相比,模型组 CD62p、CD40L、PDGFA、IL-1β、TNF-α、VEGFA、VEGFR、SDF-1、CXCR4 表达均升高,IL-4、IL-10 降低($P<0.05,P<0.01$)。与模型组相比,雷公藤复方组 CD62p、CD40L、PDGFA、IL-1β、TNF-α、VEGFA、VEGFR、SDF-1、CXCR4 表达均降低,IL-4、IL-10 升高($P<0.05,P<0.01$)。所以雷公藤复方具有类 AMD3100 样作用,通过抑制 VEGFA/SDF-1/CXCR4 通路的表达,下调 IL-1β、TNF-α,上调 IL-4、IL-10,调节免疫炎症反应,从而降低强直性脊柱炎患者血小板活化。

方利等[18]采用随机数字表法将 56 例强直性脊柱炎活动期患者分为雷公藤复方组和柳氮磺吡啶组。采用 qRT-PCR 法检测 miRNA-155;反转录 PCR 检测 NF-κB 激活剂 1(activator 1, Act 1)、IκBα、IκB 激酶 β(inhibitor of NF-kappa

B kinase，IKKβ）、NF－κB p65、NF－κB p50 mRNA 的水平；WB 检测 NF－κB p65、NF－κB p50 蛋白表达；ELISA 法检测血清血栓素 B_2（thromboxane B_2，TXB_2）、6－酮－前列环素 F1（6－ketone-prostaglandin F1，6－keto-PGF1）、血小板颗粒膜蛋白（platelet granular membrane protein 140，GMP140）、血小板活化因子（platelet activating factor，PAF）、纤溶酶原激活抑制剂（plasminogen activator inhibitor－2，PAI－2）、TNF－α、IL－4、IL－10、IL－17。同时评价雷公藤复方对强直性脊柱炎患者的临床疗效。结果显示，雷公藤复方组 BASDAI 50 显著高于柳氮磺吡啶组。与柳氮磺吡啶组治疗后相比，雷公藤复方组治疗后血小板、纤维蛋白原、D－二聚体、TXB_2、GMP140、PAF、PAI－2、IL－17、ESR、CRP、VAS、BASDAI、BASFI、BAS－G 降低更明显，且其可明显升高 6－keto-PGF1、IL－4、IL－10；且与柳氮磺吡啶治疗后相比，雷公藤复方组治疗后 IKKβ、IκBα、NF－κB p65、NF－κB p50 mRNA 及 NF－κB p65、NF－κB p50 蛋白、miRNA－155 表达水平更低。所以雷公藤复方能有效改善强直性脊柱炎活动期患者的高凝状态，可能与抑制 miRNA－155、NF－κB 信号转导通路活化有关。

另外，方利等[19]采用随机数字表法将 76 例强直性脊柱炎活动期患者分为柳氮磺吡啶对照组及雷公藤复方治疗组，每组 38 例，进行血小板计数及凝血功能测定，采用 ELISA 法检测血栓形成因子[血清 TXB_2、前列环素（prostaglandin I_2，PGI_2）、6－keto-PGF1、GMP140、PAI－2]和 ESR、CRP 及细胞因子 TNF－α、IL－4、IL－10、IL－17 水平；采用 RT－PCR 法检测 Act1、NF－κB、IκBα、IKKβ、NF－κB p65、NF－κB p50 mRNA 变化；采用蛋白免疫印迹法检测 NF－κB p65、NF－κB p50 蛋白表达。结果发现，与本组治疗前比较，雷公藤复方治疗组血小板、纤维蛋白原、D－二聚体、TXB_2、GMP140、PAI－2 明显降低，6－keto-PGF1 明显升高，且改善情况明显优于同期柳氮磺吡啶组（$P<0.01$）。与本组治疗前及柳氮磺吡啶对照组治疗后比较，雷公藤复方组治疗后 IL－17 水平明显降低，IL－4、IL－10 水平升高，ESR、CRP 水平下降（$P<0.05$，$P<0.01$）。与本组治疗前比较，两组治疗后 Act1、IKKβ、IκBα、NF－κB p50、NF－κB p65 mRNA 及 NF－κB p65、NF－κB p50 蛋白表达均明显降低（$P<0.05$，$P<0.01$）；且雷公藤复方组治疗后 IKKβ、IκBα、NF－κB p50、NF－κB p65 mRNA 及 NF－κB p65、NF－κB p50 蛋白表达较柳氮磺吡啶对照组降低更明显（$P<0.05$，$P<0.01$）。所以，雷公藤复方可改善强直性脊柱炎患者的血栓形成相关因子，其机制可能与调节细胞因子抑制 NF－κB 信号转导通路过度活化有关。

叶文芳等[20]将 59 例强直性脊柱炎患者按随机数字表法分为两组：治疗组（39 例）和对照组（20 例）。治疗组给予雷公藤复方治疗，每次 3 粒，每日 3 次；

对照组给予柳氮磺吡啶治疗,每次 4 片,每日 2 次。两组均治疗 3 个月。统计 BASDAI 及 BASFI;采用 ELISA 法检测两组血清 Ig(IgG1、IgG2、IgG3、IgG4、IgA、SIgA、IgM)水平,采用 WB 检测两组的淋巴细胞自噬蛋白 Beclin1、LC3 - Ⅱ、PI3K、Akt、mTOR 水平,采用 PCR 法检测血清 Atg1、Atg5、Atg12、Atg13、Atg17 表达改变情况。采用 Spearman 相关分析方法比较强直性脊柱炎患者 Ig 亚型与细胞自噬基因的相关性。结果与治疗前比较,治疗组治疗后 BASDAI、IgG1、IgG3、IgA 水平下降($P<0.01$),PI3K、Akt、mTOR 蛋白表达下降($P<0.01$),Atg1、Atg12、Atg13、Atg17 mRNA 表达下降,Atg5 mRNA 表达升高($P<0.01$);对照组 BASDAI、IgG1、IgA 水平下降($P<0.05$,$P<0.01$),PI3K、Akt、mTOR 蛋白表达下降($P<0.05$),Atg1、Atg13 mRNA 表达下降($P<0.05$,$P<0.01$)。与对照组比较,治疗组 BASDAI、IgG1、IgA 水平下降($P<0.05$),PI3K、Akt、mTOR 蛋白表达下降($P<0.01$),Atg12、Atg17 mRNA 表达下降,Atg5 mRNA 表达升高($P<0.01$)。相关分析结果显示,强直性脊柱炎患者 IgG1、IgG2、IgG3、IgA、SIgA、IgM 与 Atg17 呈负相关,IgG4 与 Atg17 呈正相关($P<0.05$,$P<0.01$)。这说明雷公藤复方可提高强直性脊柱炎患者临床疗效,其增强强直性脊柱炎患者细胞自噬的机制可能为作用于 PI3K/Akt/mTOR 信号转导通路,影响自噬基因和自噬蛋白的表达,参与调节 B 细胞的增殖和分化,加强体液免疫。

五、雷公藤复方与干燥综合征

干燥综合征是以外分泌腺高度淋巴细胞浸润为特征的自身免疫性疾病。其免疫性炎症反应累及外分泌腺体的上皮细胞,又名自身免疫性外分泌腺体上皮细胞炎或自身免疫性外分泌病。除累及泪腺、唾液腺等外分泌腺外,尚可累及肝、肾、肺等内脏器官及血管、关节、皮肤等,患者血清中有多种自身抗体和 Ig。胡旭君等[21]通过测定干燥综合征 NOD 小鼠外周血 TNF - α、IL - 1β、颌下腺水通道蛋白 5(aquaporin 5,AQP5)的 mRNA、蛋白质表达和腺体病理分级来研究雷公藤甲素联合甲氨蝶呤的差别及可能机制。将小鼠随机分为模型组、甲氨蝶呤组、雷公藤多苷组、甲氨蝶呤+雷公藤甲素组、ICR 小鼠对照组,给药 8 周后检测上述指标。结果发现,各治疗组病理组织形态学与模型组有显著差异,甲氨蝶呤+雷公藤甲素组分级最低;各治疗组 TNF - α、IL - 1β 表达均低于模型组,甲氨蝶呤+雷公藤甲素组下降最多;各治疗组组间 AQP5 mRNA 表达差异有统计学意义。相关分析显示 TNF - α、IL - 1β、AQP5 mRNA 与病理分级呈直线相关;交互作用分析显示两药联用,对 TNF - α 和 AQP5 mRNA 有协同作用。

朱福兵等[22]将 66 例干燥综合征患者随机分为雷公藤复方治疗组和羟氯喹

对照组,各 33 例,分别予雷公藤复方及羟氯喹治疗,另选 20 例健康者作为正常对照组。用全自动凝血仪测定凝血酶原时间(prothrombin time,PT)、活化部分凝血活酶时间(activated partial thromboplastin time,APTT)、纤维蛋白原、凝血酶时间(thrombin time,TT)、D-二聚体;ELISA 法检测外周血血清 IL-1β、IL-4、IL-10、TNF-α、p50、p65、IκBα 水平;同时采用 qRT-PCR 法检测 p65、p50、IκBα mRNA 水平;一步法荧光定量 PCR 反应测定 miRNA-155 含量;WB 检测 p65、p50、SOCS1 蛋白水平;魏氏法测定 ESR;全自动生化分析仪测定 hs-CRP。结果显示,与正常对照组比较,干燥综合征患者凝血参数 D-二聚体、纤维蛋白原明显升高;干燥综合征患者外周血 miRNA-155、IL-1β、TNF-α、p50、p65、IκBα 及炎症指标 hs-CRP、ESR 水平明显升高,IL-4、IL-10 水平明显降低,凝血参数与细胞因子、NF-κB 信号转导通路及炎症指标明显相关。药物干预后,两组凝血参数和相关实验室指标均有部分改善。与对照组比较,雷公藤复方治疗组有效率显著高于羟氯喹对照组,且在降低纤维蛋白原、D-二聚体、miRNA-155、TNF-α、IL-1β、p50、p65、ESR、hs-CRP 水平,增加 SOCS1、IL-4、IL-10 水平方面明显优于羟氯喹对照组。这说明雷公藤复方能有效降低干燥综合征患者血液高凝状态,其机制与抑制 miRNA-155/SOCS1/NF-κB 信号转导通路有关。

另外,朱福兵等[23]将 66 例干燥综合征患者随机分为研究组和对照组各 33 例,分别予雷公藤复方和羟氯喹治疗,另选 20 例健康者作为正常对照组。用 ELISA 法检测 IL-4、IL-1β、TNF-α、IL-10、p65、p50、IκBα,qRT-PCR 法检测 p65、p50、IκBα mRNA 表达量,免疫印迹法检测 p65、p50 蛋白表达,并测定凝血指标及相关实验室指标。结果显示,与正常对照组比较,干燥综合征组 D-二聚体、纤维蛋白原明显升高,唾液流率、泪膜破裂时间及 IL-4、IL-10 表达明显降低,角膜染色评分及 IL-1β、TNF-α、p50、p65、IκBα、hs-CRP、ESR 显著升高(P<0.05 或 P<0.01)。相关性显示干燥综合征患者的凝血指标与细胞因子、NF-κB 信号转导通路及临床症状体征、疾病活动性指标等呈明显相关性。药物干预后,两组凝血参数、临床症状和实验室指标均有所改善。与对照组比较,研究组有效率和总有效率显著高于对照组,且在改善患者静态唾液流率、泪膜破裂时间、双眼染色评分,降低纤维蛋白原、D-二聚体、p50、p65、ESR、hs-CRP 水平,上调 TNF-α、IL-1β,下调 IL-4、IL-10 方面明显优于对照组(P<0.05 或 P<0.01)。这说明雷公藤复方可通过平衡细胞因子的表达,抑制 NF-κB 信号转导通路的活化,降低对血管内皮细胞的损伤,从而改善干燥综合征患者的高凝状态。

范海霞等[24]将 40 例干燥综合征患者随机分为治疗组和对照组,每组 20 例。治疗组给予雷公藤复方,每次 1.5 g,每日 3 次,口服;对照组给予白芍总苷胶囊,每次 0.6 g,每日 3 次,口服。两组疗程均为 1 个月,观察两组患者临床疗效及治疗前后肺功能、中医症状积分、实验室指标等变化。结果显示,治疗组临床治愈 5 例,显效 7 例,有效 6 例,无效 2 例,总有效率为 90.00%。对照组临床治愈 3 例,显效 4 例,有效 7 例,无效 6 例,总有效率为 70.00%。两组比较,差异有统计学意义($P<0.05$)。治疗组最大自主通气量(maximal voluntary ventilation, MVV)、深吸气量(inspiratory capacity, IC)、MEF、FEF_{25}、FEF_{50}均明显升高($P<0.05$ 或 $P<0.01$),对照组 FVC、MVV 明显升高($P<0.05$ 或 $P<0.01$)。其中,治疗组 MVV 较对照组改善程度更显著,治疗组 MEF、FEF_{25}、FEF_{50}、FEF_{75}的均值均显著高于对照组($P<0.05$ 或 $P<0.01$)。实验室指标、中医症状积分等方面相比,治疗组优于对照组($P<0.05$)。这说明雷公藤复方对干燥综合征具有很好的临床疗效,能明显改善患者的肺功能、中医症状积分及实验室指标。

冯云霞等[25]对 50 只 SD 大鼠进行造模,检测各组大鼠饮水量、体质量的变化,以及肺功能的变化,ERK1、TGF - β1 蛋白的表达及血清细胞因子(IL - 17、IL - 4)的变化。结果显示,与正常对照组比较,模型对照组大鼠体质量、血清 IL - 4 明显降低,饮水量、颌下腺/肺指数、颌下腺病理评分、ERK1、TGF - β1 积分及 IL - 17 升高($P<0.01$ 或 $P<0.05$),肺功能参数降低($P<0.01$ 或 $P<0.05$);与模型对照组比较,雷公藤复方组大鼠体质量、肺功能参数 FEF_{50}、MMF 升高,IL - 4 表达升高,饮水量、颌下腺/肺指数、颌下腺病理评分、血清 IL - 17 表达、ERK1、TGF - β1 积分降低($P<0.01$ 或 $P<0.05$);与羟氯喹组相比,雷公藤复方组大鼠体质量、IL - 17 明显降低($P<0.01$),FEF_{25}、FEF_{75}、MMF 升高($P<0.01$ 或 $P<0.05$);与白芍总苷组比较,雷公藤复方组大鼠肺指数、IL - 17 降低($P<0.01$ 或 $P<0.05$)。这说明干燥综合征大鼠存在肺功能下降,且与 TGF - β1/ERK1 信号转导通路活化密切相关;中药雷公藤复方能够下调 TGF - β1 的表达,抑制上皮-间充质细胞转化,从而抑制 ERK1 磷酸化活化增殖,降低免疫炎症反应,改善干燥综合征,进而改善肺功能。

冯云霞等[26]采用完全弗氏佐剂+同种鼠颌下腺抗原诱导方法,向每只大鼠两后足跖部注射与弗氏完全佐剂充分乳化后的颌下腺蛋白混合抗原 0.2 mL 以诱发干燥综合征大鼠模型。用动物肺功能仪检测大鼠肺功能,检测各组大鼠饮水量、体质量的变化,采用免疫组化法检测 ERK1、TGF - β1 的表达,采用 ELISA 法检测血清细胞因子(IL - 17、IL - 4)的变化。结果显示,与正常对照组比较,模型对照组大鼠体质量、血清 IL - 4 明显降低,饮水量、颌下腺/肺指数、颌下腺病理评分、ERK1、TGF - β1 积分及 IL - 17 升高($P<0.01$ 或 $P<0.05$),肺功能参数降低($P<0.01$ 或 $P<0.05$);与模型对照组比较,雷公藤复方组大鼠体质量、肺功能参数 FEF_{50}、MMF 升高,IL - 4 表达升高,饮水量、颌下腺/肺指数、颌下腺病理评

分、血清 IL - 17 的表达、ERK1、TGF - β1 积分降低($P<0.01$ 或 $P<0.05$)。与羟氯喹组相比,雷公藤复方组大鼠体质量、IL - 17 明显降低($P<0.01$),FEF_{25}、FEF_{75}、MMF 升高($P<0.01$ 或 $P<0.05$);与白芍总苷组比较,雷公藤复方组大鼠肺指数、IL - 17 降低($P<0.01$ 或 $P<0.05$)。这说明干燥综合征大鼠存在肺功能下降,可能与 TGF - β1/ERK1 信号转导通路活化相关;中药雷公藤复方能够下调 TGF - β1,抑制 ERK1 磷酸化,降低免疫炎症反应,改善肺功能。

杨佳等[27]将 50 只 SD 大鼠随机分为正常对照组、模型对照组和羟氯喹、白芍总皂苷、雷公藤复方治疗组,每组 10 只,除正常对照组外,向每只大鼠两后足跖部注射与弗氏全佐剂充分乳化后的颌下腺蛋白混合抗原 0.2 mL 以诱发干燥综合征大鼠模型,常规光镜下观察大鼠颌下腺的病理变化,用免疫组化法检测各组大鼠颌下腺 AQP1、AQP5 的表达,并观察各组大鼠体质量的变化。结果显示,与正常对照组相比,模型对照组干燥综合征大鼠体质量及 AQP1、AQP5 显著降低($P<0.05$);与模型对照组比较,羟氯喹治疗组、白芍总苷治疗组、雷公藤复方治疗组干燥综合征大鼠体质量及 AQP1、AQP5 显著升高($P<0.05$);与羟氯喹治疗组、白芍总苷治疗组相比,雷公藤复方治疗组干燥综合征大鼠体质量明显升高($P<0.05$),AQP1、AQP5 变化无统计学差异($P>0.05$)。所以雷公藤复方可能是通过上调 AQP1、AQP5 的表达,调节干燥综合征大鼠的细胞免疫环境,增加干燥综合征大鼠体质量。

六、雷公藤单体、复方与系统性红斑狼疮

系统性红斑狼疮是一种严重的自身免疫性疾病,能够影响人体的任何部位,包括皮肤、关节、肾脏、心血管、血液等,并可能出现严重后遗症,甚至导致残疾或死亡。我国有超过 100 万的系统性红斑狼疮患者,各个年龄阶段均可发病,以 20~40 岁的育龄期女性为主。目前尚未发现系统性红斑狼疮治疗成功的病例,所以系统性红斑狼疮严重威胁了人类的身体健康。系统性红斑狼疮的免疫学特征是 T、B 细胞的自身反应性与患者血清中存在的抗核抗体、抗双链 DNA 抗体及抗 Sm 抗体等多种自身抗体,这些抗体已成为系统性红斑狼疮患者的常规血清标志物。系统性红斑狼疮的确切病因尚未明确,现普遍认为系统性红斑狼疮的发病可能与遗传学、表观遗传学、免疫学、环境及性别等因素有关。刘玉芳等[28]用姥鲛烷(pristane)单次腹腔注射的方法建立系统性红斑狼疮模型,采用荧光标记的流式细胞术检查不同治疗阶段 Tc 与 Th 细胞亚群,观察雷公藤甲素对姥鲛烷诱发的系统性红斑狼疮 BALB/c 裸小鼠外周血 Tc 细胞与 Th 细胞漂移的影响。结果表明,雷公藤甲素组 Tc1、Th1 细胞和 CD8+ 百分比的比值,以及 Tc1/Tc2、Th1/

Th2 和 CD4$^+$/CD8$^+$均降低,而 CD4$^+$、Tc2、Th2 细胞百分比均明显升高($P<0.05$)。另外,刘玉芳等[29]采用通过观察雷公藤甲素对姥鲛烷诱导的 BALB/c 小鼠诱发性红斑狼疮的影响,结果证明雷公藤组 CXCR5 呈高表达,CXC 趋化因子配体 13(CXC chemokine ligand – 13, CXCL13)水平、抗双链 DNA 抗体滴度、IgG 均显著降低,与模型组比较差异均有统计学意义($P<0.05$)。雷公藤组细胞因子 IL – 6、IL – 21、IL – 27、VEGF 和 VEGFR1 均显著降低,与模型组和羟氯喹组比较差异均有统计学意义。

李广科等[30]按照随机数字表法将 100 例系统性红斑狼疮患者随机分为两组,每组 50 例。观察组采用雷公藤多苷联合泼尼松进行治疗,对照组仅采用泼尼松进行治疗,分析两组患者使用不同的药物方案对 CD4$^+$CD25$^+$T 细胞的影响,对比两组患者治疗前后的系统性红斑狼疮活动指数(systemic lupus erythematosus-disease activity index, SLE – DAI)评分、临床疗效及治疗后的不良反应。结果显示,两组患者治疗前的 CD4$^+$CD25$^+$T 细胞水平比较,差异无统计学意义($P>0.05$),两组患者治疗后 CD4$^+$CD25$^+$T 细胞水平明显升高,并且观察组明显高于对照组,差异有统计学意义($P<0.05$);两组患者治疗前的 SLE – DAI 评分比较,差异无统计学意义($P>0.05$),观察组和对照组治疗后 SLE – DAI 评分明显降低,并且观察组患者的评分显著低于对照组,差异有统计学意义($P<0.05$);观察组患者治疗后的总有效率为 92%,高于对照组的 74%,差异有统计学意义($P<0.05$);两组患者治疗后在肝功能异常、恶心呕吐、肺炎、上呼吸道感染、白细胞计数下降方面比较,差异无统计学意义($P>0.05$),观察组患者治疗后出现月经紊乱 9 例,对照组出现 2 例,观察组发生率明显高于对照组,差异有统计学意义($P<0.05$)。这说明雷公藤多苷联合泼尼松治疗系统性红斑狼疮,能够提高 CD4$^+$CD25$^+$T 细胞水平,可保护、恢复系统性红斑狼疮患者的受损器官,治疗后出现少数不良反应,并且对月经周期有一定的影响,但均在可控范围内,值得临床推广应用。

陈怡[31]将 82 例系统性红斑狼疮患者采用随机数字表法分为对照组和观察组,对照组给予泼尼松+羟氯喹治疗,观察组在对照组基础上给予雷公藤多苷治疗,4 周为 1 个疗程,共 3 个疗程。评估疗效及药物不良反应,治疗前后采用 SLE – DAI 评分评估系统性红斑狼疮活动程度,测定血脂指标[三酰甘油(triacylglycerol, TG)、总胆固醇(total cholesterol, TC)、高密度脂蛋白胆固醇(high density lipoprotein cholesterol, HDL – C)、低密度脂蛋白胆固醇(low density lipoprotein cholesterol, LDL – C)]、补体 C3、IgG、抗双链 DNA 抗体、IL – 8、IL – 10 水平。结果显示,观察组治疗有效率为 92.50%,高于对照组的 73.17%($P<0.05$);观察组治疗后 SLE – DAI

评分低于对照组($P<0.05$),观察组治疗后 TC、TG、LDL－C 低于对照组,HDL－C 高于对照组($P<0.05$);观察组 IgG、抗双链 DNA 抗体低于对照组,补体 C3 高于对照组($P<0.05$);观察组治疗后 IL－8、IL－10 低于对照组($P<0.05$);观察组不良用药反应发生率为 56.10%,与对照组的 43.90% 比较,差异无统计学意义($P>0.05$)。雷公藤多苷联合泼尼松+羟氯喹治疗系统性红斑狼疮可降低炎性指标、血脂水平,调节免疫机制,效果确切,患者均可耐受。

安永涛等[32]将 30 例女性系统性红斑狼疮患者随机分为治疗组和对照组,每组 15 例,两组均给予泼尼松治疗,治疗组加用雷公藤多苷,疗程均为 30 d。观察两组治疗前后 SLE－DAI 评分及 24 h 尿蛋白量;使用免疫组化及 WB 检测两组治疗前后 PBMC 中糖皮质激素受体表达情况。结果显示,治疗后两组患者 SLE－DAI 评分及 24 h 尿蛋白量均较治疗前降低($P<0.05$),而治疗组降低更明显($P<0.05$)。治疗后治疗组患者糖皮质激素受体表达升高($P<0.05$),而对照组表达下降($P<0.05$)。这说明雷公藤多苷联合糖皮质激素治疗系统性红斑狼疮的疗效优于常规激素疗法,这可能是与雷公藤多苷具有提升糖皮质激素受体表达或抑制激素下调糖皮质激素受体表达的作用有关。

薛士杰等[33]观察系统性红斑狼疮患者外周血 Th17 细胞的变化及雷公藤甲素对其的影响,用流式细胞术检测 15 例系统性红斑狼疮稳定期患者、16 例系统性红斑狼疮活动期患者和 32 例正常对照者 PBMC 中 Th17 细胞比例,用 qRT－PCR 检测 PBMC 中维 A 酸相关孤儿核受体 γt(retinoic acid related orphan nuclear receptorsrt,RORγt) mRNA 表达水平。同时对活动期组和正常对照组 PBMC 用雷公藤甲素进行干预,培养 24 h 后检测其对 Th17 细胞比例和 RORγt mRNA 表达的影响。结果显示,稳定期组及活动期组患者 PBMC 中 Th17 细胞比例均高于正常对照组,活动期组患者 Th17 细胞比例高于稳定期组;稳定期组及活动期组患者 PBMC 中 RORγt mRNA 表达水平高于正常对照组,活动期组患者 RORγt mRNA 表达水平高于稳定期组,差异均有统计学意义($P<0.01$ 或 $P<0.05$)。经雷公藤甲素干预后活动期系统性红斑狼疮患者 PBMC 中 Th17 细胞比例和 RORγt mRNA 表达水平低于没有干预组,差异有统计学意义($P<0.05$)。这说明系统性红斑狼疮患者 PBMC 中 Th17 细胞比例和 RORγt mRNA 表达水平升高,雷公藤甲素在体外实验中能降低系统性红斑狼疮患者 PBMC 中 Th17 细胞比例,降低 RORγt mRNA 表达水平。

刘磊[34]将 136 例狼疮性肾炎患者采用随机数表法分为研究组和对照组,每组 68 例。对照组予以糖皮质激素+环磷酰胺治疗,研究组予以糖皮质激素+雷公藤多苷。观察两组疗效及狼疮活动状况[狼疮活动标准计分(lupus activity standard score,LACC)],评估治疗前后 IL-8、TNF-α、GM-CSF 水平及细胞免疫指标水平(T 细胞亚群)。治疗 3 个月后,研究组总有效率高于对照组、LACC 得分低于对照组($P<0.05$);两组 IL-8、TNF-α、GM-CSF 水平均低于治疗前,且研究组降幅大于对照组($P<0.05$);两组 CD3$^+$、CD8$^+$均较治疗前下降,CD4$^+$、CD4$^+$/CD8$^+$均较治疗前升高,研究组变化幅度较对照组大($P<0.05$)。这说明雷公藤多苷辅助治疗狼疮性肾炎效果较好,有利于降低 IL-8、TNF-α、GM-CSF 指标水平。

曾惠芬等[35]将 62 例确诊为狼疮性肾炎的患者随机分成两组,对照组 30 例给予雷公藤多苷口服治疗,治疗组 32 例在口服雷公藤多苷的基础上联合白芍总苷治疗,60 d 为 1 个疗程。结果显示,治疗组完全缓解或者部分缓解 26 例,总有效率为 81.25%;对照组完全缓解或者部分缓解 19 例,总有效率为 63.33%,两组具有明显的统计学差异($P<0.05$)。治疗组恶心、呕吐 1 例,白细胞减少 2 例,血清转氨酶升高 2 例,共有 5 例不良反应,不良反应率为 15.63%;对照组恶心、呕吐 3 例,白细胞减少 3 例,血清转氨酶升高 3 例,血小板减少 2 例,共有 11 例不良反应,不良反应发生率为 36.67%,两组不良反应发生率存在显著性差异($P<0.05$)。这说明白芍总苷联合雷公藤多苷治疗狼疮性肾炎比单纯使用雷公藤多苷具有较好临床疗效,能够降低不良反应发生率。

刘正钊等[36]将临床符合系统性红斑狼疮,经肾活检诊断为 V 型狼疮性肾炎(ISN/RPS2003 肾脏病理分型标准)的患者 60 例[女性 53 例,男性 7 例,平均年龄(32.7±11.9)岁,24 h 尿蛋白均≥1.0 g,血肌酐正常],采用激素联合雷公藤多苷治疗≥6 个月。根据治疗前尿蛋白水平分为大量蛋白尿组(24 h 尿蛋白≥3.5 g)和非大量蛋白尿组(24 h 尿蛋白<3.5 g)两组。观察治疗不同时间的临床疗效。完全缓解定义为 24 h 尿蛋白<0.4 g,血清 ALB≥35 g/L,血肌酐正常,无肾外活动。部分缓解定义为尿蛋白较基础值减少 50%以上,血清 ALB≥30 g/L,血肌酐正常。随访中共 42 例(70.0%)获完全缓解,8 例(13.3%)部分缓解,总缓解率 83.3%,随访 1 年、2 年、3 年、5 年的累积完全缓解率分别为 71%、83%、83%、83%,累积总缓解率分别为 87%、87%、87%、87%。非大量蛋白尿组随访 1 年、2 年、3 年、5 年的累积完全缓解率和累积总缓解率均高于大量蛋白尿组。随访期内无 1 例死亡或进入终末期肾衰竭,人肾存活率均为 100%;11 例(18.3%)肾病复发,1 年、2 年、3 年、5 年的累积复发率分别为 9%、17%、21%、39%。不良反应包括闭经(62.8%)、月经紊乱(16.3%)、白细胞减少(8.3%)、肝酶升高(6.7%)、带状疱疹(6.7%)、胃肠道症状(3.3%)、股骨头坏死(3.3%)和糖尿病(1.7%),无 1 例并发严重感染。这说明激素联合雷公藤多苷治疗 V 型狼疮

性肾炎有显著疗效,但仍需前瞻性对照研究加以证实;雷公藤多苷治疗的主要并发症为闭经,无严重不良反应,临床应用较为安全。

七、雷公藤复方与其他结缔组织病

结缔组织病相关间质性肺疾病(connective tissue disease-related interstitial lung disease, CTD‐ILD)是结缔组织病常见并发症之一,患者多预后不良,病死率较高。目前,本病发病机制尚不明确,且无明确有效的治疗方法。当前临床中多采用糖皮质激素或免疫调节剂进行抗炎、抗纤维化治疗,取得了一定的治疗效果,但药物不良反应较多,患者往往无法长期坚持治疗。林嘉鸿等[37]通过纳入CTD‐ILD 患者 74 例,将其随机分为激素组和联合组,每组 37 例。激素组患者采用糖皮质激素治疗,联合组患者采用糖皮质激素联合雷公藤多苷治疗,观察周期为 6 个月。对两组患者的临床疗效进行评价,比较两组患者的 CT 影像学评分、肺功能指标及不良反应发生情况。结果显示,治疗后联合组患者的总有效率为 67.5%,激素组为 40.5%,联合组疗效优于激素组;两组患者的喘息、憋气、咳嗽、Velcro 啰音积分均降低,且联合组患者的各项积分均低于激素组;两组患者的 CT 影像学积分均显著降低,且联合组患者的 CT 影像学积分低于激素组;两组患者的肺总量、CO 弥散量、动脉血氧分压水平均显著升高,且联合组患者的肺总量、CO 弥散量、动脉血氧分压水平高于激素组。治疗过程中,两组患者的不良反应发生情况比较,差异无统计学意义。所以糖皮质激素联合雷公藤多苷治疗CTD‐ILD 能够提高临床效果,且安全性较好。胡怀霞[38]将 61 例患者随机分为两组,对照组给予泼尼松和环磷酰胺等常规治疗,试验组在常规西医治疗基础上服用雷公藤多苷,疗程为 6 个月。结果显示,两组患者的呼吸道症状、肺功能和肺部高分辨率 CT(high resolution CT, HRCT)影像均得到改善,试验组的治疗效果优于对照组;试验组的泼尼松和环磷酰胺的用量均少于对照组,且相关不良反应发生率低于对照组。所以在常规西医治疗基础上,加用雷公藤多苷治疗CTD‐ILD 是有效和安全的,其疗效优于环磷酰胺联合泼尼松。

第二节　雷公藤治疗风湿病毒理学研究

中药的来源以植物为主,其次是动物、矿物。中药成分复杂且具有多个效应器官和多个靶点的复杂网络系统,因此中药的毒理学研究同样面临成分和作用机制复杂性的难题。运用经典的测定生化指标和观察组织病理切片的传统毒理学实验方法在中药毒理学研究方面已取得较大的研究进展,但许多中药的毒性作用机制仍然难以被全面地诠释。雷公藤中毒主要以心肌、神经系统、肾脏损害为主,甚至发生心、肝出血或坏死,发展迅速,死亡率高,症状呈进行性加重,初见恶心、呕吐、腹痛、腹泻等,继而出现脉细数而弱、血压降低、头昏、头痛、乏力、心慌、烦躁甚至抽搐,接着可能发生腰痛、少尿、血尿、蛋白尿、非蛋白氮升高,最后因急性肾衰竭、循环衰竭、中枢神经系统的神经细胞受损及严重骨髓抑制等单脏器或多脏器衰竭而致死。雷公藤中毒产生的原因:药用部位、采收季节、使用剂量选择不当,制备工艺中的提取方法不当,个体差异和联合用药使用不当。雷公藤产生毒性的机制:雷公藤可降低睾丸组织结构型内皮型一氧化氮合酶(endothelial nitric oxide synthase,eNOS)的表达,从而导致睾丸组织微循环障碍。雷公藤通过一系列途径诱导 Bax 和 FasL 的基因表达,促进睾丸组织生精细胞和精子细胞的凋亡是其生殖毒性的主要原因之一。雷公藤能显著抑制正常睾丸组织 NF-κB 的表达,导致睾丸组织凋亡相关基因表达上调,引起组织凋亡。对 NF-κB 表达的抑制作用,既是其发挥抗炎效应的作用靶点,也是其产生毒副作用的因素之一。雷公藤导致肝损伤与肝中库普弗细胞激活、释放大量 TNF 及一氧化氮有关,也可能与药物在肝内经代谢转化为亲电子基、自由基及氧基,并与大分子物质共价结合或造成脂质过氧化而导致肝细胞坏死有关。

一、雷公藤复方的配伍减毒研究

疾病的治疗应遵循有效和安全两大原则,中医学提出炮制减毒、煎煮减毒、用量减毒、服法减毒和配伍减毒等减毒方法,其中配伍减毒应用最为普遍。中药配伍减毒历史悠久,《神农本草经》中的"七情合和"和《素问·至真要大论》中的"君、臣、佐、使"制方理论,奠定了中药配伍减毒增效的理论基础。《神农本草经》序云"有毒宜制,可用相畏相杀者",明确了制约毒性的相杀配伍;针对毒性药物或药性峻烈者,复方中通常配伍佐药以相佐制;若恐药性乖违,方失和谐,则配伍使药以调和众品。这些均体现了依靠配伍减毒增效的基本宗旨。中药配伍减毒是中医理论的特色优势,药物通过合理的配伍,调其偏性,制其毒性,既可增强药力,又可减轻或消除药物的毒性,使用药更加安全。

雷公藤最早收载于《神农本草经》,名莽草。主风头、痈肿、乳肿、疝瘕,除结气、疥瘙,杀虫鱼。雷公藤甲素、雷公藤酯甲和雷公藤内酯酮是雷公藤的主要活性成分,具有显著的免疫抑制、抗炎、抗肿瘤和抗生育等活性;但同时也是其毒性成分,具有肝脏、肾脏、心脏和生殖系统等多脏器毒性,因此传统方法外用较多。

雷公藤是雷公藤复方的臣药,方中雷公藤与黄芪、薏苡仁、蜈蚣配伍入药,可起相杀、佐制、减毒、调和、扶正作用。雷公藤复方临床应用数十年,未发现明显毒性作用,可能是其中一味或几味药物与雷公藤配伍使其毒性成分减少甚至消失,或是有新物质生成,进而产生了配伍减毒的作用。因此,将雷公藤复方看成一个整体,采用拆方的方法,研究组方剩余药味尤其是黄芪对雷公藤甲素、雷公藤酯甲溶出的影响,从物质基础层面初步探讨雷公藤复方中雷公藤配伍减毒的机制。

(一) 配伍对雷公藤中雷公藤甲素溶出影响的研究

雷公藤甲素是雷公藤的主要活性和有毒物质,为了检测雷公藤复方各配方对雷公藤甲素溶出的影响,将雷公藤复方拆分成 8 组:全方组、雷黄蜈组(雷公藤、黄芪、蜈蚣)、雷黄薏组(雷公藤、黄芪、薏苡仁)、雷蜈薏组(雷公藤、蜈蚣、薏苡仁)、雷黄组(雷公藤、黄芪)、雷蜈组(雷公藤、蜈蚣)、雷薏组(雷公藤、薏苡仁)、雷公藤组(雷公藤)。称取黄芪 19.04 g,薏苡仁 19.04 g,雷公藤 9.52 g,蜈蚣 1 条,按处方工艺制备样品溶液,浓缩至 50 mL,得全方组样品,使用三氯甲烷反复抽提各组样品,同法制备其他各组样品溶液。以 0.01 mg/mL 雷公藤甲素作为对照品。按照雷公藤药材中雷公藤甲素含量测定基础用 Agilent Eclipse Plus C18 色谱柱,乙腈-水溶液为流动相,1.0 mL/min 流速,220 nm 波长,进行 HPLC 分析。线性关系考察、精密度试验、稳定性试验、重复性试验、加样回收率试验符合要求后进行样品检测。

为保证实际研究与临床用药的一致性,避免煎煮过程对药物成分溶出的影响,在各组供试品溶液提取过程中,先根据临床工艺制备各配伍组样品溶液,再对样品溶液进行前处理,得到供试品溶液。与雷公藤组相比,雷黄组、全方组、雷黄薏组、雷黄蜈组雷公藤甲素的溶出明显降低,而其他各组与雷公藤组相比,溶出无明显差异,且阴性溶液均无干扰。因此推测可能是黄芪中的某些成分抑制了雷公藤甲素的溶出,进而在组方中达到了减毒的效果。

(二) 雷公藤和黄芪配伍减毒物质基础分析

黄芪可以明显降低雷公藤中雷公藤甲素的溶出率,降低雷公藤的毒性,为了进一步研究雷公藤和黄芪配伍减毒物质基础,首先利用 HPLC 对雷公藤和黄芪进行配伍前后全成分分析,然后以雷公藤内酯酮和雷公藤酯甲为指标探索雷公藤和黄芪配伍减毒的物质基础。

1. 雷公藤和黄芪配伍全成分分析

称取黄芪和雷公藤,按处方工艺制备样品溶液。采用 Agilent Eclipse Plus C18 色谱柱,乙腈为流动相,检测波长为 220 nm。取雷黄组样品连续 6 次进样,每次进样 10 μL。雷黄组结果显示,34 个峰的保留时间的相对标准偏差(relative standard deviation, RSD)($n=6$)为 0.0%~0.5%,峰面积的 RSD 为 1.2%~7.6%,说明仪器精密度可靠。通过平行提取 3 个雷黄组样品并对其进行重复性实验,采用同一色谱积分方法积分 3 个样品得到色谱图,结果显示,保留时间的 RSD 在 0.0%~0.4%,峰面积的 RSD 在 0.9%~6.8%。该方法的精密度和重复性的结果说明其稳定、重现、可靠。

采用上述方法对雷公藤组、雷黄组及黄芪组进行分析。由于所有样品的液相色谱图都是在同一条件下得到的,而且色谱方法重复、稳定、可靠,因此,峰的归属可以从保留时间判定。从保留行为看,峰 1、2、6、11、12、13、14、15、16、17、18、19、20、21、22、23、24、27、32、34(共 20 个峰)来自雷公藤,峰 8、9、10、26、28、31、33(共 7 个峰)来自黄芪,而峰 25、29、30(共 3 个峰)是雷公藤、黄芪的共流出峰,峰 3、4、5、7(共 4 个峰)未能进行归属,推测可能是雷公藤和黄芪配伍新产生的物质;另外,从雷公藤组与雷黄组色谱图中未见雷公藤中的峰明显消失的现象。

采用峰面积比值法,比较雷公藤、黄芪配伍前后化学成分的含量变化,在对各峰进行归属的基础上,以雷黄组为参照,将雷公藤组、黄芪组色谱图中的色谱峰峰面积分别与雷黄组色谱图的 34 个目标峰中对应峰的峰面积进行比较,雷公藤组样品目标峰与雷黄组样品对应目标峰的峰面积比值为 $S_{A雷}/S_{A雷黄}$、黄芪组样品目标峰与雷黄组样品对应目标峰的峰面积比值为 $S_{A黄}/S_{A雷黄}$,以及雷公藤组与黄芪组样品目标峰与雷黄组样品对应目标峰的峰面积比值为 $(S_{A雷}+S_{A黄})/S_{A雷黄}$,$S_{A雷}/S_{A雷黄}$、$S_{A黄}/S_{A雷黄}$、$(S_{A雷}+S_{A黄})/S_{A雷黄}$ 可以分别表示源于雷公藤、源于黄芪、源于雷公藤与黄芪共有峰化学成分的含量变化。

考虑 10% 左右的误差,通过对峰面积的比较,有 10 个峰的峰面积在配伍后不变(0.9<峰面积之比<1.1),这些峰是峰 14、16、17、22~26、33、34。除去 4 个未能归属的峰,有 20 个峰的峰面积在配伍后发生变化,其中 17 个峰(峰 1、2、6、8、9、11~13、15、18~21、28~30、32)的峰面积降低(峰面积之比>1.1),3 个峰(峰 10、27、31)的峰面积增加(峰面积之比<0.9)。在所有发生含量变化的成分中,峰 20 和峰 32 的峰面积显著降低,这 2 个峰均源于雷公藤,其在 $S_{A雷}/S_{A雷黄}$ 中分别为 2.57 和 4.05。

本实验以系统生物学的整体思想为指导,用 HPLC 全面分析雷公藤、黄芪配伍前后各指标成分的含量变化及是否有新物质产生或原有物质消失等情况。通过对峰面积的比较,配伍后有 10 个峰的峰面积不变,除去 4 个未能归属的峰,有 20 个峰的峰面积发生变化,其中 17 个峰的峰面积减小,3 个峰的峰面积增大,且有 4 个新的物质产生,对于配伍前后哪些成分增加? 哪些成分降低? 新产生的物质是什么？课题组将采用超高效液相色谱-串联四极杆-飞行时间质谱做进一步研究,并从代谢学角度探索雷公藤与黄芪配伍的机制。由此可以看出中药之间的配伍不仅是成分之间的简单加和,同时存在着质变和量变,而雷公藤毒性的降低也是多种原因的综合作用。从其化学成分的变化可以推断,雷公藤与黄芪配伍,可以降低雷公藤的毒性作用,且药物之间的配伍不仅是成分之间的简单加和,还包括质和量的变化。

2. 雷公藤和黄芪配伍前后雷公藤内酯酮的研究

本实验选择雷公藤有毒成分中的二萜内酯类雷公藤内酯酮作为检测指标,探讨黄芪配伍雷公藤后对其含量的影响。采用 1260 液相色谱仪(HPLC),检测波长为 218 nm,以 0.021 5 mg/mL 雷公藤内酯酮作为对照品,乙醇提取 10 g 雷公藤粉末药材,药渣加水煎煮,乙醇提液合并减压浓缩收膏。将乙酸乙酯-甲醇加入所得的干浸膏,回流液浓缩后转移至已用乙酸乙酯预洗的中性氧化铝的层析柱中过柱,乙酸乙酯洗脱后于水浴锅中蒸除乙酸乙酯,残渣用甲醇超声后微孔滤膜过滤,得到作为雷公藤组供试品溶液。雷公藤配伍黄芪中取雷公藤药材 10 g、黄芪 20 g,其余供试品溶液提取步骤同上。专属性试验、线性关系考察、精密度试验和加样回收率试验均符合要求后进行样品测定。

本实验选择有毒成分中的二萜内酯类雷公藤内酯酮作为检测指标,探讨黄芪配伍雷公藤后对其含量的影响,阐明了黄芪减雷公藤毒性的作用机制。雷公藤内酯酮在 $0.043\sim0.258$ μg 内有良好的线性关系,回归方程为 $Y = 1\,958.5X - 2.446\,7$ ($r = 0.999\,9$)。雷公藤组中雷公藤内酯酮含量为(3.24×10^{-3})%,RSD $= 1.12\%$,雷黄组中雷公藤内酯酮含量为(1.84×10^{-3})%,RSD $= 0.64\%$。所建立的 HPLC 简便快速、准确、重现性好、专属性强、结果可靠,可准确地进行雷公藤内酯酮的定量检测,对比研究发现配伍后雷黄组中雷公藤内酯酮含量减少,毒性减小。

配伍是中医方剂学的核心内容,药物七情理论是中药配伍理论的核心部分。《神农本草经》序云:"若有毒宜制,可用相畏相杀者。""相畏相杀"指通过抑制或消除毒副作用达到全面兼顾、拮抗或消除毒性的作用。临床以黄芪配伍雷公藤,使其共同形成一种相互对立、相互依存、缺一不可的相畏相杀关系,达到相制相成、存利除弊、调偏、制毒的目的。雷公藤性凉,味辛、苦,引燥为胜;黄芪性微温,味甘,补气升阳,益卫固表。刚燥大毒雷公藤配伍甘温柔润黄芪,以甘温柔润制其刚燥大毒。雷公藤内酯酮是雷公藤中的环氧二萜内酯类化合物,此类结构对高温、酸碱较敏感,故在热水碱中内酯结构容易开环。黄芪的主要有效成分是黄芪苷,实验测得其提取液呈弱碱性,黄芪配伍雷公藤后,黄芪苷的弱碱性使雷公藤内酯酮开环,从而降低指标成分的含量。由上推断黄芪配伍雷公藤可降低雷公藤毒性的可能作用机制。本实验后期将进行毒理实验研究,进一步验证雷公藤内酯酮含量的变化与配伍减毒的相关性,揭示中药配伍的可能作用机制。

3. 以雷公藤内酯甲为指标初步探讨健脾化湿通络减毒机制

雷公藤与黄芪配伍后显著影响雷公藤的化学物质浸出和含量,本实验采用HPLC,以雷公藤酯甲为检测指标,研究黄芪雷公藤的配伍减毒机制。采用Welch Material Inc C18 色谱柱,甲醇-水溶液为流动相,1.0 mL/min 流速,210 nm检测波长进行检测。以 0.20 mg/mL 雷公藤内酯甲为对照品溶液。乙醇提取10 g 粉末状雷公藤药材得到醇提液和药渣水煎煮后的上清液,真空干燥制成干浸膏。按照文献中方法得到雷公藤组和雷黄组供试品溶液。线性关系考察、精密度试验、稳定性试验、重复性试验、加样回收率试验符合要求后进行样品检测。

取三份 10 g 雷公藤、三份 10 g 雷公藤和 20 g 黄芪,分别按照供试品溶液制备方法制备三份雷公藤组样品溶液和三份雷黄组样品溶液,按照上述色谱条件进样,计算含量。雷黄组中的雷公藤内酯甲含量低于雷公藤组中的雷公藤内酯甲含量,说明黄芪配伍雷公藤后降低了雷公藤中的雷公藤内酯甲含量。

本实验采用了等度洗脱的方法分别测定雷公藤单味药和雷公藤配伍黄芪后的雷公藤内酯甲含量变化,结合前期中医配伍理论,阐明黄芪降低雷公藤毒性的作用机制。雷公藤内酯甲在 0.4~2.4 μg 有良好的线性关系,回归方程为 $Y = 561.86X + 0.298\,7$ ($r = 0.999\,9$)。雷公藤组中雷公藤内酯甲含量为(3.24×10^{-3})%,RSD = 1.12%,雷黄组中雷公藤内酯甲含量为(1.84×10^{-3})%,RSD = 0.64%。所建立的 HPLS 简便快速、准确、重现性好、专属性强、结果可靠,可准确地进行雷公藤内酯甲的定量检测,对比研究发现配伍后雷黄组中雷公藤内酯甲含量减少,毒性减小。

通过比较雷公藤单味药和雷公藤配伍黄芪后雷公藤内酯甲的含量变化可知,雷公藤内酯甲含量在雷公藤与黄芪配伍后降低。由于雷公藤复方全方临床用药,尚未发现雷公藤样不良反应,通过本实验,推测可能与配伍后雷公藤内酯甲含量降低有关。

4. 雷公藤复方肝肾亚急性毒性实验研究

现代药理学证实,雷公藤对人体的肝、肾功能等有一定影响,是近年来发生中毒事件最多的中药之一。雷公藤为雷公藤复方主要构成药物,为进一步验证雷公藤复方的安全性及其是否具有雷公藤样的肝肾毒性,本实验将雷公藤复方中雷公藤与不同药味配伍,研究雷公藤对 SD 大鼠的肝肾亚急性毒性。

雷公藤复方具体拆方方法按多因素试验设计方法中的正交试验法拆分为8 组:全方组、雷黄蜈组、雷黄薏组、雷黄组、雷蜈薏组、雷蜈组、雷薏组、雷公藤组。

将拆方得到的 8 种配伍组合分别按照大鼠-人体表面积换算比例与雷公藤复方制剂中的处方比例(黄芪 476 g,薏苡仁 476 g,雷公藤 238 g,蜈蚣 25 条)及制备方法制出以上 8 种不同浓度的配伍组方,即全方组(19.6 g/kg)、雷黄蜈组(11.9 g/kg)、雷黄薏组(18.4 g/kg)、雷黄组(11.52 g/kg)、雷蜈薏组(11.9 g/kg)、雷蜈组(4.22 g/kg)、雷薏组(11.52 g/kg)、雷公藤组(3.84 g/kg)。

SD 大鼠,雌雄各半,共 108 只,随机分为 9 组,每组 12 只:正常组、全方组、雷黄蜈组、雷黄薏组、雷黄组、雷蜈薏组、雷蜈组、雷薏组、雷公藤组。给药前适应性喂食 1 周,大鼠按 0.2 mL/10 g 灌胃给药,每日 1 次,连续 28 d。末次给药后禁食,自由饮水,第 2 日行戊巴比妥腹腔注射麻醉,经腹主动脉取血,以 3 000 r/min 离心 10 min,取血清,按照 ALT、AST、BUN、Scr 试剂盒要求测定。

(1) 对肝脏的减毒作用:ALT 主要存在于肝细胞胞质中,AST 主要定位于肝细胞线粒体中。当肝细胞受到损害时,ALT、AST 溢出,进入血液循环,最终使血清 ALT、AST 含量升高,故其可用于反映肝细胞损伤情况。

与空白对照组比,雷公藤组大鼠血清中 ALT、AST 含量显著升高,差异具有统计学意义($P<0.05$),提示雷公藤组肝细胞可能受到损害。雷公藤各配伍组与雷公藤组比较,雷黄组、雷薏组、雷黄薏组、雷黄蜈组、雷蜈薏组 ALT、AST 的含量均有所下降,其中雷黄组能显著地降低两项指标含量,雷薏组可以显著地降低 AST 含量,差异具有统计学意义($P<0.05$),其余各组差异无统计学意义($P>0.05$),提示黄芪和薏苡仁与其配伍可以在一定程度上减轻雷公藤所致的肝毒性。雷蜈组相比于雷公藤组,ALT、AST 的含量有升高趋势,提示蜈蚣对肝脏可能也有一定的损害。

(2) 对肾脏的减毒作用:连续灌胃给药结束后,与正常组比,雷公藤组大鼠血肌酐与 BUN 水平显著升高,差异具有统计学意义($P<0.05$),提示雷公藤对大鼠肾脏可能具有一定的损害。雷公藤各配伍组和雷公藤组比较,雷黄组的血肌酐、BUN 两项指标降低明显,雷薏组和雷黄薏组的 BUN 均降低,且差异具有统计学意义($P<0.05$)。其余各配伍组除雷蜈组外,均可降低血肌酐、BUN 水平,但差异无统计学意义($P>0.05$),提示黄芪配伍雷公藤后可以减轻雷公藤所致的肾脏损害,对肾脏具有一定的减毒作用。

肝脏是人体内最大的实质性腺体,是体内新陈代谢的中心站,被喻为"人体最大的化工厂"。ALT、AST 升高是肝功能出现问题的一个重要指标。正常情况下,ALT、AST 存在于组织细胞中,其中肝细胞中含量较高,而血清中含量极少。雷公藤通过破坏肝细胞及其内膜结构,致胞质中的酶如 ALT、AST 等释放入血,使血中 ALT、AST 酶活性升高。因此,测定血清中 ALT 和 AST 含量高低可反映肝损伤的程度。

传统中医理论认为肾为"先天之本""生命之源"。当肾脏发生病变或出现肾功能不全时,会严重威胁机体的生命健康。血肌酐与 BUN,是反映慢性肾衰竭分期的重要依据之一,能够反映慢性肾衰竭进展,也是考察肾小球滤过功能的临床常用指标,詹碧翠等[39]研究发现黄芪四物汤加雷公藤方有一定的减轻蛋白尿,提升患者肌酐清除率,降低血肌酐、BUN 的作用。因此,本研究选择血肌酐与 BUN 作为评价肾损伤的指标。

大鼠给药 4 周后,和正常组进行比较,雷公藤组大鼠对肝脏和肾脏系统都有一定的损伤。雷公藤各个配伍组,通过对各个靶器官指标的综合考察,其中雷黄组能更好地降低雷公藤的毒性,即雷公藤复方中的黄芪配伍雷公藤可能是其临床应用过程中尚未发现不良反应的可能机制。

二、雷公藤复方毒理学实验研究

安全性、有效性和质量可控性是药品属性的三个最基本要素,中药也不例外。随着中药品种的增加、应用范围的日渐扩大,国际上近年来有关中药毒性的风波迭起,中药毒副作用的判断标准及客观数据的研究显得越来越迫切;中药现代化和国际接轨的客观现实,使得中药毒理学的研究也显得越来越重要。加强中药毒理学的研究,开展有毒中药、常用中药有毒成分的基础研究和中药毒代动力学的研究,用准确可靠、科学客观的数据阐述中药的毒副作用,是中药研究、开发和应用的重要内容。

现代药理学证实,雷公藤对人体的肝、肾、生殖等功能有一定影响,是近年来发生中毒事件最多的中药之一,其中肝肾损伤屡见不鲜。雷公藤为雷公藤复方的主要构成药物,雷公藤复方安全性的临床循证医学证据较多,但关于雷公藤复方安全性的实验数据较匮乏,为进一步验证雷公藤复方的安全性及其是否具有雷公藤样的肝肾毒性,选择啮齿类动物大鼠和小鼠进行急性毒性实验;以大鼠和比格犬为模型进行长期毒性实验研究,为临床安全用药提供依据。

(一) 雷公藤复方大鼠、小鼠急性毒性实验研究

采用最大给药量法进行急性毒性实验,小鼠给药浓度为 172.89 mg 浸膏/mL（1.23 g 生药/mL）,每次给药容积最大为 40 mL/kg（0.4 mL/10 g）,大鼠给药浓度为 172.89 mg 浸膏/mL（1.23 g 生药/mL）,每次给药容积最大为 20 mL/kg（2 mL/100 g）。每组 20 只实验鼠,雌雄各半,24 h 内给药 3 次,连续观察 14 d。

给药组小鼠在每次给药后活动相对减少、饮食减少,1 h 后恢复正常。给药组大鼠在每次给药后活动相对减少、精神欠佳、饮食减少,1 h 后逐渐恢复正常。给药组大鼠、小鼠在给药后口部无异常分泌物,也未见异常排泄物,其他各项指

标与对照组相比无明显差异。给药 2 h 后至 14 d 观察期结束,给药组大鼠和小鼠在毛发、行为活动、饮食、精神状态等方面与对照组比较无明显变化。实验期间,大鼠、小鼠均未出现死亡情况。

本实验给予小鼠最大耐受量(maximum tolerated dose,MTD)为 148.2 g 生药/kg,相当于临床拟用量的 988 倍,大鼠 MTD 为 74.1 g 生药/kg,相当于临床拟用量的 494 倍,提示雷公藤复方无明显急性毒性作用。

(二)雷公藤复方大鼠长期毒性实验研究

健康 SD 大鼠,雌、雄各半,将其随机分为对照组、低、中、高剂量组,每组 10 只,采用与临床给药途径一致的灌胃给药方式,每周给药 6 次,给药容积 10 mL/kg,每次每只动物的给药量根据动物最近的体质量进行调整。供试品临床拟日用量为 0.021 g 浸膏/kg,故设雷公藤复方高剂量(18 g 生药/kg、2.52 g 浸膏/kg)、中剂量(9.0 g 生药/kg、1.26 g 浸膏/kg)和低剂量(4.5 g 生药/kg、0.63 g 浸膏/kg)组,分别相当于临床剂量的 120 倍、60 倍、30 倍。分别在 3 个月、6 个月和恢复期结束后进行生化和病理检查。

实验期间各组大鼠一般活动正常,摄食、饮水正常,毛发光泽。与对照组比较,实验组大鼠体质量增长无明显影响。除高剂量组 1 只大鼠和低剂量组 2 只大鼠意外死亡外,整个给药期间及恢复期,大鼠未观察到异常情况。意外死亡的大鼠分别发生在高剂量组给药 22 周时(1 只雄性 SD 大鼠意外死亡),低剂量组给药 24 周和 25 周时(分别有 1 只雄性 SD 大鼠意外死亡),对死亡 SD 大鼠行大体解剖均未发现脏器质性病变,推测可能是窒息死亡。体质量方面,高剂量组雄性 SD 大鼠在 7~12 周体质量显著增加($P<0.05$ 或 $P<0.01$),而高剂量组雌性 SD 大鼠体质量在 21 周有一过性显著降低。中、低剂量组大鼠在实验时体质量未出现异常变化。

1. 在给药 3 个月、6 个月和恢复期检测各给药组 SD 大鼠血液指标

在给药 6 个月时,高、中、低剂量组雄性 SD 大鼠红细胞和血红蛋白较对照组显著降低($P<0.05$),同期雌性大鼠红细胞、血红蛋白与对照组比较无显著性差异,并且各给药组大鼠红细胞、血红蛋白均在正常范围内,因此给药 6 个月时雄性 SD 大鼠红细胞、血红蛋白降低与药物无关,可能属于确定的变化。生化检测指标包括 AST、ALT、ALP、总胆固醇、TG、间接胆红素、葡萄糖(glucose,GLU)、BUN、血肌酐、钾、钠、氯。给药 3 个月时,虽然高、中、低 3 个剂量组 AST、ALT 比对照组显著性降低,但 AST、ALT 降低无病理学意义;中剂量组 ALB、总胆固醇出现一过性升高;给药 6 个月时,雄性 SD 大鼠高、中、低 3 个剂量组 BUN、血肌酐均较对照组降低,但 BUN、血肌酐降低无病理学意义。中剂量组雄性大鼠血糖较

对照组降低,但无剂量反应关系,差异也无规律性,且均在文献正常参考值范围之内,属不确定的变化。实验恢复期实验组雄性大鼠血液生化学指标未见异常变化。

给药3个月时,雌性SD大鼠中剂量组AST水平较对照组降低,高、中、低剂量组雷公藤甲素、ALB均较对照组显著升高,但在正常范围内,并且AST水平降低和雷公藤甲素、ALB升高在一定范围内无病理学意义。高剂量组雌性大鼠TG水平较对照降低,提示长期给予雷公藤复方可以在一定程度内降低TG水平;高、中剂量组GLU水平较对照组降低,但在正常范围内,提示长期给药可在一定程度内降低血糖水平。给药6个月时,高、中、低剂量组ALP水平较对照组显著降低,但ALP水平降低无病理学意义。实验恢复期各组雌性大鼠血液生化学指标未见异常变化。

2. 脏器系数及脏器/脑比

给药3个月时,雄性SD大鼠高剂量组肺脏脏器系数、脾脏/脑比显著降低(P<0.05),中剂量组脾脏脏器系数显著降低(P<0.05);雌性动物高剂量组脾脏脏器系数显著降低(P<0.05)。低剂量组雄鼠和雌性SD大鼠脏器系数及脏器/脑比无明显变化。给药6个月时,雄性SD大鼠高剂量组肾上腺/脑比显著升高(P<0.05),其他各组无明显变化,

(三)雷公藤复方比格犬长期毒性实验研究

在对大鼠进行长期毒性实验后,用比格犬进一步研究雷公藤复方长期毒性。选择健康比格犬,雌、雄各半,随机分为对照组,低、中、高剂量组,每组4只。采用与临床给药途径一致的灌胃给药方式,每周给药6次,给药容积10 mL/kg,每次每只动物的给药量根据动物最近的体质量进行调整。供试品临床拟日用量0.021 g浸膏/kg,故设雷公藤复方高剂量(10.71 g生药/kg、1.5 g浸膏/kg)、中剂量(5.36 g生药/kg、0.75 g浸膏/kg)和低剂量(2.68 g生药/kg、0.375 g浸膏/kg)组,分别相当于临床剂量的70倍、35倍、17.5倍。给药6个月后行生化和病理检查。

实验给药期间及停药恢复期,各剂量组比格犬一般活动、摄食、体质量增长等均正常,未出现死亡或濒死状况,每条比格犬200 g犬粮摄取量均为100%,比格犬摄食正常。实验给药1~2周内,高、中剂量组有部分比格犬在灌胃给药后30 min内出现呕吐,给药第3周恢复正常,至给药结束各剂量组比格犬给药后未见呕吐。实验给药期及停药恢复期雷公藤复方高、中、低剂量组及对照组比格犬均未出现腹泻、黏液粪便,也未观察到其他表现。

1. 各给药组比格犬各项血液指标

各给药组比格犬各项血液学、血液生化学指标基本正常。在给药3个月后,

雷公藤复方高、中剂量组比格犬的 ALT 均值水平较对照组明显降低,ALP 均值水平较对照组明显升高;雷公藤复方高剂量组比格犬的总胆固醇均值水平较对照组降低,TG 均值水平较对照组升高。给药 6 个月后,雷公藤复方高剂量组犬的 ALP 均值水平较对照组升高,雷公藤复方高、中、低剂量组 ALB 均值水平较对照组降低。虽然这几个指标存在统计学上的差异,但差异无规律性,未随给药周期的延长、给药剂量的增大而加剧,且在恢复期末均恢复正常。因此,考虑上述变化属供试品药效作用影响或正常生理范围的波动,并无毒理学意义。

2. 实验给药期及停药恢复期比格犬脏器系数及脏器/脑比

实验给药期及停药恢复期,雷公藤复方高、中、低剂量组比格犬心电图指标未见明显异常改变。实验给药期及停药恢复期尿液检查指标:雷公藤复方高、中、低剂量组比格犬尿液检查胆红素、潜血、GLU、酮体、尿蛋白、尿胆原、白细胞指标均未见异常。给药 5 个月后及停药恢复期,各剂量组比格犬脏器系数及脏器/脑比与对照组比较均无显著性差异。

综合上述,雷公藤复方连续 6 个月灌胃给药,对比格犬的一般行为学、体质量及摄食量增长未见明显影响;大体解剖及组织病理学检查比格犬各脏器未见病理性改变;血液学指标及血液生化学指标未见明显异常变化。实验提示连续 6 个月灌胃给予雷公藤复方 1.5 g 浸膏 /kg 及以下剂量时,比格犬未观察到明显的毒性作用及后续毒性作用,其临床用药剂量为安全剂量,本实验研究为雷公藤复方的临床应用提供了可靠的实验及理论依据。

第三节　雷公藤治疗风湿病药效研究

中药作为一种防治疾病、维护健康的工具,它的有效、安全特性正日益受到全世界的青睐。在中药药效分析中,建立科学合适的药物受试系统非常重要。病证结合的动物模型融合了中医证候模型和现代医学病理学模型两方面共同的因素和特点,使模型动物同时具有西医疾病和中医证候特征,可以更为全面客观地反映中药药效作用情况。选择合适的效应评价指标或者有效的疗效评价手段是成功进行动物实验研究的关键。对干预前后疾病密切相关生物学指标的变化情况的检测是进行传统疗效评价的主要方法。目前很多疾病的发病机制还未被完全揭示,特别是中医证候的生物学基础研究仍存在诸多不足,干预和疗效的因果关联推断显得非常复杂。因此,试图用单一替代指标来评价干预作用的效果几乎是不可能的。

一、雷公藤复方对佐剂性关节炎大鼠的疗效

类风湿关节炎是一种以慢性关节病变为主的自身免疫性疾病,可反复迁延多年,最终导致关节畸变及功能丧失。佐剂性关节炎大鼠为免疫性炎症模型,其组织病理学变化和发病机制与人类的类风湿关节炎相似,是筛选和研究防治类风湿关节炎药物常用的模型之一。佐剂性关节炎大鼠不仅会引起关节病变,还会引起关节外病变。研究表明,采用雷公藤复方治疗佐剂性关节炎大鼠后,可取得良好的疗效。

(一)雷公藤复方对佐剂性关节炎大鼠关节病变的疗效研究

雷公藤复方以益气健脾、化湿通络诸药联用,方中药物都具有不同程度的抗炎镇痛作用,可消肿止痛,其中雷公藤具有免疫抑制作用,可抑制类风湿关节炎患者体内异常免疫反应;黄芪、薏苡仁与雷公藤相配一方面可以调节免疫,另一方面可以防止雷公藤免疫抑制作用太大而造成机体免疫功能过于低下;黄芪还可减少胃酸,对胃黏膜起保护作用。雷公藤复方对佐剂性关节炎大鼠关节炎及体质量均有影响。

汪元等[40]将60只Wistar雄性大鼠随机分为正常对照组、模型对照组、甲氨蝶呤组、雷公藤复方组、雷公藤多苷组,每组12只,除正常对照组外,向每只大鼠右足跖皮内注射弗氏完全佐剂0.1 mL以致炎,复制佐剂性关节炎大鼠模型,致炎后第19日开始给予相应药物治疗,共30 d。分别在造模前1 d、给药前1 d、给药后每3日测量各组大鼠的右后足跖的容积,计算各组大鼠跖趾关节肿胀度。给药前1 d开始观察并记录全身关节病变程度,每3日1次,累计关节炎指数。通过测量佐剂性关节炎大鼠体质量,计算佐剂性关节炎大鼠跖趾关节肿胀度、关节炎指数,来分析雷公藤复方对佐剂性关节炎大鼠关节炎指数及体质量的影响。研究结果表明,致炎前各组大鼠体质量无差异,给药前1 d(即致炎第18日),与正常对照组相比,造模组大鼠体质量均明显减轻($P<0.01$或$P<0.05$);给药30 d后与模型对照组比较,其余各组体质量均显著上升($P<0.01$),雷公藤复方组与甲氨蝶呤组、雷公藤多苷组比较体质量增加更为明显($P<0.01$或$P<0.05$)。给药前1 d(即致炎第18日)与正常对照组相比,模型对照组大鼠跖趾关节肿胀度显著升高($P<0.01$);给药30 d后与模型对照组比较,其余各组跖趾关节肿胀度显著下降($P<0.01$)。给药前1 d(即致炎第18日)与正常对照组相比,模型对照组大鼠关节炎指数显著升高($P<0.01$);给药30 d后与模型对照组相比,其余各组大鼠关节炎指数均显著降低($P<0.01$);雷公藤复方组与甲氨蝶呤组比较,关节炎指数无显著差异($P>0.05$);与雷公藤多苷组比较,关节炎指数有显著下降($P<0.05$)。

(二) 雷公藤复方对佐剂性关节炎大鼠关节外病变的影响

类风湿关节炎病变并非局限于关节,还常伴有关节以外的其他脏器病变,甚至可引起主要脏器的血管炎而危及生命。雷公藤复方在有效改善佐剂性关节炎大鼠关节症状的同时,还能有效保护免疫器官和胃黏膜,改善神经内分泌代谢紊乱、血管病变、肺功能、心功能、贫血等关节外表现。

1. 雷公藤复方对类风湿关节炎免疫器官和胃黏膜的影响

中医药治疗类风湿关节炎的文献报道中涉及中药对类风湿关节炎患者及动物模型关节病变作用的内容较多,而对类风湿关节炎关节外病变,尤其是与免疫反应有密切关系的脾脏、胸腺,与人体生长、药物吸收直接相关的消化道病变的研究内容涉及较少。为了进一步观察其疗效,探讨其作用的形态学基础,刘健等[41]通过电镜观察雷公藤复方对佐剂性关节炎大鼠胸腺、脾脏及胃黏膜超微结构的作用,来研究雷公藤复方对佐剂性关节炎大鼠的疗效。结果显示,与正常对照组相比,模型组胸腺淋巴细胞线粒体病变率显著增高($P<0.05$);与模型组相比,雷公藤复方组治疗后胸腺淋巴细胞线粒体病变率(包括肿胀肥大、基质变淡、空泡变和嵴突病变)显著降低($P<0.05$)。电镜下可见正常对照组胸腺淋巴细胞线粒体无肿胀变性,粗面内质网较多,核膜清楚,嵴突完整;模型组胸腺淋巴细胞线粒体显著肿胀变性,嵴突破坏或消失,核膜不清楚,可见髓样小体;雷公藤复方组胸腺淋巴细胞线粒体结构完整,嵴突无明显破坏,核膜完整。

2. 雷公藤复方对类风湿关节炎神经内分泌系统免疫功能的影响

类风湿关节炎是一种常见的易致残的自身免疫性疾病,本病不仅影响患者的生理功能,而且导致反复关节疼痛甚至功能障碍,可影响患者的心理健康。随着心理神经免疫学研究的不断发展,越来越多的资料显示,不仅神经内分泌系统对免疫功能有重要的调节作用,且免疫功能的改变可通过中枢神经系统影响心理和行为活动。

刘健等[42]通过观察佐剂性关节炎大鼠行为、脑组织氨基酸的变化和关节肿胀度、关节炎指数的变化,并进行相关性分析,研究类风湿关节炎免疫功能改变对心理行为的影响并探讨其机制。结果显示,与正常对照组相比,模型对照组大鼠自主活动次数明显减少,跳台训练期和测试期的错误次数均明显增多,跳台潜伏期(step-down latency, SDL)缩短而跳台逃避时间(endothelial lipase, EL)延长;各组大鼠脑组织兴奋性氨基酸天冬氨酸(aspartic acid, ASP)、谷氨酸(glutamic acid, Glu)无明显差异($P>0.05$),模型对照组大鼠脑组织中抑制性氨基酸 γ-氨基丁酸(gamma aminobutyric acid, GABA)含量明显高于正常对照组和雷公藤复方组,而 Glu/GABA 值明显低于正常对照组和雷公藤复方组($P<0.05$),

与甲氨蝶呤、雷公藤多苷组相比,无明显差异($P>0.05$),提示模型对照组大鼠脑组织中以抑制性氨基酸占优势。雷公藤复方能显著增加佐剂性关节炎大鼠的自主活动次数($P<0.05$),与正常对照组相比,无明显差异;与甲氨蝶呤、雷公藤多苷组相比,活动次数明显增多($P<0.05$),可明显延长 SDL、缩短 EL、减少训练期及测试期的错误次数,还可明显下调佐剂性关节炎大鼠 GABA、上调 Glu/GABA($P<0.05$),而甲氨蝶呤、雷公藤多苷组改善不明显($P>0.05$)。物理因素在类风湿关节炎的发生、发展、转归中起着重要的作用。

刘健等[43]采用佐剂性关节炎大鼠动物模型,观察佐剂性关节炎大鼠行为、神经细胞超微结构(包括线粒体肿胀、空泡变、嵴突病变等)的变化及健脾化湿通络中药雷公藤复方对其的影响,进一步探讨其治疗类风湿关节炎的可能作用机制。研究表明,正常对照组神经细胞线粒体边界清楚,细胞核内可见均匀分布的染色颗粒,可见密集且平行排列的嵴,嵴突完整,髓鞘均匀,核膜完整,粗面内质网无扩张。模型对照组神经细胞内线粒体肿胀,空泡样变,嵴突破坏,闰盘结构不完整,粗面内质网扩张。甲氨蝶呤组神经细胞内线粒体有一定损伤,部分线粒体嵴紊乱或断裂,粗面内质网轻度扩张,核膜结构欠完整。雷公藤多苷组心肌细胞少数线粒体有嵴紊乱,粗面内质网有扩张、空泡样变。雷公藤复方组整体结构完整,大部分嵴突完整,个别线粒体嵴紊乱,粗面内质网无扩张。

3. 雷公藤复方对类风湿关节炎血管的影响

血管炎是类风湿关节炎重要的关节外表现之一,可出现在任何系统组织,主要累及中、小动脉和(或)静脉,管壁有淋巴细胞浸润、纤维素沉着,内膜有增生,导致血管腔狭窄或堵塞。类风湿关节炎中严重血管炎的及时诊断和正确处理具有重要的意义,有时可使患者免于死亡。刘健等[44]通过观察雷公藤复方对佐剂性关节炎大鼠血小板参数、抗中性粒细胞胞质抗体(antineutrophilic cytoplasmic antibody, ANCA)和血管超微结构的变化来分析雷公藤复方对类风湿血管病变的疗效。与正常对照组相比,模型对照组大鼠血小板计数、血小板比容及 ANCA 显著升高($P<0.05$ 或 $P<0.01$)。与模型对照组比较,其余各组血小板计数、血小板比容、ANCA 明显下降($P<0.01$)。佐剂性关节炎大鼠 ANCA、跖趾关节肿胀度、关节炎指数与血小板参数中血小板计数、血小板比容呈正相关($P<0.05$ 或 $P<0.01$),与血小板平均分布宽度(platelet distribution width, PDW)、平均血小板比容没有相关性($P>0.05$)。

章平衡等[45]选取类风湿关节炎患者 60 例,采用随机数字表法将其分为雷公藤复方治疗组 30 例,来氟米特(对照)组 30 例。观察雷公藤复方对类风湿关节炎患者细胞因子、凝血指标、NF-κB、miRNA-155、血瘀症状体征积分及肺功能参数的影响。结果显示,与来氟米特轻度血瘀证组比较,雷公藤复方重度血瘀证组的 FEV_1/FVC、FEF_{50}、FEF_{75} 显著降低($P<0.05,P<0.01$),p65、miRNA-155 显著升高($P<0.05,P<0.01$)。与来氟米特重度血瘀证组比较,雷公藤复方重度血瘀证组 FEV_1/FVC、FEF_{50} 显著升高($P<0.01$),p65、IL-6 显著降低($P<0.01$)。与治疗前比较,雷公藤复方组 FEF_{50}、FEF_{75}、MEF、IL-10、IL-4、血小板活化因子-乙酰水解酶显著升高($P<0.05,P<0.01$),血瘀症状体征积分、IL-17、IL-6、D-二聚体、纤维蛋白原、血小板、PAF、NF-κB 通路指标、miRNA-155 显著下降($P<0.05,P<0.01$)。与来氟米特组比较,雷公藤复方组的 FEF_{50}、MEF 显著升高($P<0.05$),IL-17、D-二聚体、纤维蛋白原、血小板、PAF、p65、p50 显著下降($P<0.05,P<0.01$)。且类风湿关节炎患者肺功能与细胞因子、血瘀指标、miRNA-155、NF-κB 具有相关性。以上说明类风湿关节炎血瘀证患者肺功能异常,可能与其体内 miRNA-155 的高表达、NF-κB 的异常活化、凝血指标异常及细胞因子网络的失衡有关,而雷公藤复方能够通过调节 miRNA-155/NF-κB 信号转导通路改善血瘀状态,从而改善类风湿关节炎患者肺功能。

另外,章平衡等[46]将 76 例类风湿关节炎患者随机分为雷公藤复方组(3粒/次,3 次/d)和来氟米特组(1 片/次,1 次/d);连续治疗 3 个月。20 例健康体检者为正常组。采用 ELISA 法检测两组血清中 IL-10、IL-6、IL-17、Act1、p50、p65、IκBα、PAF、血小板活化因子-乙酰水解酶、CCP 水平,另外检测血小板、ESR、CRP、RF、D-二聚体、纤维蛋白原、TT、PT、APTT 水平。结果显示,与正常组比较,类风湿关节炎患者外周血中 D-二聚体、纤维蛋白原、血小板明显升高,TT 缩短,IL-10、血小板活化因子-乙酰水解酶的表达明显降低,IL-6、IL-17、Act1、p50、p65、IκBα、PAF 明显升高($P<0.05,P<0.01$)。与对照组比较,雷公藤复方组 D-二聚体、纤维蛋白原、血小板、IL-6、IL-17、Act1、p65 水平明显降低($P<0.05,P<0.01$),且在改善患者关节疼痛、关节肿胀、关节压痛、晨僵方面明显优于对照组($P<0.05,P<0.01$)。Spearman 相关性分析显示,类风湿关节炎患者的凝血指标、PAF、血小板活化因子-乙酰水解酶与细胞因子、NF-κB 通路及血瘀症状总积分、临床症状体征、疾病活动性指标等呈明显相关性。这说明雷公藤复方能降低类风湿关节炎患者外周血细胞因子水平并抑制 NF-κB 的活化,从而改善患者的血瘀状态。

4. 雷公藤复方对类风湿关节炎肺部病变的影响

类风湿关节炎是以关节组织慢性炎症为主要表现的自身免疫性疾病,常伴有关节外的其他脏器病变,肺有丰富的结缔组织和血液供应,是经常受累的脏器之一,弥漫性实质性肺疾病是类风湿关节炎累及肺部最常见的病变。

为了进一步探讨雷公藤复方的作用机制,范海霞等[47]观察佐剂性关节炎大鼠肺功能、肺部 HRCT、血清细胞因子 TNF-α、IL-10 的变化,进一步探讨雷公藤复方的作用机制。结果显示,与正常对照组相比,模型对照组及甲氨蝶呤治疗组的 FVC、FEV$_1$、FEF$_{25}$、FEF$_{50}$、MMF、MEF 显著降低($P<0.05$ 或 $P<0.01$),雷公藤多苷治疗组的 FVC、MEF 显著降低($P<0.05$);雷公藤复方组 FVC、FEV$_1$、FEF$_{25}$、FEF$_{50}$、MMF、MEF 显著高于模型对照组及甲氨蝶呤治疗组($P<0.05$ 或 $P<0.01$),雷公藤复方组的 FVC、FEF$_{50}$、MMF 显著高于雷公藤多苷治疗组($P<0.05$),而其他各指标无显著差异($P>0.05$)。HRCT 显示模型对照组大鼠肺轮廓欠清晰,肺部血管影扩张,边缘模糊且不规则,两肺有索条状密度增高影,邻近胸膜轻度肥厚;甲氨蝶呤组大鼠肺部可见沿着肺纹理分布的斑片状密度增高影,肺血管纹理模糊,边缘不清楚;雷公藤多苷治疗组大鼠两肺可见多发性结节状及斑片状密度增高影,境界欠清晰;雷公藤复方组大鼠肺轮廓清晰,肺纹理分布均匀,部分肺组织显示斑点状密度增高影。这说明佐剂性关节炎大鼠存在肺功能减退,肺部影像学改变,其机制可能与细胞因子网络失衡有关;雷公藤复方能下调致炎因子 TNF-α,上调抗炎因子 IL-10,抑制致炎效应,增强抗炎效应,从而达到在降低佐剂性关节炎大鼠跖趾关节肿胀度的同时,改善肺功能,改善肺部影像学改变。

文建庭等[48]将 40 只雄性 SD 大鼠随机分为正常组、模型组、雷公藤复方组、来氟米特组,每组 10 只。除正常组外,其余三组均在大鼠右后足跖皮内注射弗氏完全佐剂以致炎,诱导佐剂性关节炎大鼠模型。致炎后第 19 日给药,连续 30 d,1 次/d,正常组与模型组用 0.9%氯化钠溶液灌胃,雷公藤复方组与来氟米特组给予相应剂量的药物。观察各组大鼠跖趾关节肿胀度、关节炎指数、肺功能,用 ELISA 法检测大鼠血清 IL-6、IL-17、IL-10、IL-35、一氧化氮、iNOS、缺氧诱导因子-1(hypoxia inducible factor-1, HIF-1)、还原型烟酰胺腺嘌呤二核苷酸磷酸的表达,免疫组化染色法和 WB 检测大鼠肺组织 PKC、NF-κB 蛋白表达的水平,定量 PCR 法检测 PKC、NF-κB mRNA 的表达。结果显示,与模型组比较,雷公藤复方组大鼠 SD、关节炎指数、肺功能参数、IL-10、IL-35、还原型烟酰胺腺嘌呤二核苷酸磷酸、HIF-1 表达显著升高($P<0.01$,$P<0.05$),IL-6、IL-17、一氧化氮、iNOS 表达显著下降($P<0.05$,$P<0.01$),肺组织 PKC、NF-κB mRNA 和蛋白的表达显著降低($P<0.05$,$P<0.01$)。这说明雷公藤复方可能通过调节氧化应激介导的 NF-κB 通路,改善肺功能。

万磊等[49]通过 SD 大鼠造模,观察大鼠跖趾关节肿胀度、关节炎指数、肺功能,通过透射电镜观察大鼠肺泡 Ⅱ 型上皮细胞超微结构,WB 检测肺泡 Ⅱ 型上皮细胞 TGF－β1、Notch1、Notch3、Jagged1、HES1 蛋白表达。结果,模型组大鼠肺功能参数 FEV_1、FEF_{50}、FEF_{75}、MEF 较正常对照组显著降低,肺泡 Ⅱ 型上皮细胞超微结构破坏,肺泡 Ⅱ 型上皮细胞 TGF－β1、Notch1、Notch3、Jagged1、HES1 表达升高。与模型组比较,雷公藤复方组 FEV_1、FEF_{50}、FEF_{75}、MEF 均显著升高,TGF－β1、Notch1、Notch3、Jagged1、HES1 均降低。雷公藤复方组与来氟米特组相比,肺功能升高。这说明雷公藤复方可通过下调 TGF－β1、Notch1、Notch3、Jagged1、HES1,抑制肺间质纤维化,改善肺功能。章平衡等[50]采用弗氏完全佐剂复制佐剂性关节炎大鼠模型,致炎后第 19 日开始给药,将大鼠随机均分为正常对照组、模型对照组、甲氨蝶呤组、雷公藤多苷组和雷公藤复方组,给药 30 d 后,观察各组大鼠跖趾关节肿胀度、关节炎指数、肺功能、肺炎系数、肺组织病理形态学、细胞因子(TGF－β1、CTGF、FGF)及肺组织 TGF－β1/Smad 和 ERK 信号转导通路各基因与蛋白的变化。结果显示,与正常对照组比较,模型对照组大鼠跖趾关节肿胀度、关节炎指数、肺系数、Szapiel 积分、血清 TGF－β1、结缔组织生长因子、肺组织 TGF－β1、TβRⅠ、TβRⅡ、Smad2/3、p－Smad2/3、Smad4、ERK1/2、p－ERK1/2 蛋白表达升高($P<0.01$,$P<0.05$),Smad7、FGF 表达降低($P<0.01$,$P<0.05$);与模型对照组比较,各治疗组大鼠跖趾关节肿胀度、关节炎指数降低($P<0.01$,$P<0.05$),雷公藤复方组 FEV_1、FEF_{50}、FEF_{75}、MMF、MEF、肺系数、Szapiel 积分、血清 TGF－β1、CTGF、肺组织 TGF－β1、TβRⅠ、TβRⅡ、Smad2/3、p－Smad2/3、ERK1/2、p－ERK1/2 蛋白表达降低($P<0.01$,$P<0.05$),Smad7 蛋白表达、FGF 升高($P<0.01$,$P<0.05$);与甲氨蝶呤组比较,雷公藤复方组 FEF_{50}、FEF_{75}、MMF、Smad7 蛋白表达明显升高($P<0.05$),CTGF、肺组织 TGF－β1、TβRⅠ、Smad2/3、p－ERK1/2 表达降低($P<0.05$);与雷公藤多苷组比较,雷公藤复方组肺功能参数 FEF_{75}、MMF 明显升高($P<0.05$),血清 TGF－β1、肺组织 p－Smad2/3、ERK1/2 降低($P<0.05$)。Spearman 分析显示,佐剂性关节炎大鼠肺组织 TGF－β1/Smad 和 ERK 信号转导通路之间存在相关性且肺功能参数与这两个信号转导通路也存在相关性。这说明雷公藤复方能通过调节 TGF－β1/Smad 和 ERK 通路 cross－talk,从而改善关节症状和肺功能。

孙玥等[51]将 100 例类风湿关节炎患者按随机数字表法分为治疗组和对照组,每组 50 例。治疗组给予雷公藤复方(每粒 0.5 g,每次 3 粒,每日 3 次),对照组给予来氟米特(每片 0.1 g,每次 1 片,每晚 1 次),两组均为 1 个疗程。检测患者肺功能参数:FVC、FEV_1、MEF、25%肺活量位的最大呼气流量(25% maximal expiratory flow-volume,MEF_{25})、50%肺活量位的最大呼气流量(50% maximal expiratory flow-volume,MEF_{50})、25%～75%肺活量位的最大呼气流量(25%～75%

maximal expiratory flow-volume，$MEF_{25\sim75}$）。观察患者 ESR 和 hs－CRP 水平变化，以类风湿关节炎疾病活动性评分系统（disease activity score in 28 joints，DAS28）评定疾病活动度。检测 BTLA 表达，血清中氧化指标 MDA、ROS、SOD、TAOC，以及 IL－4、IL－35、IL－17 和 TNF－α 水平。结果显示，与本组治疗前比较，治疗后两组 FEV_1、MEF、$MEF_{25\sim75}$、MEF_{50} 和 MEF_{25} 均升高（$P<0.05$，$P<0.01$），ESR、hs－CRP 和 DAS28 均降低（$P<0.01$），外周血 $BTLA^+$、$CD19^+$、$CD24^+$、$CD19^+$ $CD24^+$、$CD24^+BTLA^+$、SOD、TAOC、IL－4 和 IL－35 水平升高（$P<0.01$，$P<0.05$），ROS、MDA、TNF－α 和 IL－17 降低（$P<0.01$，$P<0.05$）；与对照组比较，治疗组治疗后 FVC、$MEF_{25\sim75}$、MEF_{50} 和 MEF_{25} 升高（$P<0.05$，$P<0.01$），ESR、hs－CRP 和 DAS28 降低（$P<0.05$，$P<0.01$），外周血 $BTLA^+$、$CD19^+$、$CD24^+$、$CD19^+$ $CD24^+$、TAOC 和 TNF－α 升高（$P<0.05$），ROS 和 MDA 降低（$P<0.01$，$P<0.05$）。这说明类风湿关节炎患者普遍存在肺功能的降低和 BTLA 表达的减弱，且疾病活动性与机体 BTLA 表达减弱、氧化应激失衡密切相关；雷公藤复方在改善类风湿关节炎患者关节症状的同时，可通过提高 BTLA 表达，减轻免疫炎症和氧化应激对组织的损伤，从而影响患者肺功能。

另外，孙玥等[52]通过 SD 大鼠造模，并检测大鼠体质量、跖趾关节肿胀度、关节炎指数；用动物肺功能仪检测大鼠肺功能，免疫组化法检测肺组织 ROS、RNS、谷胱甘肽（glutathione，GSH）、TRX，RT－PCR 法检测肺组织 Keap1、Nrf2 mRNA 的表达，WB 检测肺组织 Keap1、Nrf2 蛋白表达，ELISA 检测大鼠外周血 IL－4、TNF－α。结果显示，与正常组比较，模型组大鼠体质量与肺功能参数降低；跖趾肿胀度、关节炎指数升高；肺组织 ROS、RNS 蛋白表达升高，GSH、TRX 蛋白表达降低；Keap1 mRNA 表达增多，Nrf2 mRNA 表达减少，Keap1、Nrf2 蛋白表达均升高（$P<0.01$，$P<0.05$）。与模型组比较，各治疗组大鼠体质量、肺功能参数升高；ROS、RNS 蛋白表达降低，GSH、TRX 蛋白表达升高；Keap1、Nrf2 mRNA 表达升高，Keap1、Nrf2 蛋白表达均降低（$P<0.01$，$P<0.05$）。与来氟米特组比较，雷公藤复方组肺功能参数 FEF_{50}、MEF 较高；ROS、RNS 明显较低，TRX 明显较高；Keap1、Nrf2 mRNA 表达较低，Keap1 蛋白表达较低（$P<0.01$，$P<0.05$）。相关性分析显示，肺功能参数与关节炎指数呈负相关，ROS、RNS、TNF－α 与关节炎指数、跖趾关节肿胀度呈正相关；GSH、TRX、IL－4 与关节炎指数、跖趾关节肿胀度呈明显负相关（$P<0.01$，$P<0.05$）。这说明佐剂性关节炎大鼠除关节滑膜病变还存在肺功能损伤；雷公藤复方能够在改善关节病变的同时，改善肺功能，其机制与调节异常激活的 Keap1／Nrf2／抗氧化反应元件（antioxidant reaction element，ARE）通路，抑制氧化应激反应有关。

5. 雷公藤复方对类风湿关节炎心脏病变的影响

心脏含有丰富的结缔组织和血管,类风湿关节炎患者心功能更容易受累,且随着类风湿关节炎病程延长,心脏受累的概率增高。有研究显示,类风湿关节炎患者的心脏病变并不能完全用心血管危险因素来解释,类风湿关节炎本身的免疫失调和炎症有可能在早期心脏病变的发展中发挥重要的作用,其发病机制尚不完全明确。刘健等[53]通过观察雷公藤复方对佐剂性关节炎大鼠的疗效及对心功能、心肌细胞超微结构的作用,探讨雷公藤复方作用的形态学基础。研究结果显示,与正常对照组比较,模型对照组的心率、心指数(cardiac index, CI)、左室收缩末压(left ventricular systolic pressure, LVSP)、左室舒张末压(left ventricle end diastolic pressure, LVEDP)显著升高($P<0.05$),左室内压上升/下降最大速率($\pm \mathrm{d}P/\mathrm{d}t_{\max}$)显著下降($P<0.05$)。与模型对照组比较,甲氨蝶呤组 LVEDP 显著降低($P<0.05$),$-\mathrm{d}P/\mathrm{d}t_{\max}$显著升高($P<0.05$);雷公藤多苷组 LVSP、LVEDP 显著降低($P<0.05$ 或 $P<0.01$),而$-\mathrm{d}P/\mathrm{d}t_{\max}$显著升高($P<0.05$);雷公藤复方组 CI、LVSP 和 LVEDP 显著降低($P<0.05$ 或 $P<0.01$),$\pm \mathrm{d}P/\mathrm{d}t_{\max}$显著升高($P<0.05$ 或 $P<0.01$)。正常对照组心肌细胞分界清晰,肌原纤维的明带和暗带分界清楚,肌丝结构规则,细胞核内染色质分布均匀,线粒体结构完整,其内可见密集且平行排列的嵴,嵴突及闰盘结构完整,肌质网无扩张,基质密度高;模型对照组心肌细胞内线粒体出现较多空泡样变,心肌纤维破坏,线粒体明显肿胀,肌质网扩张;甲氨蝶呤组心肌细胞内线粒体有一定损伤,少数线粒体嵴断裂及空泡样变,肌质网轻度扩张;雷公藤多苷组心肌细胞少数线粒体有嵴紊乱,嵴数量减少,肌质网有扩张、空泡样变;雷公藤复方组肌原纤维整体结构尚完整,大部分嵴清晰,个别线粒体空泡样变,基本与正常对照组相似。这说明佐剂性关节炎大鼠存在心功能下降,雷公藤复方能够减轻心肌组织超微结构的损伤程度,从而改善心肌收缩功能。

曹云祥等[54]观察益气健脾化湿通络中药雷公藤复方对活动期类风湿关节炎患者心功能,血清 IL-17、IL-10 及 BTLA 的影响。将 60 例活动期类风湿关节炎患者采用抽签的方式分为两组:治疗组(30 例)口服雷公藤复方(3 粒/次,3 次/d);对照组(30 例)口服甲氨蝶呤(10 mg/次,1 次/周)。两组均治疗 30 d,即 1 个疗程,连续观察 3 个疗程。另设正常对照组(20 例)。以超声心动图测量两组治疗前后心功能相关参数的变化,比较两组临床疗效,用 ELISA 法检测血清 IL-17、IL-10 含量,流式细胞术检测 T 细胞亚群 BTLA 水平,观察雷公藤复方对类风湿关节炎患者心功能,血清 IL-17、IL-10 及 BTLA 的影响。结果显示,与正常对照组相比,类风湿关节炎患者 E 峰显著降低、A 峰显著升高,E/A、左心室内径缩短率(fraction shortening, FS)均显著降低。与对照组相比,治疗组 A 峰、ESR、hs‑CRP、血尿酸(blood uric acid, UA)、IL‑17 显著降低,E/A、$CD4^+BTLA^+T$ 细胞、$CD8^+BTLA^+T$ 细胞显著升高。相关性分析表明,T 细胞亚群 BTLA 表达与 ESR、IL‑17 呈正相关,与 IL‑10 无明显相关性。这说明类风湿关节炎患者心功能下降与致炎因子及抗炎因子失衡有关;雷公藤复方能够改善类风湿关节炎患者的心功能,与上调 IL‑10 水平,增加 $CD4^+BTLA^+T$ 细胞、$CD8^+BTLA^+T$ 细胞,下调 IL‑17、UA、ESR、hs‑CRP 水平,降低免疫炎症反应有关。

汪元等[55]通过建立佐剂性关节炎大鼠模型,观察雷公藤复方对佐剂性关节炎大鼠心功能的影响,并采用免疫组化法、RT‑PCR 法检测大鼠心肌组织 TLR4、IL‑1 受体相关激酶 1(IL‑1 receptor associated kinase1, IRAK1)、TNF 受体相关因子 6(TNF receptor-associated factor6, TRAF6)、NF‑κB 及 TNF‑α 的表达。结果:与正常组比较,模型组大鼠的 LVSP、LVEDP、心率水平升高($P<0.01$),CI 水平下降($P<0.01$),TLR4、IRAK1、TRAF6、NF‑κB、TNF‑α 蛋白及 mRNA 表达升高($P<0.01$)。与模型组比较,雷公藤复方组的 LVSP、LVEDP、心率水平下降,CI 水平提高,TLR4、IRAK1、TRAF6、NF‑κB、TNF‑α 蛋白表达降低($P<0.05,P<0.01$);雷公藤多苷组及甲氨蝶呤组 LVEDP 水平下降,CI 水平升高,TLR4、IRAK1 蛋白表达降低($P<0.05,P<0.01$);雷公藤多苷组 NF‑κB、TNF‑α 蛋白表达降低($P<0.05$);三组大鼠心肌组织各指标 mRNA 表达均显著下降($P<0.01$)。与雷公藤复方组比较,雷公藤多苷组 LVSP 水平,IRAK1、TNF‑α 蛋白表达及 TRAF6、TNF‑α mRNA 表达升高;甲氨蝶呤组 LVSP 水平,LVEDP 水平,TLR4、IRAK1、NF‑κB、TNF‑α 蛋白表达及 IRAK1、TRAF6、TNF‑α mRNA 表达升高($P<0.05,P<0.01$)。这说明雷公藤复方可能通过抑制 TLR4/NF‑κB 信号转导通路活性,减少 TNF‑α 等致炎因子的分泌,改善佐剂性关节炎大鼠心肌损害。

孙玥等[56]将 100 例类风湿关节炎患者随机分为两组:雷公藤复方治疗组(50 例)和来氟米特对照组(50 例);30 d 为 1 个疗程,连续用药 1 个疗程;并从体检中心抽取 40 例健康人作为正常对照。采用流式细胞术检测 BTLA 表达频率及活化水平,采用魏氏法测定 ESR,采用全自动生化分析仪测定 hs‑CRP 和 RF,采用 ELISA 法检测两组血清细胞因子(IL‑1β、IL‑17、IL‑35、IFN‑γ)及氧化应激指标(TAOC、MDA、ROS、SOD、GSH)的含量,采用超声心动图检测两组心功能参数,如心脏射血分数(ejection fraction, EF)、每搏输出量(stroke volume, SV)、FS、E 峰、A 峰、E/A。结果:与正常组相比,类风湿关节炎患者心功能参数 EF、E 峰、E/A 明显降低,A 峰明显升高,FS 无明显差异;类风湿关节炎患者

IL-1β、IL-17 和 ESR、CRP 升高,BTLA、IL-35、IFN-γ 降低,外周血 ROS、MDA 明显升高,SOD、GSH 明显降低。相关性分析结果显示,心功能参数 EF、FS 与 CD24$^+$细胞、CD19$^+$CD24$^+$细胞呈负相关,E/A 与 BTLA 呈正相关,A 峰与 CD19$^+$细胞呈正相关,EF 与 ROS 呈正相关,SV 与 MDA、SOD 呈正相关,E 峰与 TAOC 呈负相关。药物干预后,雷公藤复方组治疗类风湿关节炎总有效率为 86%,能有效改善 EF、FS、E 峰、E/A 等心功能参数,升高外周血 SOD、GSH,降低 ROS、MDA,升高 BTLA、IL-35、IFN-γ,降低 IL-1β、IL-17;与对照组相比,雷公藤复方在改善患者 DAS28,提高心功能参数等方面优于来氟米特。这说明雷公藤复方通过提高外周血 CD19$^+$和 CD24$^+$B 细胞的 BTLA 表达,抑制 B 细胞介导的体液免疫,减轻氧化应激损伤,从而改善心功能。

6. 雷公藤复方对类风湿关节炎贫血的影响

类风湿关节炎是一种以慢性、对称性、进行性关节病变为主的系统性自身免疫性疾病,由类风湿关节炎引起的贫血症状常被基础疾病的临床表现所掩盖而得不到重视,临床研究多将类风湿关节炎贫血分为慢性疾病所致的贫血和缺铁性贫血。

刘健等[57]将 40 例类风湿关节炎贫血患者随机分为雷公藤复方组(20 例)、甲氨蝶呤组(10 例)及雷公藤多苷组(10 例),三组均连续服药 1 个月。同时选取 20 例年龄、性别与治疗组相匹配的健康人作为正常对照组。观察各组患者的临床疗效,比较治疗前后各组患者全身和关节症状、贫血指标(红细胞、血红蛋白)、红细胞生成素、铁代谢参数、炎性指标(IL-1、IL-10、TNF-α)、疾病活动度指标(ESR、α1-酸性糖蛋白、CRP、RF)及免疫学指标(CD4$^+$CD25$^+$CD127^{lo} 调节性 T 细胞、Ig、补体 C3、补体 C4)的变化,观察雷公藤复方对以上指标的影响。结果:① 类风湿关节炎患者的贫血严重程度与类风湿关节炎患者的年龄、病程及疾病活动度相关,与疾病病情有关。② 类风湿关节炎贫血患者红细胞生成素有所下降,并存在铁代谢紊乱;患者的贫血状态与 IL-1、TNF-α 呈正相关,与 IL-10 及 CD4$^+$CD25$^+$CD127^{lo} 调节性 T 细胞表达水平呈负相关。③ 雷公藤复方在总有效率、改善类风湿关节炎贫血患者关节症状及疾病活动度指标[降低 ESR、α1-酸性糖蛋白(α1-acid glycoprotein, α1-AGP)、CRP、RF]方面与甲氨蝶呤组及雷公藤多苷组相似;但在改善类风湿关节炎贫血患者全身症状,改善贫血状态,升高红细胞生成素,改善铁代谢紊乱,改善炎性指标(上调 IL-10,下调 IL-1、TNF-α 水平),以及改善免疫学指标(上调 CD4$^+$CD25$^+$CD127^{lo} 调节性 T 细胞表达)等方面明显优于甲氨蝶呤组及雷公藤多苷组。这说明雷公藤复方具有缓解类风湿关节炎贫血患者的全身及关节症状,改善病情及改善贫血的功效,其机制与升高血清促红细胞生成素的水平,改善铁代谢,调整细胞因子的平衡,改善患者免疫功能,上调 $CD4^+CD25^+CD127^{lo}$ 调节性 T 细胞表达等因素有关。

另外,刘健等[58]将 40 例类风湿关节炎活动期伴贫血的患者通过随机数字表法分为雷公藤复方组和正清风痛宁组各 20 例,1 个月为 1 个疗程,1 个疗程后观察疗效;同时设健康志愿者正常对照组 20 例。采用流式细胞仪检测三组外周血中 $CD4^+CD25^+CD127^{lo}$ 调节性 T 细胞的数量及其在 $CD4^+T$ 细胞中所占的比例,并研究其与临床症状积分、疾病活动度指标(DAS28 分值)、实验室指标之间的关系。结果:① 与正常对照组相比,类风湿关节炎活动期伴贫血患者外周血 $CD4^+CD25^+CD127^{lo}$ 调节性 T 细胞数量明显下降($P<0.01$),活动期伴贫血患者及正常对照组外周血 $CD4^+CD25^+CD127^{lo}$ 调节性 T 细胞占 $CD4^+T$ 细胞的百分比分别为(2.75 ± 1.01)%和(4.18 ± 0.89)%,前者明显低于后者($P<0.01$)。② 类风湿关节炎活动期伴贫血患者 $CD4^+CD25^+CD127^{lo}$ 调节性 T 细胞表达水平与临床症状积分、DAS28 评分、ESR、CRP、血小板呈负相关($P<0.05$),与血红蛋白、血清铁及补体 C3、C4 呈正相关($P<0.05$),而与 RF、红细胞、血清铁蛋白、运铁蛋白无明显相关性($P>0.05$)。③ 两治疗组相比,雷公藤复方组在总有效率及改善关节症状及部分实验室指标方面与正清风痛宁组相似($P>0.05$),但在上调 $CD4^+CD25^+CD127^{lo}$ 调节性 T 细胞表达水平、降低 DAS28 分值及升高血红蛋白、降低血小板数量方面显著优于正清风痛宁组($P<0.05$)。这说明类风湿关节炎活动期伴贫血患者外周血中 $CD4^+CD25^+CD127^{lo}$ 调节性 T 细胞表达水平低,并且与疾病活动度及贫血相关指标密切相关,提示该细胞参与了类风湿关节炎的发病和疾病的活动,同时也可能为类风湿关节炎引起贫血的原因之一;雷公藤复方可上调 $CD4^+CD25^+CD127^{lo}$ 调节性 T 细胞表达水平,升高血红蛋白,降低血小板数量,改善类风湿关节炎患者临床症状,改善贫血,可能是雷公藤复方治疗机制的重要方面。

谌曦等[59]采用随机、对照的方法,将 60 例类风湿关节炎伴有不同程度的贫血患者分为对照组(30 例,口服非甾体抗炎药美洛昔康或双氯芬酸)、雷公藤复方治疗组(30 例,基础方案加服中药雷公藤复方),观察两组患者一般症状的改善情况、关节疼痛、关节肿胀数、晨僵时间、双手握力、白细胞计数、红细胞计数、血红蛋白、血小板、网织红细胞、ESR、RF、血清 IgG、$\alpha1-AGP$、CRP 等实验室指标变化情况。结果:雷公藤复方治疗组在总体疗效,关节肿胀数,晨僵时间,红细胞、血红蛋白贫血指标与类风湿关节炎活动期 RF、IgG、CRP、ESR 等指标改善情况优于对照组($P<0.05$);对照组在取得总体疗效、改善症状及类风湿关节炎活动期实验室指标的同时,对血白细胞、红细胞、血红蛋白、血小板、网织红细胞

有影响($P<0.05$)。这说明雷公藤复方配合非甾体抗炎药治疗类风湿关节炎伴贫血疗效明显,优于单用非甾体抗炎药。

二、雷公藤复方对骨关节炎大鼠疗效

骨关节炎属中医学"痹证"范畴,病机为邪痹经络,邪为风寒湿邪,日久可兼夹痰浊、血瘀,并伴有脾肾亏虚,属本虚标实。脾肾两虚、湿注骨节证为膝骨关节炎主要证型。因此对其确立治则应为扶正祛邪,扶正当补益脾肾,祛邪当化湿通络。健脾化湿通络方雷公藤复方组方为黄芪、薏苡仁、蜈蚣、雷公藤四药。黄芪、薏苡仁为君药,发挥健脾化湿除痹之功效;蜈蚣、雷公藤为臣药,发挥祛风除湿、通络止痛之功效。全方配伍以求健脾化湿、通络止痛。用于治疗骨关节炎可使脾气健、湿邪去、脉络通。模型鼠关节软骨退行性变的组织学特征与人类骨关节炎相似,可满足用药物防治软骨退行性变的研究。关节腔内注射药物法所需时间短,可模拟软骨破坏的病理环节,适用于软骨病理和药物防治的研究。研究表明关节腔注射木瓜蛋白酶,可迅速诱导骨关节炎的发生,且发生时间短,重复性好,与人类骨关节炎相似。

(一)雷公藤复方对骨关节炎大鼠关节病变的疗效研究

阮丽萍等[60]通过复制骨关节炎大鼠模型研究雷公藤复方对骨关节炎大鼠体质量、膝关节软骨病理评分及软骨自噬超微结构的影响。研究表明,造模前各组大鼠体质量差异均无统计学意义($P>0.05$)。给药前 1 d,与正常组比较,模型组、硫酸氨基葡萄糖组、雷公藤复方组体质量显著下降,关节软骨病理评分显著上升($P<0.05$ 或 $P<0.01$)。给药 30 d 后,与模型组比较,硫酸氨基葡萄糖组、雷公藤复方组大鼠体质量均升高,软骨病理评分明显降低($P<0.05$ 或 $P<0.01$),其中以雷公藤复方组最为明显($P<0.01$);与硫酸氨基葡萄糖组相比,雷公藤复方组体质量明显升高,软骨病理评分明显降低($P<0.01$)。与正常对照组比较,模型组给药后30 d体质量明显下降,软骨病理评分明显升高($P<0.01$);与模型组比较,雷公藤复方组给药 30 d 后体质量明显升高,软骨病理评分明显降低,硫酸氨基葡萄糖组软骨病理评分明显降低($P<0.01$);与硫酸氨基葡萄糖组比较,雷公藤复方组给药 30 d 后体质量明显升高,软骨病理评分明显降低($P<0.01$)。

(二)雷公藤复方对骨关节炎大鼠关节外病变的疗效研究

骨关节炎是以关节组织慢性炎症为主要表现的自身免疫性疾病。已有研究发现骨关节炎是伴随疾病发生率最高的疾病之一,骨关节炎患者比一般人更易发生动脉硬化、高血压、心血管、呼吸系统等疾病。中医药治疗骨关节炎的文献报道中涉及中药对骨关节炎患者及动物模型关节病变作用的内容较多,而对骨关节炎关节外病变,尤其心肺功能改变的研究内容涉及较少。临床研究表明,采用益气健脾、化湿通络之雷公藤复方治疗骨关节炎,不仅能改善骨关节炎的关节疼痛肿胀、晨僵等局部症状,而且能改善疲倦乏力、食欲减退等全身症状;不仅具有免疫调节作用,如维持调节性 T 细胞的和细胞因子网络的平衡,而且能够改善骨关节炎患者的心肺功能。

　　为了进一步观察其疗效,探讨其作用的形态学基础,程圆圆等[61]采用超声诊断仪检测大鼠心功能,动物肺功能仪检测大鼠肺功能,ELISA 法检测 BTLA、HVEM、IL－17、IL－4、TGF－β1 等指标的变化来探讨雷公藤复方对骨关节炎大鼠心肺功能的影响。与正常对照组比较,模型对照组 E 峰、E/A 明显降低($P<$0.05);与模型对照组比较,雷公藤复方组 E 峰、E/A 明显升高($P<0.05$);与正常对照组比较,模型对照组大鼠 FEV、FEF_{50}、FEF_{75}、MEF 明显降低 $P<0.05$);与模型对照组比较, 硫酸氨基葡萄糖组 FEF_{50}、FEF_{75}、MEF 明显升高,雷公藤复方组 FEV_1、FEF_{50}、FEF_{75}、MEF 显著升高($P<0.05$)。

　　研究发现骨关节炎患者比一般人更易伴发心血管、呼吸系统等疾病,且发生的概率和疾病的严重程度相关。其机制可能与机体内长期慢性炎症导致细胞因子失衡,从而引起继发性组织损伤有关。本研究结果显示,与正常对照组相比,骨关节炎大鼠心功能参数 E 峰、E/A 明显降低,提示左室舒张功能下降;肺功能参数 FEV_1、FEF_{50}、FEF_{75}、MEF 明显降低,说明骨关节炎大鼠肺功能降低是以通气功能降低为主,并伴有一定程度的小气道障碍。进一步研究发现,骨关节炎大鼠 BTLA、HVEM、IL－4 均明显降低,IL－17、TGF－β1 升高,且与 E 峰、E/A、FEV_1、Mankin 评分、CI、LI 具有明显相关性。药物干预后,与模型对照组比较,雷公藤复方组 E 峰、E/A、FEV_1、FEF_{50}、FEF_{75}、MEF、BTLA、HVEM、IL－4 明显升高,Mankin 评分、CI、LI、TGF－β1、IL－17 明显降低,说明雷公藤复方改善骨关节炎大鼠关节软骨病变的同时,还能改善心肺功能。其机制可能是通过促进 BTLA－HVEM 负调共刺激信号作用,上调 IL－4,下调 IL－17、TGF－71,抑制异常免疫炎症反应,从而改善骨关节炎大鼠软骨代谢,保护受损心肌细胞,抑制肺部炎症。这说明骨关节炎大鼠存在心肺功能下降,中药雷公藤复方可通过增强 BTLA－HVEM 信号表达,调节免疫及恢复细胞因子网络平衡,从而改善骨关节炎大鼠软骨代谢和心肺功能。

三、雷公藤复方对干燥综合征大鼠的疗效研究

　　干燥综合征是一种主要累及全身外分泌腺的慢性自身免疫性疾病,以唾液

腺和泪腺的症状为主,呼吸系统、消化系统、皮肤、阴道等外分泌腺亦有相应表现。干燥综合征动物模型主要在腺体的局部模拟人类干燥综合征的表现,为干燥综合征发病机制的研究及治疗提供了试验方法。健脾化湿通络疗法是其主要疗法,具有调理后天之本的作用,在治疗干燥综合征中具有重要的临床治疗意义和价值。

(一) 雷公藤复方对干燥综合征大鼠唾液腺、泪腺症状的疗效研究

杨佳等[62]通过观察各组大鼠饮水量及体质量的变化,采用 ELISA 法检测 IL-10、TNF-α、IL-17 的表达来分析雷公藤复方对干燥综合征大鼠的治疗作用。结果显示,造模前各组大鼠的体质量无统计学差异($P>0.05$)。给药前 1 d,与正常对照组相比,模型对照组干燥综合征大鼠体质量明显减轻($P<0.05$)。给药 30 d 后,与模型对照组相比,羟氯喹组、雷公藤复方组干燥综合征大鼠体质量均明显升高($P<0.05$);与羟氯喹组、白芍总苷组相比,雷公藤复方组干燥综合征大鼠体质量明显升高($P<0.05$)。造模前各组大鼠的饮水量无统计学意义($P>0.05$)。给药前 1 d,与正常对照组相比,模型对照组饮水量明显增多($P<0.05$)。给药 30 d 后,与模型对照组相比,羟氯喹组、白芍总苷组、雷公藤复方组饮水量均明显减少($P<0.05$);与羟氯喹组、白芍总苷组比较,雷公藤复方组饮水量无明显差异($P>0.05$)。

(二) 雷公藤复方对干燥综合征大鼠颌下腺的疗效研究

干燥综合征是一种主要累及外分泌腺体的慢性炎症性自身免疫性疾病。近年来 AQP 在干燥综合征中的作用越来越引起关注。AQP 是被证实的分布在哺乳动物唾液腺中的分子蛋白,其中 AQP1 和 AQP5 已被证实与唾液的分泌密切相关。杨佳等[27]通过常规光镜下观察大鼠颌下腺的病理形态变化,采用免疫组化法检测各组大鼠颌下腺 AQP1、AQP5 的表达,分析雷公藤复方对干燥综合征大鼠的作用机制。结果显示,与正常对照组相比较,模型对照组 AQP1、AQP5 积分均明显降低($P<0.05$);与模型对照组相比较,羟氯喹组和雷公藤复方组的 AQP1、AQP5 积分均明显升高($P<0.05$);与羟氯喹组、雷公藤多苷组比较,雷公藤复方组颌下腺 AQP1、AQP5 积分无统计学差异($P>0.05$)。本实验表明,造模后,大鼠颌下腺出现明显的淋巴细胞浸润,其颌下腺的腺泡和导管破坏逐渐加重,大鼠的口干症状亦逐渐加重,表现为饮水量较前明显增多。其原因可能与干燥综合征大鼠颌下腺的分泌功能失代偿而导致唾液分泌量减少有关,与干燥综合征患者的临床表现及病理过程相吻合。AQP1 和 AQP5 在模型大鼠颌下腺的阳性表达率明显降低,证明 AQP1 和 AQP5 与干燥综合征的发病与病程进展密

切相关。另外,雷公藤复方与羟氯喹、白芍总苷一样可以升高 AQP1 和 AQP5 的阳性表达率,雷公藤复方组的大鼠体质量较其他各治疗组增加更为明显。以上提示雷公藤复方可以提高 AQP1 和 AQP5 在干燥综合征大鼠颌下腺中的表达,改善口干症状,有效缓解病情。

（三）雷公藤复方对干燥综合征大鼠呼吸系统的疗效研究

干燥综合征患者腺体外表现如肺功能的变化呈亚临床进展。干燥综合征患者肺部 HRCT 显示呈间质纤维化性改变,鉴于干燥综合征患者出现呼吸系统的改变,对于干燥综合征的肺病变研究尤为重要。

冯云霞等[25]通过复制干燥综合征动物模型,观察干燥综合征大鼠肺功能及肺组织 ERK1、TGF－β1 表达的变化及雷公藤复方对其的影响,探讨雷公藤复方改善干燥综合征肺功能的作用机制。雷公藤复方对大鼠颌下腺指数变化、肺指数变化、颌下腺病理学变化的影响:与正常对照组相比,模型对照组颌下腺指数、肺指数、颌下腺病理评分显著升高($P<0.01$);与模型对照组相比,羟氯喹组、雷公藤复方组颌下腺指数显著降低($P<0.01$),羟氯喹组、雷公藤复方组肺指数明显降低($P<0.05$),白芍总苷组、羟氯喹组、雷公藤复方组颌下腺病理评分明显升高($P<0.05$);与白芍总苷组相比,雷公藤复方组肺指数明显降低($P<0.05$),羟氯喹组、雷公藤复方组颌下腺病理评分无明显差异($P>0.05$);与羟氯喹组相比,白芍总苷组、雷公藤复方组颌下腺病理评分无明显差异($P>0.05$)。HE 染色显示,正常对照组大鼠肺组织结构较为完整,肺泡间隔组织结构正常,肺泡间隔无充血、水肿及急慢性炎症等改变;模型对照组肺组织结构破坏,肺泡壁明显增厚,肺泡间隔成纤维细胞增多,肺泡腔明显缩小,部分肺泡腔呈囊状扩张;白芍总苷组肺泡间隔明显增厚,肺泡结构被破坏,肺泡腔已经基本消失,肺间质被胶原纤维和成纤维细胞替代,形成灶状纤维化;羟氯喹组肺泡间隔成纤维细胞增多,中等量炎症细胞浸润,病变程度轻于模型对照组;雷公藤复方组肺泡间隔增厚,部分肺泡腔呈囊状扩张,少量炎症细胞浸润病变程度轻于其他治疗组。干燥综合征与呼吸系统关系密切,其中弥漫性实质性肺疾病在临床中最常见,可表现为限制性通气障碍及弥散障碍,亦可引起阻塞性通气障碍。研究表明肺功能参数中 FEF_{25}、FEF_{50}、FEF_{75} 反映小气道的状态,FEV_1、MMF、MEF 反映通气功能。干燥综合征大鼠中 FEV_1、FEF_{25}、FEF_{50}、MMF 降低,同时肺组织学病理表明模型对照组肺组织结构破坏,肺泡壁明显增厚,肺泡间隔成纤维细胞增多,肺泡腔明显缩小,部分肺泡腔呈囊状扩张。以上说明干燥综合征患者肺功能降低特点是以通气功能降低为主,伴有一定程度的小气道通气障碍。模型对照组大鼠肺组织 TGF－β1、ERK1 及血清 TGF－β1 伴随炎症反应表达升高。研究证实经 TGF－β1

诱导可激活 Ras/Raf/MEK/ERK 途径信号转导通路而引起特发性纤维化的发生。药物干预后,羟氯喹组和雷公藤复方组肺组织 ERK1、TGF－β1 积分均明显降低,表明药物干预后 ERK1、TGF－β1 表达下降,抑制 TGF－β1/ERK1 信号转导通路活化,从而抑制肺部纤维化的过程。雷公藤复方可以通过下调 TGF－β1 表达,抑制 TGF－β1/ERK1 信号转导通路活化,从而抑制 ERK1 磷酸化,发挥免疫耐受作用;可以通过上调抗炎细胞因子 IL－4 表达,抑制促炎细胞因子 IL－17 表达,减少免疫复合物的沉积,从而降低颌下腺及肺组织炎症反应,改善干燥综合征大鼠肺功能。

参 考 文 献

［1］周大兴,李岚.从现代中药药理学研究论中药特色[J].浙江中医学院学报,2001,25(2):68,69.

［2］李平,杨丽平.系统生物学方法在中医药研究中的运用[J].中西医结合学报.2008,6(5):454－457.

［3］胡耀华,王淑萍,姜鹏,等.代谢组学及其在中药复方中的应用[J].药学实践杂志,2010,28(6):401－405.

［4］陈颖婷,何柯新,王云秀,等.雷公藤内酯醇对类风湿关节炎大鼠 TLR4/NF－κB 信号转导通路的调控作用研究[J].国际检验医学杂志,2019,40(17):2053－2057.

［5］万磊,刘健,黄传兵,等.雷公藤甲素调节佐剂关节炎大鼠滑膜、脾脏、胸腺组织细胞自噬的实验研究[J].四川大学学报(医学版),2017,48(4):520－525.

［6］冯小可,谈文峰,王芳,等.雷公藤红素对类风湿关节炎滑膜成纤维细胞中 RANKL、OPG 及炎性因子表达的影响[J].南京医科大学学报(自然科学版),2013,33(6):759－765.

［7］万磊,刘健,黄传兵,等.新风胶囊通过抑制 PKC/NF－κB 通路改善佐剂性关节炎大鼠的肺功能[J].细胞与分子免疫学杂志,2018,34(7):589－594.

［8］章平衡,万磊,刘健.基于 TGF－β1/Smads 和 ERK 通路 cross-talk 研究新风胶囊改善佐剂性关节炎大鼠肺功能的机制[J].中华中医药杂志,2017,32(5):2253－2259.

［9］陈晓昱.雷公藤甲素对 MIA 模型大鼠膝骨关节炎 c－Jun、MMP－9 表达及血清炎性标志物的影响[J].实用药物与临床,2015,18(11):1293－1296.

［10］阮丽萍,刘健,王亚黎,等.新风胶囊治疗大鼠骨关节炎[J].中成药,2015,37(10):2114－2120.

［11］程园园,刘健,冯云霞,等.新风胶囊通过 BTLA－HVEM 诱导 Treg 免疫耐受改善膝骨关节炎大鼠心肺功能[J].细胞与分子免疫学杂志,2012,28(11):1133－1137.

［12］邹宇聪,毛笎,徐敏鹏,等.雷公藤多苷含药血清对强直性脊柱炎病理性骨化相关炎症因子和 miR－21 的影响[J].实用医学杂志,2017,33(3):367－370.

［13］方妍妍,万磊,董文哲,等.雷公藤甲素通过调控 VEGFA,SDF－1,CXCR4 通路改善强直性脊柱炎患者血小板活化的机制[J].中国中药杂志,2019,44(16):3520－3525.

[14] 张洪长,张莹,刘明昕,等.雷公藤多苷对强直性脊柱炎患者成纤维细胞中 BMP－2 表达的影响[J].吉林大学学报(医学版),2014,40(6):1187－1191.

[15] 齐亚军,刘健,郑力,等.基于 B、T 淋巴细胞衰减因子及氧化应激探讨新风胶囊治疗强直性脊柱炎的作用机制[J].中国中西医结合杂志,2015,35(1):25－32.

[16] 齐亚军,刘健,郑力,等.新风胶囊治疗对强直性脊柱炎患者 BTLA+T 细胞数量和氧化应激的影响[J].细胞与分子免疫学杂志,2014,30(10):1084－1089.

[17] 方妍妍,刘健,万磊,等.新风胶囊含药血清通过抑制 VEGFA/SDF－1/CXCR4 通路缓解强直性脊柱炎患者血小板活化的机制[J].免疫学杂志,2019,35(8):691－696.

[18] 方利,刘健,万磊,等.新风胶囊通过抑制 miR－155/NF－κB 信号转导通路改善强直性脊柱炎活动期患者高凝状态[J].细胞与分子免疫学杂志,2016,32(8):1094－1098.

[19] 方利,刘健,朱福兵.新风胶囊对强直性脊柱炎活动期患者血栓形成因子及炎症细胞因子的影响[J].中国中西医结合杂志,2016,36(10):1202－1207.

[20] 叶文芳,刘健,万磊,等.新风胶囊对强直性脊柱炎患者疗效及血清免疫球蛋白亚型、外周血淋巴细胞自噬的影响[J].中国中西医结合杂志,2016,36(3):310－316.

[21] 胡旭君,宋欣伟.雷公藤多苷联合甲氨蝶呤对干燥综合征 NOD 小鼠治疗作用及 TNF－α、IL－1β、AQP－5 的表达[J].中华中医药杂志,2014,29(7):2362－2366.

[22] 朱福兵,刘健,王桂珍,等.新风胶囊通过抑制 miR－155/SOCS1/NF－κB 通路降低干燥综合征患者血液高凝状态[J].细胞与分子免疫学杂志,2016,32(10):1366－1371.

[23] 朱福兵,刘健,王桂珍,等.新风胶囊对干燥综合征患者高凝状态的改善作用及其对细胞因子 NF－κB 信号转导通路的影响[J].免疫学杂志,2016,32(5):408－415.

[24] 范海霞,刘健,黄传兵,等.新风胶囊对干燥综合征肺功能的影响及其机制研究[J].风湿病与关节炎,2015,4(1):14－17.

[25] 冯云霞,刘健,程园园,等.新风胶囊对干燥综合症模型大鼠肺功能的保护作用及其 TGF－β1－ERK1 信号转导通路调节机制研究[J].世界科学技术-中医药现代化,2013,15(3):501－508.

[26] 冯云霞,刘健,程园园,等.新风胶囊通过抑制 TGF－β1－ERK1 信号转导通路保护干燥综合症模型大鼠肺功能[J].细胞与分子免疫学杂志,2013,29(2):118－122.

[27] 杨佳,刘健,张金山,等.新风胶囊对干燥综合征大鼠水通道蛋白 1 和 5 表达的影响[J].安徽中医学院学报,2012,31(2):40－43.

[28] 刘玉芳,何华琼,丁演鹏,等.雷公藤甲素对系统性红斑狼疮 BALB/c－un 裸小鼠外周血 Tc 与 Th 细胞漂移的影响[J].中国实验血液学杂志,2019,27(5):1691－1695.

[29] 刘玉芳,秦桂芳.雷公藤内酯醇对诱发性红斑狼疮小鼠模型的实验研究[J].中国中医急症,2018,27(8):1379－1382.

[30] 李广科,李娟,袁耀,等.雷公藤多苷联合泼尼松对 SLE 患者 CD4+ CD25+ T 细胞的影响及其疗效[J].检验医学与临床,2018,15(6):798－801.

[31] 陈怡.雷公藤多甙联合醋酸泼尼松+硫酸羟基氯喹治疗系统性红斑狼疮[J].昆明医科大学学报,2018,39(3):98－102.

[32] 安永涛,方险峰.雷公藤多苷联合激素治疗系统性红斑狼疮的效果及其对单核细胞糖皮质激素受体的影响[J].广西医学,2015,37(5):620－622.

[33] 薛士杰,韩俊永,陈金烟,等.雷公藤内酯醇对系统性红斑狼疮患者外周血 Th17 细胞的影响[J].福建医药杂志,2014,36(6):79－82.

[34] 刘磊.雷公藤多苷片辅助治疗对狼疮性肾炎患者血清 GM－CSF 及 IL－8 水平的影响

[J].社区医学杂志,2018,16(9):67,68.

[35] 曾惠芬,缪蕙,刘芳,等.白芍总苷联合雷公藤多甙片治疗狼疮性肾炎疗效观察[J].山西中医,2017,33(1):27,28.

[36] 刘正钊,胡伟新,章海涛,等.激素联合雷公藤多苷治疗Ⅴ型狼疮性肾炎的临床疗效[J].肾脏病与透析肾移植杂志,2008,17(6):512-516.

[37] 林嘉鸿,黎志锋,罗绮雯,等.糖皮质激素联合雷公藤多苷治疗结缔组织病相关间质性肺疾病的临床观察[J].上海中医药大学学报,2017,31(2):40-43.

[38] 胡怀霞.雷公藤多甙治疗结缔组织病相关肺间质病变的初步临床观察[J].实用医学杂志,2015,31(19):3247-3249.

[39] 詹碧翠,李秋芬,童向民.雷公藤加黄芪四物汤方对慢性肾炎肾功能不全患者相关检测指标的影响[J].浙江中医杂志,2013,48(10):713,714.

[40] 汪元,刘健,万磊,等.新风胶囊对佐剂性关节炎大鼠神经-内分泌-免疫网络相关指标的影响[J].安徽中医学院学报,2010,29(2):49-52.

[41] 刘健,郑志坚,韩明向,等.线粒体膜电位标记法检测新风胶囊对佐剂性关节炎大鼠滑膜及胸腺细胞凋亡的影响[J].中国中西医结合急救杂志,2002(6):331-333.

[42] 刘健,杨梅云,范海霞.佐剂关节炎大鼠行为、脑组织氨基酸的变化及新风胶囊对其的影响[J].中国中西医结合杂志,2007,27(5):444-448.

[43] 刘健,范海霞,杨梅云,等.佐剂关节炎大鼠行为、脑组织氨基酸及神经细胞超微结构的变化及新风胶囊对其的影响[J].中国康复,2008,23(4):219-222.

[44] 刘健,纵瑞凯,余学芳.新风胶囊对佐剂性关节炎大鼠ANCA、血小板参数及血管超微结构的影响[A]//中华中医药学会.中国中医风湿病学杂志.第十二届全国中医风湿病学术研讨会论文集[C].昆明:第十二届全国中医风湿病学术研讨会,2008:55-58.

[45] 章平衡,刘健,纵瑞凯,等.基于miR-155/NF-κB信号转导通路探讨新风胶囊改善类风湿关节炎血瘀证患者肺功能的机制[J].中华中医药杂志,2018,33(12):5609-5615.

[46] 章平衡,刘健,谈冰,等.新风胶囊通过降低NF-κB通路活性改善类风湿关节炎患者血瘀状态[J].中华中医药杂志,2016,31(11):4684-4689.

[47] 范海霞,刘健,杨梅云.新风胶囊对AA大鼠肺功能、肺部HRCT及血清细胞因子的影响[J].陕西中医学院学报,2007(3):32-35.

[48] 文建庭,刘健,孙玥.新风胶囊通过调节氧化应激介导NF-κB信号转导通路改善佐剂性关节炎大鼠肺功能[J].中华中医药杂志,2019,34(4):1426-1431.

[49] 万磊,刘健,黄传兵,等.新风胶囊通过调节肺泡Ⅱ型上皮细胞Notch/Jagged-HES轴改善佐剂性关节炎大鼠肺功能[J].细胞与分子免疫学杂志,2017,33(7):942-946.

[50] 章平衡,刘健,纵瑞凯,等.佐剂性关节炎大鼠血小板活化与FAK/Calpain信号转导通路紊乱有关[J].中国免疫学杂志,2019,35(3):263-268.

[51] 孙玥,刘健,万磊.新风胶囊对类风湿关节炎患者肺功能的影响[J].中国中西医结合杂志,2016,36(7):814-820.

[52] 孙玥,刘健,万磊,等.新风胶囊通过调节Keapl-Nrf2/ARE信号转导通路改善佐剂型关节炎大鼠肺功能研究[J].中华中医药杂志,2016,31(5):1971-1978.

[53] 刘健,曹云祥,朱艳.新风胶囊对佐剂性关节炎大鼠心功能及心肌超微结构影响[J].中国中西医结合杂志,2012,32(11):1543-1548.

[54] 曹云祥,刘健,黄传兵,等.新风胶囊可以调节类风湿性关节炎患者的免疫功能和改善心功能[J].细胞与分子免疫学杂志,2015,31(3):394-396.

［55］汪元,刘健,黄传兵,等.TLR4/NF-κB 信号转导通路在佐剂性关节炎大鼠心肌组织的表达及新风胶囊对其影响[J].中国中西医结合杂志,2017,37(6)：704-709.

［56］孙玥,刘健,万磊,等.新风胶囊改善类风湿性关节炎患者心功能的机制[J].细胞与分子免疫学杂志,2015,31(1)：93-96.

［57］刘健,陈瑞莲,朱怀敏,等.新风胶囊对类风湿关节炎贫血的疗效及机制研究[J].中国临床保健杂志,2010,13(3)：225-229.

［58］刘健,陈瑞莲,潘喻珍,等.新风胶囊对类风湿关节炎活动期伴贫血患者外周血 $CD4^+$ $CD25^+CD127^{lo}$ 调节性 T 细胞的影响[J].山东中医药大学学报,2009,33(6)：480-483.

［59］谌曦,刘健.新风胶囊治疗类风湿性关节炎贫血的临床观察[J].中国临床保健杂志,2006,9(4)：321-323.

［60］阮丽萍,刘健,葛瑶,等.骨关节炎大鼠软骨 PI3K/Akt-mTOR 及 Beclin-1 自噬通路的表达及相关性分析[J].华中科技大学学报(医学版),2015,44(4)：429-433.

［61］程园园,刘健,万磊,等.新风胶囊对膝骨关节炎患者 B、T 淋巴细胞衰减因子及氧化应激的影响[J].免疫学杂志,2013,29(5)：416-421.

［62］杨佳,刘健,张金山,等.新风胶囊对干燥综合征大鼠 IL-10、TNF-α、IL-17 表达的影响[J].世界中西医结合杂志,2012,7(3)：206-209.

4

雷公藤治疗风湿病临床研究

第一节　雷公藤复方治疗风湿病临床研究

    中医以整体观、辨证施治为特点,近年来在治疗风湿病上取得了很大进展,在减轻风湿病症状、提高患者生活质量、消除病因等方面均有较好的疗效。中药属于多成分的复杂体系,其物质成分多样,药效物质基础庞大,但具体的作用机制仍不明确,用传统的药理学方法来研究中药的作用机制存在一定的技术瓶颈。组学作为一种系统方法,可以从整体上分析蛋白水平、核酸水平、代谢物质水平等变化,其中代谢组学可以用于明确中药成分在人体中的代谢变化,蛋白质组学、转录组学、免疫组学可以用于研究药物引起的内源性生化过程、免疫过程和状态变化。通过检测获得体液的代谢指纹图谱和分析引起代谢谱变化的原因,以探明药物作用的靶点,因此其用于风湿病的中医药治疗研究具有"天然"的优势。代谢组学、蛋白质组学及转录组学可以对风湿病的发病及药物干预的整个过程实施监控,可以从整体上总结风湿病发病的基础理论和药物的疗效基础。

    中医理论指出,脾属土,为气血生化之源,对应四时之长夏,在生理功能上主运化、统血、升清及输布水谷精微,是后天之本。人体日久内虚,内生毒热,邪气侵袭,正气亏虚,内外相合而致风湿病,除外因不谈,气血不足、肝肾亏虚、营卫失调等是风湿病发病的关键因素。雷公藤复方具有益气健脾、化湿通络、温阳通脉、散寒止痛、调节机体免疫的效应,常用于气血不足、脾虚湿盛、痰瘀互结、关节肿痛等病证的治疗。刘健等经多年临床研究,提出"从脾论治"的理论,其关注点不再局限于对关节病变的研究,还涉及贫血、心肺功能、血瘀状态等关节外病变,很好地体现了中医整体观的理论,具有系统性和全面性。刘健课题组通过大量的临床实践证明雷公藤复方能够显著减少风湿病患者关节疼痛、肿胀、压痛程度,降低 IgA、IgM 的水平,调节并改善 T 细胞亚群的结构,抑制自身免疫反应,从而减少补体对自身细胞的攻击[1,2]。此外,雷公藤复方基于"治未病"的思想,防患于未然,可有效预防相关疾病的发生、发展与复发,提高患者生活质量[3]。

一、雷公藤复方治疗类风湿关节炎临床研究

类风湿关节炎属于中医学"痹证"范畴,最早出现于夏商时期,在《黄帝内经》之中就有"痹论""周痹"专论,其内容包含了病名、病因、病机、证候、治疗、预后等方面的论述,为后世治疗类风湿关节炎提供理论指导。类风湿关节炎的中医证候呈现虚实夹杂、痰瘀互结的临床特征,其中虚证以气血亏虚、脾胃虚弱为主,实证以痰湿壅盛为主,在整个疾病的发病过程中均有瘀血痹阻关节经络之证[4]。在气血充沛、正常循环的条件下,营卫和调,营卫之气体现出濡养、调节、卫外固表、抵御外邪的功能,而当气血不足、营卫不和时,则邪气乘虚而入,是类风湿关节炎发病的直接原因。《难经》有云,"四季脾旺不受邪",脾气充足,则邪不易侵,脾虚则气血生化乏源,肌肉不丰,四肢关节失养,久则气血亏虚,筋骨血脉失去濡养,营卫失于调和,外邪则乘虚而入,附着于筋脉之间而发为风湿痹痛之证,因此,脾胃功能受损,气血营卫不足是类风湿关节炎发病的根本原因。此外,类风湿关节炎是内外合邪而致发生发展的结果,其中内外之间又以正虚为本,正虚则以脾虚为先,脾虚湿盛,痰浊内生是本病发病的关键所在,是致病的基础[4-6]。本部分结合临床类风湿关节炎患者的各种评价指标,系统总结了雷公藤复方对类风湿关节炎关节病变及贫血、免疫系统、心肺功能等的改善作用。

(一)雷公藤复方对类风湿关节炎临床疗效的研究

为了分析雷公藤复方对类风湿关节炎的治疗效果,刘健课题组将雷公藤复方与不同药物进行临床比较。其整体结果显示,雷公藤复方治疗类风湿关节炎的总有效率为92%,与雷公藤多苷组、正清风痛宁组、风湿骨痛胶囊组相比,总有效率差异无统计学意义(P>0.05),但是以雷公藤复方为主要药物的试验组的显效率显著高于雷公藤多苷组[7]、甲氨蝶呤或甲氨蝶呤联合双氯芬酸胶囊组[8]、正清风痛宁组[9]和风湿骨痛胶囊组[10]。

雷公藤复方能够明显改善关节疼痛积分、关节肿胀积分、关节压痛积分、关节晨僵积分、双手平均握力和15 m步行时间,疗效确切,副作用少。与雷公藤多苷相比,雷公藤复方在改善气虚、脾虚湿盛症状(如倦怠乏力、少气懒言、关节重着、大便稀溏、食欲减退、食后腹胀)方面具有明显优势;与单独使用甲氨蝶呤或

甲氨蝶呤联合双氯芬酸胶囊相比,雷公藤复方在改善患者的铁储备(血清铁、血清铁蛋白和运铁蛋白)方面及减轻肝肾毒性方面有明显优势;与正清风痛宁组相比,雷公藤复方在改善关节疼痛积分、关节肿胀积分、关节压痛积分、关节晨僵积分、双手平均握力和 15 m 步行时间等方面具有明显优势;与风湿骨痛胶囊组相比,雷公藤复方在改善抑郁自评量表(self-rating depression scale, SDS)标准分、脾虚症状及症状体征总积分、生活质量总积分、血清铁等方面具有明显优势[11]。

(二)雷公藤复方对类风湿关节炎患者生活质量影响的研究

为整体把握类风湿关节炎对患者生活质量的影响,刘健课题组对 48 例住院和门诊类风湿关节炎患者的生活质量进行了评价。结果显示,45.3%类风湿关节炎患者的生活质量受到严重影响,其中43.4%的类风湿关节炎患者生理功能、53.7%的类风湿关节炎患者社会功能、51.5%的类风湿关节炎患者心理功能、32.7%的类风湿关节炎患者健康自我认识受到严重影响[12]。此外,不同年龄段患者生活质量比较发现,20~40 岁、40~60 岁患者心理功能平均得分明显高于60 岁以上患者($P<0.05$);40~60 岁患者健康自我认识平均得分明显高于 20~40 岁和 60 岁以上患者($P<0.05$)。不同病程类风湿关节炎患者生活质量比较发现,0~5 年病程比 10 年以上患者生理功能平均得分明显降低($P<0.05$)。相关分析发现,生活质量的生理功能方面与社会功能、健康自我认识能力呈正相关,心理功能与健康自我认识能力呈正相关。整体而言,近半数的类风湿关节炎患者生活质量受到严重影响,其中心理因素受严重影响的比例最高,生活质量下降与患者的年龄、病程密切相关,提示类风湿关节炎患者宜早期治疗,尤其注重调整好中青年类风湿关节炎患者心理状态。

临床上多种药物被用于类风湿关节炎患者的治疗,也呈现了多种不同的效果,那么雷公藤复方在改善患者生活质量方面是否有优势成为临床关注的问题? 为了解决该疑问,刘健课题组从安徽中医药大学第一附属医院选择了 66 例类风湿关节炎患者,并将其随机分为雷公藤复方组(36 例)和正清风痛宁组(30 例)。两组年龄、病情、关节功能分级、放射性分级等临床资料分布差异无统计学意义($P>0.05$),治疗结果具有可比性。

通过分析比较数据发现,尽管在治疗前两组的生理功能、社会功能、心理功能、健康自我认识、总体生活质量得分无明显差异($P>0.05$),且治疗后两组的生理功能、社会功能、心理功能、健康自我认识、总体生活质量得分均较治疗前明显降低($P<0.05$),但是治疗后治疗组同对照组比较,治疗组的生理功能、社会功能、心理功能、健康自我认识、总体生活质量得分比对照组降低更为明显($P<0.05$)。

此外,更为细化的比较分析发现,在生理功能方面,与临床治愈组比较,显效、有效、无效组得分明显高于临床治愈组($P<0.05$);与显效组比较,有效、无效组得分均明显高于显效组($P<0.05$),有效与无效组得分无明显差别($P>0.05$)。在社会功能方面,无效组得分明显高于显效组($P<0.01$)。在心理功能方面,有效组得分明显高于显效组($P<0.05$)。在健康自我认识方面,与临床治愈组比较,显效、有效组得分明显高于临床治愈组($P<0.05$);与显效组比较,有效、无效组得分均明显高于显效组($P<0.01$),有效与无效组得分无明显差别($P>0.05$)。在总体生活质量方面,与临床治愈组比较,显效、有效、无效组得分明显高于临床治愈组($P<0.05$);与显效组比较,有效、无效组得分均明显高于显效组($P<0.01$),有效与无效组得分无明显差别($P>0.05$)[13]。

(三)雷公藤复方对类风湿关节炎患者免疫调节功能影响的研究

1. 雷公藤复方对类风湿关节炎患者外周血 T 细胞亚群的影响

现代研究表明 T 细胞亚群对机体免疫功能的稳定起着重要的调节作用,尤其是 Th 细胞和调节性 T 细胞之间的相互协调与制约,产生适度的免疫应答,使之既能清除异物抗原,又不至于损伤自身组织。

T 细胞表型异常是反映自身免疫性疾病患者免疫调节功能紊乱的重要指标。成熟 T 细胞按表型不同,可将其分为 $CD3^+CD4^+CD8^-$ 和 $CD3^+CD4^-CD8^+T$ 细胞,这两类细胞又简称为 $CD4^+T$ 细胞和 $CD8^+T$ 细胞。$CD4^+T$ 细胞往往协助 B 细胞进行分化和产生抗体,而 $CD8^+T$ 细胞则具有杀伤和抑制作用。测定 $CD4^+T$ 细胞和 $CD8^+T$ 细胞百分比,或是两种细胞的比值,是一种初步评估机体免疫状态的常用方法。$CD4^+CD25^+$ 调节性 T 细胞不但是参与自身抗原外周免疫耐受的主要 T 细胞群,而且还是能够对外来抗原产生应答的调节性 T 细胞,对于维持外周免疫耐受具有重要意义。研究发现,在新鲜分离的正常人外周血 T 细胞中,CD127 和 Foxp3 表达呈负相关,87% 的 $CD25^+CD127^-$ 调节性 T 细胞高表达 Foxp3,同时自身活化的效应 T 细胞高表达 CD127,因而可用 CD127 区分这两种细胞,现今认为 $CD4^+CD25^+CD127^-$ 是天然产生调节性 T 细胞最好的细胞膜标志[14]。

那么上述 T 细胞亚群和类风湿关节炎的发生发展具有怎样的关系呢?刘健课题组通过流式细胞术研究发现,各证型类风湿关节炎患者外周血的 $CD3^+$ 水平无显著差异,风湿热痹型患者外周血 $CD4^+/CD8^+$ 值显著高于其他证型,差异具有显著性($P<0.01$),肝肾亏虚型患者外周血 $CD4^+/CD8^+$ 值较其他证型显著下降,差异具有显著性($P<0.01$)。这些结果表明 $CD4^+/CD8^+$ 值的升高与类风湿关节炎患者的病情发生发展密切相关[15]。同样,大量的临床数据显示,类风湿关

节炎患者的 $CD25^+$ 调节性 T 细胞、$CD4^+CD25^+$ 调节性 T 细胞、$CD4^+CD25^+CD127^-$ 调节性 T 细胞的百分比明显降低,差异具有统计学意义($P<0.01$),表明 $CD25^+$ 调节性 T 细胞、$CD4^+CD25^+$ 调节性 T 细胞、$CD4^+CD25^+CD127^-$ 调节性 T 细胞的变化同样与类风湿关节炎患者的病情变化相关[16]。

　　为了获得雷公藤复方对类风湿关节炎患者 $CD4^+T$ 细胞、$CD8^+T$ 细胞及 $CD4^+/CD8^+$ 值的影响,刘健课题组从安徽中医药大学第一附属医院风湿免疫科筛选了 40 例类风湿关节炎患者并将其随机分为雷公藤复方治疗组和雷公藤多苷对照组,治疗组服用雷公藤复方,对照组服用雷公藤多苷。结果显示,与治疗前相比,雷公藤复方和雷公藤多苷治疗均能降低 OKT4、升高 OKT8 及降低 OKT4/OKT8,但是雷公藤复方治疗对 OKT4/OKT8 的降低更为显著($P<0.05$),且比雷公藤多苷更为明显($P<0.05$)[17]。同时,为了获得雷公藤复方对类风湿关节炎患者外周血 $CD4^+CD25^+CD127^-$ 调节性 T 细胞表达的影响,刘健课题组将临床 40 例类风湿关节炎患者随机分为两个治疗组,分别服用雷公藤复方及正清风痛宁胶囊。结果显示,雷公藤复方治疗与正清风痛宁胶囊治疗均能显著提高 $CD4^+CD25^+CD127^-$ 调节性 T 细胞的表达水平,但雷公藤复方的效果更为明显($P<0.05$)。

　　2. 雷公藤复方对类风湿关节炎患者炎症因子、抗体及细胞因子的影响

　　针对雷公藤复方治疗组和雷公藤多苷对照组的临床数据显示,雷公藤复方和雷公藤多苷治疗均能降低 RF、CRP 等炎症因子,IgA、IgG 和 IgM 等抗体,IL-1、TNF-α 等细胞因子,以及 VEGF 等,也均能升高 IL-4、IL-10 等细胞因子,但是雷公藤复方治疗组对 IL-1、TNF-α 及 VEGF 的降低及 IL-4、IL-10 的升高更为显著($P<0.05$)。上述结果说明,雷公藤复方虽然与雷公藤一样能降低 CRP、RF、IgA、IgG 和 IgM,下调致炎因子(IL-1、TNF-α)及 VEGF,上调抑制细胞因子(IL-4、IL-10),但是其作用效果显著优于雷公藤[17]。

　　针对外周血 BTLA 表达频率、氧化应激指标的研究发现,雷公藤复方能够升高 BTLA、SOD、GSH 的水平,降低 ROS、MDA 的水平,且雷公藤复方治疗组在降低 MDA 及升高 $CD19^+BTLA^+B$ 细胞、$CD24^+BTLA^+B$ 细胞方面,疗效优于来氟米特对照组[18,19]。

　　3. 雷公藤复方对类风湿关节炎患者红细胞 CR1、CD59 表达的影响

　　CR1 是补体的高亲和力受体,是固有免疫细胞发挥红细胞免疫黏附功能的重要分子基础,主要分布在红细胞膜上,具有促进细胞吞噬、趋化、吸附和清除免疫复合物的功能及抑制 B 细胞产生 Ig 和 IL-1 的功能。CD59 是一种分布最为广泛的补体调控蛋白,其生物学功能是通过阻碍补体膜攻击复合物的组装,防止补体对自身细胞的攻击而起同源限制作用。因此,红细胞和巨噬细胞膜表面的CR1 具有吸附并促进补体(C3b、C4b)与免疫复合物结合后的吞噬、灭活与清除作用,CD59 则具有调节膜攻击复合物组装的功能,CR1 或 CD59 的缺陷均易引起补体对自身细胞的攻击而导致自身免疫性疾病如类风湿关节炎的发生。

刘健等[20]通过分析 37 例类风湿关节炎患者和 12 例与病例组年龄、性别相匹配的医护人员红细胞表面 CR1、CD59 的表达水平发现,类风湿关节炎患者红细胞表面 CR1 的表达水平与红细胞水平、RF 呈正相关,与年龄、病程、IgG、IgA、IgM、C3、C4、α1 - AGP、CRP、ESR 之间的相关性无显著意义($P>0.05$),但与健康对照组相比,其 CR1 水平[(16.67±13.21)%]明显低于健康对照组[(29.94±23.53)%],且差异有统计学意义($P=0.017$)。此外,早期与中晚期类风湿关节炎患者红细胞 CR1 表达水平与健康对照组相比均有显著差异,但早期与中晚期之间的差异无统计学意义。在另一组实验中,刘健等[21]发现 40 例类风湿关节炎患者红细胞 CR1 的平均表达水平为(15.38±6.79)%,CD59 的平均表达水平为(90.2±4.5)%,相比之下健康对照组红细胞 CR1 的平均表达水平为(31.24±12.35)%,CD59 的平均表达水平为(99.6±1.6)%。两组之间 CR1 和CD59 的比较差异均具有统计学意义,且 CR1 阳性率与类风湿关节炎患者的红细胞、RF 呈正相关($P<0.05$),CD59 阳性率与 C3、CRP 呈负相关($P<0.05$),CR1、CD59 与年龄、病程、IgG、IgA、IgM、C4、α1 - AGP、ESR 之间的相关性无统计学意义($P>0.05$)。

为分析雷公藤复方对类风湿关节炎患者红细胞 CR1、CD59 表达的影响,刘健课题组将安徽中医药大学第一附属医院风湿科门诊及住院 40 例类风湿关节炎患者随机分为雷公藤复方组 20 例和正清风痛宁组 20 例。雷公藤复方组服用雷公藤复方,每次 3 粒,每日 3 次,3 个月为 1 个疗程,连服 1 个疗程;正清风痛宁组服用正清风痛宁胶囊,每次 60 mg,每日 2 次,服用天数及疗程同雷公藤复方组。通过对相关数据进行分析发现,雷公藤复方治疗能够显著提高红细胞水平($P<0.01$),而正清风痛宁治疗则对红细胞水平没有影响。此外,治疗后雷公藤复方组 CR1、CD59 的均值均显著高于正清风痛宁组($P<0.01$),红细胞水平也明显高于正清风痛宁组($P<0.01$)[21]。

(四) 雷公藤复方对类风湿关节炎患者贫血、血小板影响的研究

1. 雷公藤复方对类风湿关节炎患者贫血影响的研究

类风湿关节炎是一种以累及患者周围关节为主的多系统、慢性、炎症性自身免疫性疾病,可引起多种关节外表现,其中包括贫血。临床上补铁对一般的贫血有效,但是对类风湿关节炎患者补铁多无效,而且随着病情进展会愈发严重,往

往需要使用促红细胞生成素等。为了探索防治类风湿关节炎伴贫血临床效果好、不良反应小的用药方案,刘健等对 2001 年 3 月至 2005 年 8 月用雷公藤复方治疗类风湿关节炎伴贫血的临床效果进行了总结,发现治疗组(加服雷公藤复方)治疗前后血小板及网织红细胞变化无显著性差异,白细胞的下降及血红蛋白、红细胞的升高具有统计学意义($P<0.05$),同时对照组(不服用雷公藤复方)治疗后白细胞、红细胞、血红蛋白、血小板及网织红细胞较治疗前明显降低($P<0.05$),且各项数值均低于正常值下限。治疗组对正常范围内的白细胞、血小板及网织红细胞的影响均小于对照组($P<0.05$),对贫血指标红细胞、血红蛋白改善作用具有统计学意义($P<0.05$)[22]。在另一项涉及 2004 年 1 月至 12 月住院或门诊类风湿关节炎患者的研究中,刘健发现雷公藤复方相对于雷公藤多苷能够明显提高患者血液中白细胞计数、红细胞计数、血红蛋白含量及血清铁含量,差异具有统计学意义[23]。

2. 雷公藤复方对类风湿关节炎患者血小板的影响

越来越多的研究发现,血小板不仅与凝血和止血功能相关,而且参与了人体多种炎症和免疫反应的过程。临床上,活动期有 70% 类风湿关节炎患者血小板持续升高,而当病情缓解后血小板能够恢复至正常值。临床上,通常以血小板计数、血小板比容、血小板平均体积、血小板分布宽度等 4 项参数来表现血小板的功能。刘健通过分析安徽中医药大学第一附属医院 74 例类风湿关节炎患者血小板参数的变化,并结合 25 例健康体检者的参数,发现类风湿关节炎活动期患者的血小板计数、血小板比容、平均血小板比容均显著高于缓解组和正常对照组($P<0.05$),而类风湿关节炎缓解期患者的血小板计数、血小板比容、平均血小板比容、血小板平均分布宽度 4 项参数与正常对照组相比没有差异。此外,相关性分析显示,血小板计数与 IgG、IgA、$\alpha 1$ – AGP、ESR 呈正相关,血小板比容与 IgG、ESR 呈正相关,平均血小板比容与 IgA 呈负相关,血小板平均分布宽度与实验室指标不具有相关性。进一步分析血小板参数与患者临床症状的关系发现,血小板计数与关节压痛、关节肿胀、口唇紫暗、肌肤甲错、舌体瘀斑或瘀点的出现率显著相关;血小板比容与口唇紫暗、肌肤甲错相关;平均血小板比容与关节肿胀、口唇紫暗、肌肤甲错呈负相关;血小板平均分布宽度与关节局部发热、口唇紫暗、肌肤甲错呈负相关[24]。

为了研究雷公藤复方对类风湿关节炎患者血小板的影响,刘健课题组收集了安徽中医药大学第一附属医院住院类风湿关节炎患者 60 例,并通过随机数字法将其分为雷公藤复方治疗组(治疗组,35 例)和正清风痛宁缓释片对照组(对照组,25 例)。结果显示,活动期类风湿关节炎患者的血小板计数、血小板比容、平均血小板比容、CD62P 均显著高于对照组($P<0.01$ 或 $P<0.05$),升高率分别为63%、48%、28%和93%,但是血小板平均分布宽度与正常组相比差异不具有统计学意义($P>0.05$)。此外,两组类风湿关节炎患者治疗前各临床指标无显著性差异($P>0.05$),但与同组治疗前相比,治疗组血小板计数、血小板比容、P-选择素显著降低($P<0.01$),而对照组无显著性变化($P>0.05$),说明雷公藤复方在改善血小板、血小板比容、P-选择素等方面明显优于正清风痛宁缓释片[25,26]。

(五)雷公藤复方对类风湿关节炎患者脂质代谢影响的研究

大量临床数据显示,类风湿关节炎相关的免疫反应能够介导自身抗体或炎症因子表达的提高,进而引起机体营养物质代谢的变化,其中最为显著的当属蛋白质和脂质代谢的变化。在人体脂质代谢的过程中,载脂蛋白(apolipoprotein,Apo)对血脂转运和蛋白质代谢有重要的作用。尽管 Apo 的改变与多种疾病的发生发展密切相关,但是其与类风湿关节炎的关系还缺乏深入的研究。刘健课题组通过分析安徽中医药大学第一附属医院风湿科住院及门诊活动期、缓解期类风湿关节炎患者 80 例,发现与正常组比较,活动组和缓解组患者 ApoA1 和 ApoA1/ApoB 均显著下降,差异无统计学意义。与缓解组相比,活动组的 ApoA1 和 ApoA1/ApoB 均显著下降,60 例患者中 ApoA1 下降 21 例(35.0%),ApoB 升高 3 例(5.0%)[27]。

为了获得雷公藤复方对类风湿关节炎患者脂质代谢的影响,刘健课题组从安徽中医药大学第一附属医院风湿科选择了 180 例类风湿关节炎住院患者,并通过随机、对照、非盲的研究方法,以随机数字法分为实验组和对照组各 90 例。结果显示,与同组治疗前相比,实验组(用雷公藤复方治疗)治疗后前白蛋白(prealbumin,PA)、HDL、ApoA1 和 ApoB 水平升高($P<0.05$,$P<0.01$);对照组治疗后,PA 水平升高($P<0.01$)。与对照组治疗后比较,实验组 PA 和 HDL 水平均升高($P<0.05$)。雷公藤复方干预后,类风湿关节炎患者的炎性指标如 ESR、CRP、IL-6 均降低,关节症状体征改善,脂代谢指标如 PA、HDL、ApoA1 及 ApoB 明显升高,说明雷公藤复方不但可改善类风湿关节炎关节症状,而且可调节脂蛋白代谢[28]。

(六)雷公藤复方对类风湿关节炎患者心功能影响的研究

心血管系统富含结缔组织,其心包、心脏瓣膜、心肌、冠状动脉、心内膜及传导系统常可受累,引起心包炎、心肌炎、心肌梗死、心腔内血栓形成及心脏扩大等,甚至有时是以此作为类风湿关节炎的首发症状,而被误诊为其他心脏病。类风湿关节炎患者发生心血管事件死亡相对危险率是正常人群的 2~5 倍,因此针对类风湿关节炎患者进行心功能研究意义重大。

刘健课题组通过分析安徽中医药大学第一附属医院风湿免疫科住院类风湿关节炎患者(68 例)及正常对照组(20 例)的超声心动图发现,类风湿关节炎组超声心动图心功能变化检测结果异常率为 77.94%,正常对照组异常率为 40.0%;其中类风湿关节炎组异常率最高的为左室舒张功能下降合并主动脉关闭不全(20.60%),其次为单纯左室舒张功能下降(17.65%)、左室舒张功能下降合并二尖瓣和主动脉瓣关闭不全(13.24%)、单纯二尖瓣关闭不全(7.35%)、左室舒张功能下降合并二尖瓣关闭不全(5.88%)等[29,30]。

为了研究雷公藤复方对类风湿关节炎患者心功能的临床疗效,刘健课题组收集了安徽中医药大学第一附属医院风湿科住院类风湿关节炎患者 100 例,并将其随机分为实验组(雷公藤复方组)和来氟米特对照组,每组 50 例。对相关心功能参数的研究分析显示,雷公藤复方和来氟米特均能改善类风湿关节炎患者的心功能参数,而且与治疗前相比,雷公藤复方可明显改善类风湿关节炎患者 EF、FS、E 峰、E/A,来氟米特能明显改善每搏量(SV)。此外,雷公藤复方在提高 E 峰、E/A 方面,明显优于来氟米特[31,32]。

(七) 雷公藤复方对类风湿关节炎患者肺功能影响的研究

类风湿关节炎患者的肺脏受累可表现为弥漫性肺间质纤维化、胸膜病变、肺血管炎等[33],刘健课题组通过对安徽中医药大学第一附属医院风湿免疫科 60 例类风湿关节炎住院患者肺功能相关参数 FVC、FEV_1、MVV、FEF_{25}、FEF_{50}、FEF_{75}、肺活量、IC、补呼气量(expiratory reserve volume, ERV)、MEF 及健康指数(health assessment questionnaire, HAQ)积分、DAS28 及调节性 T 细胞的分析发现,60 例活动期类风湿关节炎患者中,肺功能降低 42 例(70%),肺功能正常者 18 例(30%)。与肺功能正常组比较,肺功能降低组的 FVC、FEV_1、MVV、FEF_{25}、FEF_{50}、FEF_{75}、肺活量、ERV、MEF 明显降低,且差异有统计学意义($P<0.01$),其中异常率用各项目异常数与总例数相比计算求得,差异率以 FEF_{50} 最高,其余依次为 FEF_{25}、FEF_{75}、MEF 等。

中药雷公藤复方是健脾化湿通络制剂,具有益气固表、利水消肿、健脾化湿、舒筋除痹之功。刘健课题组通过将 66 例安徽中医药大学第一附属医院风湿免疫科类风湿关节炎住院和门诊患者随机分为雷公藤复方组和风湿骨痛组并对其肺功能参数进行比较,发现与治疗前比较,雷公藤复方和风湿骨痛治疗均能改善类风湿关节炎患者的肺功能,治疗后肺功能参数有所升高($P<0.05$ 或 $P<0.01$),但雷公藤复方组在改善 FVC、MVV、MEF_{50} 参数上明显优于风湿骨痛组($P<0.05$ 或 $P<0.01$)。

章平衡采用随机数字表法将 60 例类风湿关节炎患者分为雷公藤复方组

（30 例），来氟米特组（30 例）。观察雷公藤复方对类风湿关节炎患者细胞因子、凝血指标、NF－κB、miRNA－155、血瘀症状体征积分及肺功能参数的影响。结果显示，与治疗前比较，雷公藤复方组肺功能参数 FEF_{50}、FEF_{75}、MEF、IL－10、IL－4、血小板活化因子-乙酰水解酶显著升高（$P<0.05$，$P<0.01$），血瘀症状体征积分、IL－17、IL－6、D－二聚体、纤维蛋白原、血小板、PAF、NF－κB 通路指标、miRNA－155 显著下降（$P<0.05$，$P<0.01$）；与来氟米特组比较，雷公藤复方组的肺功能参数 FEF_{50}、MEF 显著升高（$P<0.05$），关节刺痛、舌质、皮下瘀斑、血瘀总积分，以及 IL－17、D－二聚体、纤维蛋白原、血小板、PAF、p65、p50 显著下降（$P<0.05$，$P<0.01$）。相关性分析显示，类风湿关节炎患者肺功能与细胞因子、血瘀指标、miRNA－155、NF－κB 具有相关性。说明类风湿关节炎血瘀证患者肺功能异常，可能与其体内 miRNA－155 的高表达、NF－κB 的异常活化、凝血指标异常及细胞因子网络的失衡有关，而雷公藤复方能够通过调节 miRNA－155／NF－κB 信号转导通路，改善血瘀状态从而改善类风湿关节炎患者肺功能[34]。

　　刘健研究发现，雷公藤复方治疗后肺功能异常率降低。与治疗前比较，雷公藤复方治疗后，肺活量、FEV_1、FVC、MVV、FEF_{50}、FEF_{75} 均明显升高（$P<0.05$，$P<0.01$）[35]。万磊采用随机对照临床试验的方法，将 80 例类风湿关节炎患者随机分为试验组和对照组，每组 40 例。试验组口服雷公藤复方，每日 3 次，每次 3 粒，连服 2 个月；对照组口服雷公藤多苷片，每日 3 次，每次 2 片，连服 2 个月。两组患者均定期随访。观察药物的临床疗效，治疗前后关节症状体征、肺功能及 SF－36 各维度积分的变化，评估药物治疗期间患者安全性指标。结果显示，与治疗前比较，试验组和对照组患者治疗后关节疼痛、关节肿胀、关节压痛、晨僵持续时间明显降低，双手握力明显增加；肺功能参数 FEV_1／FVC、FEF_{50}、CO 弥散量及其与肺泡容量比值升高；RP、BP、VT、MH 4 个维度及其各条目积分值升高（$P<0.05$，$P<0.01$）。与对照组比较，试验组治疗后关节疼痛、关节肿胀降低，双手握力增加；肺功能参数 FEF_{50}、CO 弥散量及其与肺泡容量比值升高；VT、MH 2 个维度及其各条目积分值升高（$P<0.05$）。说明雷公藤复方能降低类风湿关节炎患者关节疼痛症状，显著提高肺功能通气功能和弥散功能，改善患者全身机能，从而提高生活质量水平[36]。

二、雷公藤复方治疗骨关节炎临床研究

　　骨关节炎在中医学中属于"骨痹"范畴，疼痛是骨关节炎最基本的症状，持续性钝痛常发生在关节活动之后，随病情发展关节活动可因疼痛受限，甚至休息时也可发生疼痛。中医认为，疼痛的病因很多，但致痛的病机大抵可归纳为不通则痛和

不荣则痛。由于起居调摄不当,损伤脾胃,或素体亏虚、气血化生不足、卫外不固,致风、寒、湿、热等邪气入侵,风邪客于肌表,或寒邪收引血脉,或由湿热浸淫经络,气血闭阻,则关节肿胀疼痛,屈伸不利,发为骨痹,即不通则痛。发病过程中,邪气还可相互影响,并在一定条件下可相互转化。例如,素体阳盛,寒邪入里,可从阳化热;或湿邪日久,可寒化或热化等。若风寒湿邪闭阻气血日久,气血不能相贯,脏腑、脉络失于濡养、温煦,则关节酸软疼痛,活动无力,即不荣则痛。内湿易招致外湿侵入,外感湿邪可引动内在之湿,内外相引,同气相求。脾为后天之本,居于中焦,主司运化,为水液升降输布之枢纽,喜燥恶湿。因暴雨浇淋、水中作业、贪凉饮或久居湿地等,外湿内侵,困厄脾气,或素有脾胃虚弱,脾失健运,致饮食水谷不能化为水谷精微,反而聚湿生痰,注于关节、留于脏腑、浸于经络,致遍身皆痛,发为痹证。

现代研究多认为这种休息痛与骨内压增高、静脉瘀滞有关。中医则认为主要责之于痰瘀互结,闭阻经络。本病患者在后期除常有关节疼痛、关节弹响症状外,还可伴见肌肉酸软无力甚则萎缩症状。中医认为脾在体合肉,主四肢,四肢百骸、皮毛筋肉都有赖于脾所运化输布的水谷精微等营养滋润,才能丰满壮实、保护骨骼、发挥正常的收缩运动功能,以及维持关节的稳定性,从而发挥正常的生理功能[37,38]。

(一)雷公藤复方对骨关节炎患者生活质量影响的研究

膝关节功能影响指数 Lequesne MG 评分常用于骨关节炎严重程度的分类,SF-36 则用于骨关节炎患者生活质量的评价。SF-36 主要包括 PF、RP、BP、GH、VT、SF、RE、MH 8 个维度,通过标准公式转换标准分即可对患者的生活质量情况进行量化分析。

刘健课题组通过分析安徽中医药大学第一附属医院风湿免疫科骨关节炎住院患者 60 例,发现中重度组 SF-36 各维度评分低于轻度组,重度组 SF-36 各维度评分低于中度组($P<0.05$)。膝骨关节炎患者 Lequesne MG、病程与 SF-36 各维度评分呈负相关,IgG 与 SF-36 躯体疼痛维度评分呈负相关,其他实验室指标则和 SF-36 各维度不存在相关性。此外,与常规模型组比较,膝骨关节炎患者生活质量明显降低,且 63% 患者出现焦虑障碍,提示膝骨关节炎严重影响患者的生活质量[39]。

雷公藤复方祛风除湿、活血通络、消肿止痛,有助于改善骨关节炎患者的生活质量。为了对此进行分析,刘健课题组收集了安徽中医药大学第一附属医院风湿免疫科骨关节炎住院患者 60 例,并将其随机分为雷公藤复方治疗组 27 例和对照组 33 例,其中对照组采用口服硫酸氨基葡萄糖配合中药自拟方联合通过 TDP 行膝部照射的综合疗法,治疗组在对照组的基础上加服院内制剂雷公藤复方。通过 SF－36、焦虑自评量表（self-rating anxiety scale，SAS）、Lequesne MG 对其进行评分，发现两组治疗前 SF－36 各维度评分差异无统计学意义，雷公藤复方治疗 4 周和 12 周后，SF－36 躯体疼痛维度评分均高于对照组。此外，与同组治疗前相比，治疗组治疗 4 周和 12 周后 SF－36 评分均高于治疗前（$P<0.05$），而对照组治疗 12 周后，除 RP 和 RE 外其余各维度评分均高于治疗前[40,41]。

（二）雷公藤复方对膝骨关节炎患者血液流变学指标、血栓素及前列环素影响的研究

有研究发现，血液流变学可能参与了骨关节炎的发生。不同的实验研究也发现，骨关节炎模型兔的全血黏度、血浆黏度、相对黏度和聚集指数指标均升高，血液呈高凝状态，而通过改善血液流变学指标，骨关节炎症状可减轻。此外，血液高凝状态与血管内皮细胞损伤有密切关系，这一损伤多因血栓素（thromboxane A_2，TXA_2）/PGI_2 失衡引起，并易产生血栓。

刘健课题组收集了安徽中医药大学第一附属医院门诊膝骨关节炎患者 80 例，并将其随机分为雷公藤复方组（治疗组）和硫酸氨基葡萄糖组（对照组），每组 40 例。连续治疗 2 周。观察各组治疗前后血液流变学指标（全血黏度、血浆黏度、纤维蛋白原）、TXA_2、PGI_2 的变化。

1. 雷公藤复方对膝骨关节炎患者血液流变学指标的影响

治疗前，治疗组和对照组全血黏度、血浆黏度、纤维蛋白原均高于正常组（$P<0.05$）；治疗后，治疗组和对照组全血黏度、血浆黏度、纤维蛋白原均有所下降（$P<0.05$），且治疗组在降低全血黏度、纤维蛋白原方面优于对照组（$P<0.05$）。治疗后，治疗组各血液流变学指标与正常组比较，差异均无统计学意义（$P>0.05$），对照组全血黏度高切、血浆黏度与正常组比较，差异无统计学意义（$P>0.05$）[42]。

2. 雷公藤复方对膝骨关节炎患者 TXA_2、PGI_2 的影响

治疗前，治疗组和对照组 TXA_2 均高于正常组，PGI_2 均低于正常组；治疗后，治疗组和对照组 TXA_2 均降低（$P<0.05$），PGI_2 均升高（$P<0.05$），且治疗组在降低 TXA_2、升高 PGI_2 方面优于对照组（$P<0.05$）。治疗后，两组各指标与正常组比较，除对照组 TXA_2 外，差异均无统计学意义（$P>0.05$）[42]。

（三）雷公藤复方对骨关节炎患者实验室指标、氧化应激指标、免疫指标影响的研究

1. 雷公藤复方对骨关节炎患者实验室指标的影响

为了分析雷公藤复方对骨关节炎患者实验室指标的影响，刘健课题组收集

了安徽中医药大学第一附属医院风湿免疫科骨关节炎患者的病例资料,并整理了 IgA、IgM、IgG、补体 C3、补体 C4、ESR、hs‐CRP 等实验室检测指标。所有患者被分为单纯内治组和内外合治组,其中中医外治法有中药外敷法、中药熏蒸、中药离子导入、中药足浴等方法,外敷药主要有芙蓉膏、消瘀接骨散和五味骨疽拔毒散,内服法主要有雷公藤复方、硫酸氨基葡萄糖等。通过对不同组骨关节炎患者实验室指标的比较发现,与本组治疗前相比,两组均能显著降低 ESR、hs‐CRP、IgA、补体 C4 水平,且内外合治组能显著降低 IgG 的水平,差异有统计学意义;内外合治组治疗后 ESR、hs‐CRP、IgA 水平降低较单纯内治组治疗后降低明显,差异有统计学意义[43-45]。

2. 雷公藤复方对骨关节炎患者氧化应激指标的影响

自由基是细胞代谢过程中产生的一类能够产生氧化应激反应及细胞凋亡的氧化基团,有研究表明,它能够与细胞因子相互作用,参与骨关节炎的病理过程,与骨关节炎的发生发展有密切关系。为了从临床上获取相关数据的支持,刘健课题组对安徽中医药大学第一附属医院风湿免疫科 673 例骨关节炎住院患者的相关指标数据进行了关联分析,发现其血清 SOD 值与正常参考值(129~216 U/mL)相比较,下降的有 435 例(占 65%),正常的有 138 例(占 21%),上升的有 100 例(占 15%)。相关性分析显示,SOD 与病程、ESR、hs‐CRP、TG、LDL‐C 呈负相关,与 IgG、HDL‐C 呈正相关($P<0.05$,$P<0.01$),与其他实验室指标无相关性[46]。数据显示,雷公藤复方对于改善患者的实验室指标具有良好的效果,而其对于骨关节炎患者的氧化应激反应是否具有直接效果尚缺乏临床证据,为了对此进行分析,刘健课题组收集了安徽中医药大学第一附属医院风湿科住院膝骨关节炎患者 60 例,并按随机数字表法分为治疗组(雷公藤复方组)和对照组(硫酸氨基葡萄糖组),每组 30 例。按 Lequesne MG 分级和临床因素分组比较膝骨关节炎患者 SOD 的变化,与轻度组比较,中度组与重度组血清 SOD 水平显著降低($P<0.01$)。重度组 SOD 水平低于中度组,但差异没有统计学意义($P>0.05$)。与<5 年组比较,病程≤5 年组血清 SOD 水平显著降低($P<0.05$)。而年龄、性别因素对膝骨关节炎患者血清 SOD 水平影响不大。此外,治疗前后两组患者的 SOD 水平的比较显示,治疗前对照组和治疗组结果相一致,治疗组治疗后血清 SOD 明显升高,效果明显优于对照组[47]。

3. 雷公藤复方对骨关节炎患者免疫指标的影响

在检测氧化应激反应的同时,刘健课题组也对不同治疗组患者的 BTLA 进行了比较,Pearson 相关分析结果显示,外周血 BTLA 表达水平与 Lequesne MG 呈明显负相关,与 RP、RE、BP 积分呈正相关;CD3$^+$BTLA$^+$T 细胞、CD4$^+$BTLA$^+$T 细胞与 IL-1β 呈明显负相关,与血清 IL-10 呈正相关;CD4$^+$BTLA$^+$T 细胞与血清 SOD 呈正相关($P<0.05$ 或 $P<0.01$)。此外,与对照组相比,治疗组患者的 SF-36 总积分、BTLA 表达频率、IL-10 明显升高,Lequesne MG、症状分级量化评分、IL-1β、MDA 明显降低。这说明雷公藤复方能提高膝骨关节炎患者外周血 BTLA 的表达,抑制 T 细胞的活化,降低异常免疫反应和氧化应激损伤,减轻关节疼痛症状,改善患者全身机能,从而提高生活质量水平[47]。

(四)雷公藤复方对骨关节炎患者血小板影响的研究

刘健课题组通过分析安徽中医药大学第一附属医院风湿免疫科 1 689 例骨关节炎住院患者的电子病历资料,并对血小板计数、血小板比容、平均血小板比容、血小板平均分布宽度、大血小板比率(large platelet ratio, P-LCR)、ESR、hs-CRP、白细胞、尿酸(uric acid, UA)、IgA、IgG、IgM、补体 C3、补体 C4、TG、TC、HDL-C、LDL-C、α1-AGP 等实验室指标进行相关性分析及二元 Logistic 回归分析,并运用 SPSS Clementine 11.1 软件 Aprior 模块分析血小板参数与炎症、代谢及免疫指标等实验室指标的关系。结果发现,与血小板计数正常值比较,上升 991 例(58.67%),正常 517 例(30.61%),下降 181 例(10.72%)。相关性分析结果显示,血小板计数、血小板比容与 ESR、IgA、补体 C3、补体 C4、α1-AGP 呈正相关,与 SOD、HDL-C 呈负相关;P-LCR 与 ESR、IgA、补体 C3、补体 C4、α1-AGP 呈负相关,与 SOD、HDL-C 呈正相关,与其他指标无相关性;血小板平均分布宽度与 ESR、IgA、补体 C3、α1-AGP 呈负相关,与 SOD、HDL-C 呈正相关,与其他指标无相关性;平均血小板比容与 ESR、补体 C3、补体 C4 呈负相关,与其他指标无相关性。Logistic 回归显示白细胞、hs-CRP、IgA、补体 C3、补体 C4、UA 是血小板的危险因素,白细胞、ESR、补体 C3、UA、α1-AGP、TC 是血小板比容的危险因素,hs-CRP、α1-AGP 是血小板平均分布宽度的危险因素,UA、TC 是平均血小板比容的危险因素,补体 C4、TG 是 P-LCR 的危险因素[48]。

为了分析雷公藤复方对血小板参数的影响,刘健课题组对上述病例中不同的治疗方法也进行了分类,发现经健脾化湿、清热通络中药治疗后,血小板计数、血小板比容相对于治疗前有所降低,平均血小板比容、血小板平均分布宽度相对于治疗前有所升高,且差异具有统计学意义($P<0.01$);P-LCR 略微上升,但是差异不具有显著性($P>0.05$)[49]。

(五)雷公藤复方对膝骨关节炎患者心功能影响的研究

膝骨关节炎心脏病变的并发症多为隐匿发病,心功能下降早期超声心动图常表现为心室舒张功能下降,收缩功能下降不如舒张功能明显、敏感。刘健课题组临床研究显示,膝骨关节炎患者 A 峰明显增高,而 E 峰、E/A 值均明显低于正常健康人。E 峰、A 峰及 E/A 值均为显示心室舒张功能的早期敏感指标,故与既往研究结果相符。相关性分析显示,膝骨关节炎患者心功能参数 E 峰、E/A 值与 Lequesne MG、症状分级量化总积分呈明显负相关;A 峰与 Lequesne MG、症状分级量化总积分呈明显正相关;E 峰、E/A 值分别与年龄呈负相关,A 峰与年龄呈正相关。以上表明膝骨关节炎患者心功能与年龄、临床症状有关,年龄越大,临床症状积分越高,心功能下降越明显。心功能参数 EF 与 IL-1β 呈负相关;SV 与 MMP-9 呈负相关;FS 与 IL-10 呈正相关;E 峰与 CD3$^+$BTLA$^+$T 细胞、CD4$^+$BTLA$^+$T 细胞、CD8$^+$BTLA$^+$T 细胞呈正相关;A 峰与 CD4$^+$BTLA$^+$T 细胞、TIMP-1 呈负相关,与 MMP-9、IL-1β 呈正相关;E/A 值与 CD3$^+$BTLA$^+$T 细胞、CD4$^+$BTLA$^+$T 细胞呈正相关。这说明膝骨关节炎患者心功能与免疫失调和体内炎症反应程度有关,病情越重,疾病活动性越强,心功能下降越明显。中医健脾单元疗法能显著升高膝骨关节炎患者 EF、FS、E 峰、E/A 值,降低 A 峰,且与对照组(硫酸氨基葡萄糖)相比,雷公藤复方组能明显升高膝骨关节炎患者 E 峰、E/A 值[50]。

（六）雷公藤复方对骨关节炎患者肺功能影响的研究

膝骨关节炎患者比一般人更易发生慢性阻塞性肺疾病。刘健课题组研究结果表明,与正常人比较,膝骨关节炎患者肺功能参数 FVC、FEV$_1$、FEV$_1$/FVC、MEF、MEF$_{25\sim75}$、MEF$_{50}$、MEF$_{25}$ 明显降低。肺功能参数 FVC、MEF 主要反映通气功能,FEV$_1$、FEV$_1$/FVC、MEF$_{25\sim75}$、MEF$_{50}$、MEF$_{25}$ 主要反映小气道功能,说明膝骨关节炎患者肺功能降低是以小气道障碍为主,并伴有一定程度的通气功能降低,且随着关节严重程度及病程的增加而愈加明显。分析显示,FVC 与 Lequesne MG、症状分级量化总分、年龄呈负相关;FEV$_1$、MEF、MEF$_{25\sim75}$、MEF$_{50}$ 与年龄呈负相关。相关性分析亦显示,FVC 与 MMP-9 呈负相关,与 CD3$^+$BTLA$^+$T 细胞、IL-10、TIMP-1 呈正相关;FEV$_1$ 与 CD3$^+$BTLA$^+$T 细胞、CD4$^+$BTLA$^+$T 细胞、TIMP-1 呈正相关;MEF$_{50}$ 与 CD3$^+$BTLA$^+$T 细胞、CD4$^+$BTLA$^+$T 细胞呈正相关。这说明肺功能与年龄、疾病严重程度及疾病活动性有关,年龄越大,病情越重,疾病活动性越强,肺功能越差。中医健脾单元疗法能明显升高膝骨关节炎患者 FVC、FEV$_1$、MEF$_{25\sim75}$、MEF$_{50}$、MEF$_{25}$[50]。

（七）雷公藤复方对骨关节炎患者凝血状态及相关指标影响的研究

为了分析雷公藤复方对骨关节炎患者凝血状态的影响,刘健课题组从安徽中医药大学第一附属医院风湿免疫科选取了骨关节炎住院患者 60 例,并按照随机数字表法将其分为治疗组(雷公藤复方组)和对照组(硫酸氨基葡萄糖组)。其中,雷公藤复方组服用雷公藤复方,每次 3 粒,每日 3 次,连服 3 个月;硫酸氨基葡萄糖组服用硫酸氨基葡萄糖,疗程同雷公藤复方组。检测 NF－κB 信号转导通路指标 p50、p65、转化生长因子激酶 1(transforming growth factor β－associated kinase,TAK1)、IκBα 等,同时测定凝血指标 APTT、PT、TT、纤维蛋白原、D－二聚体等。

1. 雷公藤复方对凝血相关指标影响

与治疗前相比,雷公藤复方组治疗后血瘀积分、血小板、D－二聚体、纤维蛋白原、PAF、TXB_2 明显降低,血小板活化因子-乙酰水解酶、6－keto－PGF1a 明显升高($P<0.05$);硫酸氨基葡萄糖组治疗后血瘀积分、血小板、D－二聚体、PAF、TXB_2 明显降低,血小板活化因子-乙酰水解酶、6－keto－PGF1a 明显升高($P<0.05$,$P<0.05$)。而两组治疗后的 PT、APTT、TT 均未见明显改变($P>0.05$)。与硫酸氨基葡萄糖组治疗后相比,雷公藤复方组血瘀积分、血小板、纤维蛋白原、TXB_2、6－keto－PGF1a 水平明显改善($P<0.05$)[51,52]。

2. 雷公藤复方对 NF－κB 信号转导通路的影响

与治疗前相比,雷公藤复方组 p50、p65、TAK1、核因子激活剂 1(nuclear factor activation agent1,ACT1)明显降低($P<0.05$;$P<0.05$);与硫酸氨基葡萄糖组相比,雷公藤复方组 p65、TAK1 明显下降($P<0.01$)。

3. 雷公藤复方对 NF－κB 信号转导通路的相关基因表达水平的影响

以提取的两组膝骨关节炎患者外周血淋巴细胞基因组 DNA 为模板,以合成的引物进行 PCR 扩增,产物经 1.5%琼脂糖电泳显示,p65(480 bp)、p50(370 bp)、IκBα(313 bp)、Act1(432 bp)、IKKα(357 bp)及 β－actin(302 bp)条带清晰,无杂带出现,且与治疗前相比,雷公藤复方组 p65、p50、TAK1、ACT1 明显下降,与硫酸氨基葡萄糖组相比,雷公藤复方组 p65、ACT1 明显下降($P<0.05$)[51]。

4. 雷公藤复方对 p50、p65 蛋白水平的影响

与治疗前比较,雷公藤复方组治疗后 p50、p65 水平明显改善($P<0.05$ 或 $P<0.01$);与硫酸氨基葡萄糖组相比,雷公藤复方组 p65 明显降低,差异有统计学意义($P<0.01$)[51]。

5. 中药内服外敷治疗膝骨关节炎的疗效

汪元等观察雷公藤复方口服配合消瘀接骨散外敷治疗膝骨关节炎的临床疗效。将 60 例膝骨关节炎患者按随机数字表法分为治疗组和对照组,每组 30 例,治疗组口服雷公藤复方配合消瘀接骨散外敷,对照组口服硫酸氨基葡萄糖,治疗 2 周后观察两组治疗前后 WOMAC、Lequesne MG、VAS、SF－36、行走疼痛、关节压痛、夜间静息痛、晨僵评分及实验室指标(ESR、CRP、ALP、血小板计数、血小板比容、平均

血小板比容、SOD)变化。结果显示,治疗组痊愈率、显效率及总有效率明显优于对照组;与对照组比较,治疗组治疗后在降低 ESR、ALP、血小板计数、血小板比容、平均血小板比容、SOD 方面效果更明显,在降低 VAS、WOMAC、Lequesne MG、行走疼痛、关节压痛评分方面差异更显著,在 SF‐36 评分中改善生理机能、精力、健康变化方面差异更显著。以上表明雷公藤复方口服配合消瘀接骨散外敷能有效降低膝骨关节炎患者血清炎症水平,改善关节功能,提高患者生活质量[52]。

三、雷公藤复方治疗强直性脊柱炎临床研究

强直性脊柱炎属中医学"痹证""腰痛"范畴。中医病名文献描述较多,有"骨痹""肾痹""龟背风""竹节风""尪痹""背伛""白虎历节"等称呼。焦树德提出了"大偻"之名,现代医家多用"痹证""大偻"等来命名。历代医家认为其发病机制不出内、外两端。汉、唐、宋、金、元时期注重肝肾亏虚为本;明清时期对"肾痹""腰痛"的病因病机提出了阳虚不足,少阴肾衰,风寒、湿著腰痛,劳役伤肾,寝卧湿地等观点;《医林改错》提出"痹证有瘀血说"。现代医家对其进行了丰富和发展:杨仓良等提出"毒邪致病"的学术观点,并做了初步探讨和阐述,均认为内因为肝肾亏虚,多因先天禀赋不足,素体虚弱,肝肾精血不足,肾督亏虚,风、寒、湿邪乘虚侵入肾督,留注经络,筋脉失调,气血闭阻,骨质受损所致。其中肾虚督空失内为在基础,风寒湿邪是发病的条件,肾虚邪痹是最基本的病理变化,气血瘀阻贯穿病程始终。虚实夹杂互为病因,对于本病很多医家认为肾虚为本,邪实为标,肝肾亏损、气血虚弱是基本病机,六淫、七情、创伤、虫蚀兽害仅是诱因[53]。

（一）雷公藤复方对强直性脊柱炎患者生活质量影响的研究

强直性脊柱炎的发生发展多累及中轴关节,常反复发作,迁延难愈,最终导致中轴关节强直,使患者生活质量降低。临床上多通过 SF‐36 对患者的生活质量进行调查,其主要调查内容包括 PF、RP、BP、GH、VT、SF、RE 及 MH 8 个维度,共 36 个条目。通过计算分量表中各条目积分之和,得到分量表的粗积分,将粗积分转换为 0 到 100 的标准分,其转换方法:每一维度的得分为原始分,标准积分=[(实际评分−最低可能评分)/一般平均可能评分]×100。分值越高,提示生活质量越好;反之,提示生活质量越差。

刘健课题组通过收集安徽中医药大学第一附属医院风湿科强直性脊柱炎住院及门诊患者 59 例,并将其按随机数字表法分为雷公藤复方组(30 例)和柳氮磺吡啶组(29 例)。研究结果显示,与同组治疗前相比,柳氮磺吡啶组治疗后 GH、PF、SF、BP、VT、MH 明显升高,雷公藤复方组治疗后 GH、PF、RP、RE、SF、BP、VT、MH 明显升高($P<0.05$ 或 $P<0.01$);与柳氮磺吡啶组治疗后相比,雷公藤

复方组在升高 RP、SF、BP、VT、MH 方面有显著差异（$P<0.05$ 或 $P<0.01$）[54]。

（二）雷公藤复方对强直性脊柱炎患者焦虑抑郁影响的研究

强直性脊柱炎患者出现焦虑、抑郁情绪变化的原因较多，生理、病理因素，社会关系因素，经济因素，免疫、神经、内分泌系统作用及其他因素均可能导致患者产生焦虑抑郁。临床上多通过用 SAS、SDS 自评量表，VAS、BASFI、BASDAI、BAS－G 评分，症状分级评分等对患者的焦虑抑郁程度进行评价。为了研究雷公藤复方对强直性脊柱炎患者焦虑抑郁的治疗作用，刘健课题组从安徽中医药大学第一附属医院风湿科筛选了 60 例强直性脊柱炎患者，并将其随机分为治疗组（雷公藤复方组）40 例和对照组（柳氮磺吡啶组）20 例。

通过对两组患者进行 SAS、SDS、VAS、BASFI、BASDAI、BAS－G 等评分发现，40 例治疗组各项参数均优于 20 例对照组，其中治疗组 ASAS20 与 ASAS50 有效率分别为 75%、70%，对照组分别为 20%、10%；治疗组计量学指数平均改善量约为对照组的两倍，两组相比治疗组明显优于对照组；治疗组 SAS、SDS 及各条积分、疼痛评估 VAS、症状体征、急性时相反应物、BASDAI、BASFI、BAS－G 和 BASMI 在治疗前后及与对照组相比，改善明显。整体而言，雷公藤复方的临床疗效优于柳氮磺吡啶，能够显著降低 SAS、SDS 积分，改善强直性脊柱炎患者临床症状及相关指标。此外，雷公藤复方可改善临床症状、调节内分泌失调、提高机体免疫功能等，很可能是其改善患者焦虑抑郁的作用机制[55]。

（三）雷公藤复方对强直性脊柱炎患者免疫调节影响的研究

1. 雷公藤复方对强直性脊柱炎患者 Th 细胞亚群变化的影响

（1）Th 细胞亚群分类：CD4 Th 细胞作为 T 细胞中的一个重要群体，因分泌的细胞因子不同而被分为多个亚群。根据功能和分泌的细胞因子划分，Th 细胞亚群主要可以分为 Th1、Th2、Th17 细胞及调节性 T 细胞 4 种。Th1 细胞主要分泌 IL－2、IL－12、IFN－γ、TNF－α、TNF－β 等，在增强吞噬细胞介导的抗感染，特别是细胞内寄生菌感染过程中发挥重要作用。Th2 细胞分泌 IL－4、IL－6、IL－10 等细胞因子，在增强 B 细胞介导的体液免疫应答方面意义重大。Th17 细胞作为近几年一种新发现的 Th 细胞亚群，在适应性免疫应答中起着十分重要的作用，其主要分泌的细胞因子包括 IL－17A 及 IL－17F，主要参与对外来细菌和真菌的免疫应答，通过活化中性粒细胞，进一步介导炎症反应。调节性 T 细胞是近年来发现的一种介导特异性免疫抑制的调控性 T 细胞，主要通过细胞接触和分泌抑制性的细胞因子 IL－10 与 TGF－β 来发挥作用，能抑制效应 T 细胞增殖，对维持免疫耐受有重大意义[56]。

（2）雷公藤复方对 Th1/Th2 细胞因子表达的调控作用：为了研究雷公藤复方对患者外周血中细胞因子表达的影响，齐亚军等筛选了安徽中医药大学第一附属医院风湿免疫科强直性脊柱炎门诊及住院患者 120 例，并将其随机分为雷公藤复方组和柳氮磺吡啶组，每组 60 例。研究发现，两组治疗前外周血细胞因子指标比较，差异无统计学意义（$P>0.05$）。与本组治疗前比较，两组治疗后 IL－4 显著升高，TNF－α 显著降低（$P<0.01$，$P<0.05$）。雷公藤复方组在升高 IL－10，降低 IL－1β、TNF－α 方面优于柳氮磺吡啶组（$P<0.01$，$P<0.05$）[57]。整体而言，雷公藤复方能下调致炎因子 IL－1β、TNF－α，上调抗炎因子 IL－4、IL－10，从而维持强直性脊柱炎患者 Th1/Th2 细胞因子网络的平衡[58,59]。

（3）雷公藤复方对 BTLA 及氧化应激的影响：研究发现，免疫炎症、细胞因子、氧化应激等参与了强直性脊柱炎的发生、发展，但其确切的发病机制尚未明确。BTLA 是新发现的主要在 T 细胞表面表达的抑制性共刺激分子。BTLA 分子的酪氨酸经诱导磷酸化后，产生抑制信号，在 T 细胞外周免疫耐受过程中起重要作用，可以阻碍 T 细胞的活化，参与负性调节 T 细胞的激活与增殖。ROS 和 RNS 是机体组织在代谢过程中，产生的有害自由基，可诱导氧化应激。SOD 和 CAT 均是重要的抗氧化酶，SOD 能通过歧化反应清除生物细胞中的超氧自由基，生成 H_2O_2 和 O_2，H_2O_2 可由 CAT 催化生成 H_2O 和 O_2，从而减少自由基对机体的损害。MDA 是生物体内自由基作用于脂质发生过氧化反应的终产物，TAOC 可反映体液中已知和未知的抗氧化剂的多少。以上六者可作为监测机体氧化应激状态的重要指标。

为了分析雷公藤复方治疗前后对强直性脊柱炎患者 BTLA、ROS、RNS、MDA、SOD、CAT、TAOC 等指标的影响，刘健课题组从安徽中医药大学第一附属医院风湿免疫科选取住院患者 140 例，并将其随机分为雷公藤复方组和柳氮磺吡啶组，每组 70 例。从安徽中医药大学第一附属医院体检中心经体检和免疫学检查无自身免疫性疾病、无明显器质性疾病的人群中选取 60 例作为健康对照组。

研究发现，与健康对照组相比，强直性脊柱炎患者外周血 $CD3^+$T 细胞、$CD4^+$T 细胞 BTLA 的表达显著降低，抗氧化指标（SOD、CAT、TAOC）均显著降低，氧化指标（ROS、RNS、MDA）显著升高（$P<0.01$ 或 $P<0.05$）；与健康对照组相比，强直性脊柱炎患者细胞因子（IL－1β、TNF－α）和炎性指标（ESR、hs－CRP）显著升高（$P<0.01$），IL－4、IL－10 显著降低（$P<0.01$ 或 $P<0.05$）。雷公藤复方组和柳氮磺吡啶组患者治疗前外周血 BTLA 表达频率、氧化应激指标、细胞因子、炎性指标相比，无明显统计学差异（$P>0.05$）。与治疗前相比，两组治疗后外周血 $BTLA^+CD3^+$T 细胞、$BTLA^+CD4^+$T 细胞、SOD、TAOC、IL－4 均显著升高，ROS、

MDA、TNF-α、ESR、hs-CRP 均显著降低（$P<0.01$ 或 $P<0.05$）。雷公藤复方组与柳氮磺吡啶组相比，以上指标有显著性差异（$P<0.01$ 或 $P<0.05$）[57-60]。

（4）五味温通除痹胶囊联合中药熏蒸对 CD4$^+$CD25$^+$CD127^{lo} 调节性 T 细胞表达的影响：CD4$^+$CD25$^+$调节性 T 细胞是近年来关注较多的一种具有免疫调节功能的 T 细胞亚群，主要对效应性 T 细胞具有抑制作用，可抑制炎症反应，并能直接抑制 B 细胞的活化和分化，从而降低 IgG、IgA 等 Ig 的水平。CD4$^+$CD25$^+$调节性 T 细胞有多种表型，但大多不具有特异性，CD4$^+$CD25$^+$调节性 T 细胞活化后也可表达。相关研究表明，CD127 在人和小鼠天然的 CD4$^+$CD25$^+$调节性 T 细胞表面呈低表达，故 CD4$^+$CD25$^+$CD127^{lo} 调节性 T 细胞的水平更具有特异性。为了分析雷公藤复方药物五味温通除痹胶囊对强直性脊柱炎患者外周血 CD4$^+$CD25$^+$CD127^{lo} 调节性 T 细胞表达的影响，刘健课题组从安徽中医药大学第一附属医院风湿科选择了 78 例强直性脊柱炎患者作为研究对象，并将其随机分为治疗组 40 例及对照组 38 例。结果显示，对照组和治疗组治疗后 CD4$^+$CD25$^+$CD127^{lo} 调节性 T 细胞表达均明显升高。疗效方面，五味温通除痹胶囊联合中药熏蒸能够很好地治疗督寒型强直性脊柱炎患者，且不论是中医证候疗效，还是以 ASAS20 为标准进行疗效判定，五味温通除痹胶囊联合中药熏蒸均优于柳氮磺吡啶。五味温通除痹胶囊联合中药熏蒸可以明显降低督寒型强直性脊柱炎患者中医证候积分及总体 VAS 评分、腰背痛 VAS 评分、BASDAI 评分、BASFI 评分、ASDAS 评分，可以降低 ESR、hs-CRP 水平，但对外周血 TNF-α 水平无明显作用，说明五味温通除痹胶囊联合中药熏蒸治疗督寒型强直性脊柱炎的机制，可能与升高外周血中 CD4$^+$CD25$^+$CD127^{lo} 调节性 T 细胞水平，降低外周血中 IgG、IgA 水平有关[61]。

2. 雷公藤复方对强直性脊柱炎患者血清 Ig 及外周血淋巴细胞自噬的影响

机体的特异性体液免疫系统是一个抵御异物、抗感染，使机体免于患病的一个重要屏障。Ig 是 B 细胞受抗原刺激后增殖、分化为浆细胞而产生的，其中 IgG、IgM 和 IgA 是起主要作用的 Ig。IgG 是血清中含量最高的 Ig，是血液和细胞外液的主要抗体，也是机体再次免疫应答的主要抗体。根据 IgG 分子中 C 链抗原性差异，IgG 被分为 IgG1、IgG2、IgG3 和 IgG4 四个亚类，不同 IgG 亚类的生物学活性有所差异。在功能上，IgG 可通过经典途径活化补体，其固定补体的能力 IgG3>IgG1>IgG2，人的 IgG4 无固定补体的能力。IgG3 是 IgG 家族中生物活性最高的分子，有可能参与免疫复合物在中性粒细胞表面形成的过程，而且 IgG3 能够激活补体，引起依赖补体的细胞毒性作用，参与系统性病理生理过程的发生。强直性脊柱炎患者血清 IgG 合成水平的病理性减低，导致补体活化、单核细胞激活等免疫成分受抑制,加速机体内环境的紊乱。强直性脊柱炎患者血清 IgG3 水平均显著低于正常青年人。强直性脊柱炎患者以持续性的 IgA 增高为主要特点,并且与 CRP 水平显著相关,此是强直性脊柱炎活动性的评价指标之一。

刘健课题组通过比较安徽中医药大学第一附属医院 102 例强直性脊柱炎患者归档病例,并通过与 70 例健康体检者比较发现,强直性脊柱炎患者 IgG、IgA 显著增高,且强直性脊柱炎患者 IgG 异常率最高(32.35%),其次为 IgA(16.67%)和 IgM(6.86%)。研究还发现 IgG 异常率高于 IgA 和 IgM,IgG、IgA 同时升高占 11.76%,IgG、IgM 同时升高占 1.96%[62]。此外,通过比对分析 39 例强直性脊柱炎患者和 20 例正常健康人的相关临床数据发现,强直性脊柱炎患者的 IgG1、IgG3、IgA 均较健康对照者显著升高,但是两组的 IgG2、IgG4、SIgA、IgM 则无明显变化[63]。

为了分析雷公藤复方对强直性脊柱炎患者血清 Ig 及外周血淋巴细胞自噬的影响,刘健课题组从安徽中医药大学第一附属医院风湿免疫科筛选了 59 例强直性脊柱炎患者,并通过随机数字表法将其分为两组,其中治疗组(雷公藤复方组)39 例,对照组(柳氮磺吡啶组)20 例。研究结果显示,与治疗前比较,治疗后治疗组 IgG1、IgG3、IgA 水平明显下降($P<0.01$),对照组 IgG1、IgA 水平下降($P<0.05$);与对照组比较,治疗后治疗组 IgG1、IgA 水平下降,差异有统计学意义($P<0.05$)[64]。

针对治疗组和对照组淋巴细胞自噬相关蛋白 Beclin1、LC3-Ⅱ、PI3K、Akt、mTOR 的 WB 分析显示,与治疗前比较,治疗组及对照组 PI3K、Akt、mTOR 蛋白表达下降($P<0.05$,$P<0.01$);与对照组比较,治疗后治疗组 PI3K、Akt、mTOR 蛋白表达水平下降($P<0.01$)[64]。针对 Atg1、Atg5、Atg12、Atg13、Atg17 等的 PCR 检测显示,与治疗前比较,治疗后治疗组 Atg1、Atg12、Atg13、Atg17 mRNA 表达下降,Atg5 mRNA 表达升高($P<0.01$),对照组 Atg1、Atg13 mRNA 表达下降($P<0.05$,$P<0.01$);与对照组比较,治疗后治疗组 Atg12、Atg17 mRNA 表达下降,Atg5 mRNA 表达升高($P<0.01$)[64]。

(四)雷公藤复方对强直性脊柱炎患者血清骨钙素、抗酒石酸酸性磷酸酶的影响

血清骨钙素(bone gla protein, BGP)属成骨细胞的特异性产物,血中 BGP 与骨内 BGP 含量呈正相关,是反映骨形成的特异性指标;抗酒石酸酸性磷酸酶(tartrate-resistant acid phosphatase, TRACP)主要由破骨细胞释放,故可反映破骨细胞活性和骨吸收的状态。针对 60 例强直性脊柱炎患者及 30 例健康体检者(健康对照组)的研究分析显示,强直性脊柱炎患者组 TRACP 水平明显高于健

康对照组,而 BGP 水平则明显低于健康对照组。此外,强直性脊柱炎患者中男性组 TRACP 高于女性组,BGP 无差异;>30 岁组 BGP 低于≤30 岁组,TRACP 高于≤30 岁组;病程>5 年组 TRACP 大于≤5 年组,BGP 低于≤5 年组等[65]。

为了分析中医健脾单元疗法对强直性脊柱炎患者疗效及对 BGP、TRACP 的影响,刘健课题组筛选了 60 例强直性脊柱炎患者,并将其随机分为治疗组(34 例)和对照组(26 例),治疗组采用中医健脾单元疗法,即雷公藤复方+中医辨证论治+中药熏蒸治疗,对照组采用柳氮磺吡啶+中医辨证论治+中药熏蒸治疗。研究结果显示,以雷公藤复方为主的中医健脾单元疗法可升高强直性脊柱炎患者的血清 BGP 水平、降低 TRACP 水平,并在改善强直性脊柱炎患者症状体征、生活质量、实验室指标(hs - CRP、α - AGP)方面优于对照组,提示以雷公藤复方为主的中医健脾单元疗法对 BGP、TRACP 的影响可能是其治疗强直性脊柱炎的作用机制之一[66,67]。

(五)雷公藤复方对强直性脊柱炎患者肺功能影响的研究

Nrf2 广泛存在于多种组织和细胞中,在调节氧化应激反应中起重要作用。正常情况下,Keap1 将 Nrf2 以二聚体形式锚定于胞质,促使胞质内 Nrf2 持续泛素化并被蛋白酶不断降解,从而抑制 Nrf2 激活。应激状态下,ROS、RNS 和内外源性电子激活剂可氧化Keap1 上的巯基或磷酸化 Nrf2 分子中的丝氨酸和苏氨酸残基,从而改变 Keap1 或 Nrf2 空间构象,抑制 Keap1 活性,导致 Nrf2 与 Keap1 分离,向细胞核内转移;在核内,Nrf2 与小分子 Maf 蛋白结合形成二聚体,然后再与 ARE 结合,启动下游抗氧化酶基因及 Ⅱ 相解毒酶基因转录,从而调节细胞氧化还原状态,抵抗氧化应激和其他毒性损伤,实现抗氧化和解毒作用。Keap1／Nrf2／ARE 信号转导通路的活化,是机体对环境毒物的一种应激防御反应能力的体现。那么,强直性脊柱炎关节外病变肺功能的变化与氧化应激紊乱关系如何?Keap1／Nrf2／ARE 作为机体内最为重要的内源性抗氧化应激通路,在强直性脊柱炎肺功能损伤中扮演着怎样的角色?

为了对上述问题进行阐释,刘健课题组从临床筛选了 120 例强直性脊柱炎患者(强直性脊柱炎组),通过与 60 例正常对照组的比较发现,120 例强直性脊柱炎患者,肺功能参数一项指标异常率为 58.33%,肺功能参数两项指标异常率为 49.17%,肺功能参数三项指标异常率为 38.33%,肺功能参数四项指标异常率为 24.17%,肺功能参数五项指标异常率为 8.33%,肺功能参数六项指标异常率为 5.00%,肺功能参数七项指标异常率为 1.67%。

此外,以 60 例正常对照组外周血 Keap1、Nrf2 数值统计正常值区间,Keap1 为 1.56~8.04 ng／mL,Nrf2 为 1.98～10.10 ng／mL,筛选出强直性脊柱炎患者

Keap1、Nrf2 异常组别。与 Keap1 正常组比较,Keap1 异常组 FEV_1、MVV、MEF、FEF_{50}、FEF_{75} 值降低;与 Nrf2 正常组比较,Nrf2 异常组 FEV_1、MVV、MEF、FEF_{25}、FEF_{50}、FEF_{75} 值降低。与 Nrf2 异常组比较,Keap1 异常组 FEV_1、MEF、FEF_{50}、FEF_{75} 值降低。Spearman 相关性分析显示,FEV_1、MVV、MEF、FEF_{50} 与 Keap1、Nrf2 呈负相关;FEF_{75} 仅与 Keap1 呈负相关[68,69]。

(六)雷公藤复方对强直性脊柱炎患者凝血状态影响的研究

$NF-\kappa B$ 作为信号转导的枢纽,参与了炎症反应、免疫反应、细胞凋亡等,其在肿瘤、类风湿关节炎、强直性脊柱炎等疾病发生发展中起重要作用。但细胞因子/$NF-\kappa B$ 信号转导通路在强直性脊柱炎高凝状态中的作用尚未明确。

为了对此进行分析,刘健选取了 25 例强直性脊柱炎患者及 20 例健康志愿者,并通过 ELISA 法对参与者的血清细胞因子($TNF-\alpha$、$IL-1\beta$、$IL-10$、$IL-17$)、$NF-\kappa B$ 信号转导通路指标(p50、p65、TAK1、$I\kappa B\alpha$)、凝血指标(APTT、PT、TT、纤维蛋白原、D-二聚体)等进行检测。结果显示,与健康对照组比较,强直性脊柱炎组血小板计数、纤维蛋白原、D-二聚体、ESR、hs-CRP 明显升高($P<0.01$),异常百分比分别为 68%、80%、72%、100%、100%;PT、APTT、TT 无统计学差异,异常百分比分别为 12%、4%、8%。此外,强直性脊柱炎组血清中 $TNF-\alpha$、$IL-1\beta$、$IL-17$、Act1、$I\kappa B\alpha$、$NF-\kappa B$/p65、$NF-\kappa B$/p50、GMP140、PAF、TXA_2 的含量明显升高,$IL-10$ 含量明显降低,差异有统计学意义($P<0.05$,$P<0.01$)。细胞因子、$NF-\kappa B$ 信号转导通路、临床症状与凝血-纤溶系统相关性分析显示,强直性脊柱炎患者血小板计数、纤维蛋白原、D-二聚体、TXA_2 与 $TNF-\alpha$、$IL-1\beta$、$IL-17$、Act1、$I\kappa B\alpha$、$NF-\kappa B$/p65、$NF-\kappa B$/p50、GMP140、PAF、ESR、hs-CRP、VAS、BASDAI 呈正相关,与 $IL-10$ 呈负相关($P<0.05$,$P<0.01$)[70]。

那么,雷公藤复方对上述各指标的影响如何呢?为了对此进行分析,刘健课题组选取了安徽中医药大学第一附属医院风湿科强直性脊柱炎活动期住院患者56 例,采用随机数字表法将其分为研究组(雷公藤复方组,28 例)和柳氮磺吡啶组(28 例)。治疗前后,通过 qRT-PCR 检测 miRNA-155,反转录 PCR 检测 Act1、$I\kappa B\alpha$、$IKK\beta$、$NF-\kappa B$ p65、$NF-\kappa B$ p50 mRNA 的水平,WB 检测 $NF-\kappa B$ p65、$NF-\kappa B$ p50 蛋白表达,ELISA 法检测血清 TXB_2、6-keto-PGF1、GMP140、PAF、PAI-2、$TNF-\alpha$、$IL-4$、$IL-10$、$IL-17$。同时评价雷公藤复方对强直性脊柱炎患者的临床疗效。研究结果显示,与治疗前相比,柳氮磺吡啶组治疗后的患者 PBMC 中 Act1、$IKK\beta$、$NF-\kappa B$ p65、$NF-\kappa B$ p50 mRNA 及 miRNA-155 表达明显下降,差异有统计学意义($P<0.05$,$P<0.01$);雷公藤复方组治疗后 Act1、$IKK\beta$、$I\kappa B\alpha$、$NF-\kappa B$ p65、$NF-\kappa B$ p50 mRNA 及 miRNA-155 表达均明显下降

（$P<0.05$,$P<0.01$）。与柳氮磺吡啶组治疗后相比,雷公藤复方组治疗后 IKKβ、IκBα、NF－κB p65、NF－κB p50 mRNA 及 miRNA－155 表达水平更低,差异有统计学意义（$P<0.05$,$P<0.01$）。与本组治疗前相比,柳氮磺吡啶组治疗后 NF－κB p65 蛋白表达明显下降;雷公藤复方治疗后 NF－κB p65、NF－κB p50 蛋白表达明显下降（$P<0.01$）。与柳氮磺吡啶组治疗后相比,雷公藤复方组治疗后 NF－κB p65、NF－κB p50 蛋白表达水平降低更明显,差异有统计学意义（$P<0.01$）[71,72]。

（七）雷公藤复方对强直性脊柱炎患者血瘀状态影响的研究

血瘀是指血液运行不畅,甚至停滞,或瘀结不散,集聚于肌腠、筋脉、脏腑等处的病理状态,临床主要表现为关节刺痛、唇舌紫暗或有瘀斑、脉细或涩、皮下瘀斑、肌肤甲错、善忘等。既往研究已证实血瘀证与 CRP、IL－6、TNF－α、TXA$_2$、PGI$_2$、GMP140、尿激酶型纤溶酶原激活剂（urokinase-plasminogen activator, u－PA）、PAI 等客观性指标密切相关,且炎症与免疫反应介导了血瘀的发生与发展。

为了探讨强直性脊柱炎患者血瘀形成的机制,刘健课题组收集了 30 例强直性脊柱炎患者,通过与 30 例健康志愿者临床数据对比发现,与健康对照组相比,强直性脊柱炎组血清中 TNF－α、IL－1β、IL－17、Act1、NF－κB p65、NF－κB p50、IκBα、IKKβ、GMP140、PAF 的含量明显升高,IL－10 含量明显降低。强直性脊柱炎患者关节刺痛、唇色、舌质、脉象、皮下瘀斑、肌肤甲错、善忘及血瘀症状总积分与血小板计数、纤维蛋白原、D－二聚体呈正相关;血小板计数、纤维蛋白原、D－二聚体、血瘀症状总积分与 TNF－α、IL－1β、IL－17、Act1、IKKβ、IκBα、NF－κB p65、NF－κB p50、GMP140、PAF、ESR、hs－CRP、VAS、BASDAI 呈正相关,与 IL－10、PGI$_2$ 呈负相关[73]。

为了研究雷公藤复方对强直性脊柱炎患者血瘀状态的影响,刘健课题组采用随机数字表法将临床 76 例强直性脊柱炎活动期患者分为柳氮磺吡啶组及雷公藤复方组,每组 38 例。进行血小板计数及凝血功能测定,采用 ELISA 法检测血栓形成因子（TXB$_2$、PGI$_2$、6－keto－PGF1、GMP140、PAI－2）和 ESR、CRP 及细胞因子 TNF－α、IL－4、IL－10、IL－17 水平;采用 qRT－PCR 法检测 Act1、IκBα、IKKβ、NF－κB p65、NF－κB p50 mRNA 变化;采用蛋白免疫印迹法检测 NF－κB p65、NF－κB p50 蛋白表达。

针对血栓形成相关因子蛋白水平的检测显示,与本组治疗前比较,雷公藤复方组血小板计数、纤维蛋白原、D－二聚体、TXB$_2$、GMP140、PAI－2 水平降低,6－keto－PGF1 水平升高（$P<0.01$）,且改善情况明显优于同期柳氮磺吡啶组（$P<0.01$）,而且与本组治疗前比较,治疗后两组 NF－κB p65、NF－κB p50 蛋白表

达均明显降低,且雷公藤复方组治疗后上述指标较柳氮磺吡啶组降低更明显[74]。同时,针对炎症因子及 NF－κB 信号转导通路相关指标 mRNA 表达水平的检测显示,与本组治疗前及柳氮磺吡啶组治疗后比较,雷公藤复方组治疗后 IL－17 水平明显降低,IL－4、IL－10 水平升高($P<0.05$,$P<0.01$);与本组治疗前比较,两组治疗后 ESR、CRP 及 Act1、IKKβ、IκBα、NF－κB p50、NF－κB p65 的 mRNA 均明显降低($P<0.01$),且雷公藤复方组较柳氮磺吡啶组更明显($P<0.05$,$P<0.01$)[75]。

四、雷公藤复方治疗干燥综合征临床研究

中医学对干燥综合征的认识源自《黄帝内经》中"燥胜则干""燥者濡之"的描述。对于燥痹的病因病机,历代医家均有着不同的见解,《素问·六元纪大论》谓:"阳明所至,为燥生,终为凉。"明·喻昌指出:"火热胜则金衰,则风炽,风能胜湿,热能耗液,转令阳实阴虚,故风火热之气,胜于水土而为燥。"清·石寿棠在《医原》中突出了燥证理论,认为:"天气主燥,地气主湿,寒搏则燥生,热烁则燥成。"清·沈目南立燥病专篇,论燥之病因病机为:"然燥气起于秋分以后,小雪以前,阳明燥金凉气司令,燥令必有凉气感人,肝木受邪而为燥也。"近代宋鹭冰将燥气病机分为内燥、外燥,指出:"外燥即秋月之燥气,可由燥伤肺卫演变为燥伤津血。均有不同程度的津干气燥,阴血亏虚。内燥病机,有生于热者,生于寒者,但总不外津液精血枯竭而为病。可分为燥伤肺气,燥伤津液,阴虚血燥,津枯肠燥,五脏内燥。"脾胃运化水谷,输布津液,干燥综合征和脾的关系密切,培土健脾不失为一条治疗途径。刘健认为,干燥综合征主要由津液化生与运行输布失常所致,而脾脏在津液的生成与输布中具有重要的作用。因此其病机与脾虚津亏有密切关系[76]。

(一)雷公藤复方对干燥综合征患者的临床疗效研究

通过对分析比较西医药物单纯治疗(对照组)与结合雷公藤复方(治疗组)治疗效果发现,治疗组临床缓解 5 例,显效 9 例,有效 3 例,无效 3 例,总有效率为 85.0%;对照组临床缓解 3 例,显效 4 例,有效 6 例、无效 7 例,总有效率为 65.0%。经 χ^2 检验,两组疗效差异有统计学意义($\chi^2=9.87$,$P<0.05$),说明治疗组疗效显著优于对照组。此外,治疗后治疗组与对照组相比,口干、眼干、腹胀纳差、便溏、口苦或黏而不欲饮、苔白或黄腻等症状有明显改善($t=3.863$,$P<0.05$),而舌淡胖有齿印两组相比没有改善($t=1.832$,$P>0.05$)[77]。通过比较雷公藤复方治疗和白芍总苷治疗的效果发现,两组治疗前后相比,雷公藤复方组(19 例)临床治愈 4 例,显效 6 例,有效 7 例,无效 2 例,有效率为 89.47%;白芍总苷组(19 例)临床治愈 2 例,显效 3 例,有效 8 例,无效 6 例,有效率为 68.42%。

雷公藤复方组有效率优于白芍总苷组,结果有统计学意义。

(二)雷公藤复方对干燥综合征患者生活质量影响的研究

对干燥综合征患者的生活质量评价主要采用 SF－36 量表法,其评定项目包括 GH、PF、RP、RE、SF、BP、VT、MH。刘健课题组通过对 38 例干燥综合征患者的临床分析发现,其中包含原发性干燥综合征 15 例,占 39.47%;继发干燥综合征患者 23 例,占 60.53%。将两者的 SF－36 各维度积分进行比较发现,与原发性干燥综合征患者相比,继发性干燥综合征患者的 GH、RE、VT、MH 4 个维度的积分较低,差异具有统计学意义($P<0.05$)[41,78]。

为了分析雷公藤复方对干燥综合征患者生活质量的影响,刘健课题组筛选了安徽中医药大学第一附属医院住院干燥综合征患者 66 例,并将其随机分为治疗组和对照组,每组 33 例。其中治疗组给予雷公藤复方治疗,对照组给予羟氯喹治疗,两组均以 3 个月为 1 个疗程。研究发现,两组治疗前 SF－36、SAS、SDS 评分比较,差异无统计学意义($P>0.05$);治疗组在治疗后生活质量各维度积分均高于治疗前,SDS、SAS 评分低于治疗前,差异有统计学意义($P<0.05$);对照组治疗后 GH、SF、VT 方面的积分高于治疗前,差异有统计学意义($P<0.05$);与对照组比较,治疗组在改善生活质量各维度积分、SAS 评分及 SDS 评分方面均优于对照组,差异有统计学意义($P<0.05$)[79,80]。

(三)雷公藤复方对干燥综合征患者心功能影响的研究

刘健课题组通过分析 56 例干燥综合征患者的 SOD 水平发现:在 56 例干燥综合征患者中,有 38 例检测结果低于正常水平,所占比例为 67.86%;有 18 例 SOD 检测结果在正常水平,所占比例为 32.14%。56 例患者干燥综合征患者 SOD 与病程呈负相关,与年龄、唾液流率及泪膜破裂时间无相关性;与实验室指标相比,与 IgG 呈正相关,与 ESR、hs－CRP 呈负相关,与 IgM、IgA、AGP、白细胞、红细胞、血红蛋白及血小板无相关性;与中医证候体倦乏力、少气懒言呈负相关[81]。

王芳等[82]通过动物实验研究证实干燥综合征大鼠存在心功能的降低和心肌结构破坏的情况,其机制可能与氧化应激有关。理清雷公藤复方对干燥综合征患者的氧化应激及心功能的影响具有重要的临床意义,为了对此进行分析,刘健课题组筛选了干燥综合征患者 60 例,并将其随机分为雷公藤复方组(30 例)和羟氯喹组(30 例)。研究结果显示,两组患者治疗后心功能参数 SV、CO、EF、FS,氧化应激指标 SOD、TAOC 较治疗前升高,而 MDA、ROS、CRP、ESR 均下降,差异有统计学意义($P<0.05$)。雷公藤复方组与羟氯喹组相比,雷公藤复方组

SV、CO、EF、FS、SOD、TAOC 升高的比较明显,MDA、ROS、CRP、ESR 下降的较为明显,差异有统计学意义($P<0.05$)。此外,Spearman 相关分析结果显示 EF、FS 与 ROS 呈明显的负相关,SV 与 MDA 呈明显的负相关,EF、FS 与 SOD、T - AOC 呈明显正相关,差异有统计学意义;EF、FS、SV 与 ESR、hs - CRP 呈明显负相关,差异有统计学意义[83]。

(四)雷公藤复方对干燥综合征患者肺功能影响的研究

1. 干燥综合征患者肺功能变化与 CD19+CD24+ 调节性 B 细胞及 BTLA 的相关性分析

干燥综合征可引起患者腺体上皮细胞活化和细胞凋亡诱导 T、B 细胞活化和局部浸润,产生多种炎性介质和细胞因子,从而引起腺体破坏。T 细胞的免疫失调及其介导的 B 细胞免疫异常在干燥综合征的发病过程中发挥着关键作用。

刘健课题组通过分析 64 例干燥综合征患者(干燥综合征组)及 20 例健康体检者(对照组)的心肺功能变化和外周血 CD19+CD24+ 调节性 B 细胞及 BTLA 的表达频率发现,与对照组比较,干燥综合征组患者心功能参数 E 峰、FS、E/A 值,肺功能指标 IC、MVV、FEF_{25}、FEF_{50}、FEF_{75}、MEF,外周血 BTLA 占淋巴细胞比例均明显降低($P<0.01$),A 峰、LADd、CD19+ 表达频率、CD24+ 表达频率、CD19+CD24+ 表达频率、CD19+ BTLA 占淋巴细胞比(%)、CD19+ CD24+ 占淋巴细胞比(%)、CD24+ BTLA 占淋巴细胞比(%)显著升高($P<0.05$)。Spearman 相关分析结果显示,干燥综合征组患者心肺功能与 BTLA 占淋巴细胞比(%)呈明显负相关。心功能参数 FS 与 CD19+ 表达频率、CD19+ BTLA 占淋巴细胞比(%)呈显著正相关。E 峰、LADd、MEF 与 CD19+ 表达频率、CD24+ 表达频率、CD19+ BTLA 占淋巴细胞比(%)、CD19+ CD24+ 占淋巴细胞比(%)、CD24+ BTLA 占淋巴细胞比(%),均呈显著负相关。肺功能参数 FEV_1、FEF_{50} 与 CD19+ 表达频率、CD24+ 表达频率、CD19+ BTLA 占淋巴细胞比(%)、CD24+ CD19+ 占淋巴细胞比(%),呈显著正相关($P<0.05$)。FEF_{75} 与 CD19+ 表达频率、CD24+ 表达频率,呈显著正相关($P<0.05$);与 CD19+ BTLA 占淋巴细胞比(%)、CD24+ CD19+ 占淋巴细胞比(%)、CD24+ BTLA 占淋巴细胞比(%),呈显著负相关[84]。

2. 干燥综合征患者肺功能变化及其与 T 细胞亚群的相关性分析

干燥综合征发病机制复杂,其机制之一可能跟 Th 细胞表达失衡有关。活化的 T 细胞可释放出多种细胞因子,从而导致炎性反应。研究显示,干燥综合征患者的靶器官和血液中,效应 T 细胞及多种细胞因子数量明显增加。

为了对干燥综合征患者肺功能及血清 Th 细胞因子表达的变化进行分析,刘健课题组分析 120 例干燥综合征患者(观察组)和 60 例健康体检者(对照组)的肺功能及外周血 CD3、CD4、CD8 表达水平,并对干燥综合征患者的 IL－6、IL－10、IL－17、TNF－α 及实验室指标变化进行了分析。结果显示,与对照组比较,观察组患者唾液流率、泪膜破裂时间、外周血 $CD3^+BTLA^+T$ 细胞、$CD4^+BTLA^+T$ 细胞、$CD8^+BTLA^+T$ 细胞及血清血红蛋白表达降低,hs－CRP、IgG 升高;肺功能参数 FEV_1/FVC 与血小板计数、体倦乏力积分呈负相关,$MEF_{25\sim75}$ 与病程、少气懒言积分呈负相关,MEF_{50} 与腮腺肿大积分呈负相关,MEF 与病程呈负相关,CO 弥散量与病程、hs－CRP、口干咽燥积分、面色萎黄积分呈负相关,FEV_1/FVC 与 IgG 呈正相关,MEF 与泪膜破裂时间、$CD8^+BTLA^+T$ 细胞正负相关,CO 弥散量与唾液流率、$CD4^+BTLA^+T$ 细胞呈正相关[85]。此外,干燥综合征患者肺功能参数 FEV_1/FVC、CO 弥散量与 IL－6 呈负相关,$MEF_{25\sim75}$、MEF 与 IL－17 呈负相关,FEF_{50}、FEF_{25} 与 TNF－α 呈负相关,$MEF_{25\sim75}$、MEF、CO 弥散量与 Th1/Th2 呈负相关,$MEF_{25\sim75}$ 与 IL－10 呈正相关[86]。

　　3. 雷公藤复方对干燥综合征患者肺功能的影响

　　肺的宣发肃降和通调水道,有助于脾的运化水液功能,从而防止内湿的产生;而脾的转输津液,散精于肺,不仅是肺通调水道的前提,而且也为肺的生理活动提供了必要的营养。因此,两者之间在津液的输布代谢中存在着相互为用的关系。

　　为了分析雷公藤复方对干燥综合征患者肺功能的影响,刘健课题组从安徽中医药大学第一附属医院风湿科门诊及病房选择了 40 例干燥综合征患者,将其随机分为雷公藤复方组(实验组,20 例)和白芍总苷胶囊组(对照组,20 例)。研究发现,治疗后两组 MVV、IC、MEF、FEF_{25}、FEF_{50} 均明显升高($P<0.05$ 或 $P<0.01$),对照组 FVC、MVV 明显升高($P<0.05$ 或 $P<0.01$)。其中,治疗组 MVV 改善程度较对照组更显著,治疗组 MEF、FEF_{25}、FEF_{50}、FEF_{75} 的均值均显著高于对照组($P<0.05$ 或 $P<0.01$)[87]。

　　(五)雷公藤复方对干燥综合征患者凝血状态影响的研究

　　1. 细胞因子/NF－κB 信号转导通路与干燥综合征患者高凝状态的关系

　　近年来,关于凝血/纤溶系统的失衡在风湿病中的作用受到越来越多的关注,而关于干燥综合征纤溶/凝血方面的研究却鲜有报道。研究表明,Th 细胞表达失衡,激活 NF－κB 信号转导通路是干燥综合征重要机制之一,而细胞因子的紊乱及 NF－κB 信号转导通路的过度激活与血栓的形成和心血管事件的发生关系密切。NF－κB 是参与炎症因子表达的主要转录因子,NF－κB 高度活化后生成许多炎症因子、趋化因子、黏附分子等,以上因子或分子表达于血管内皮细胞,紊乱微血管的凝血/纤溶系统,从而使血液处于一种高凝血状态。因此,有理由相信,细胞因子/NF－κB通路在干燥综合征高凝状态的形成过程中扮演重要角色。为了对此进行验证,刘健课题组选取了60例干燥综合征患者,通过与20例健康体检者的对比分析发现,60例干燥综合征患者中凝血参数指标至少有一项异常者为46例,占全部患者的76.7%。其中PT异常者13例,占21.7%;APTT异常者15例,占25.0%;纤维蛋白原异常者26例,占43.3%;TT异常者11例,占18.3%;D－二聚体异常者37例,占61.7%。此外,与正常组比较,干燥综合征组凝血指标纤维蛋白原、D－二聚体显著升高,差异有统计学意义。另外,与正常组比较,干燥综合征组患者唾液流率、泪膜破裂时间、血清中IL－10表达量明显降低;角膜染色评分、血清IL－1β、TNF－α、p50、p65、IκBα表达量显著升高;炎症指标hs－CRP、ESR、免疫蛋白IGG、GLO水平及干燥综合征疾病活动指数积分显著升高。而且凝血指标纤维蛋白原与唾液流率、TNF－α、p50、p65、ESR、hs－CRP呈正相关,与IL－10呈负相关;TT与TNF－α呈负相关;D－二聚体与角膜染色评分、TNF－α、IL－1β、p65、ESR、hs－CRP、干燥综合征疾病活动指数呈正相关[88,89]。

2. 雷公藤复方对干燥综合征患者细胞因子/NF－κB信号转导通路及高凝状态的影响

对于干燥综合征的治疗,现代医学尚缺乏特异性的手段,羟氯喹是临床中最常用的治疗干燥综合征的药物,不仅可以改善涎腺的外分泌功能,还具有一定的抗炎作用,能抑制IL－1β、TNF－α的产生,降低ESR、CRP、IgG、IgM等指标的水平。干燥综合征患者发病时,IL－1β、TNF－α等炎症因子升高,引起NF－κB信号转导通路异常活化,而活化后的NF－κB信号转导通路既能介导血管内皮损伤,引起血小板、白细胞与血管内皮结合,又能导致多种急性期炎症蛋白高表达,同时还可以引起细胞因子的失衡,持续放大这种效应,形成细胞因子-炎症-凝血网络,最终导致高凝状态的发生。为了求证雷公藤复方是否通过细胞因子-炎症-凝血网络发挥调理作用,刘健课题组从安徽中医药大学第一附属医院风湿免疫科筛选了66例干燥综合征患者,通过随机数字表法将其分为研究组(雷公藤复方组)和对照组(羟氯喹组),每组33例。

(1)雷公藤复方对干燥综合征患者效果、凝血参数、实验室指标等的影响:研究发现,两组治疗后,临床治愈率、显效率和总有效率方面无明显差异($P>$ 0.05),且雷公藤复方组有效率显著高于羟氯喹组($P<0.05$)。此外,治疗前,两组凝血参数及各实验室指标无差异($P>0.05$);治疗后,两组凝血参数纤维蛋白原、D－二聚体均明显降低,且雷公藤复方组在降低D－二聚体方面优于羟氯喹组

（$P<0.05$）。治疗后两组 IL‑1β、TNF‑α 均明显降低，IL‑4、IL‑10 明显升高，且雷公藤复方在下调 TNF‑α、上调 IL‑10 方面优于羟氯喹组（$P<0.01$，$P<0.05$）[90,91]。

（2）雷公藤复方对干燥综合征患者外周血 miRNA‑155 表达水平的影响：干燥综合征患者 PBMC 中存在高表达的 miRNA‑155，而升高的 miR‑155 又可以通过靶向抑制细胞因子信号传送阻抑物 1（suppressor of cytokine signaling 1，SOCS1）上调 NF‑κB 的表达，从而促进炎症介质的释放。干燥综合征患者发病时，IL‑1β、TNF‑α 等促炎因子及 miRNA‑155 升高，直接或间接引起 NF‑κB 信号转导通路异常活化，而活化后的 NF‑κB 信号转导通路既能介导血管内皮损伤，引起血小板、白细胞与血管内皮细胞结合，同时还能引起细胞因子的失衡，持续放大这种效应，形成细胞因子-炎症-凝血网络，最终导致高凝状态的发生。在本组实验中，羟氯喹组、雷公藤复方组两组治疗前，miRNA‑155 水平分别为 3.28±1.42、3.16±1.73，两者之间差异无统计学意义（$P>0.05$）。羟氯喹组、雷公藤复方组两组治疗后，miRNA‑155 水平分别为 1.97±0.51、1.30±0.48，与治疗前相比，两组治疗后 miRNA‑155 水平均明显降低，差异有统计学意义（$P<0.01$），且雷公藤复方组在降低 miRNA‑155 水平方面优于羟氯喹组[92]。

（3）雷公藤复方对干燥综合征患者 NF‑κB 通路因子的影响：在 mRNA 水平，治疗前两组患者通路蛋白 mRNA 含量无明显差异（$P>0.05$）。与治疗前相比，羟氯喹组 p50、p65 mRNA 表达明显下降，雷公藤复方组 p50、p65、IκBα mRNA 表达明显下降（$P<0.01$）。且雷公藤复方组在降低 p50、p65、IκBα mRNA 表达方面优于羟氯喹组（$P<0.05$，$P<0.01$）。在蛋白水平，治疗前两组患者 p50、p65 蛋白含量无明显差异（$P>0.05$）。与治疗前相比，两组治疗后 p50、p65 蛋白表达均明显下降，SOCS1 明显升高（$P<0.05$，$P<0.01$），且雷公藤复方组在降低 p50、p65 蛋白表达，升高 SOCS1 蛋白表达方面优于羟氯喹组（$P<0.05$，$P<0.01$）[91,92]。

第二节　雷公藤制剂治疗风湿病临床研究

雷公藤为卫矛科雷公藤属植物，其主要活性成分为雷公藤甲素、雷公藤内酯甲等萜类内酯化合物及少量的生物碱类，具有抗炎、镇痛、抗肿瘤及免疫调节等药理作用，常用于治疗类风湿关节炎、系统性红斑狼疮等自身免疫性疾病，皮肤湿疹、恶性肿瘤等。在临床应用中,口服给药是雷公藤类制剂的主要给药途径,但传统的口服给药制剂易产生较大的消化系统和泌尿生殖系统的不良反应,严重影响雷公藤类制剂的临床应用。雷公藤具有有效成分复杂、作用靶点多、作用途径广等特点,因此可以采用多种给药方法达到减毒增效的目的。其中,雷公藤外用制剂可显著降低其肝肾毒性。

经皮给药系统(transdermal drug delivery systems,TDDS)是药物经局部给药后吸收入血,在人体局部或全身发挥预防或治疗作用的一类外用制剂。与传统的口服和注射给药途径相比,经皮给药可以避免肝肠循环和"峰谷"现象,减少给药次数,具有给药方便、提高患者顺应性等特点。雷公藤最初的外用方式是用雷公藤根汤剂外洗或粉剂外敷,随着制剂技术的进步,逐渐发展为酒剂、酊剂、软膏剂、橡皮膏剂、硬膏剂、巴布剂、离子导入剂、纳米制剂等多种经皮给药制剂[92]。目前临床报道的雷公藤外用剂型主要有软膏剂、涂膜剂、搽剂、贴膏剂、酒剂等,研究证明雷公藤外用制剂在治疗风湿性关节炎、强直性脊柱炎、骨关节炎等疾病方面均显示出良好的效果。

一、汤剂、搽剂

汤剂系指中草药加水进行适当煎煮后去除药渣供内服或外用的液体制剂,汤剂约占中药处方的50%,是中医临床治疗应用的主要剂型。雷公藤有效部位的水煎剂是雷公藤外用的最初剂型,并沿用至今。以雷公藤类药物水煎剂外敷风湿病患者关节,不仅可以避免激素类药物的不良反应,还具有起效快的特点。

刘涛杰[93]选取活动期类风湿关节炎患者100例,按入院先后顺序分为对照组与观察组,每组50例。对照组内服中药三妙散,观察组在其基础上联合雷公藤复方涂搽关节。比较两组治疗前后中医症状评分与风湿病专用健康调查量表(HAQ)评分。对照组内服中药三妙散,方用苍术、黄柏、牛膝各10 g,水煎500 mL,2次/d,分服,日1剂。观察组在其基础上联合雷公藤复方外用,药物组成为雷公藤、薄荷、炙乳香、芒硝、炙没药各20 g,用水煎煮后取汁100 mL,趁热涂搽于患处关节,外以保鲜膜包裹,每次1 h,2次/d。两组疗程均为12周。结果:治疗4~12周后,两组关节压痛、关节肿胀、关节屈伸不利及关节红肿的中医症状评分均逐渐降低,且观察组降低更明显;治疗后两组HAQ评分均较治疗前显著降低,且观察组降低更明显,差异均有统计学意义。两组不良反应发生率比较差异无统计学意义。本研究将雷公藤复方制成搽剂,以保鲜膜外敷,使用方便,透皮效果良好,与三妙散协同作用可增强消肿、止痛、祛湿的作用,尤其对患者关节痛、肿胀的疗效满意,从而提高患者生活质量。两组不良反应发生率比较差异无统计学意义,说明雷公藤复方外搽与三妙散联用不增加不良反应。这表明雷公藤复方外用联合三妙散口服治疗活动期类风湿关节炎效果良好,可改善患者生活质量,且安全性较高。

陈桂香[94]回顾性分析 2015 年 2 月至 2016 年 8 月 46 例类风湿关节炎患者,按照就诊顺序分成观察组与对照组,对照组采用西医常规治疗,观察组在对照组基础上予以雷公藤复方外敷剂,观察两组临床治疗效果、疼痛 VAS 评分及不良反应。观察组患者应用雷公藤复方外敷剂进行治疗,药物组成主要为雷公藤、芒硝、川芎、炙乳香、炙没药,将 20 g 药物涂抹到肿痛关节处,对其进行按摩一直到完全吸收,1 次 /d,持续使用 8 周。对照组服用甲氨蝶吟片,1 次 /周,每次10 mg;饭前口服双氯芬酸钠缓释胶囊,2 次 /d,每次 50 mg,肿痛缓解后可停用。结果表明,观察组治疗后总有效率与对照组比较显著提高;两组患者治疗后疼痛VAS 评分与治疗前比较均得到显著改善,两组治疗后组间对比无统计学差异;观察组不良反应发生率 8.70%,对照组不良反应发生率 8.70%,无显著统计学差异。研究表明,雷公藤复方外敷剂应用到类风湿关节炎患者中能明显改善关节疼痛。

二、软膏剂

软膏剂具有保湿、保护创面等特点。雷公藤软膏剂被广泛应用于治疗类风湿关节炎和一些皮肤科疾病的治疗。

焦娟等[95]通过研究 74 例类风湿关节炎患者,其均为 2013 年 1 月至 2014 年12 月中国中医科学院广安门医院(56 例)、北京大学人民医院(49 例)、卫生部中日友好医院(46 例)、北京中医药大学东方医院(23 例)类风湿关节炎门诊及住院的患者。采用中心分层区组随机分为雷公藤复方外敷剂组(治疗组)和安慰剂组(对照组),每组各 87 例。治疗组男性 6 例,女性 81 例;对照组男性 14 例,女性 73 例;治疗组采用雷公藤复方外敷剂(组成:雷公藤、芒硝、川芎、炙乳香、炙没药等,由中国中医科学院广安门医院制剂室制成膏剂)20 g 涂于肿痛关节部位,按摩至吸收,每日 1 次。对照组外敷安慰剂(黏稠剂,配以蔗糖色,由中国中医科学院广安门医院制剂室制成膏剂,外观、颜色等与试验药相近),给药量、给药部位、给药方法同雷公藤复方外敷剂用法。疗程为 8 周。研究过程中,患者入组时如服用非甾体抗炎药则在以后的治疗中维持不变,如服用时患者疼痛不能忍受,临时加用对乙酰氨基酚片,记录患者观察期内用药总量。结果证实,雷公藤复方外敷剂可有效缓解类风湿关节炎关节疼痛,90.8%受试者关节疼痛得到缓解,疼痛 VAS 评分降低,还有一定地降低炎症实验室指标的作用,其安全性与安慰剂比较未见差异,提示雷公藤复方外敷剂治疗类风湿关节炎安全可靠。但在治疗过程中发现治疗组共发生 8 例不良事件,对照组发生 3 例不良事件,表明雷公藤外用制剂由于基质材料、药物本身等引起的不良反应很难避免,应该从原料药、处方组成、制备工艺等方面不断改进。

黄颖等[96]采用随机、对照方法,将 100 例急性期寒湿阻络型类风湿关节炎患者,随机分为治疗组和对照组,每组 50 例,治疗组采用五藤散外敷疼痛关节,1 次/d;对照组口服美洛昔康 7.5 mg,2 次/d;两组均常规服用甲氨蝶呤 15 mg、叶酸片 10 mg,1 次/周。治疗 20 d 后对两组患者晨僵时间、关节疼痛程度、关节肿胀程度、关节活动程度及 ESR、CRP 进行比较。其中治疗组采用五藤散外敷疼痛关节,药物组成为药用大血藤 20 g,鸡血藤 20 g,青风藤 20 g,雷公藤 20 g,黑骨藤 20 g,麻黄 20 g,川芎 20 g,桂枝 20 g,桃仁 20 g,乳香 20 g,僵蚕 20 g 等。研末制成散剂用凡士林调匀成膏外敷痛处,1 次/d,连续治疗 20 d。结果表明,两组患者在治疗前后临床疗效、症状体征积分及实验室指标均有不同程度的改善,但治疗组与对照组比较无显著性差异。两组患者治疗前后关节疼痛度、晨僵时间、关节肿胀度、关节活动度、ESR、CRP、RF 等指标均较治疗前有不同程度的改善。研究表明,五藤散治疗寒湿阻络型类风湿关节炎急性期关节症状与非甾体抗炎药美洛昔康疗效相当,且无明显副作用,值得临床推广。

严云屏等[97]以类风湿关节炎患者自身对称的两个疼痛关节进行相互对照,一侧外涂雷公藤红素软膏,另一侧外涂凡士林。以美国风湿病协会制定的疼痛级别为治疗指标,考察其对 3 批(每批 7 例)患者的治疗效果,治疗组的 21 个用药关节中有 17 个疼痛级别下降,其中 4 个下降 2 级;对照组的 21 个关节仅有 8 个级别下降,下降幅度最多为 1 级,有 1 个反而上升 1 级。治疗组的止痛有效率达 81%。

三、涂膜剂

涂膜剂以高分子成膜材料为基质,具有保护创面、缓慢释药等特点。雷公藤涂膜剂对皮肤有良好的保湿性能,能较长时间地附着在皮肤局部,且给药后药物从药膜中缓缓释放,在维持有效药物浓度的同时降低"治疗窗窄"的药物不良反应。

(一)雷公藤复方涂膜剂治疗类风湿关节炎

邓兆智等[98]于 1997 年上半年对 60 例类风湿关节炎患者进行了随机双盲对照的临床疗效观察,以对类风湿关节炎的西医常规治疗加雷公藤复方涂膜剂为治疗组,以西医常规治疗加安慰药涂膜剂为对照组,每组 30 例,疗程 6 周。药物组成:雷公藤、乳香、没药、生胆南星、川芎等。将上述药物粉碎浸泡水提4次过滤,浓缩醇沉,过滤,得药液。将该药液与聚乙烯醇加热搅拌混合,制成涂膜剂,分装灭菌,每瓶 10 mL。结果表明,治疗后治疗组关节肿胀、压痛、疼痛及双手握力、晨僵时间、关节功能分级的改善均优于对照组,差异有显著性,治疗组ESR、RF、CRP 在治疗后有改善;与对照组比较,各症状指标改善均优于对照组。治疗组仅有1例在治疗时出现局部皮肤红点、瘙痒,治疗时两组的血尿常规,心、肝、肾功能未见异常,表明雷公藤复方涂膜剂对类风湿关节炎有疗效,且可避免长期口服雷公藤带来的毒副作用。

彭松等[99]以雷公藤乙酸乙酯提取物、聚乙烯醇、羧甲基纤维素钠为基质制备雷公藤复方涂膜剂,并对 120 例类风湿关节炎患者的主要受累关节进行为期2周的临床观察,用药2周,每日2次,总有效率为92.5%,且未见不良反应。

隋丰[100]采用随机对照试验方法,将40例合格受试者以1∶1的比例分配到治疗组协定方加减雷公藤复方涂膜剂和对照组西医综合治疗组,疗程3个月,收集临床资料,建立数据库,用统计软件比较其症状改善与实验室指标的变化,记录两组不良事件的发生情况。中医组治疗4周后,休息痛、关节压痛指数、关节肿胀指数、患者评价、医生评价、与治疗前比较均有统计学意义,双手握力、晨僵与治疗前比较无统计学意义;治疗8周与12周后,休息痛、关节压痛指数、关节肿胀指数、晨僵、双手握力、患者评价、医生评价、与治疗前比较均有统计学意义。对照组治疗4周后,休息痛、关节压痛指数、关节肿胀指数、双手握力、患者评价、医生评价、与治疗前比较均有统计学意义,晨僵与治疗前比较无统计学意义;治疗8周与12周后,休息痛、关节压痛指数、关节肿胀指数、晨僵、双手握力、患者评价、医生评价、与治疗前比较差异有统计学意义。两组间比较,治疗8周后,两组间晨僵比较差异有统计学意义,对照组优于治疗组;治疗12周后,两组间双手握力比较差异有统计学意义,治疗组优于对照组,其余比较无差异。治疗组与对照组的 ERS、RF、CRP 与治疗前比较均有统计学意义。对照组改善与治疗组相比差异有统计学意义。安全性方面,治疗4周后,对照组有2例出现恶心、纳差等胃肠不适症状,1例出现经期延长;治疗8周后,对照组有3例出现恶心、纳差等胃肠不适症状,1例出现闭经1月余;治疗12周后,对照组有1例出现胃肠不适症状,2例出现 ALT 升高,1例出现闭经2月余。观察治疗组,未发现既往报道的皮肤瘙痒、皮疹等症状,也未出现肝肾功能等异常表现,分析原因,可能是将治雷公藤以透皮吸收方式给药,可使药物直接作用于局部病灶,明显提高局部组织的药物浓度,还能使药物进入体循环而起全身治疗作用。涂膜剂虽非控释制剂,但药物自药膜释放吸收的速度仍较口服片剂均匀,因而这种给药方式所达到的血药浓度较为恒定,峰值浓度较低,这对减轻雷公藤制剂的副作用无疑是有利的。以上说明雷公藤复方涂膜剂近期使用(3 个月以内)的安全性比较可靠,长期(3 个月以上)使用的安全性还需进一步临床观察。

(二) 雷公藤涂膜剂治疗骨关节炎

何羿婷等[101]将 60 例膝骨关节炎患者分为两组,分别给予雷公藤复方涂膜剂(30 例)及单味雷公藤涂膜剂(30 例)外用,两组均配合服用辨证中药汤剂,观察治疗前后关节疼痛、僵硬、功能受损情况的变化及其安全性。中药涂膜剂 A 或 B 外用+中药辨证汤剂内服。使用时,将涂膜剂涂于患者疼痛膝关节表面,每次涂 2 mL,每日 3 次。中医辨证治疗是根据患者的辨证分型服用汤剂,每日 1 剂。用药时禁用非类固醇性抗炎药、皮质激素类药及其他含雷公藤的制剂,禁用其他各种外用治法,疗程为 2 周。结果表明,通过 60 例的随机双盲观察,单味雷公藤涂膜剂和雷公藤复方涂膜剂对本病同样具有较好的治疗作用,而且以治疗 2 周效果更为肯定。对 60 例患者进行的安全性检查结果表明,两组均未发现明显的不良反应,说明单味雷公藤涂膜剂和雷公藤复方涂膜剂都是有效和安全的。

彭剑虹[102]将患者分为雷公藤复方涂膜剂组与单味雷公藤涂膜剂组,每组 20 例。治疗组:雷公藤复方涂膜剂外用+中药辨证汤剂内服。对照组:单味雷公藤涂膜剂外用+中药辨证汤剂内服。使用时将涂膜剂涂于患者疼痛膝关节表面,每次涂 2 mL,每日 3 次。中药辨证治疗指根据患者的辨证分型服用汤剂,肾虚髓亏型用六味地黄丸加减,阳虚寒凝型用右归丸加减,瘀血阻滞型用化瘀通络汤加减,风寒湿痹型用独活寄生汤加减。用药时禁用非甾体抗炎药、皮质类激素药及其他含雷公藤的制剂,禁用其他各种外治法。疗程为 2 周。通过记录患者治疗前及治疗后每周的骨关节炎指数(WOMAC),包括三方面内容:关节疼痛严重程度(5 个问题)、关节僵硬(2 个问题)及生理功能情况(17 个问题)。其可以评估骨关节炎的症状(评分细则如下)。采用测定指数的目视模拟分级,即患者用一个 10 cm 的目视模拟尺,评价每一个问卷问题,每一问题 0~4 分,总指数积分用 24 个组成项目的积分总数来表示,WOMAC 分数越高,表示症状越严重,症状最严重的总积分可能为 96 分。研究结果显示,治疗 1 周后,治疗组关节疼痛分值减少 2.75,僵硬分值减少 1.05,关节功能分值减少 6;对照组关节疼痛分值减少 2,僵硬分值减少 0.75,关节功能分值减少 3.35。两组治疗前后 1 周比较,差异有显著性,治疗组在关节功能方面改善程度较对照组为优。治疗 2 周后与治疗前相比,两组患者的 WOMAC 评分值进一步减少,治疗组关节疼痛分值减少 5.45,僵硬分值减少 2.05,关节功能分值减少 12;对照组关节疼痛分值减少 4.05,

僵硬分值减少 1.6,关节功能分值减少 7.9。两组治疗前后 2 周比较,差异有显著性,且治疗组在疼痛及关节功能方面改善程度较对照组为优。这表明雷公藤复方涂膜剂与单味雷公藤涂膜剂用于治疗膝骨关节炎,均可减少患者 WOMAC 关节指数中关节疼痛、僵硬及功能分值,治疗组在缓解关节疼痛及改善功能方面较对照组为优。

四、贴膏剂

贴膏剂系指药物加入适宜的基质和基材中制成的用于局部治疗的一类片状中药外用贴剂,包括橡胶膏剂、凝胶膏剂、贴剂等。与软膏剂、乳膏剂等剂型相比较,贴膏剂具有给药方便、易于清除、不污染衣物等特点。

(一)雷公藤贴膏剂治疗类风湿关节炎

陈兴华[103] 将雷公藤 50 g,生川乌 50 g,生草乌 50 g,黄芪 50 g,独活 50 g,桑寄生 50 g,秦艽 50 g,防风 50 g,白芍 50 g,杜仲 50 g,桃仁 50 g,当归 50 g,乌梢蛇 100 g,用香油泡 7~10 d;红花 20 g,细辛 30 g,用香油泡 7~10 d;血竭 20 g、樟脑 30 g、冰片 20 g 打粉。再通过炼油、下黄丹成膏、去火毒、摊贴等工艺步骤制成,贴在患部或相应的穴位上。用手揾 2 min,不需要用火烤,膏药在人体热力的作用下软化后便紧紧地黏附在皮肤上。每贴可用 8~10 d,洗浴时可以先揭下,浴后再贴,可以反复揭贴数次,膏药不流不走,不污染衣物,方便清洁。3 贴为 1 个疗程,一般治疗 2~3 个疗程,常能收到较好效果。

李瑞林[104] 制备了雷公藤乙酸乙酯提取物贴膏,并对选择的 22 例典型类风湿关节炎患者的疼痛关节 49 个、肿胀关节 48 个进行临床观察。给药 1 d 的起效率为 77.27%(17/22),按疗程给药后,雷公藤贴膏对疼痛关节的止痛率为 93.88%(46/49),对肿胀关节的消肿率为 95.65%(44/46),对患病早期、中期的关节治疗有效率为 100%,而对晚期患病关节有效率为 71.43%。有少数患者在贴敷过程中出现皮肤瘙痒、发红,长期贴敷后还会出现皮肤溃烂等不良反应。

(二)雷公藤贴膏剂治疗强直性脊柱炎

王静[105] 选择 60 例强直性脊柱炎患者作为研究对象,观察组 30 例,口服药为来氟米特片(20 mg,1 次/d)和白芍总苷胶囊(0.6 g,2 次/d)。同时予疼痛部位贴 2~3 片雷公藤膏药,3 d 更换 1 次,时间为 30 d;对照组 30 例,口服药同观察组。结果显示,观察组在试用该膏药 1 个月后强直性脊柱炎患者的活动性功能指数、疼痛视觉模拟尺、总体评价指标等有非常显著的改善,而对照组各项指标改善程度无统计学意义,两组组间疗效有显著差异,具有统计学意义。

研究表明,由高分子化学材料制成的基质与雷公藤粉末混合制成的雷公藤膏药符合临床使用需要,它降低了雷公藤的内服毒性,能够改善强直性脊柱炎患者的疼痛。

五、酒剂

(一)雷公藤酒剂治疗类风湿关节炎

张国红等[106]随机选取活动期类风湿关节炎(湿热痹阻型)患者60例,给予加味四妙丸联合雷公藤风湿酒治疗;活动期类风湿关节炎患者40例,给予雷公藤风湿酒治疗。两组均给予萘普生缓释胶囊对症治疗。其中治疗组给予雷公藤风湿酒与加味四妙丸,雷公藤风湿酒由河北省邢台县医院制剂室提供,为雷公藤带皮全根制剂等药物用纯高粱酒浸泡而成,含雷公藤浓度为12.5%,每次10 mL,3次/d,服用时搅拌适量蜂蜜。加味四妙丸组成为苍术15 g,黄柏12 g,薏苡仁30 g,川牛膝15 g,防己12 g,木瓜15 g,萆薢15 g,威灵仙15 g,秦艽15 g,延胡索15 g,地龙15 g,乌梢蛇20 g。上肢疼痛者加桑枝30 g,片姜黄15 g;膝关节肿热疼痛者加土茯苓60 g,络石藤30 g,皂角刺15 g;双下肢浮肿者加益母草30 g;四肢小关节肿热疼痛者加肿节风30 g;关节屈伸受限者加伸筋草15 g,透骨草15 g;伤阴者加女贞子30 g,墨旱莲30 g;胃嘈杂、反酸者加乌贼骨10 g,白及30 g;纳差者加焦麦芽、焦山楂、焦神曲各10 g,鸡内金15 g,日1剂,水煎服。对照组给予河北省邢台县医院自制雷公藤风湿酒10 mL/次,3次/d,饭后蜜调服。两组同时给予萘普生缓释胶囊0.5 g,每晚1次,1个月为1个疗程。结果显示,治疗组治疗后总有效率为95.0%,对照组治疗后总有效率为92.5%,差异不大;治疗组不良反应情况发生率为10.0%,对照组不良反应发生率为7.5%,差异不大;但治疗组显效率为55.0%,明显高于对照组的17.5%。整体比较,治疗组临床效果更显著。这表明雷公藤风湿酒在治疗活动期类风湿关节炎时疗效明确,而且在联合应用加味四妙丸后可以大大提高显效率,同时副作用增加不明显。

张永国等[107]运用风湿逍遥散内服配合马钱子酒外擦治疗56例类风湿关节炎,风湿逍遥散组成:麻黄、防风、苍术、香附、青皮、桃仁、红花各100 g,人参、黄芪、熟地黄、黑蚂蚁各200 g,秦艽、雷公藤、姜黄各150 g,烘干混合研细,每次12 g,每日3次,以米汤冲服,2个月为1个疗程。马钱子酒是以制马钱子50 g入1 000 mL纯包谷酒中浸泡15 d而制成的药酒,每日在相关穴位外擦2~3次。在治疗过程中,患者出现一过性肌肉僵硬或水疱现象,可稀释马钱子酒(加纯包谷酒一倍)或每日饮绿豆、甘草汤300 mL。结果表明,56例患者中近期控制37例,显效12例,有效4例,无效3例,总有效率为94.6%。

（二）雷公藤酒剂治疗强直性脊柱炎

姚万仓等[108]运用雷公藤药酒治疗 145 例强直性脊柱炎患者,治疗组单用雷公藤药酒 10 mL(每毫升相当于雷公藤 16 mg 浸泡),每日 2 次,饭后服用。症状改善后减量维持 5 mL,每日 2 次,疗程 1 年。对照组给予柳氮磺吡啶口服,治疗组单用雷公藤药酒,其为宁夏回族自治区第二人民医院生产,以雷公藤根为原材料与白酒浸泡制成。结果表明治疗组 145 例强直性脊柱炎的治疗总有效率为 93.8%,能减轻早期强直性脊柱炎患者的外周关节症状与中轴关节症状,同时放射学表现也取得了改善。

程惠琴[109]认为雷公藤药酒能有效控制强直性脊柱炎临床病情。其观察研究 2005 年 1 月至 2007 年 3 月使用雷公藤药酒治疗强直性脊柱炎患者 46 例,每日服用雷公藤药酒 5 mL(每毫升相当于雷公藤 6 mg 浸泡),患者在服用雷公藤药酒的同时按病情需要服用非甾体抗炎药。结果显示,临床症状缓解率为 73.00%,临床总有效率为 93.80%。

袁作武[110]给予 120 例强强直性脊柱炎患者雷公藤酒和壮筋活血片治疗,30 d 为 1 个疗程,观察 2 个疗程。结果显示,临床缓解 47 例(39.17%),显效 50 例(41.67%),好转 21 例(17.50%),无效 2 例(1.67%),总有效率为 98.33%。关节疼痛、外周关节肿胀指数、功能障碍等,在使用雷公藤酒和活血壮筋片治疗后均具有显著改善。

第三节　雷公藤单味药治疗风湿病临床研究

雷公藤具有消肿止痛、祛风通络之功效,其活性成分雷公藤多苷具有类固醇样效应,具有良好的抗炎、免疫抑制作用,作为类风湿关节炎的二线治疗药物已有数十年的应用历史。此外,最近几年内,还被广泛应用于其他风湿病如强直性脊柱炎、系统性红斑狼疮等的治疗。

一、雷公藤单味药治疗类风湿关节炎

李展斌等[111]应用雷公藤饮片联合注射用重组人 II 型肿瘤坏死因子受体——抗体融合蛋白治疗 80 例类风湿关节炎患者,治疗后发现 ACR20、ACR50、ACR70 缓解率较高,且晨僵时间、DAS28 评分明显降低。这表明类风湿关节炎患者使用雷公藤饮片联合生物制剂注射用重组人 II 型肿瘤坏死因子受体——抗体融合蛋白治疗,能有效提高临床效果,改善晨僵等不良症状。

袁作武等[112]观察中药配伍对雷公藤治疗育龄女性类风湿关节炎临床减毒增效的作用。治疗组总有效率为97.50%;对照组总有效率为87.50%。治疗后,两组关节肿胀数、关节压痛数、关节受限数、晨僵时间、实验室指标等较治疗前均有明显改善;且治疗组关节活动受限、ESR、血红蛋白、RF、血小板计数优于对照组。治疗组不良反应发生率为17.5%,且程度轻,药物耐受性好;对照组不良反应发生率为47.5%,且频发次数较高,程度较重。这表明中药配伍雷公藤治疗育龄女性类风湿关节炎不但能增加临床疗效,而且能降低雷公藤的不良反应。

王健[113]探讨雷公藤联合白芍总苷治疗对类风湿关节炎免疫功能的影响,持续治疗3个月,观察组治疗总有效率较高,晨僵时间、关节肿胀和压痛指数降低更为显著;两组治疗后CD3+、CD8+有明显升高,CD4+、CD4+/CD8+显著降低,均未出现严重不良反应。这表明雷公藤联合白芍总苷可有效改善类风湿关节炎患者免疫功能和症状体征,治疗效果和安全性均较好。

许武[114]研究雷公藤片联合白芍总苷胶囊对类风湿关节炎患者的疗效,结果发现,观察组总有效率与对照组比较;两组治疗后晨僵、握力、关节肿胀数、关节肿胀指数、关节压痛数、关节压痛指数均有改善;ESR、CRP、IL-6、IL-1β、TNF-α水平均较治疗前均降低,且观察组下降幅度大于对照组。这表明白芍总苷胶囊联合雷公藤片治疗类风湿关节炎疗效确切,能有效改善临床症状,减少炎症反应。

何小宇等[115]探讨雷公藤片治疗类风湿关节炎的临床疗效及安全性。结果发现,观察组总有效率(89.57%)明显高于对照组(80.44%),调节患者免疫功能的作用均优于对照组;观察组不良反应发生率23.33%(7/30),对照组26.67%(8/30)。这表明临床治疗类风湿关节炎患者的过程中,雷公藤片能显著调节患者免疫功能,而不增加患者的不良反应发生率。

乔欢等[116]比较雷公藤和雷公藤加逍遥散对CIA大鼠模型的治疗作用及肝损伤情况。雷公藤加逍遥散能抑制CIA大鼠的足肿胀,降低关节炎指数评分,增加大鼠体质量,降低IL-1β、TNF-α水平,显著抑制血清中ALT、AST水平。这表明雷公藤加高剂量逍遥散既可以治疗类风湿关节炎模型大鼠,又有对抗雷公藤致大鼠肝损伤的作用。

二、雷公藤单味药治疗强直性脊柱炎

邢芳等[117]探讨雷公藤煎剂与甲氨蝶呤联合柳氮磺吡啶治疗强直性脊柱炎的疗效及毒副作用,34例以雷公藤煎剂为主治疗,23例以甲氨蝶呤+柳氮磺吡啶为主治疗。结果表明,两组对强直性脊柱炎病情的改变均达到良好效果,X线片前后改变不明显,毒副作用甲氨蝶呤+柳氮磺吡啶组明显高于雷公藤组。这表明甲氨蝶呤联合柳氮磺吡啶治疗强直性脊柱炎具有与雷公藤煎剂相同的治疗效果,但毒副作用较单服雷公藤大。

三、雷公藤单味药治疗系统性红斑狼疮

张丽萍[118]观察雷公藤治疗 17 例系统性红斑狼疮患者的疗效,结果显效 9 例,有效 6 例,无效 2 例。这表明雷公藤对系统性红斑狼疮的疗效是满意的。

戴莲仪[119]用中药煎剂蛇龙煎加减联合雷公藤片治疗系统性红斑狼疮患者 30 例,结果显效 14 例,有效 12 例,总改善率为 86.7%。

彭学标等[120]探讨雷公藤治疗系统性红斑狼疮的免疫作用机制,结果发现,系统性红斑狼疮患者和正常对照组均有一定量的 NF-κB 活化,但系统性红斑狼疮患者 NF-κB 活性明显高于正常对照组,且活动期又明显高于非活动期。经雷公藤处理后,活动期系统性红斑狼疮患者 NF-κB 活性显著降低,与非活动期系统性红斑狼疮患者相当,但仍明显高于正常对照组。这表明雷公藤可能仅在某些环节抑制 NF-κB 的表达,可在系统性红斑狼疮治疗中发挥其免疫抑制作用。

虞海燕等[121]探讨雷公藤治疗系统性红斑狼疮的免疫作用机制,结果发现,雷公藤不仅能抑制系统性红斑狼疮患者 PBMC 对 PHA 诱导的增殖反应,也能抑制系统性红斑狼疮患者活化 B 细胞的自发增殖及葡萄球菌菌体诱导的静止期 B 细胞的增殖反应。另外,雷公藤还能明显地抑制系统性红斑狼疮患者 PBMC 的自发性 IgG 分泌及 r-IL2 诱导的 PBMC 的 IgG 分泌,进一步研究雷公藤对 PBMC 在商陆促有丝分裂素的刺激下对 IgG 分泌影响的时效关系。结果显示,在培养 0 h、24 h、48 h 和 72 h 加入雷公藤均能显示明显的抑制作用,而在 96 h 以后加入雷公藤则不呈现明显的抑制作用。这表明雷公藤治疗系统性红斑狼疮的机制可能在于它能对系统性红斑狼疮亢进的多个免疫环节起作用,不仅能抑制 T 细胞的功能,还能直接抑制亢进的 B 细胞功能,其抑制 IgG 产生的主要作用环节可能在于抑制 B 细胞的活化、增殖阶段,而不是分化、分泌阶段。

第四节　雷公藤提取物治疗风湿病临床研究

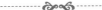

雷公藤来源于卫矛科植物雷公藤的根,具有消肿止痛、祛风通络之功效。雷公藤多苷、雷公藤甲素等雷公藤提取物,对非特异性免疫功能、特异性免疫功能

均具有抑制作用,被广泛应用于类风湿关节炎、强直性脊柱炎、干燥综合征、系统性红斑狼疮、白塞病等多种免疫性疾病的治疗中。

一、雷公藤提取物治疗类风湿关节炎

范文强等[122]探讨雷公藤甲素治疗类风湿关节炎的作用机制及安全性,结果发现,病理切片显示模型组大鼠踝关节内滑膜细胞显著增生,有单核细胞、淋巴细胞等大量炎症细胞浸润,新生毛细血管,骨小梁变细,软骨表面侵蚀严重。其余用药各组组织内病变程度较模型组明显减轻。给药后,甲氨蝶呤组、雷公藤甲素各剂量组大鼠关节肿胀度和关节炎指数较给药前明显减少。与模型组比较,甲氨蝶呤组、雷公藤甲素各剂量组 $CD4^+Foxp3^+$ 调节性 T 细胞和 $CD4^+CD25^+$ 调节性 T 细胞均升高;与模型组比较,甲氨蝶呤组、雷公藤甲素各剂量组大鼠血清 IL-10、TGF-β 水平升高,IL-17、TNF-α、VEGF、IFN-γ 水平降低;与模型组比较,甲氨蝶呤组、雷公藤甲素各剂量组大鼠踝关节组织 IL-10、TGF-β 表达明显增多,IL-17、TNF-α、VEGF、IFN-γ 表达明显减少,各组血清 ALT、AST 水平差异无意义。这表明雷公藤甲素能够明显改善 II 型胶原诱导类风湿关节炎大鼠的关节肿胀情况,作用机制与促进 IL-10、TGF-β 表达,增加调节性 T 细胞比例,抑制 IL-17、TNF-α、VEGF、IFN-γ 表达有关,并且无明显肝毒性。

蔡灯塔等[123]研究雷公藤甲素联合来氟米特对类风湿关节炎患者血清因子水平情况、临床疗效的影响,在经过 12 周治疗后,雷公藤甲素联合来氟米特组患者的 ESR、CPR 显著低于来氟米特组,而 RF 显著较高;来氟米特组显效率、有效率低于雷公藤甲素联合来氟米特组,而无效率显著较高。这表明雷公藤甲素联合来氟米特对于改善类风湿关节炎临床症状与患者血清中炎症因子水平,具有良好的效果。

屈飞等[124]研究发现佐剂性关节炎模型组大鼠血清 PGE_2 明显较高,经过雷公藤甲素、来氟米特、雷公藤甲素联合来氟米特配伍治疗后,血清中 PGE_2 含量均发生不同程度的下降,且雷公藤甲素联合来氟米特配伍组 PGE_2 降低最为显著。这表明两者配伍后能够显著降低大鼠血清中炎症介质水平,减少关节破坏,从而缓解佐剂性关节炎大鼠的关节炎症状。

杨锐等[125]发现雷公藤甲素可以通过抑制人脐静脉内皮细胞(Human Umbililal vein endothelial cells, HU-VECS)的增殖、迁移、侵袭、小管形成,从而达到抑制血管生成的目的,在体内可以通过抑制 VEGF 的生成而减少新生血管的生成。

Kong 等[126]用雷公藤甲素干预 CIA 大鼠,发现其能显著减少血管生成因子 TNF-α、IL-17、VEGF、VEGFR、血管紧张素 I、血管紧张素 II 和内皮细胞 TEK

酪氨酸激酶的表达,同时也在蛋白水平上抑制 IL‐1β 诱导的 ERK、p38 和 JNK 的磷酸化。结果首次表明雷公藤甲素能下调血管生成活化剂和抑制有丝分裂酶原激活的蛋白激酶活化下游信号转导通路,在类风湿关节炎中的具有抗血管生成作用。

王伟东等[127]以佐剂性关节炎大鼠为实验模型,通过药理、病理、免疫组化检测等方法,从整体、炎症因子、组织形态、蛋白等水平研究,发现雷公藤甲素可明显降低滑膜组织中 TNF‐α 的表达,抑制大鼠滑膜中新生血管的生成。

夏卿等[128]通过雷公藤甲素含药血清对大鼠 FLS 进行体外培养,观察对大鼠 FLS 的增殖及巨噬细胞抑制因子表达的影响。结果表明,雷公藤甲素可明显抑制 FLS 的增殖,降低滑膜细胞上清液巨噬细胞抑制因子 C 的表达,下调巨噬细胞抑制因子基因表达。由此推测雷公藤甲素可能通过抑制炎症因子巨噬细胞抑制因子的释放,减轻细胞因子对滑膜细胞和软骨细胞的刺激,抑制滑膜细胞异常增殖来发挥疗效。

Liu 等[129]研究表明,雷公藤甲素能够降低 CIA 模型大鼠血清和炎症关节腔中 OPG 与 NF‐κB 配体的受体激活剂,并且在人成纤维滑膜细胞和外周血单核细胞共培养中得到证实。这说明雷公藤甲素能够通过阻止骨组织破坏缓解关节炎,抑制破骨细胞的形成。

邓媛等[130]分析患者雷公藤多苷对类风湿关节炎患者的疗效及 Ig、RF 的变化研究。结果发现,观察组患者关节疼痛程度、晨僵时间、关节肿胀数、关节压痛数明显较好;观察组患者治疗后 ESR、RF、HMGB1、SAA、Ig 水平低于对照组。这表明雷公藤多苷治疗类风湿关节炎,可降低患者 ESR、RF、HMGB1、SAA 水平,改善患者的临床症状及免疫功能指标,且不增加不良反应。

陈锦然[131]探讨类风湿关节炎采用雷公藤多苷与甲氨蝶呤联合治疗的效果。治疗后,两组患者的关节压痛数、关节肿胀数、RF、ESR、IL‐1、IL‐6 和血清 TNF 水平均较同组治疗前显著降低,而研究组明显较低;研究组的不良反应发生率为 19.05%,低于对照组的 33.33%。这表明雷公藤多苷与甲氨蝶呤联合治疗类风湿关节炎疗效确切,可显著改善患者临床症状和炎症反应,且不良反应发生率较低。

刘佳等[132]研究新雷公藤衍生物雷藤舒[(5R)‐5‐hydroxytriptolide, LLDT‐8]对 TNF‐α、IL‐17 诱导的类风湿关节炎患者 FLS 信号转导通路的调节作用。结果发现,LLDT‐8 干预 TNF‐α 联合 IL‐17 诱导类风湿关节炎成纤维样滑膜细胞(rheumetoid arthritis-fibroblast-like synoviocytes, RAFLS)后差异表达基因共 408 条,其中上调基因 119 条,下调基因 289 条;LLDT‐8 能调控 TNF‐α 联合 IL‐17 诱导的 RAFLS 的细胞因子受体通路、趋化因子信号转导通路、TLR 信号转导通路、TNF 信号转导通路、NF-κB 信号转导通路、JAK/STAT 信号转导通路等多条类风湿关节炎相关通路。这表明 LLDT-8 可能通过双向调节细胞因子受体通路、趋化因子信号转导通路,下调 TLR、NF-κB、JAK/STAT 等信号转导通路达到抗类风湿关节炎作用,为进一步临床运用提供实验依据。

二、雷公藤提取物治疗强直性脊柱炎

孙凤艳等[133]应用雷公藤多苷联合来氟米特治疗 62 例强直性脊柱炎患者,结果发现,研究组患者临床治疗总有效率为 93.54%,明显高于对照组的 70.96%,研究组关节压痛数、肿胀关节数及 ESR、CRP 明显低于对照组。

周全[134]应用雷公藤多苷联合注射用重组人 II 型肿瘤坏死因子受体——抗体融合蛋白治疗强直性脊柱炎患者,连续治疗 8 周。结果发现,治疗后两组患者 BAS-G 评分、BASDAI 评分、BASMI 评分、BASFI 评分及脊柱痛 VAS 评分均显著降低,治疗后两组患者 ESR、CRP 水平均显著降低,且观察组明显优于对照组。这说明雷公藤多苷联合注射用重组人 II 型肿瘤坏死因子受体——抗体融合蛋白治疗强直性脊柱炎能够有效提高患者的临床疗效,且用药安全可靠,值得临床推广运用。

梁志刚[135]观察雷公藤多苷治疗强直性脊柱炎患者的疗效。治疗后,观察组临床总有效率为 95.83%,高于对照组的 66.67%;观察组患者的脊柱痛评分为(33.52±6.12)分,低于对照组的(45.56±3.54)分。这表明强直性脊柱炎患者治疗过程中应用雷公藤多苷的临床疗效较为确切,可有效缓解患者脊柱痛。

王明杰[136]应用雷公藤多苷治疗强直性脊柱炎患者,结果实验组治疗有效率明显高于观察组,实验组不良反应发生率明显高于观察组。这说明强直性脊柱炎患者接受雷公藤多苷和来氟米特进行治疗,可保障患者取得良好的治疗效果。

刘树锋等[137]选取强直性脊柱炎患者 50 例,对照组给予柳氮磺吡啶片治疗,试验组给予雷公藤多苷片治疗。结果显示,试验组优良率明显高于对照组,表明雷公藤多苷片治疗强直性脊柱炎的临床效果显著。

贾天明等[138]研究雷公藤多苷对强直性脊柱炎的疗效。结果显示,治疗 3、6 个月后,两组 VAS 评分、BASDAI 评分、ESR 均降低。

袁建花[139]观察雷公藤多苷治疗强直性脊柱炎患者的有效率、发挥疗效的时间。结果发现,在第 12 周,42.11% 的患者达到主要疗效指标 ASAS20,而达到次要疗效指标 ASAS40 和 BASDAI50 的患者比例分别为 31.58% 和 26.32%。在第 12 周,BASDAI、BASFI、ESR/CRP 的改善具有统计学意义。在试验时有 10 例患者(45.45%)发生 24 例次不良事件,最常见的为胃肠道反应,其次为肝酶异常、血白细胞减少等,被研究者判断为与试验药物有相关性的不良事件,无严重不良事件。以上证明雷公藤多苷治疗强直性脊柱炎有一定疗效且有较好安全性和耐受性,多数副作用较轻。

纪伟等[140]将65例强直性脊柱炎患者随机分为试验组和对照组。结果发现,在治疗第3周,试验组病情改善达ASAS20和ASAS40的患者比例分别为73.3%、40%,高于对照组的30%、10%;在治疗第6周,试验组病情改善达ASAS20和ASAS40的患者比例分别为91.1%、77.8%,高于对照组的60%、35%。在治疗第3周,试验组的BAS-G、BASDAI、BASMI、BASFI、脊柱痛VAS评分均有改善;对照组在BAS-G、BASDAI、BASFI、脊柱痛VAS评分有改善。在治疗第6周,两组在BAS-G、BASDAI、BASMI、BASFI、脊柱痛VAS评分较治疗前均有好转;两组对比发现,试验组在BAS-G、BASDAI、BASMI、BASFI、脊柱痛VAS指标改善程度均优于对照组。得出雷公藤多苷片治疗强直性脊柱炎在短期内疗效优于柳氮磺吡啶肠溶片,且在短期内应用安全性较好。

彭旭玲等[141]将102例强直性脊柱炎患者随机分为两组,对照组51例予雷公藤多苷片治疗;治疗组51例予扶阳强脊散联合雷公藤多苷片治疗,连续治疗3个月。结果发现,治疗组总有效率为88.24%,对照组总有效率为66.67%;两组治疗后CRP、ESR、PGA、BASDAI、BASFI、脊柱痛VAS及夜间痛VAS评分均较本组治疗前降低,且治疗组均低于对照组;两组治疗后血清BMP-2表达水平均较本组治疗前降低,且治疗组低于对照组。这表明扶阳强脊散联合雷公藤多苷片治疗强直性脊柱炎,能明显降低患者血清BMP-2表达水平,提高临床疗效。

傅强等[142]将40例强直性脊柱炎患者随机分成两组,治疗组给予痹祺胶囊、雷公藤多苷片、美洛昔康分散片治疗,对照组给予雷公藤多苷片、美洛昔康分散片治疗,疗程为12周。结果发现,两组治疗后BAS-G、BASF、BASDAI、ESR、CRP及脊柱痛评分与治疗前比较,治疗组改善优于对照组;治疗组达ASAS20为18例(90%),达ASAS40为15例(75%),均优于对照组;胃肠不适的发生率方面,治疗组低于对照组。这表明雷公藤多苷片联合痹祺胶囊治疗强直性脊柱炎优于单用雷公藤多苷片治疗,且能降低雷公藤多苷片引起的胃肠道不良反应的发生率。

三、雷公藤提取物治疗干燥综合征

侯志铎等[143]研究雷公藤多苷对原发性干燥综合征的疗效,选取45例符合要求的患者,治疗24周后发现,共有40例患者完成临床观察,与基线相比,治疗12周和24周的患者干燥综合征疾病活动指数分值明显下降,眼干及关节疼痛症状也均有不同程度改善，IgG、ESR 和 CRP 的比率也逐步下降，口干症状改善则不显著，不良反应发生率为 16%，无严重不良反应。这表明雷公藤多苷对原发性干燥综合征有一定疗效，尤其是能改善眼干和关节痛症状，有效降低 IgG 和急性期反应物水平，安全性较好。

吴侗等[144]选取干燥综合征患者 60 例，对照组接受单用雷公藤多苷，观察组使用雷公藤多苷联合白芍总苷治疗。治疗后发现，观察组的总有效率为 90.00%，明显高于对照组的 63.33%；治疗后两组患者 ESR 和 CRP 水平均比治疗前明显下降，观察组 ESR 和 CRP 水平均比对照组明显较低；治疗后观察组全血黏度高切、低切和血浆黏度均比对照组明显较低。研究表明，单用雷公藤对干燥综合征有明显的治疗效果，在此基础上加用白芍总苷，则疗效更为显著。

王晓寒[145]将 98 例干燥综合征患者分为参照组与联合组，分别给予常规治疗、雷公藤多苷+白芍总苷治疗。治疗后发现，联合组治疗总有效率高达95.92%，参照组为 81.63%；治疗后两组唾液流率均显著升高，联合组药物毒副作用发生率稍高于参照组，但差异无统计学意义。研究表明，雷公藤多苷与白芍总苷联合治疗干燥综合征效果理想，还可显著提高唾液流率，且并不会显著增加药物毒副作用。

叶君等[146]探究雷公藤多苷联合白芍总苷与单用雷公藤多苷治疗干燥综合征的疗效，其中将单纯雷公藤多苷治疗应用在对照组中，将雷公藤多苷联合白芍总苷治疗应用在观察组中。结果发现，观察组的临床治疗效果（94.59%）要远远高于对照组（56.76%）；观察组治疗后的全血黏度高切及血浆黏度也优于对照组。

四、雷公藤提取物治疗系统性红斑狼疮

秦胜彪[147]选取 73 例系统性红斑狼疮患者为研究对象，分为对照组和研究组，对照组采用醋酸泼尼松治疗，研究组采用归芪地黄汤加减联合雷公藤多苷治疗。结果显示，研究组患者的治疗总有效率为 91.9%，高于对照组的 72.2%；治疗后，研究组患者的 SF-36 各维度评分均高于对照组；研究组患者的不良反应发生率为 5.4%，低于对照组的 25.0%。表明归芪地黄汤加减联合雷公藤多苷治疗系统性红斑狼疮效果显著，安全性高，可改善患者的生命质量。

兰君珠等[148]选取 76 例系统性红斑狼疮患者为研究对象，将其分为观察组和对照组，分别给予雷公藤多苷联合六味地黄丸治疗和雷公藤多苷治疗。结果显示，治疗 8 周后，观察组患者的治疗总有效率为 94.7%，对照组为 76.3%，观察组患者的临床疗效显著优于对照组。这表明雷公藤多苷联合六味地黄丸治疗系

统性红斑狼疮,可有效纠正患者的免疫紊乱状况,有效控制炎症反应,改善皮损,提高临床治疗效果,安全性高。

唐若余等[149]选取 68 例系统性红斑狼疮患者作为研究对象,两组患者均给予相同的对症处理,治疗组在此基础上采用来氟米特片、雷公藤多苷片联合中药滋阴补血方治疗,对照组采用糖皮质激素治疗。结果显示,治疗后治疗组的治疗总有效率为 91.67%(33/36),对照组的治疗总有效率为 87.50%(28/32);采用SLE-DAI 比较,治疗组的疗效达标率为 80.5%(29/36),对照组的疗效达标率为84.34%(27/32);治疗组的消化道副作用、肝肾功能损害及心脑血管副作用的发生率分别为 27.8%、5.6%、13.9%,均明显低于对照组的 56.3%、28.1%、37.5%。这表明采用"三联疗法"与激素治疗(经典疗法)对病情的控制相当,但是相较而言,"三联疗法"疗效确切且安全,能够有效减少治疗副作用,改善患者生活质量及提高其依从性。

王萍[150]将 80 例中度活动型系统性红斑狼疮患者分为两组,对照组在常规治疗的基础上加用醋酸泼尼松治疗,试验组在对照组基础上使用雷公藤多苷治疗。结果发现,试验组的临床有效率为 95.0%,对照组的临床有效率为 80.0%,试验组临床有效率高于对照组。这表明使用雷公藤多苷联合激素治疗中度活动型系统性红斑狼疮临床效果显著。

李茜等[151]选取中度活动型系统性红斑狼疮患者 87 例,将其随机分为观察组(44 例)和对照组(43 例),对照组给予醋酸泼尼松,观察组在对照组治疗的基础上给予雷公藤多苷。结果表明,观察组总有效率为 90.91%,高于对照组的 79.07%;治疗后两组血小板计数、尿蛋白、抗双链 DNA、补体 C3 和 C4 水平均较治疗前改善,观察组改善更明显。

刘谓等[152]将 79 例中度活动型系统性红斑狼疮患者随机分为观察组(40 例)和对照组(39 例),在应用醋酸泼尼松基础上,观察组给予雷公藤多苷,对照组给予甲氨蝶呤。结果表明,观察组总有效率(87.5%)高于对照组(66.7%);两组治疗后 24 h 尿蛋白、补体 C3、SLE-DAI 评分均较治疗前降低;观察组治疗后 24 h 尿蛋白水平低于对照组;观察组月经紊乱发生率(20.00%)高于对照组(2.56%)。这表明醋酸泼尼松联合雷公藤多苷治疗中度活动型系统性红斑狼疮的疗效优于联合甲氨蝶呤,且不良反应轻。

陈怡[153]将 82 例系统性红斑狼疮患者分为对照组和观察组,对照组给予醋酸泼尼松+硫酸羟基氯喹治疗,观察组在对照组基础上给予雷公藤多苷治疗。结果表明,观察组治疗有效率为 92.50%,高于对照组的 73.17%;观察组治疗后 SLE-DAI、TC、TG、LDL-C、IgG、抗双链 DNA 低于对照组,HDL-C、补体 C3 高于对照组;观察组治疗后 IL-8、IL-10 低于对照组;观察组不良用药反应发生率为 56.10%,低于对照组的43.90%。这表明雷公藤多苷联合醋酸泼尼松、硫酸羟基氯喹治疗系统性红斑狼疮可降低炎症、血脂水平,调节免疫机制,效果确切,患者均可耐受。

五、雷公藤提取物治疗白塞病

杨怀珠等[154]观察雷公藤多苷片对白塞病患者的影响。结果发现,白塞病患者血浆一氧化氮、sICAM-1 及 sVCAM-1 表达水平均高于正常对照组;雷公藤多苷治疗后,一氧化氮、sICAM-1 及 sVCAM-1 表达较治疗前有不同程度下降。这表明白塞病患者存在血管内皮功能异常,雷公藤多苷通过抑制免疫反应来调节血管内皮细胞功能。

杜彩素等[155]运用雷公藤多苷片治疗 5 例白塞病女性患者,5 例均在治疗 2~3 周后溃疡减少,4~6 周后皮损全部消退,维持治疗 3 个月,同时使用维生素 C、维生素 E 等。全部病例随访 6 个月未见复发。治疗 3 个月后实验室检查:ESR、纤维蛋白原、IgG 均逐渐恢复正常。在治疗过程中未发现明显副作用。

张慧智等[156]予以 19 例白塞病患者口服雷公藤多苷片和维生素 AD 胶丸,在口腔溃疡、生殖器溃疡和皮损害方面取得明显效果:服药后 3 个月以内,主要症状消失;有效:服药后 3 个月以内,主要症状减轻,发作症状延长在 75% 以上,以后继续减轻;无效:不够上述标准者。结果发现,19 例患者显效 10 例,占 53%,有效 7 例占 37%,无效 2 例,占 11%,总有效率为 89%。

吕新亮等[157]将 58 例白塞病患者随机分成两组,对照组服用沙利度胺,治疗组服用沙利度胺+雷公藤多苷。结果发现,治疗组与对照组的临床显效率分别为 58.62%、31.03%,总有效率分别为 93.10%、60.87%,沙利度胺联合雷公藤多苷的总体疗效高于沙利度胺;治疗后血清 TNF-α 水平治疗组显著低于对照组。试验时,未出现严重不良反应。随访 1 年,治疗组复发 1 例,对照组复发 4 例。这表明沙利度胺联合雷公藤多苷治疗白塞病疗效显著,不良反应较少,患者依从性较高。

沈忠[158]给予 36 例白塞病患者沙利度胺联合雷公藤多苷治疗,治疗 12 周。结果发现,治愈 12 例,有效 21 例,无效 3 例,总有效率 91.67%,疗效满意。治疗后患者 ESR、CRP 明显好于治疗前。这表明沙利度胺联合雷公藤多苷治疗白塞病不良反应少,安全有效。

田军伟[159]选取 128 例白塞病患者,治疗组给予沙利度胺和雷公藤多苷联合治疗,对照组给予左旋咪唑治疗。结果发现,治疗组总有效率为 92.19%,对照组总有效率为 62.50%。这表明沙利度胺和雷公藤多苷联合治疗白塞病,可有效改善症状,提高临床疗效。

万玲等[160]对 50 例白塞病患者进行了回顾性研究。结果发现,白塞病以男性多见,好发于青壮年,初发部位以口腔多见,全身多个器官系统均可受累,但以口腔、生殖器、皮肤、眼和关节常见,针刺反应对白塞病特异性较高。26 例采用沙利度胺和雷公藤多苷联合治疗,24 例采用左旋咪唑对照治疗。沙利度胺联合雷公藤多苷组取得显著效果。这表明白塞病的临床谱广,诊断主要依靠临床表现,针刺反应阳性有辅助诊断意义,沙利度胺联合雷公藤多苷治疗效果显著。

王燕等[161]将 45 例白塞病患者分为两组,联合治疗组服用沙利度胺+泼尼松,对照组服用泼尼松。结果发现,联合治疗组总有效率为 92%,对照组总有效率为 70%,联合治疗能显著改善病情,且药物不良反应发生率低。

宋芹等[162]选取初治白塞病患者 30 例(白塞病组),给予雷公藤多苷,另设对照组 30 例。结果发现,白塞病组雷公藤多苷治疗 3 个月后血清 IL-1β、TNF-α 及 IFN-γ 水平较治疗前均明显降低;白塞病组,显效 10 例,有效 16 例,无效 4 例,有效率为 86.7%;治疗 3 个月后患者 ESR、CRP 水平均较治疗前明显降低。这表明雷公藤多苷可能是通过降低血清 IL-1β、TNF-α 及 IFN-γ 水平而达到治疗作用。

张丽[163]研究雷公藤多苷治疗 32 例白塞病的疗效。结果发现,32 例患者的总有效率为 87.5%。治疗前治疗组 IL-4 明显低于对照组,IL-6、IL-8 明显高于对照组;而治疗后治疗组 IL-4 明显高于治疗前,IL-6、IL-8 明显低于治疗前;治疗组 32 例患者治疗后 ESR、CRP 明显降低。这表明雷公藤多苷治疗白塞病疗效较佳,且可明显改善患者的免疫功能。

第五节　雷公藤治疗风湿病医案验案赏析

一、雷公藤治疗类风湿关节炎医案

(一)中草药雷公藤

案 1. 患者,女,46 岁,2016 年 3 月 22 日初诊。类风湿关节炎病史 2 年余,既往服用非甾体抗炎药及甲氨蝶呤、来氟米特等抗风湿药治疗,后因肝功能异常、胃溃疡停药。刻下:双手近端指间、右肘关节肿痛,遇风寒尤甚,局部肤温高,左肘关节已弯曲畸形,伸展受限,舌红,苔黄腻,脉细,纳可,二便调。实验室检查:血常规(-),RF 44.8 U/mL,CRP 103 mg/L,ESR 71 mm/h,ALT 86U/L,AST 72U/L。西医诊断:类风湿关节炎;中西诊断:痹证(寒热错杂证)。治宜祛风散寒、清热除湿止痛。

处方:防风 10 g,白芷 12 g,威灵仙 20 g,蜈蚣 3 条,桂枝 10 g,白芍 30 g,知母 10 g,黄柏 10 g,雷公藤 10 g,薏苡仁 30 g,延胡索 15 g,砂仁 4 g(后下),陈皮 10 g,炒桑枝 15 g。21 剂,水煎服,日 1 剂,早晚分服。

3 周后复诊,患者双手关节、右肘关节疼痛明显减轻,RF、CRP、ESR 下降,但仍有关节活动受限;原方加伸筋草 15 g 继服 2 个月,复查 RF(-),ESR 23 mm/h,CRP 15 mg/L,ALT 34U/L,AST 28U/L;原方调整继服 3 个月,复查血常规、肝肾功能、RF、CRP、ESR 无明显异常。门诊随访至今,患者关节疼痛未作。

按语:金实教授根据患者关节肿痛、遇风寒尤甚、局部肤温高、舌红、苔黄腻、脉细的特点,辨证为寒热错杂,治宜祛风散寒、清热除湿止痛,方选痹痛方合桂枝芍药知母汤加减,雷公藤加强通络之效,黄柏、薏苡仁、延胡索清热除湿止痛,陈皮、砂仁顾护脾胃[164]。

案 2. 患者,女,44 岁,2016 年 5 月 26 日初诊。自述 3 个月前无明显诱因出现双手指指间关节疼痛,渐伴双手背疼痛,足背疼痛肿胀。当地医院实验室检查:RF 106 IU/mL,ESR 95 mm/h,CRP 50.4 IU/L。西医诊断为类风湿关节炎,口服甲氨蝶呤、止痛药等,关节疼痛、肿胀减轻。1 个月前因不慎着凉出现症状加重,经当地医院治疗,效果不佳,经人介绍,前来就诊。现感双手掌指、指间关节疼痛,尤以中指近端指间关节肿痛为甚,伴屈伸不利,右足趾麻木,双手每日晨僵 1~2 h。双手掌指关节肿大变形,手指稍向尺侧倾斜。面色萎黄,微恶风寒,舌质淡,苔白腻,脉浮紧。西医诊断:类风湿关节炎;中医诊断:痹证(寒湿痹阻兼血虚证)。治宜散寒除湿、补血通络。

处方:当归 9 g,川芎 10 g,熟地黄 12 g,炒白芍 10 g,全蝎 2 g,鬼箭羽 12 g,青风藤 12 g,海风藤 12 g,鸡血藤 12 g,雷公藤 0.5 g,知母 6 g,石膏 12 g,桂枝 9 g,炒白术 12 g,炒谷芽 12 g。7 剂,水煎服,日 1 剂。并结合受累指间关节、掌指关节相应部位做针刀治疗。针毕常规按压创可贴贴敷并配合手法屈伸病变关节。嘱保暖防寒,勿食牛羊蟹肉;针刀治疗部位禁水 24 h 并口服抗生素 1 d。

2016 年 6 月 1 日二诊:双手指关节疼痛减轻,晨僵时间明显缩短,中指指间关节肿胀减轻,时有疼痛游走肩、踝关节。施以前方,酌加防风、防己,并做针刀治疗。

2016 年 6 月 8 日三诊：晨僵基本消失，关节肿胀不明显，掌指关节尺侧偏斜改善，关节痛减轻，无游走痛，诉口干，予前方去防风、防己，易熟地黄为生地黄。

继续调理至 2016 年 8 月 20 日，复查 RF 58 IU/mL，ESR、CRP 正常，仅右手中指指间关节疼痛尚存，嘱继续减量次服药，调饮食。

按语：患者初诊即表现为关节肿痛、变形，并见舌淡苔腻，此为痹久寒湿入络、阻滞经脉所致，故用鬼箭羽、"四藤"散寒除湿，通络止痛；因受凉病情加重，见恶风寒、脉浮，故以桂枝解表散寒、温通经脉。祛邪谨防伤正，故用四物、炒白术、炒谷芽调补正气；全蝎搜剔伏风；知母、石膏滋阴清热。《素问·评热病论》中"邪之所凑，其气必虚"，指出邪阻与正虚关系密切，本案邪滞指间关节则外施以针刀重泻邪气，通利经脉，助药力尽达病所。二诊见游走痛，为风无它邪可依而逃窜，故用防风、防己着重祛风外出。三诊见口干，故加生津之药[165]。

案 3. 患者，男，40 岁，2016 年 11 月 24 日初诊。自述 2010 年寒冬，打网球后出现双足后跟痛，当地医院验血结果显示，RF、ESR 均升高，遂诊断为类风湿关节炎，予消炎药，效果不佳。3 个月后变为手指痛伴游走性小关节疼痛，当地医院予柳氮磺吡啶、甲氨蝶呤并配合口服中药 1 年余，效易不佳。继服甲氨蝶呤、来氟米特、甲泼尼龙并配合口服中药，痛止 3 个月后复发，再服前药无效，又出现腕关节骨质疏松、脱发等副作用，遂停药任其发展。2015 年 5 月又突发腕关节疼痛，急往当地三甲医院，连续注射 10 针注射用重组人 II 型肿瘤坏死因子受体——抗体融合蛋白（益赛普）、2 针阿达木单抗注射液，均无效，疼痛如旧，终经人介绍前来就诊。现感右腕关节疼痛剧烈时有发热，伴手指关节游走性疼痛。2016 年 8 月 30 日血液检查示 CRP 28.8 IU/L，ESR 31 mm/h，CCP 370 RU/mL。外院 MR 示右手腕及掌骨多发囊状改变，腕关节囊增厚，周围软组织见肿胀。腕关节外观肿胀变形，屈伸不利以伸腕困难为主，主动伸腕<10°，舌淡红，苔薄微腻，脉细数。西医诊断：类风湿关节炎；中医诊断：痹证（风湿热痹兼痰瘀痹阻证）。治宜疏散风热，祛痰化湿，逐瘀通络。

处方：当归 9 g，川芎 10 g，生地黄 12 g，炒白芍 10 g，全蝎 2 g，鬼箭羽 12 g，青风藤 12 g，海风藤 12 g，鸡血藤 10 g，雷公藤 0.5 g，知母 6 g，石膏 15 g，桑枝 9 g，炒白术 12 g，炒谷芽 12 g。7 剂，水煎服，日 1 剂。并结合针刀依据"川"字 6 点定位治疗，针毕嘱自主伸腕即恢复至 15°，医嘱同前。

2016 年 11 月 30 日二诊：腕关节肿痛减轻，活动稍改善；游走性小关节疼痛发作次数减少。予前方酌加鬼球、威灵仙，并行针刀治疗。

2016 年 12 月 7 日三诊：腕关节肿消退，痛尚存，自主伸腕 30°，活动明显改善;时感腰膝酸楚沉重,游走性疼痛消失。予前方酌加川牛膝、炒苍术,并行针刀治疗,嘱继续服药。

按语:患者初诊表现为关节肿痛、变形时伴发热,并见舌红苔薄腻,此为痹久寒湿郁阻化热,凝结成痰瘀,阻滞经脉之象,故用"四藤"、鬼箭羽除湿化瘀通络;见关节游走性疼痛,知表证未解,故以桂枝解表散邪,全蝎搜剔伏风,四物、炒白术、炒谷芽补正气,知母、石膏滋阴清热。二诊见关节屈伸活动无明显改善,故用鬼球、威灵仙增强除湿通络之功。三诊见腰膝酸楚,故加川牛膝、炒苍术补益肝肾、除湿通络。清代王清任《医林改错》言:"痹证如水遇风寒,凝结成冰,冰成风寒已散。"此"冰"即痰瘀,叶新苗教授认为,久痹复久,则痰瘀凝结内外,非针刀外治则外"冰"不可除,内"冰"亦难消[165]。

案4. 患者,女,65岁,2013年3月12日初诊。患者于8年前开始出现四肢多关节对称性疼痛,双手指间关节、腕关节、肘关节、肩关节及膝关节反复红肿热痛,病情逐渐加重,院外查抗CCP抗体(+),RF(+),诊断为类风湿关节炎,先后予甲氨蝶呤片、来氟米特片、羟氯喹片、醋酸泼尼松及美洛昔康片等治疗(具体用法及用量不详),病情缓解不明显,为寻求中西医结合治疗就诊于本院。体格检查:双手指间关节梭形改变,双腕关节、右膝关节肿胀,压痛明显,活动不利。血常规示白细胞$7.8×10^9$/L、血红蛋白92 g/L、血小板$412×10^9$/L,ESR 85 mm/h,CRP 56 mg/L,RF 158 IU/L,肝肾功能正常。刻下:恶心,不欲饮食,胃脘部隐痛,腹胀闷,舌淡胖,苔白腻,脉细涩。西医诊断:类风湿关节炎。予甲氨蝶呤片每次10 mg,每周1次,口服;羟氯喹片每次0.2 g,每日1次,口服;吲哚美辛栓每次0.1 g,每晚1次,纳肛。中医诊断:痹证(脾虚湿阻型)。治宜健脾化湿,疏经通络。

处方:健脾通络方。柴胡15 g,白芍15 g,枳实20 g,炙甘草6 g,陈皮6 g,法半夏10 g,茯苓15 g,炒白术15 g,木香6 g,焦麦芽、焦山楂、焦神曲各20 g,砂仁6 g(后下),木瓜20 g,桑枝20 g。7剂,每日1剂,分3~5次服用,每次50~100 mL。

2013年3月19日二诊:患者饮食渐增,关节疼痛稍减。加黑骨藤10 g,并加白芍至30 g,继服半个月。

2013年4月2日三诊:饮食倍增,关节疼痛明显减轻,去焦麦芽、焦山楂、焦神曲、砂仁,加姜黄20 g、雷公藤20 g,继服3个月。

2013年7月2日四诊:患者关节疼痛基本消失,关节肿胀减轻,复查血常规正常,肝肾功能正常,CRP 6 mg/L,ESR 28 mm/h,RF 52 IU/L。继续巩固调治半个月,患者病情平稳,精神、睡眠、饮食可,生活起居正常。

按语:类风湿关节炎是一种发作与缓解交替出现的难治性风湿病,往往需要长期服药控制。本案患者因久病体虚,加上长期服用糖皮质激素、非甾体抗炎药等各种抗风湿药,导致脾虚越重,饮食越差,终致药食难进,病情加重,故治疗当从健脾入手,使脾胃健运,湿邪自化,经络可通,病可痊愈。方用四逆散健脾和胃,二陈汤加白术、木香、砂仁理气健脾化湿,焦麦芽、焦山楂、焦神曲健脾消食,木瓜、桑枝舒经通络。胃气恢复后,加用针对性较强的黑骨藤、白芍、姜黄、雷公藤等祛风活血通络,是谓标本兼顾,阴平阳秘,病情逐渐得以控制[166]。

案5.马某,女,58岁,2013年8月15日初诊。既往有类风湿关节炎病史20余年,近1周加重。现两肘膝以下小关节均疼痛呈针刺样,手指关节变形,肩及腰背亦痛,遇寒加重,查ESR、CRP均升高,舌暗红苔薄白,脉沉细。西医诊断:类风湿关节炎;中医诊断:痹证(风寒湿阻证)。治宜祛风散寒除湿,通络止痛。

处方:自拟二龙蠲痹汤加减。穿山龙20g,地龙15g,生龙骨、生牡蛎各15g(先煎),秦艽15g,桂枝12g,防风10g,川羌活12g,威灵仙20g,乌梢蛇15g,木通12g,鹿衔草15g,金雀根30g,制川乌12g(先煎),茯苓20g,雷公藤12g(先煎),鸡血藤20g,生晒参12g,牛膝20g,路路通15g,木瓜20g。21剂,水煎服,每日2次。

2013年9月5日二诊:关节痛、肩背痛减轻,舌淡红苔薄白,脉沉细,继服前方21剂。

2013年9月26日三诊:周身基本不痛,关节变形同前,舌脉同前,ESR、CRP基本正常,继服前方14剂巩固[167]。

案6.宁某,女,52岁,2013年8月29日初诊。30余年前因产后受冷风,全身关节、肌肉疼痛,诊断为类风湿关节炎。现周身关节疼痛,小关节为重,肌肤疼痛,腰腿疼痛,行走无力,畏风寒,舌暗苔薄白,脉沉细。西医诊断:类风湿关节炎;中医诊断:痹证(风寒湿阻、气血不足证)。治宜祛风散寒,除湿止痛,补益气血。

处方:自拟二龙蠲痹汤加减。地龙15g,穿山龙20g,秦艽15g,威灵仙20g,防风10g,生晒参10g,乌梢蛇15g,黄芪50g,当归15g,川芎10g,熟地黄20g,赤芍、白芍各15g,鹿角胶10g(烊化),木通12g,海桐皮15g,延胡索15g,忍冬藤15g,雷公藤12g(先煎),鸡血藤20g,透骨草15g。14剂,水煎服,每日2次。

2013年9月12日二诊:周身疼痛减轻,背部发僵发凉仍畏寒,舌淡红苔薄白,脉细。前方去延胡索、忍冬藤、防风、鸡血藤,加桂枝12g、茯苓20g、白术15g、炙甘草10g,继服7剂。

2013年9月19日三诊：周身基本不痛，不畏寒，舌淡暗少苔，脉弦细。前方去鹿角胶、木通、茯苓、白术、甘草，加山茱萸15 g、豨莶草15 g、鸡血藤20 g、桑寄生15 g，继服7剂巩固。

按语：栗德林基本方用自拟二龙蠲痹汤(穿山龙、地龙、秦艽、桂枝、威灵仙、苍术、羌活、人参、防风、乌梢蛇、泽泻)祛风除湿散寒、通络止痛，并酌加调和营卫、益气扶正之品。久痹痛缓则益气养血、健脾补肾为重，酌合活血化瘀、祛风除湿、散寒通络之品[167]。

案7. 张某，女，42岁，2015年7月21日初诊。主诉：周身多关节肿胀疼痛1年余，加重伴头痛4月余。患者1年前因受凉出现左足第一掌跖关节肿痛，未予规范治疗，病情迁延，渐累及双侧腕关节、肩关节、近端指间关节、膝关节，伴晨僵，就诊于风湿免疫科，确诊为类风湿关节炎，给予甲氨蝶呤12.5 mg，每周1次，羟氯喹0.3 g，每日1次，效果欠佳，近4个月患者出现头痛，以后枕部为著，偶见头晕，关节疼痛、肿胀加重，以双手指间、掌指、双肩、双腕、双膝关节处明显，局部灼热，晨僵，活动正常。发病以来患者精神一般，纳眠尚可，大便不成形，小便正常，舌质淡红，苔黄腻，脉弦数。实验室检查：RF 75.30 IU/mL，抗CCP抗体>1 600 AU/mL，ESR 10 mm/h，抗链球菌溶血素O试验(简称抗O试验)正常。西医诊断：类风湿关节炎；中医诊断：痹病(寒热错杂证)。治宜清热利湿，散寒通络止痛。

处方：青风藤9 g，苦参9 g，炒黄柏9 g，萆薢10 g，黄芪30 g，当归15 g，炒白术25 g，鸡血藤15 g，活血藤15 g，炒白芍15 g，赤芍15 g，制延胡索30 g，制川乌、制草乌各12 g(先煎)，蜈蚣1条，乌梢蛇10 g，知母10 g，蒲公英25 g，生地黄30 g，葛根25 g，雷公藤10 g(先煎)。10剂，水煎服，每日1剂。

2015年8月1日二诊：患者服药后头痛减轻，关节疼痛明显缓解，踝关节、指关节肿胀减轻，局部灼热减轻，晨僵好转。上方改鸡血藤25 g，蜈蚣2条，加土茯苓30 g、威灵仙15 g。

2015年8月14日三诊：患者服药后，病情逐渐缓解，无头痛，周身关节疼痛减轻，双膝关节及左足肿胀基本消失，轻度晨僵，纳可，眠可，二便调。上方继服1个月。

随访半年病情平稳。

按语：患者正气亏虚，因受凉外感寒邪，与风邪、湿邪相兼，刻下周身多处关节疼痛，久病失治，日久不愈，寒湿不去，郁而化热，气血凝滞，瘀阻脉络，见筋骨、肌肉不通则痛，伴头痛，舌质淡红，苔黄腻，脉弦数，证属寒热错杂。方中以"清络饮"(青风藤、苦参、黄柏、萆薢)为君，与寒凉性质之知母、生地黄合用，旨在寒能清热,取辛热之川乌、草乌、威灵仙,旨在热能散寒,大堆寒凉药与温热药合用,寒热平调,共达清热利湿、温阳散寒之效。青风藤味苦、辛,性寒,擅祛风除湿,舒筋活血,通络止痛;萆薢味淡薄带苦,性能流通脉络而利筋骨,风寒湿痹皆可除;《本草纲目》曰:"苦参、黄柏之苦寒,皆能补肾,盖取其苦燥湿,寒除热也";知母、生地黄源于知母地黄丸,寓滋阴清热,补益肝肾;黄芪、当归、炒白术源于李艳教授自创芪归术甘汤,补气养血健脾,活血通络;鸡血藤专通络中之血,又擅养血;活血藤祛风活络,又可散瘀消关节之肿胀,合用则活血养血止痛。赤芍、白芍、制延胡索合用可养血、凉血、活血,止痛效佳;蒲公英清热解毒,祛风除湿止痛;葛根舒筋止痛,威灵仙性猛急,走而不守,宣通十二经络,与葛根合用可通络止痛,解除头痛症状;土茯苓入络,解毒除湿,清利关节;雷公藤虽有毒性,但现代药理研究发现其对关节疼痛尤其是肌肉疼痛效果显著,但不宜久用;痹证日久当选用虫类药物,搜风剔络,"蜈蚣走串力最强,内而脏腑,外而经络,凡气血凝聚之处皆能开之",对晨僵、肿胀功效佳,乌梢蛇搜风逐湿通络,引诸药直达病所,自脏腑而达皮毛,又可防止寒凉药太过而伤阴,与蜈蚣合用可预防久痹成血瘀顽痹。本案以寒凉药、温热药为主,随症加益气、养血活血、止痛、引经之药。李艳教授治疗痹证用药精当,首从寒热入手,辨证论治,终达寒热平调,痹证乃除[168]。

案8. 患者,外籍,女,50岁,钢琴教师,2012年12月初诊。患者在当地确诊为类风湿关节炎已3年,初起时双膝关节反复积液,轮流抽取积液达7次之多,服解热镇痛药和免疫抑制剂,但病情仍进行性加重,特来求助于中医。初诊时患者双手、腕、肘、膝、踝关节肿痛,双手尺侧偏斜畸形,指关节晨僵至中午,左肘关节屈曲畸形,伸直受限,双膝双踝关节触之微热,其余关节局部皮温不高也不冷,腰背疼痛喜暖,不能转侧、下肢沉重乏力,步态不稳,生活不能完全自理,微畏寒,自汗较多。舌暗红,苔薄黄,脉弦。实验室检查: RF 20 IU/mL, CRP 72 mg/L, ESR 80 mm/h。西医诊断:类风湿关节炎;中医诊断:痹证(湿热痹阻证)。治宜健脾化湿、清热通络。

处方:黄芪60 g,薏苡仁30 g,白术15 g,山药15 g,茯苓皮30 g,生地黄30 g,生石膏60 g,知母15 g,金银花30 g,雷公藤20 g,独活15 g,续断15 g,牛膝15 g,桑寄生15 g,全蝎6 g,蜈蚣2条,白芍15 g,莪术15 g,肿节风20 g,焦麦芽、焦山楂、焦神曲各10 g,甘草3 g。7剂,同时配合清湿热加化痰瘀中药关节局部离子导入。

二诊时患者关节疼痛明显缓解,在上方基础上加减又服药20余剂,关节热肿渐消,关节活动度基本恢复,生活基本能自理,并能独自坐飞机10 h回国。患者回国后电话联系,从国内邮寄中药坚持服用10个月,生活已能完全自理,并从事少量工作。

三诊时患者腰背活动度恢复正常,左手近端指间关节、掌指关节,左腕、左肘、双膝、双踝关节微硬肿疼痛,局部不红不热,项背部疼痛,头腰转侧不利,双手晨僵数分钟,纳可,小便少,大便溏,自汗畏风,无恶寒发热,舌暗红苔黄腻,脉弦滑。实验室检查:RF 20 IU/mL,CRP 6 mg/L,ESR 18 mm/h。患者已属缓解期,症状及实验室指标基本正常,辨证仍为湿热痹阻证,治宜健脾化湿、补益脾胃、清热通络,住院治疗 1 月余诸证缓解,带药回国。

按语:本案患者症状以寒湿之象为主,如畏寒、腰背疼痛喜暖,关节肿胀晨僵,同时也有热象,如双膝双踝关节触之微热。有热象,即可先辨别是湿热痹阻而非寒湿痹阻。患者有一个特点就是下肢不怕冷,即使冬季取暖,病室内也只有20℃左右,但患者仅穿睡裙拖鞋,不穿长裤和袜子,而舌红暗苔薄黄、脉弦皆提示内有郁热,恶寒、自汗、乏力为气虚见症,故辨证为湿热痹阻、气阴两虚。治疗上扶正用健脾益气、滋补肝肾,祛邪用利湿、清热、通络。扶正用此法的原因:① 治湿必先健脾,用药以清补之品为主,如薏苡仁、山药、白术、茯苓皮,同时以大剂量的黄芪补气行气,助利湿通络之力;② 更年期女性生理特点为肝肾亏虚,滋补肝肾常用独活、桑寄生、续断、牛膝,既可强筋健骨又不滋腻助热。再重用白虎汤之石膏、知母,又在雷公藤、肿节风、金银花清热通络的基础上重用生地黄,取热痹宜养阴的清补法,是迅速控制炎症,扭转病势的关键。同时方中生地黄、白术、白芍与雷公藤、全蝎、蜈蚣配伍使用可降低后者毒副作用,便于守方常服,使疗效及安全性都得到保证[169]。

案 9. 方某,男,35 岁,2014 年 9 月 25 日初诊。半年前无明显诱因出现四肢肘、腕、膝关节肿胀、疼痛,午后 4 时至清晨 5 时较甚,伴四肢乏力。2014 年 6 月于上海交通大学医学院附属仁济医院确诊为类风湿关节炎,对症支持治疗后出院。近期诸症又起,双肘、腕、膝关节肿胀、疼痛剧烈,局部有轻微灼热感、压痛,晨僵大于 1 h,腕关节活动受限,行走困难,轻度畏寒,口渴,面色少华,四肢乏力,纳寐可,大便偏干。2014 年 6 月 16 日上海交通大学医学院附属仁济医院检查示 RF 111 IU/mL,ESR 56 mm/h,CRP 34 mg/L;2014 年 7 月 28 日检查示白细胞计数 10.1×10⁹/L,中性粒细胞百分比 79.3%,淋巴细胞百分比 14.8%,中性粒细胞绝对值 8.0×10⁹/L,血红蛋白 174 g/L。舌胖嫩略红苔白腻滑,脉弦滑数。西医诊断:类风湿关节炎;中医诊断:痹证(寒湿化热,久病致虚证)。治宜益肾温气,活血通脉,清络开痹。

处方:益肾清络活血方加减。炙黄芪 30 g,当归 15 g,活血藤 15 g,鸡血藤 15 g,苦参 9 g,青风藤 9 g,蔓荆子 10 g,知母 10 g,萆薢 10 g,黄柏 9 g,乌梢蛇

10 g,蒲公英 25 g,蜈蚣 1 条,雷公藤 10 g(先煎),制延胡索 25 g,秦艽 15 g,生地黄 30 g,全蝎 6 g,制乳香 12 g,制没药 12 g。10 剂,水煎服,日 1 剂。

2014 年 10 月 5 日二诊:服药后,四肢关节肿胀、疼痛明显减轻,灼热感消失,腕、掌趾关节受力后仍疼痛,晨僵小于 1 h,四肢仍觉乏力,舌淡胖嫩苔薄腻,脉弦滑。上方去蔓荆子、萆薢,加仙鹤草 30 g、穿山龙 30 g。14 剂,水煎服,日 1 剂。

2014 年 10 月 19 日三诊:服药后,四肢关节疼痛不显,受力后左腕稍有疼痛,晨僵小于 0.5 h,四肢乏力改善,舌淡嫩苔薄腻,脉细滑。2014 年 9 月 23 日外院检查示 RF 45 IU/mL,ESR 16 mm/h,CRP 9 mg/L。守前方化裁配水丸 1 料,随访半年未见关节疼痛复发[170]。

案 10. 汪某,男,37 岁,2015 年 1 月 27 日初诊。全身关节疼痛 1 月余,加重 2 d。患者 1 个月前无明显诱因下出现全身关节疼痛,左肩尤甚,双上肢抬举障碍,双手指肿胀,有灼热感,走路时双下肢疼痛,纳眠差,大小便调,口干欲饮,盗汗,舌红苔黄腻,脉弦。有血吸虫感染史。2015 年 1 月 27 日弋矶山医院查血生化:RF 12.2 IU/mL,抗 O 试验 44.5 IU/mL,CRP 46.63 mg/L,ESR 43 mm/h。西医诊断:类风湿关节炎;中医诊断:痹证(风湿热痹)。治宜清热利湿,通络止痛。

处方:苦参 9 g,青风藤 9 g,蔓荆子 10 g,萆薢 10 g,知母 10 g,黄柏 9 g,炙黄芪 30 g,当归 15 g,鸡血藤 15 g,活血藤 15 g,乌梢蛇 10 g,蒲公英 25 g,蜈蚣 1 条,雷公藤 10 g(先煎),制延胡索 30 g,生地黄 40 g,秦艽 15 g,14 剂。

2015 年 3 月 3 日二诊:病史同前。药后全身关节疼痛明显好转,双上肢抬举障碍缓解,双手指肿胀减轻,余无特殊不适。舌红苔薄,脉弦。中药守上方去蔓荆子,加白花蛇舌草 30 g,改川蜈蚣 2 条、乌梢蛇 15 g,继服 30 剂,以增强清热通络之功。

2015 年 4 月 5 日三诊:药后全身关节疼痛明显缓解。刻下关节无不适。舌淡苔薄,脉弦。2015 年 4 月 5 日皖南医学院弋矶山医院查血生化:RF 5.1 IU/mL,抗 O 试验 35 IU/mL,CRP 12.63 mg/L,ESR 20 mm/h,各项指标下降,症状明显缓解,为求巩固要求继续服用中药。

按语:李艳教授指出对于痹证的辨证应从病因入手,着重以寒、热辨证论治。本案痹病,以全身关节疼痛为主,双手指肿胀,有灼热感,伴口干欲饮、盗汗,舌红苔黄腻,脉弦,辨为热痹。乃感风湿热邪,袭于肌腠,壅塞经络,痹阻气血经脉,滞留于关节筋骨所致。

李艳教授拟"清络饮"验方,清热除湿,通络止痛。"清络饮"乃李济仁先生所研制的验方,已获中国发明专利。其主要组成为苦参、萆薢、黄柏、青风藤。苦参清热燥湿,祛风解毒,善疗肌肉肿痛;黄柏清热燥湿,泻火解毒,现代药理研究,其主要成分具有免疫抑制作用;萆薢利湿去浊,祛风通痹;青风藤祛风湿,通经络,具有抗炎、镇痛、解痉作用。该方性味合参,在药味配伍上兼具"辛以通络"的特点。该方随症加减,在临证中治疗热痹效果明显。同时实验研究证明该方具有抗炎、抑制络脉血管新生、改善软骨破坏等作用。本案热象明显,在"清络饮"基础上加蒲公英、秦艽清热解毒,祛风除湿,意在针对热痹的病因治疗。

李艳教授强调治痹以扶正为本。《灵枢·百病始生》云:"风雨寒热,不得虚,邪不能独伤人。卒然逢疾风暴雨而不病者,盖无虚,故邪不能独伤人。此必因虚邪之风,与其身形,两虚相得,乃客其形……"故对于痹证的治疗李艳教授强调以扶正为本,是故治病求本,先澄其正虚之源,并且扶正思想贯穿于痹病的始终。无论是新痹还是久痹,扶正补虚是必不可少的。本案中李艳教授用当归、炙黄芪、鸡血藤、活血藤、生地黄以益气养血滋阴,补虚扶正。李艳教授喜用大剂量黄芪,少则 20~30 g,多则超过 100 g,健脾补虚以扶正,其为治疗重要药物之一。当归养血活血,通补兼施,特别是虫类破瘀之品易伤血耗气,更应配伍当归、生地黄等。鸡血藤、活血藤均具有养血活血、舒经活络之效,临证李艳教授喜二药合用,鸡血藤善于养血,活血藤善于活血,二药合用使补血而不滋腻,活血而不伤正,常用于血虚而兼瘀者。生地黄清热凉血,养阴生津,性苦、寒,味甘,具有滋阴清热之效,尤适用于热痹。

李艳教授运用新安医学理论以通为法,善用通络法,重视活血化瘀,即"治风先治血,血行风自灭"。本方中用蜈蚣、乌梢蛇以搜风止痛。虫类药攻专力雄,性善走窜,为治久痹、顽痹之要药,临证中常需配伍党参、黄芪、当归等益气养血之品以防耗散其正。

李艳教授善用雷公藤治疗痹证。雷公藤具有祛风除湿、活血通络、消肿止痛之效,现代药理研究认为其具有抗炎、镇痛、抗肿瘤、抗生育、免疫调节等作用,实验指标可明显降低 RF 及 ESR,临床表现可明显缓解肌肉关节疼痛,是一味很好的"镇痛剂",抗风湿作用次于类固醇药物而优于其他抗风湿中药、西药,可替代大部分类固醇药物,减少依赖性和用量,停药后无反跳现象。无论寒痹、热痹均可用之,在短期内可获良效。雷公藤虽药效显著,但毒性不容忽视。临证需配伍黄芪、当归、党参等大量益气补血药以扶正祛邪,同时注意延长药物的煎煮时间以降低毒性。虚人内脏有器质性病变及白细胞减少者慎服,若必须长期使用雷公藤者需要定期复查肝肾功能。

本案为典型的热痹,全方共奏清热利湿通络,益气活血止痛之效,正合病机,效果明显[171]。

案11. 患者,女,60岁,2015年1月20日初诊。类风湿关节炎病史10年,伴糖尿病病史5年。近日类风湿关节炎病情复发,乏力,多关节疼痛加重,双手晨僵约半日,不恶寒,双手近端关节多处肿痛,压痛明显,右膝关节肿痛,皮温略高,双足跟、足底痛。实验室检查:ESR 90 mm/h,RF 68.5 IU/L。双手关节X线片示双手二、三近指关节虫蚀样改变,间隙变窄。舌淡、苔薄黄,脉细数。西医诊断:类风湿关节炎;中医诊断:痹证(湿热瘀阻,肝肾亏虚证)。治宜清热活血,补益肝肾。

处方:黄芪30 g,生地黄30 g,薏苡仁30 g,白术15 g,当归24 g,白芍15 g,金银花30 g,生石膏30 g,知母15 g,雷公藤20 g,独一味15 g,独活15 g,丹参15 g,乳香5 g,没药5 g,全蝎6 g,蜈蚣2条,桑寄生15 g,杜仲15 g,焦麦芽、焦山楂、焦神曲各10 g,甘草5 g。14剂,日1剂。

2015年2月4日二诊:关节疼痛明显减轻,余症同前。守方微调,考虑患者下肢痛为主,上方加续断15 g、牛膝15 g、枸杞子15 g以增强补益肝肾之力。

服用14剂后恶寒好转,晨僵、肿痛亦明显好转,ESR 35 mm/h,RF 38 IU/L。2015年3月电话随访,病情稳定。

按语:本案患者类风湿关节炎反复发作10年,久痹不除已致气血亏虚,肝肾不足。患者双手晨僵,不恶寒,关节痛处皮温略高,苔薄黄,均为湿热痹阻之象;双足跟、足底痛,脉细数为肝肾不足之征;乏力,舌质淡暗,为气血亏虚兼瘀。从清热活血通络,兼补气血、益肝肾之法立方。处方中黄芪、生地黄、白术、当归、白芍健脾益气,补益气血,扶助正气,以助祛邪外出;金银花、生石膏、知母清热;薏苡仁健脾清热利湿;丹参、乳香、没药活血化瘀;全蝎、蜈蚣搜剔通络祛痛;雷公藤、独一味、独活祛风除湿;桑寄生、杜仲补益肝肾;焦麦芽、焦山楂、焦神曲顾护脾胃;甘草调和诸药。全方清热活血通络,兼补气血、益肝肾,使祛邪不伤正,补益不留邪,共奏扶正祛邪之效[172]。

案12. 患者,女,60岁,2013年9月27日初诊。患者多关节肿痛反复发作10年,加重1个月。晨僵大于3 h,双手指、腕、膝关节肿胀疼痛,双肘变形、屈伸不利,腕、膝关节处皮肤发热,疼不可触,得冷则舒,唇干口渴,腰膝酸痛,肘部伸侧皮下结节,质硬,边界清,直径约1.5 cm,兼见反酸腹胀,纳食不香,舌红苔黄腻,脉沉细数。实验室检查:RF 237 IU/mL,ESR 124 mm/HR,抗核抗体谱均为阴性,肝肾功能正常。长期口服雷公藤10 mg,每日3次。西医诊断:类风湿关节炎;中医诊断:痹证(肝肾亏虚、湿毒壅络证)。治宜补益肝肾,清利湿毒。

处方：六味地黄丸合四妙丸加减。熟地黄20 g,苍术10 g,黄柏10 g,山茱萸10 g,山药10 g,薏苡仁30 g,牛膝10 g,络石藤30 g,忍冬藤30,泽泻8 g,牡丹皮8 g,茯苓8 g。14剂,水煎服,日1剂,分2次早晚服。同时予来氟米特20 mg,睡前口服1次;雷公藤10 mg,每日3次;美洛昔康7.5 mg,晚饭后口服1次;奥美拉唑20 mg,每日2次,饭前口服。

2013年10月11日二诊:患者双手指、腕、膝关节肿胀疼痛减轻,但按及腕、膝关节处皮肤发热,唇干口渴,腰膝酸痛,舌红苔黄,脉细数。原方加生石膏30 g(先煎)、知母10 g、桑枝20 g、豨莶草20 g,改熟地黄为生地黄20 g,以清利火热、祛湿通络。14剂,水煎服,日1剂,分2次早晚服。

2013年11月25日三诊:患者双手指、腕、膝关节肿胀疼痛,晨僵明显减轻,腕、膝关节处皮肤发热、腰膝酸痛减轻,唇干口渴症状消失,舌质略红苔白根厚,脉细。复查RF 183 IU/mL,ESR 74 mm/h,肝肾功能均正常。上方减生石膏、知母、黄柏,加地骨皮10 g、谷芽10 g。14剂,水煎服,日1剂,分2次早晚服。

2013年12月10日四诊:患者双手指、腕、膝关节肿胀疼痛,晨僵明显缓解,腕、膝关节处皮肤发热消失,肘部伸侧皮下结节减小,直径约1.0 cm,舌质略红、苔薄白,脉细滑。继用上方14剂,遂停用汤药,改口服六味地黄丸8粒,每日3次,继用来氟米特、雷公藤,病情稳定,门诊随诊。

按语:类风湿关节炎病程日久,邪气稽留,人体气血、阴阳、津液、精血及脏腑均可受损,以气血不足、肝肾亏虚常见,往往出现虚实夹杂证。机体正气虚,复感风、寒、湿之邪,正邪交争,郁久化热,窜入经络,舍于关节,形成湿热之毒,壅阻经络。方中熟地黄、苍术、黄柏补益肝肾,清热燥湿,一清一补,相得益彰,为君药;而山茱萸、山药、薏苡仁、牛膝为臣药,补而不腻,利湿而不伤正;络石藤、忍冬藤能清热解毒,且藤类缠绕蔓延,犹如网络,纵横交错,无所不至,其形如络脉,对于久病不愈,邪气入络者,可用藤类药通络散结,祛风除湿止痛;泽泻、牡丹皮、茯苓清泻肝、脾、肾三脏之虚火,制约熟地黄等药的药性,共为佐药。诸药合用,使壅塞络脉的湿热瘀毒清除,气血经络通畅无阻。若里热内盛者可加用生石膏或大黄,热解即停用,以防苦寒伤胃,亦可酌加陈皮、谷芽等健脾养胃之品[173]。

案13. 关某,女,45岁,2012年8月初诊。既往类风湿关节炎病史5年余,周身关节肿胀疼痛明显,曾服用甲氨蝶呤、雷公藤、中药汤剂等治疗,但病情改善不明显。现患者全身小关节及肌肉酸痛,游走不定,屈伸不利,晨起僵硬,遇冷或变天疼痛加剧,怕凉,恶风,汗多,胃纳可,睡眠差,大小便可,舌淡红、色暗,脉沉弦滑尺微弱。查体:血压130/80 mmHg;双手指多个关节肿胀变形。辅助检查:ESR 45 mm/h,RF 581IU/L,CRP 32 μg/mL,双手X线片示双腕及肘关节改变,符合类风湿关节炎改变。西医诊断：类风湿关节炎；中医诊断：尪痹(风湿痹阻证)。治宜疏风祛湿,活血通络。

处方：桂枝芍药知母汤加味。桂枝、知母、当归、川芎、桃仁、威灵仙各10 g,红花6 g,生地黄12 g,豨莶草、白芍、川乌(先煎1 h)、草乌(先煎1 h)各15 g,细辛(先煎1 h)、雷公藤(去皮先煎1 h)各20 g,马钱子(油炸)1个,桑枝30 g,日1剂。

服10剂后患者诸关节疼痛及怕冷有所好转,汗出减少。但患者睡眠差,食欲欠佳,遂将上方去桑枝、豨莶草、威灵仙,加酸枣仁15 g,知母10 g,茯神12 g,丹参20 g,木香、草豆蔻各6 g,以顾护脾胃。

再次服药8周后,患者诉关节疼痛明显减轻,睡眠明显好转,有口干,少许胃脘胀满不适,乏力,在上方基础上去酸枣仁、知母、茯神,增加生地黄、当归用量至20 g,加黄芪、丹参各30 g以加强扶正固本之效,入党参、白术各10 g,茯苓12 g,半夏、陈皮各6 g以增强脾胃运化之功。后每月均于门诊随诊,病情逐步改善。随诊4个月后患者双手关节肿胀疼痛已基本消失,无怕冷恶风,但遇天气变冷时仍有少许晨僵,关节疼痛轻度发作,但已可正常工作生活,无胃脘部不适。复查实验室指标RF 113 IU/L,CRP 5.4 mg/L,ESR 16 mm/h。裴正学教授认为,本病寒湿深,侵入骨,病情重,病程长,治疗疗程也需要较长时间,通常建议坚持服药治疗病情控制后,仍可将药物打粉,每日温水送服3~5 g,以巩固疗效,并门诊随访。

按语：现代医学非甾体抗炎药、激素、免疫抑制剂等对本病虽有一定的短期疗效,但尚无远期疗效,中医中药方法较多,效果明显。裴正学教授运用中西医结合治法,紧紧围绕"西医诊断,中医辨证,中药为主,西药为辅"的十六字治疗方针,在西医诊断明确的前提下对患者进行目的辨证,认为治疗本病可以桂枝芍药知母汤为基本方。另外,还可用独活寄生汤、复方桑枝汤、金牛白活汤、五米合剂、芍药甘草三藤瓜、桃红四物汤等加减权变。裴正学教授谓,"寒者阳气不足也,阳愈虚则寒愈甚""阳气者若天与日,失其所则折寿而不彰"。基于这些认识,在治疗类风湿关节炎时主张重用川草乌合剂,即川乌、草乌(均先煎1 h)各15 g,细辛(先煎1 h)20 g,马钱子(油炸)1个,雷公藤(去皮先煎1 h)20 g,此为所谓的"益火之源,以消阴翳",为裴正学教授治疗类风湿关节炎之特色。裴正学教授治疗类风湿关节炎的另一特点是应用活血化瘀药物,类风湿关节炎日久常有关节变形,疼痛固定之特征,裴正学教授认为是寒凝导致血瘀,治疗时常需加用当归、丹参、制乳香、制没药以活血通络。除此之外,还善用虫药、藤类药物搜剔经络,对久病体虚者,裴教授多加用当归、生地黄各20 g,丹参、黄芪各30 g

以扶正固本;在整个治疗过程中,时时不忘顾护脾胃,此亦为裴教授治疗本病之特色也[174]。

案 14. 陈某,男,53 岁,2006 年 2 月初诊。患者半年前因感冒引起类风湿关节炎,曾于某医院接受大剂量激素治疗,病情缓解不明显。慕名求治于杨仓良老师。症见双手指关节肿大,不能握拳,晨僵明显,肘、膝、踝关节肿痛,行走困难,双肩不能上抬,颈项活动受限并疼痛,舌质红偏胖、苔厚腻微黑,脉弦数。实验室检查:RF(+),ESR 120 mm/h,CRP(+)。X 线检查示双手指关节骨质疏松,关节周围软组织肿胀,腰椎骨质疏松。西医诊断:类风湿关节炎(难治性);中医诊断:痹证(湿热毒痹证)。治宜清热解毒,利湿泄毒。

处方:自拟雷公藤汤加减。雷公藤 18 g,商陆 6 g,赤芍、地龙各 10 g,防己、僵蚕、秦艽、络石藤、薏苡仁、滑石、甘草各 30 g,炒白术 15 g,茯苓 12 g,连服 10 剂,并配消炎痛栓,每日 2 次。

二诊:用药 10 d 后全身关节疼痛减轻,但见胃部不适,恶心,纳差,舌胖、苔白厚腻,脉弦。上方加藿香、佛手、厚朴各 10 g,继服 5 剂。

三诊:主症减轻,胃部不适消失,舌红、苔稍腻,脉弦缓。守方继服 50 剂,主症消失,可行走。为巩固疗效将二诊之方炼蜜为丸,每次 6 g,每日 3 次。

5 个月后,实验室检查:ESR 15 mm/h,诸症悉解。继续服药 1 年后停药,2012 年 3 月(6 年)随访,病情未反复,工作生活如常人。

按语:本病证属类风湿关节炎的湿热毒痹证,有感受外邪的病史,且急性发作出现湿热毒邪亢盛之象,故属于毒邪所致的毒痹证无疑。杨仓良教授在治疗上以清热解毒、利湿泄毒为治法,选具苦凉之性的雷公藤及苦寒之性且有毒的商陆为君,辅以赤芍、地龙清热凉血通络;防己、薏苡仁、滑石利湿泄毒,炒白术健脾利湿,使邪毒有去路;佐以络石藤、秦艽以清热祛风湿通络;以大剂量甘草为使,在达到解毒调和诸药目的的同时,发挥类激素样作用,缓解使用大剂量激素后所造成的副作用和戒断反应,从而起到标本兼治的作用。选用有毒中药为将为君,以其他抗风湿中药为辅,同时选兼顾治疗激素副作用的甘草为使,治疗病情复杂而严重的难治性类风湿关节炎,从而达到了近期、远期疗效均优的目的,体现了杨仓良教授用有毒之药治疗风湿病的独特和精到[175]。

案 15. 患者,男,55 岁,黑龙江省鸡西市人,2007 年 3 月 5 日初诊。关节疼痛 2 年余,加重 1 年。于 2002 年始发关节疼痛,时发时止,未予注意。于 2005 年疼痛加重,先是两肩关节疼痛,并有肿胀,活动稍有障碍,其后又有双侧膝关节、肘关节、腕关节疼痛,呈对称性、游走性、多关节交替性疼痛不休,持续不止。3 个月前始发热,37.6~38.0 ℃,持续不退。关节晨僵明显,手足指(趾)小关节疼痛、红肿逐渐明显,晚间疼痛尤甚,辗转反侧不能入睡,伴有气急、咳嗽,上楼、走路时呼吸不利,胸闷气粗,一般发热 38.2~38.8 ℃。经当地医院诊治,诊断为类风湿关节炎,治疗效果不显,遂到哈尔滨、北京、上海、广州等地的大医院进行治疗,经中、西医治疗数月,效果均不佳,且还诊断出"双肺下叶有间质纤维化"。因病势发展,病情较重,双侧上肢疼痛难忍,彻夜不眠,须服用止痛药,遂慕名到北京中医药大学国医堂治疗。刻下:经家人搀扶入诊室,痛苦面容,精神焦躁,情绪不安,坐立不稳,周身多关节肿胀疼痛,双肩疼痛不能高举,双髋关节疼痛不能下蹲,双侧肘、腕及手指肿胀,双侧手指不能屈曲握拳,双膝、踝关节疼痛。胸闷,气短,咳嗽,吐出白色泡沫痰少量,活动后加重,体温 37.8 ℃。查体:两肺下叶呼吸减弱,心前区有收缩期杂音,脉弦数,82 次/min,舌体胖大,有齿痕,白腻苔。实验室检查:RF 97.5 IU/mL,ESR 67 mm/h,CRP 1.2 IU/mL,抗核抗体(+)。西医诊断:类风湿活动期,两肺下叶间质纤维化;中医诊断:痹证(湿热型)。治宜清热利湿,降气通痹。

处方:宣痹汤合桔梗汤加减。木防己 12 g,薏苡仁 10 g,栀子 10 g,连翘 12 g,羌活 12 g,桑寄生 12 g,黄柏 10 g 忍冬藤 12 g,青风藤 12 g,海风藤 12 g,雷公藤 12 g,丹参 15 g,桔梗 15 g,北沙参 10 g,苏子 12 g,白前 10 g,茯苓 12 g,浙贝母 10 g,甘草 10 g。

方解:木防己苦寒祛风湿止痛;薏苡仁渗湿利水,健脾除痹止痛;栀子苦寒泻火除烦,清热利湿,祛三焦之热;连翘清热解毒,消肿散结,既可清体表之热又可消散肺之郁结;黄柏苦寒泻火,清热燥湿,既退虚热又舒筋缓急。此 5 味相配清热泻火,祛风胜湿,清散关节之肿痛,舒筋活络止痛,对发热关节疼痛之实热证最为适宜。而且本方大多为祛风湿止痛之品:桑寄生、羌活祛风胜湿,通络止痛,桑寄生又有强筋骨补肝肾功用,对长期痹证最为适宜;青风藤、海风藤、雷公藤为藤本植物,均有祛风湿止疼痛、通经活络的作用,为治风湿要药,又有免疫抑制的作用,对类风湿长期不愈,用之最为恰当;忍冬藤清经络中之风湿热邪而止疼痛,消除关节之红肿,舒筋骨活关节,而扫除肺中之积热。并配以丹参活血祛瘀、通脉止痛;茯苓健脾利湿、扶正以止痛固本,治肺中瘀热气喘;苏子止咳平喘、消痰降气,白前温肺祛痰、升气散结,两者相配有消痰止咳利肺气之功用;浙贝母清肺化痰、泻火散结;桔梗开肺气、祛痰浊、降气止咳喘,北沙参清肺养阴,益胃生津,寓泻浊于补肺之中,桔梗、北沙参配苏子、白前,既能泻肺中之痰浊,又能补肺气之不足,寓泻于补之中,对肺纤维化的消除起到良好作用;甘草为健脾调中之要药。

针灸取穴:合谷、曲池、大椎、定喘、肺俞、膈俞、至阳、命门、肾俞、血海、商丘、太溪、太冲。

方解：合谷、曲池、大椎为三大退热要穴，能清热解表而止痛。定喘、肺俞补肺气，止咳平喘，亦能缓解上肢疼痛；膈俞为血之会，血海为血之聚，益血而养肺阴；至阳为胸中阳中之阳，为阳气之最，增阳气补肺气，宽胸利膈，以缓解气促不宁之疾。此四穴共用，益血而补肺气，以促进肺纤维化的化解吸收而畅达肺气；命门、肾俞壮肾阳益肾阴，助命门之火，又能温肺而排浊。此方重在治肺平喘，从肺肾着手，肾为先天之本，内寓真阴真阳，是治哮喘等肺病之根本，肺为气之源，调肺气而止咳平喘，肾为呼吸之根，肺为呼吸之标，补肾而益肺，以缓解呼吸困难。

2007年3月12日二诊：服中药1周，针灸3次后，初见成效，肌肉疼痛已减轻，可以忍受，偶尔疼痛较明显，两前臂上举时疼痛明显，尚服用止痛药，晨僵明显，下午活动后，体温仍然增高，37.2~37.6℃，呼吸较平稳。脉弦数，舌体胖大，白腻厚苔。继续以清热利湿、补肺气而止喘促。因其发热稍缓，故上方去栀子、黄柏，而加炒杜仲12g，川牛膝12g，穿山龙12g，威灵仙10g，以增强祛风胜湿之力，针灸穴位随症加减。

2007年3月26日三诊：服中药2周后，症状明显好转，四肢关节疼痛已大减，虽然两肩胛关节尚有小痛，但不影响生活，双膝、腕关节已基本消肿，只有右手掌指关节尚有微肿，双手下垂时，肿胀较明显，体温36.8~37.2℃，脉弦细，厚腻舌苔已渐退。上方去连翘、防己、羌活，加鸡血藤、当归、泽泻以加强活血祛瘀渗湿利水之功。

2007年4月16日四诊：经过3周治疗，关节疼痛基本缓解，各关节肿胀均已消退，轻劳作也不疼痛，特别是肺中症状减轻，咳嗽基本停止，咳痰已极少，胸闷气急促已缓解，体温36.5~37.0℃，脉弦细，脉搏75次/min，舌体胖，白腻苔已退。上方去薏苡仁、白前、苏子，加百合12g，玄参12g，炙黄芪15g，党参10g，扶正补肺气，以增强体力。

上方加减治疗2个月，症状已基本消除，四肢关节无所苦，活动正常，呼吸平稳，无咳喘，体力恢复，精神好。经X线检查双肺下叶纤维化已基本吸收，家属甚喜。

按语：肺弥漫性间质纤维化，一般多发生在类风湿关节炎的晚期，可出现咳嗽、呼吸困难、气促、右心衰竭等表现，一般难以治愈。本案患者发生在患类风湿关节炎2年之后，病情较重，经西药治疗效果不明显，经中药针灸治疗4月余，不但其类风湿的症状及发热等明显得到缓解，同时肺纤维化消散。本案认为类风湿关节炎与肺纤维化的发病机制相同，只是反映的部位不同，故针药并用，治疗取效[176]。

案 16.患者,女,80 岁,北京市人,2005 年 4 月 30 日初诊。关节疼痛 1 年半,加重 1 个月。于 2004 年 12 月底,患"重感冒",发热 37~38 ℃,咽痛,周身关节疼痛,以四肢小关节疼痛为重,并有手腕、手指肿胀。初期以感冒治疗,未见明显疗效。3 个月后医院的实验室检查:RF 755 IU/mL,ESR 57 mm/h,CRP 90.4 IU/mL。经西药治疗(药名不详),症状未减轻,活动时疼痛明显,行走不便,2005 年 3 月初,于某医院住院。入院后的实验室检查:RF 1 126 IU/mL,ESR 113 mm/h,症状明显,各关节剧烈疼痛,尤以左腕右膝关节红肿明显,疼痛剧烈难忍,夜间尤甚,寝食不安。治疗 24 d,病情未能控制,疼痛依旧,遂出院。出院时 RF 1 290 IU/mL,ESR 67 mm/h,关节疼痛剧烈,仍服用甲氨蝶呤 6 片/周、柳氮磺吡啶 4 片/d 及止痛药,但均不见功效,遂来中医门诊求治。初诊时,经家人搀扶进入诊室,患者情绪激动焦虑,面容憔悴,行动不便,疼痛难忍,夜间难以入睡,饮食二便尚可。查体:双侧手腕及手指肿胀明显,屈伸困难,手指肿胀如小棒槌,两肩疼痛,前臂不能高举,晚上翻身困难,双膝关节肿胀,行路蹒跚,足踝亦肿胀,生活自理困难,体温 37.4 ℃,脉率 85 次/min,脉弦细数,舌体胖大有齿痕,舌质红,微黄腻苔。西医诊断:类风湿关节炎;中医诊断:尪痹(湿热留恋证)。治宜祛风胜湿,蠲痹除湿,补益肝肾,壮骨荣筋。

处方:化瘀蠲痹汤加减。黄芩 12 g,黄柏 12 g,防风 12 g,独活 12 g,桑寄生 12 g,川乌 8 g(先煎),青风藤 12 g,海风藤 12 g,雷公藤 12 g,络石藤 12 g,炒杜仲 12 g,川牛膝 12 g,土茯苓 12 g,穿山龙 12 g,威灵仙 10 g,炒白术 12 g,炙黄芪 20 g,党参 15 g,当归 12 g,炙甘草 6 g。28 剂,水煎服,每日 1 剂。

方解:本方以防风为主药,具有祛风胜湿、解痉镇痛的作用。《神农本草经》曰:"防风主治风行周身,骨节痛";黄芩、黄柏为苦寒泻热之品;独活、桑寄生为祛风胜湿之要药,桑寄生尚有补肝肾之功;川乌亦为祛风胜湿之要药,而且还有较强的消肿止痛功用;青风藤、海风藤、雷公藤、络石藤均为藤本植物,具有通经活络之功,其中雷公藤还具有清热解毒、消肿散积作用,络石藤亦有凉血消肿清热作用,对消除关节肿痛作用明显,现代药理研究证明其均有免疫抑制或调节免疫功能作用;穿山龙、威灵仙为祛风胜湿、通络止痛要药;茯苓、炒白术健脾保胃气,利湿消肿以固本;甘草调和诸药。

2005 年 5 月 28 日二诊:服药 1 个月,临床症状明显好转,体温 36.7 ℃,关节游走性疼痛亦轻。实验室检查:RF 从 1 290 IU/mL 下降为 680 IU/mL,ESR 113 mm/h,CRP 14.5 mg/L。患者已停服西药。

2005 年 7 月 28 日三诊:继服前方 2 个月,症状已大减,指趾疼痛已无,肿胀亦基本消除,关节游走性疼痛已止,左腕部、桡骨头部位早晨还有轻微疼痛,体力明显增强。实验室检查：RF 已降至 196 IU/mL，ESR 96 mm/h，CRP 10.7 IU/mL，上方减雷公藤、威灵仙、防风，加疏肝理气之香附、郁金、杭白菊。

2005 年 11 月 28 日四诊：连续服药 4 个月左右，症状已基本消除，一般情况良好，仅过度劳累时左腕不舒。实验室检查：RF 已降至 45.2 IU/mL，ESR 92 mm/h。

按语：本病患者是一名 80 岁高龄的老人，类风湿关节炎表现典型，RF 值特别高，说明其病理变化严重，免疫反应强烈，临床症状也是异常严重。经过中医药治疗 1 个月左右，RF 已降至 680 IU/mL，同时临床症状也减轻，又服中药 2 个月后，RF 又降至 344 IU/mL，临床症状又有明显好转。一般认为，本病的发病年龄以 20~45 岁为多发期，老年人则少见，尤其 80 岁以上的老年人更为少见，这是由于老年人体质下降，免疫功能亦逐年减低。本案 80 岁高龄患者免疫过亢，较为少见。其表现为多发性游走性关节疼痛，且疼痛严重，夜间更甚，辗转难以入睡，以至于影响患者的生活质量。服中药后 1 周即有缓解，2 个月症状大减，病情基本控制，肿胀基本消除，现已观察 1 年，未再发，患者生活质量提高，已达到临床控制程度[176]。

案 17. 王某，女，31 岁，1998 年 12 月初诊。患者以四肢大小关节肿胀疼痛 3 年收入院。症见双手指、肘、膝关节功能障碍，晨僵，天气变化时疼痛加重，痛喜热敷，头昏耳鸣，夜寐多梦，腰膝酸软，饮食欠佳，二便尚调，舌质淡红、苔白腻，脉弦细。每日服泼尼松 30 mg。实验室检查：ESR 55 mm/h，RF 1∶80。双手指、肘、膝关节 X 线片示双手指关节、肘、膝关节骨质稀疏，关节间隙变窄。西医诊断：类风湿关节炎（中期）；中医诊断：痹证（寒湿偏胜、肾精不足证）。治宜祛湿散寒，益肾填髓。

处方：乌头汤合八味地黄丸加减。制川乌、桂枝、海马、制乳香、制没药各 10 g，熟附片、羌独活、川芎、威灵仙、山茱萸各 12 g，雷公藤、炙甘草各 6 g，蜈蚣 2 条，鹿茸 5 g，茯苓、当归、熟地黄各 15 g。

服上方 5 剂，诸关节疼痛明显减轻，泼尼松减为 20 mg/d。继服上方 10 剂后，再减泼尼松为 10 mg/d，诸关节肿痛未见加重。继服上方 20 剂，双手指、肘、膝关节疼痛肿胀基本控制，功能明显改善，泼尼松顺利撤减停药。复查 ESR 20 mm/h，RF 1∶20。守原方去鹿茸，炼蜜为丸善后[177]。

案 18. 黄某，男，30 岁，2001 年 1 月 15 日就诊。双手腕关节疼痛、僵硬 2 年。1 年前曾在某医院诊断为"类风湿关节炎"，给予泼尼松、雷公藤等治疗 6 个月，症状稍有改善，后因出现明显胃肠道反应而停药。近半年，关节疼痛加重，晨僵明显，延医于王顺贤主任医师。查体：双手腕关节、近端指间关节明显肿胀，舌质淡红，有紫气，苔薄白，脉细。实验室检查：RF 1∶126，ESR 35 mmol/L。西医诊断：类风湿关节炎;中医诊断：尪痹(痰瘀痹阻证)。治宜祛风湿,化痰瘀,虫蚁搜风,扶正祛邪。

处方：枝藤散加味。麻黄 7 g,桂枝 10 g,苍术 10 g,防己、防风各 10 g,威灵仙 10 g,川牛膝 10 g,雷公藤 10 g,制胆南星 10 g,熟附子 10 g,寻骨风 10 g,大腹皮 10 g,露蜂房 10 g,全虫 5 g,虎杖 15 g,狗脊 12 g。14 剂,水煎服,每日 1 剂。

2001 年 1 月 27 日二诊：症状明显减轻,守上方化裁治疗 6 个月,关节疼痛、晨僵基本消失,RF 滴度正常。

按语：类风湿关节炎是自身免疫性疾病,为现代医学难题,属于中医学"痹证"的范畴。王顺贤教授认为其病机为人体正气不足,风、寒、湿邪侵袭人体,客于经脉,致痰瘀阻滞,治疗应针对风、寒、湿之邪,但对疼痛的治疗亦为重要,因止痛可明显减轻患者痛苦,王顺贤教授临床总结出治疗类风湿关节炎疼痛四法：首推麻黄、桂枝、附子;次选雷公藤;三用虫类药;后用活血化瘀剂。疗效卓著[178]。

案 19. 张某,女,57 岁,河南省安阳市滑县人,2015 年 7 月 11 日初诊。对称性多关节肿痛 3 年余,加重 2 个月。3 年前无明显诱因出现多关节肿痛,在某三甲医院确诊为类风湿关节炎,曾服甲氨蝶呤、来氟米特、泼尼松、非甾体抗炎药等,症状可部分缓解,但停药复发。2 个月前因停服泼尼松,症状反复,遂再加用泼尼松,但症状无明显改善,经人介绍前来就诊。刻下：双手近指关节、掌指关节肿痛,双手晨僵,持续一上午。全身拘急不适,静息时甚,活动后逐渐缓解,而且在阴天时症状加重。双膝关节肿痛,轻度畸形,不能完全直立行走。畏风怕冷,口干,纳眠差,大便黏滞,小便可。舌淡红、苔薄少,脉沉弱。实验室检查：RF 183.8 U/mL,ESR 105 mm/h。西医诊断：类风湿关节炎合并干燥综合征;中医诊断：尪痹(气血两虚证)。治宜益气养血,通络除痹。

处方：麻黄 9 g,苦杏仁 9 g,炒薏苡仁 40 g,炙甘草 6 g,炒白术 15 g,制附子 15 g(先煎),桂枝 12 g,白芍 30 g,黄芪 18 g,石斛 25 g,汉防己 10 g,三七粉 3 g(冲服),雷公藤 12 g,延胡索 30 g。7 剂,每日 1 剂,水煎服。原服用的甲氨蝶呤每周 1 次,每次 4 片,泼尼松每日 10 mg 继续使用。

2015 年 7 月 18 日二诊：服上药后症状有所缓解。刻下：双膝关节酸楚,左小腿酸楚不舒,双手晨僵及身体拘急,口干,唾液少,因咽干而致食物吞咽不利,大便仍黏滞不爽,小便可。舌脉如前,上方去延胡索,加鸡血藤 30 g,7 剂。

2015 年 7 月 25 日三诊：双手、双膝关节疼痛减轻,口干有所缓解,但身体拘急变化不大,畏寒怕冷,天气变化时加重,小便可,大便不爽。舌淡红、苔薄少,脉濡缓。一诊方去延胡索,加川牛膝 30 g,7 剂。

2015 年 8 月 3 日四诊：关节疼痛有所缓解，畏寒减轻，双膝酸沉，双小腿足三里处憋胀明显，腰僵，口干如前，纳食较前明显改善，睡眠佳，尿急，大便不爽，舌淡红、苔薄白，脉沉滑。一诊方去防己、延胡索，加淫羊藿 15 g，伸筋草 30 g，14 剂。

2015 年 8 月 19 日五诊：双手晨僵 30 min 左右，活动后逐渐缓解，关节疼痛继续好转，双膝及小腿憋胀基本消失，膝关节已可完全直立行走，活动也较强灵活，大便不爽好转，尿急无，舌脉如前。嘱其泼尼松改为每日 5 mg。此后以上方为基础加减，服药至 2016 年 2 月底，症状基本消失。停服泼尼松。为巩固疗效，处方：麻黄 9 g，苦杏仁 9 g，炒薏苡仁 40 g，炙甘草 6 g，制附子 15 g（先煎），桂枝 12 g，白芍 30 g，石斛 25 g，黄精 25 g，生地黄 25 g，麦冬 15 g，雷公藤 10 g。坚持服药至 2016 年 5 月底，症状未复发。

按语：类风湿关节炎病程较长，加之长期服用中西药物，或接受不规范治疗，每导致病因胶结，病机叠加，症状纷繁。本案西医诊断为类风湿关节炎合并干燥综合征，中医诊断为阳虚失于温运，湿邪留滞肌表，津液不能布化之证。阳虚是湿邪留滞之因，湿滞乃津液不润之本。故以麻黄杏仁薏苡甘草汤宣化在表湿邪以治其标，以桂枝加附子汤温补阳气、通达营卫以治其本，石斛、黄精、生地黄、麦冬、雷公藤、延胡索之属以对症治疗。药证相对，故能收到较为理想的疗效[179]。

案 20. 李某，男，46 岁，2013 年 1 月 24 日初诊（大寒后 4 d）。双膝肿痛10 年余，全身关节肿痛 1 年。患者自诉 10 年前无明显诱因出现双膝关节疼痛，当时无肿胀，活动后加重，休息后可缓解。未经系统诊治。1 年前出现双肩、肘、膝及手足小关节疼痛，双手、双足小关节肿胀，晨起关节僵硬感超过 1 h，脱发明显。于当地医院诊治，予阿法骨化醇、洛索洛芬钠、奥美拉唑、泼尼松、羟氯喹、乙酰半胱氨酸、来氟米特口服治疗，效果一般。现症见全身大小关节疼痛，双手指间关节、双膝关节肿胀，晨僵大于 1 h，每日上午 8～9 时发热，最高体温 38.9 ℃，全身皮疹，偶有瘙痒，热退则疹消，纳眠可，二便调。体格检查：体温 36.2 ℃，双肘关节伸直不能，双手握拳障碍，右踝关节、双手指间关节肿，雷诺征（+），全身散在红色粟粒状皮疹。舌红，苔黄厚腻，脉弦滑。辅助检查：双膝关节正侧位片示双膝关节轻度退行性变。ESR 22 mm/h，抗 CCP 抗体弱阳性，CRP 72.7 mg/L，RF<10.7 IU/L。西医诊断：类风湿关节炎；中医诊断：热痹（湿热毒盛证）。治宜清热解毒、利湿和营。

处方：甲氨蝶呤 7.5 mg 口服，每周 1 次；布洛芬 0.1 g 口服，每日 1 次；中药组方：金银花 30 g，大青叶 30 g，虎杖 30 g，白芍 30 g，甘草 12 g，雷公藤 15 g（先煎），青风藤 30 g，蜂房 9 g，猫爪草 15 g，猫眼草 15 g，肿节风 30 g，川芎 18 g，独活 24 g，柴胡 30 g，青蒿 30 g。18 剂，水煎服，每日 1 剂。

2013 年 2 月 11 日二诊：中药尽剂，复诊时疼痛明显减轻，停用布洛芬。晨僵小于 30 min，双手握拳程度略有改善，皮疹消退，胃脘偶有胀满不适。舌红，苔黄腻，较前改善。中药上方继服。

2013 年 5 月 13 日三诊：3 个月后，湿热渐清，病情缓解，改用雷公藤 9 g，白芍 30 g，肿节风 15 g，独活 15 g，虎杖 30 g，青蒿 15 g，甘草 12 g，黄芪 30 g，当归 12 g。水煎服，每周服用 2~3 剂，以防复发。

维持治疗 1 年后，病情未进展，实验室检查：ESR 12 mm/h，CRP 14.2 mg/L。嘱避免受凉淋雨、过度劳累等诱因。

按语：类风湿关节炎归属于中医学"热痹"范畴，辨治当分活动期与缓解期。活动期类风湿关节炎基本病机为湿热毒邪痹阻经络、筋脉、骨节，治疗上应宗《黄帝内经》"热者寒之"的治法，逆其湿热毒的病机特点，采取清热利湿解毒的方法。当湿热毒邪衰减大半之后，病情缓解，诸症减轻或消失，则进入缓解期。由于湿热毒邪未能尽除，残留于机体一定部位，伏而待发，遇有诱因即可使余毒复燃，出现再次发作，此即类风湿关节炎容易复发、缠绵难愈的主要原因。因此，缓解期的治疗仍继续以祛毒清热、利湿通络为主，佐以扶正，使余毒得清，伏邪得去，则患者不再受复发之苦[180]。

案 21. 韩某，女，46 岁，2009 年 8 月 13 日初诊。主诉：全身关节疼痛 20 d。疑 20 d 前感受潮湿致全身关节疼痛，以四肢关节为主，痛处不定，服双氯芬酸钠肠溶片未效，遂停药。症见双手指、腕、趾、踝关节肿胀疼痛、灼热，小腿肌肉痛，口渴不欲饮，乏力，纳呆，睡眠差，小便短赤，大便溏垢，舌质红苔厚腻微黄，脉滑数。查体：双手指、腕、踝、趾关节色红肿，局部灼热，压痛明显，关节周围皮肤未见环形红斑。实验室检查：RF(+)，ESR 66 mm/h，抗 O 试验阴性，CRP 16 mg/L。西医诊断：类风湿关节炎；中医诊断：痹证（风湿热证）。治宜祛风除湿，清热宣痹，通络止痛。

处方：四妙四藤汤加减。苍术 15 g，黄柏 10 g，薏苡仁 30 g，佩兰 15 g，雷公藤 30 g，忍冬藤 30 g，络石藤 30 g，青风藤 30 g，桑枝 15 g，防己 10 g，土茯苓 30 g，豨莶草 30 g，川牛膝 30 g，制乳香 6 g，制没药 6 g。14 剂，水煎服，日 1 剂。

2009 年 8 月 27 日二诊：服 14 剂后关节肿痛已明显减轻，灼热感消失，仍感乏力，纳呆，睡眠可，小便如常，大便溏每日 3 次，舌质淡红苔白微腻，脉滑。上方去防己、土茯苓、制乳香、制没药，加陈皮 15 g、白术 15 g、砂仁 10 g。继服 14 剂，上症消失，实验室检查：RF(-)，ESR 18 mm/h，CRP 4 mg/L。

按语：本案为类风湿关节炎急性期，症见关节红肿热痛，或见皮肤关节环形红斑，舌质红苔薄黄而干，或黄腻，脉濡数或滑数。袁占盈教授将此类证候归为痹证之风湿热型，并认为治疗痹证之发作期非大药重剂不能奏效，只要辨证准确，需药用大量、功专力猛、迅速奏效，从而逆转病势。四妙四藤汤是治疗湿热痹证的常用方，"四妙"即四妙散原方，"四藤"实为4味藤药组合，可随症选用，并非固定药物。方中"四藤"专走络达肢，祛风除湿，宣痹通络；加桑枝、豨莶草以助"四藤"祛风湿、通经络之效；加苍术、黄柏、薏苡仁、防己、土茯苓清热利湿以消肿止痛；加佩兰配薏苡仁以芳香化湿、健脾和中，并杜绝内湿之源；加川牛膝、制乳香、制没药活血祛瘀以通络止痛。诸药配合共奏祛风、除湿、清热、开痹之效。复诊时湿、瘀之痹减轻，故减去防己、土茯苓、乳香、没药等消肿止痛药，加陈皮、砂仁、白术以调理脾胃，一方面可防祛邪之剂伤脾碍胃之嫌，另一方面脾胃健旺可收化气生血之效，使邪祛而正不伤[181]。

（二）雷公藤复方

案1. 潘某，女，67岁，2017年6月29日初诊。患者反复全身四肢多关节肿痛2年余，加重1个月。患者双腕、双手掌指关节及近端指间关节肿痛伴晨僵大于1h，双膝关节疼痛肿胀稍伴屈曲畸形1月余，院外未规范诊疗，长期口服抗炎止痛药，关节肿痛迁延反复、逐渐加重，日常活动明显受限。外院检查：RF(+)，ESR 76 mm/h，CRP 49 mg/L，抗CCP抗体1 200 IU/mL。血、尿常规，肝、肾功能均正常。刻下：四肢多关节肿痛，触之稍有灼热感；心烦口渴、膝软乏力、腰背酸痛，行走、转侧困难；舌质红、苔薄黄腻，脉濡弱。西医诊断：类风湿关节炎；中医诊断：尪痹（肾阴亏虚，湿热痹阻证）。治宜补肾滋阴，清热利湿，通络止痛。

处方：生地黄15 g，山茱萸15 g，杜仲15 g，淫羊藿10 g，川牛膝9 g，黄柏12 g，苍术12 g，延胡索15 g，骨碎补10 g，忍冬藤15 g，薏苡仁30 g，川芎9 g，鸡血藤15 g，当归10 g，黄芪15 g，白术10 g，香附6 g，炙甘草10 g。水煎服，日1剂。配合西药：洛索洛芬钠片60 mg，每日2次，口服；甲氨蝶呤片10 mg，每周1次，口服；来氟米特片10 mg，每日1次，口服；复方雷公藤逐痛颗粒1包，每日1次，餐后口服。同时，何东仪医师嘱患者临睡前在肿痛的关节处涂擦秦氏消痹膏，以保鲜膜覆之，次日清晨揩去洗净，以配合内服药物共同起效。

2017年7月29日二诊：患者用药1个月后，四肢多关节肿痛及腰背酸痛症状较前减轻，晨僵时间减少，心烦口渴、乏力等症状基本消失，双膝、踝等下肢关节仍稍有肿胀。实验室检查：ESR 40 mm/h，CRP 25 mg/L。守上方并加茯苓皮15 g、葫芦壳15 g以利水消肿。

2017年9月29日三诊：患者继续服药2个月后复诊，诉周身骨痛不显，双腕、双手等关节肿痛明显减轻,双下肢关节肿胀消失,日常生活能够自理并可从事简单家务劳动。复查血、尿常规,肝肾功能均正常,ESR 27 mm/h,CRP 2.8 mg/L。嘱患者坚持按前方继续服药3个月巩固疗效,日常可习练关节养生操等进行综合调理。

按语:该患者罹患类风湿关节炎日久,院外未曾规范诊疗,失治误治,迁延至今。本案根据患者症情,辨病与辨证相结合,诊断为尪痹(肾阴亏虚、湿热痹阻证)。处方以生地黄、山茱萸、杜仲滋阴补肾;淫羊藿温煦肾阳,为阳中求阴之品;苍术、黄柏、忍冬藤清热利湿通络;川芎、川牛膝、延胡索、骨碎补、鸡血藤活血散瘀、通络止痛;当归、黄芪益气养血和血;白术、薏苡仁、香附、炙甘草健脾化湿、理气和中,并以茯苓皮、葫芦壳利水消肿。该方融类风湿关节炎之治法于一炉,标本兼顾,知常达变,稳中求胜,自是颇具匠心,效验亦丰[182]。

案2. 患者,女,57岁,2015年8月31日初诊。以"双手、肘、腕、膝、踝、跖趾关节疼痛肿胀17年余,再发加重1月余"为主诉入院。患者17年前无明显诱因出现双腕、掌指关节、指间关节发热、肿痛,双手屈伸受限,晨僵3 h,当地医院诊断为类风湿关节炎。给予中药口服、物理治疗等后,症状稍微缓解,后双肘、双膝、双踝、双跖趾关节均出现发热肿痛,晨僵明显,症状逐日加重,活动受限,为求进一步治疗就诊于我院。查体:双手第2、3指间关节均呈梭形肿胀,屈伸活动受限,双手握力减弱,双肘、腕、踝、跖趾关节肿胀明显,有按压痛,饮食可,舌红少苔,脉细。实验室检查:CRP 10.4 mg/L,RF 123.7 IU/mL,ESR 88 mm/h。西医诊断:类风湿关节炎;中医诊断:尪痹(肝肾亏虚证)。治宜补益肝肾,通络除痹。

处方:养血止痛汤。丹参15 g,鸡血藤15 g,生地黄10 g,秦艽6 g,香附10 g,桂枝10 g,乌药6 g,白芍10 g,怀牛膝6 g,五灵脂6 g,延胡索10 g,当归10 g,甘草3 g(药物均来自河南省洛阳正骨医院门诊药房)。15剂,水煎服,每日1剂,温服。西药给予口服塞来昔布胶囊,每次0.2 g,每日1次;雷公藤多苷片,每次20 mg,每日2次。嘱患者按时服药,坚持关节功能锻炼,注意关节避风寒及潮湿。

2015年9月17日二诊:患者自述全身关节处疼痛缓解明显,但双腕及双肘关节处仍肿胀伴活动不利,晨僵1.5 h,指间、掌指关节活动可,双手握力增强,饮食可,二便调,舌质红,舌红少苔,脉细数。实验室检查:CRP 5.4 mg/L,RF 67.2 IU/mL,ESR 42 mm/h。郭艳幸教授于原方中加防己10 g,继续服用15剂。因疼痛不明显停用塞来昔布胶囊,其余按原处方继续服用。嘱患者按时服药,坚持关节的功能锻炼,注意关节避风寒及潮湿。

2015年11月2日三诊:患者诉全身各关节疼痛、肿胀情况均缓解明显,晨僵 0.5 h,双手握力可,患者饮食欠佳,二便调,舌淡红苔薄白,脉细。实验室检查:CRP 3.4 mg/L,RF 32 IU/mL,ESR 28 mm/h。于原方中加党参 15 g、黄芪 15 g、升麻 10 g、山药 10 g,15 剂。雷公藤多苷片继服。嘱患者如无不适可按此方服药 3 个月,不适随诊。

3 个月后电话随访,患者晨僵、肿痛未发作。

按语:一诊时郭艳幸教授给予患者养血止痛汤补益肝肾,行气活血,强筋健骨;塞来昔布胶囊及雷公藤多苷片快速缓解患者疼痛及关节症状,提高治疗效果,消除患者心理障碍。二诊时患者全身关节处疼痛缓解明显,但双腕及双肘关节处仍肿胀伴活动不利,郭艳幸教授遂予原方中加入防己,取其祛风止痛及利水消肿之功效,疼痛症状明显缓解遂停用塞来昔布胶囊,继服雷公藤多苷片。三诊时患者疼痛肿胀症状均缓解明显,诊其舌淡红苔薄白,脉细,原方中加党参、黄芪、山药益气滋阴,加升麻助补气升阳,4 味药合用助原方补益肝肾、益气活血之功效。诊疗过程中郭艳幸教授每次均嘱患者要调整好心态,按时服药,坚持关节的功能锻炼,注意关节避风寒及潮湿,如有不适及时复诊[183]。

案 3. 患者,女,39 岁,2014 年 1 月 28 日初诊。患者因"反复多关节肿痛 3 年余"就诊,曾有双手近端多指间关节、掌指关节肿痛,双腕关节压痛,既往服用中药及甲氨蝶呤、来氟米特等药物,治疗效果不佳。近月患者关节肿痛加重,每日需服 75 mg 双氯芬酸钠缓释片 2 片来控制疼痛,晨僵 2 h 方缓解,双手手心多汗,舌暗有瘀点,苔薄黄腻,脉滑数。实验室检查:RF 150 IU/mL、ESR 56 mm/h、CRP 48 mg/L。西医诊断:类风湿关节炎;中医诊断:痹证(风湿热痹型)。治宜祛风清热除湿,活血化瘀通络。

处方:青风藤 20 g,海风藤 40 g,千年健 20 g,制半夏 20 g,制胆南星 20 g,麻黄 15 g,石膏 40 g,知母 20 g,瞿麦 30 g,石韦 30 g,茯苓皮 30 g,地骷髅 30 g,桃仁 10 g,红花 10 g,三棱 10 g,莪术 10 g。日 1 剂,水煎 2 次,共煎 750 mL,分 3 次服用,并服雷公藤多苷片,每次 20 mg,2 次/d。

2014 年 2 月 11 日二诊:服 14 剂后关节肿胀明显消退,仍稍有疼痛不适,继服 14 剂,关节肿胀基本消退。改方去茯苓皮、地骷髅,加当归、赤芍、乳香、没药,服用 2 个月,关节症状基本消失,实验室指标复查:ESR 8 mm/L,CRP<1 mg/L,病情基本控制稳定,后继续服用中药巩固疗效。

按语:患者双手多指间关节、掌指关节肿痛,手心多汗,舌暗有瘀点,苔黄腻,脉滑数,一派风湿热盛、血脉瘀阻之象。患者病史 3 年余,风湿之邪侵袭已久,湿客关节,聚而成痰,痹阻阳气,血脉不通,见关节肿痛,病邪久郁而发热,则见舌苔黄腻脉滑。治疗当以祛风清热除湿、活血化瘀以通阳气。以青风藤、海风藤、千年健祛风除湿,制半夏、制胆南星燥湿化痰,桃仁、红花、三棱、莪术活血化瘀,除疾病之因,更以石膏、知母清体内之郁热,兼可削减半夏、制胆南星之燥热,知母兼有润燥之作用。患者关节肿胀,用麻黄宣肺利水,配合瞿麦、石韦、地骷髅、茯苓皮以加强利水渗湿,使体内之湿邪去之有路。全方以祛邪通阳为法,邪去气血脉络得通,关节舒利,病痛自除。二诊时患者肿胀基本消除,疼痛症状时有发生,故予去茯苓皮、地骷髅,加当归、赤芍、乳香、没药以加强活血化瘀之力[184]。

案4. 王某,女,47 岁,2010 年 8 月 13 日初诊。四肢多关节肿痛 1 年余,加重 1 个月。患者 1 年前劳累、受凉后出现双手多关节肿痛,服用布洛芬后症状渐缓解。其后 1 年间,反复发作全身多关节肿痛,前往当地某医院诊治,诊断为"类风湿关节炎",给予甲氨蝶呤 10 mg,口服,1 次/周,以及雷公藤多苷 20 mg,口服,3 次/d,服用 3 个月后出现肝损伤,因惧怕其副作用,自行停用所有药物,转氨酶转至正常。其后,关节肿痛反复发作,未予系统诊治。就诊时,患者双腕关节及双手近端指间关节、掌指关节肿痛,关节周围皮温高,右肘关节肿痛,屈曲不能伸直,晨僵大于 2 h,乏力,纳呆。舌红苔黄厚,脉滑数。化验室检查:ESR 49 mm/h,hs-CRP 45.97 mg/L,RF 362 IU/mL,抗 CCP 抗体 2 978 IU/L。西医诊断:类风湿关节炎;中医诊断:尪痹(湿热痹阻证)。治宜祛风清热利湿、活血通络。

处方:身痛逐瘀汤加减。羌活 10 g,秦艽 10 g,防风 10 g,金银花 30 g,连翘 15 g,土茯苓 30 g,苍术 12 g,薏苡仁 30 g,当归 12 g,赤芍 15 g,丹参 30 g,红花 10 g,乌梢蛇 15 g,黄芪 45 g,甘草 6 g。水煎服,日 1 剂。同时加用雷公藤多苷 20 mg,口服,3 次/d。

2010 年 9 月 20 日二诊:关节肿痛明显减轻,右肘关节已能伸直,晨僵小于 1 h,乏力减轻,口干,腰膝酸软,舌红苔薄黄,脉细数。仍守上方,加骨碎补 15 g,枸杞子 10 g 以补益肝肾。

2010 年 11 月 2 日三诊:关节肿痛基本消失,右腕关节稍肿,余无关节肿痛,舌淡红苔薄,脉细数。化验室检查:ESR 27 mm/h,hs-CRP 7.2 mg/L,血尿常规及肝肾功能均正常。上方继服 30 剂,以巩固疗效。

按语:该案患者表现为上肢关节肿痛为主,"伤于风者,上先受之",治疗以祛风为大法。方中君以羌活、秦艽、防风冲锋陷阵,祛风除湿,升阳通络,通行十二经脉而止痹痛;臣以金银花、连翘清热解毒逐风,且连翘"具升浮宣散之力,流通气血,治十二经血凝气聚";苍术、薏苡仁利湿消肿,使湿邪有出路;土茯苓解毒、除湿、利关节,"利湿去热,能入络,搜剔湿热之蕴毒";佐以当归、赤芍、丹参、红花养血活血,所谓"治风先治血,血行风自灭";乌梢蛇走窜通络而祛风活血;黄芪健脾化湿、利水消肿,鼓舞气机,使大气一转而诸邪自除;使以甘草,调和诸药。全方融祛风行经、清热利湿、益气养血、活血通络诸法于一炉,使风邪去、湿热除、脾气充、气血和而筋骨关节痛诸症自除[185]。

案5. 患者,女,56岁,2013年11月30日初诊。患者多关节疼痛变形18年,加重半个月。全身多关节疼痛变形,尤以手、腕、膝严重,固定不移,生活不能自理,喜温恶寒,口干眼干,皮肤干燥,肌肤甲错,伴面色不华,肢冷畏寒,精神疲惫,腰膝酸软,头晕目眩,尿少肿满,食少纳差,舌质淡、胖,边有齿痕,苔薄白,脉沉细涩无力。检查:RF 57 IU/mL,ESR 38 mm/h,抗核抗体谱均阴性,肝肾功能正常。西医诊断:类风湿关节炎;中医诊断:痹证(气血亏虚、痰瘀阻络证)。治宜补气养血,活血化瘀,温经通络。

处方:黄芪桂枝五物汤合身痛逐瘀汤加减。黄芪30 g,当归15 g,川芎12 g,桃仁12 g,红花10 g,五灵脂12 g,炙没药10 g,桂枝10 g,白芍10 g,地龙10 g,香附10 g,羌活10 g,秦艽10 g,牛膝10 g,甘草10 g。14剂,水煎服,日1剂,分2次早晚服。同时口服雷公藤片10 mg,每日3次。

2013年12月14日二诊:患者关节疼痛稍减轻,口干眼干、皮肤干燥、畏寒怕冷、头晕目眩明显好转,舌质淡、胖,边有齿痕,苔薄白,脉沉细小。处方:原方基础上加人参10 g、猪苓15 g以加强健脾利湿消肿之用。14剂,水煎服,日1剂,分2次早晚分服。

2013年12月28日三诊:上述症状均明显好转,舌质淡红,边有齿痕,苔薄白,脉细滑。实验室指标复查:RF 53 IU/mL,ESR 32 mm/h,肝肾功能均正常。继用上方14剂,神疲乏力明显改善,舌质淡红,苔薄白,脉滑。遂改人参为太子参15 g,坚持服药2个月后,患者关节疼痛基本消失,疲乏怕冷症状完全消失,活动较治疗前明显灵活,可从事轻体力劳作,门诊随诊。

按语:该型常见于类风湿关节炎中晚期患者,其脏腑功能日下,正气损伤加剧,外邪(风、寒、湿)反复侵袭,病情缠绵日久,正虚邪恋,或过服克伐伤正之品,伤及肝、脾、肾三脏。脾失运化,聚湿成痰;或气虚、气滞,无以推动血液的运行而致血瘀,痰瘀胶结,致使肌肉、关节、经络痹阻,由经入络,由筋入骨,甚者肌肉萎缩、关节肿大变形,肢体废用,治疗更难。从类风湿关节炎进展看,瘀血和痰浊均是疾病过程中的病理产物,同时又可作为病因引起进一步的病理变化。《黄帝内经》指出:"虚者补之""损者益之"。清代叶桂《临证指南医案》指出:"大凡络虚,通补最宜。"故用黄芪桂枝五物汤加人参补气养血,温经散寒,加之身痛逐瘀汤中的桃仁、红花、当归活血化瘀,川芎、没药、五灵脂、地龙、香附祛瘀通络止痛,秦艽、羌活、牛膝祛湿强筋骨,甘草调和诸药,使气血充养,痰化瘀祛,络脉通畅,疾病缓解。川芎为"血中之气药",香附为"气中之血药",共奏调气活血之功[173]。

案6. 李某,女,53 岁。主诉:肢节肿痛反复 1 年余,加重 1 个月。患者 1 年前因受凉后出现双手掌指关节、近端指间关节及双腕关节肿痛。实验室检查:RF 480 IU/L,CRP 32 mg/L,ESR(+),抗 CCP 抗体(+)。入院系统治疗,诊断为"类风湿关节炎",经治疗后,病情好转,出院后继续口服甲氨蝶呤片4片,每周 1 次,雷公藤多苷片 2 片,每日 3 次。1 个月前,患者病情反复加重,双手掌指关节、双手近端指间关节肿痛,双腕关节、双膝关节肿痛,双手僵硬,晨起尤甚,伴腰部酸痛,畏寒肢冷,烦躁不安,无发热,无皮疹,食欲不振,小便频,大便正常,睡眠欠佳。查体:双手掌指关节、指间关节,双腕关节压痛阳性,双膝关节压痛阳性,蹲起活动受限。舌质淡,苔薄白,脉弦细。实验室检查:RF 220 IU/L,CRP 28 mg/L,ESR 40 mm/h。西医诊断:类风湿关节炎;中医诊断:痹证(肝肾亏虚证)。治宜滋补肝肾,祛风除湿,舒筋通络。

处方:当归 20 g,续断 20 g,白芍 10 g,秦艽 15 g,香附 10 g,巴戟天 20 g,骨碎补 20 g,威灵仙 20 g,伸筋草 20 g,鸡血藤 30 g,桂枝 10 g,海螵蛸 10 g,合欢皮 10 g,夜交藤 30 g,炙甘草 10 g。7 剂,水煎服。甲氨蝶呤片 4 片,每周 1 次,口服;雷公藤多苷片 2 片,每日 3 次,口服。

患者用药后无不良反应,肢节肿痛症状明显好转,食欲不振及睡眠欠佳症状改善,小便频症状亦减轻,予原方继续口服 5 剂。

按语:风湿性关节炎缠绵难愈,需长期用药控制病情,正虚卫外不固、肝肾不足是其发生的内在基础,感受外邪是其发生的外在条件,肝、肾两脏在其发病过程中起到了至关重要的作用,在中医理论指导下,辨证论治,祛邪通络基础上加调补肝肾之法,临床中取得了较好的疗效[186]。

二、雷公藤治疗强直性脊柱炎医案

(一)中药雷公藤

案 1. 患者,男,31 岁,山东泰安人,2015 年 3 月 17 日初诊。腰痛 13 年余,加重 2 周。患者 13 年前因受凉导致腰痛,夜间明显,怕冷,晨僵,活动可缓解,渐出现双肩、双髋疼痛,驼背畸形,伴双眼疼痛羞明,服用泼尼松治疗。刻下:患者神志清,精神可,颈强疼痛,活动困难。腰背疼痛,夜间明显,活动缓解,伴晨僵。双肩、右手中指近端指间关节、左髋、右踝、双足跟疼痛,阴雨天加重。怕冷,无发热。近一年,眼痛羞明发作 2 次。纳眠差,二便调。查体:驼背畸形,指地距

35 cm。双肩压痛,活动受限。双"4"字试验(+)。双膝可及骨擦感,右手中指近端指间关节及右踝肿胀,皮温高,皮色红。舌红苔黄,脉滑数。2004年于当地诊为"强直性脊柱炎"。辅助检查:X线示脊柱竹节样变,双侧骶髂关节融合;ESR 46 mm/h(2015年3月15日查)。西医诊断:强直性脊柱炎;中医诊断:脊痹(湿热蕴结,痰瘀内阻,兼以肾虚督亏证)。治宜清热解毒,祛湿通络,化瘀定痛,兼以益肾强督。

处方:金银花24 g,独活18 g,红藤24 g,白芍21 g,赤芍24 g,红花10 g,葛根30 g,威灵仙15 g,薏苡仁30 g,王不留行15 g,雷公藤15 g(先煎),杜仲12 g,川牛膝15 g,木瓜15 g,野菊花12 g,谷精草24 g。14剂,水煎400 mL,日1剂,分2次服。

2015年4月1日二诊:患者颈部疼痛消失,仍活动受限;双肩疼痛;右手中指近端指间关节肿痛;腰部疼痛明显减轻,活动受限;双髋疼痛减轻;右手中指近端指间关节及右踝肿胀稍减轻,皮温高改善;双足跟疼痛减轻;关节无明显怕冷感,阴雨天无明显变化;双眼疼痛稍减轻,无明显充血;纳眠可,二便调;舌红苔黄,脉细弱。处方:上方去木瓜、王不留行,加西洋参5 g,骨碎补24 g,穿山龙24 g,车前子30 g。14剂,水煎400 mL,日1剂,分2次服。

2015年4月15日三诊:患者颈部无明显疼痛,活动受限较前好转;双肩疼痛明显减轻;右手中指近端指间关节肿痛减轻;腰痛基本消失,活动受限改善;双髋疼痛好转;右手中指近端指间关节及右踝肿胀缓解,皮温高减轻;双足跟疼痛明显减轻;无畏寒怕冷,双眼无疼痛,纳眠可,二便调;舌红苔薄略黄,脉细。实验室指标复查:ESR 21 mm/h。处方:上方去西洋参、谷精草、野菊花,加伸筋草24 g,桑寄生30 g。21剂,水煎400 mL,日1剂,分2次服。

2015年5月7日四诊:患者服上方后颈部、腰背等活动受限改善,右手中指近端指间关节及右踝肿胀基本消失,皮温基本正常。舌淡苔薄略黄,脉细。实验室指标复查:ESR 10 mm/h。病情明显改善,效不更方,巩固疗效。21剂,水煎400 mL,日1剂,分2次服。

按语:初诊时患者感邪日久,入里化热,痰湿瘀阻,导致关节肿痛,皮温高,湿热上攻则眼痛羞明。病久入络,痰瘀互结则脊背畸变。病久伤正则畏风怕冷。舌红苔黄,脉滑数为湿热蕴结,痰瘀内阻之征象。金银花清热解毒,独活祛风除湿,共为君药。红藤、赤芍、红花、王不留行活血祛瘀通络,白芍、木瓜养阴柔筋,雷公藤、薏苡仁祛湿蠲痹,共为臣药。杜仲补肝肾强筋骨,野菊花、谷精草清热明目,共为佐药。威灵仙、葛根、川牛膝祛风湿,舒筋络,引经报使。二诊时患者服上方后颈部疼痛消失,腰背疼痛改善,双髋疼痛缓解,无畏风怕冷。以上表明方证相应,关节肿胀已缓解,故去王不留行、木瓜。考虑患者病久正亏,脉细弱,酌加西洋参以益气扶正,骨碎补以补肾强督,予穿山龙舒筋活络、祛风定痛,车前子利湿明目。三诊时患者正气基本恢复故去洋参,眼无不适故去谷精草、野菊花。因其仍有腰背活动不利,故予伸筋草舒筋活络。肾虚督亏已显现,予桑寄生补肾强督,壮骨通络。四诊时患者关节肿痛,皮温高,皮色红,以热毒蕴结为主证,故以清热解毒为基本治则。久病入络,痰瘀湿热阻于经络骨节,故应臣以活血祛痰之药。另外,病根在于肾虚督亏,筋骨失养,不荣则痛,故在清热解毒基础上佐以补肾强督之药[187]。

案2. 患者,女,31岁,2012年7月30日初诊。主诉:腰痛伴行走不利4月余,加重1个月。4个月前,患者因多日天气阴冷潮湿,后出现腰骶部疼痛,伴晨僵,行走不利,畏寒喜暖等症状。遂于当地医院就诊,实验室检查:ESR 86 mm/h,hs-CRP 10.2 mg/dL,抗链O试验阴性,RF(-),HLA-B27(+)。骨盆正位片见骶髂关节边缘模糊,有硬化,可见囊样变,髋关节间隙略增宽。服用多种非甾体抗炎药,治疗效果不佳。刻下:腰肌僵硬,骶髂关节及$L_4 \sim L_5$棘突、棘旁压痛,腰部前屈、后伸、侧弯受限,双"4"字试验(+),髋关节屈曲左110°,右90°。胃纳可,二便正常,苔黄腻,脉弦。西医诊断:强直性脊柱炎;中医诊断:大偻(肾虚血瘀湿阻之痹证)。治宜补肾填精、祛风除湿、活血止痛。

处方:雷公藤90 g,制黄精120 g,枸杞子120 g,全蝎40 g,熟地黄120 g,鸡血藤40 g,蜈蚣10.5 g,蕲蛇90 g,肉苁蓉40 g,山奈10 g,上药打碎浸于45°以上3 kg白酒之中制成中药酒剂。每日睡前服用10 mL。针刀治疗选取$L_4 \sim L_5$棘突间隙,双$L_4 \sim L_5$关节突点,右髋关节囊前侧、外侧、后外侧点等6个部位,分别行纵行疏通剥离法、切开剥离法。术后嘱患者24 h内禁淋浴,常规抗感染1 d。

2012年8月2日二诊:腰骶痛,僵硬感明显减轻,现以髋关节疼痛、活动不利为主。查体:腰背肌僵硬改善、压痛减轻,腰部活动改善。双"4"字试验(+),髋关节屈曲左110°,右110°,舌淡红苔白,脉弦。针刀治疗以恢复髋关节功能为主,选取双髋关节囊前侧点、外侧点、后外侧点及双$L_4 \sim L_5$关节突点等8个部位,行纵行疏通剥离法,医嘱同前。

2012年8月5日三诊:腰骶痛、髋关节痛减轻,活动改善。查体:腰背肌无僵硬、压痛不明显。双"4"字试验(-),舌淡苔薄,脉弦缓。治疗同前,嘱患者3 d后复诊。

按语:患者初诊时见骶髂关节炎Ⅱ级,伴有腰痛活动受限,HLA-B27(+),根据美国风湿病学会1984年修订的纽约标准即可诊断为强直性脊柱炎。有畏寒喜温、湿冷起病、腰痛日久等症属中医肾虚血瘀、湿浊缠绵之证。故治疗上以补肾填精、活血祛风除湿之中药酒剂治其本,配合微创针刀技术来缓解腰部及髋关节的拘挛疼痛治其标。患者前后共行针刀治疗 6 次,服药酒治疗 3 个月,末诊时腰骶痛、髋关节痛活动障碍等症均已好转,随访半年,病情稳定,未见复发。在本案中,初诊患者见舌苔黄腻似有热象,此与畏寒喜暖、湿冷起病之寒证不符。叶新苗教授经过多年对痹证的研究及诊疗实践,认为黄腻苔不仅主湿热、痰浊等,痛证亦常见苔黄腻。因此,痹证临床治疗不可拘泥于舌苔,仍需从肾虚、血瘀、湿浊等基本病机入手。诚然,在一派祛风除湿、活血止痛、滋阴补肾药物及针刀治疗后,患者疼痛缓解而苔腻自化[188]。

案 3. 张某,男,32 岁,中学教师,泰州市人,2015 年 10 月 28 日初诊。腰腿痛6 年,加重 2 年。患者 6 年前因受凉出现腰腿部疼痛,当时疼痛剧烈,转侧困难,左下肢伸曲受限,弯腰活动困难,就诊于当地医院,予双氯芬酸钠等消炎止痛药治疗后病情未能缓解。2 年前患者开始出现腰背部僵硬,脊柱前屈、后仰、侧弯皆严重受限,当地医院予查 ESR 76 mm/h、RF(−)、CRP 58.60 mg/L、IgG 24.3 g/L、IgA 4.57 g/L、IgM 2.28 g/L、HLA − B27(+),骶髂关节 CT 示双侧骶髂关节下部关节面模糊毛糙、骶骨髂骨轻度骨质疏松、双侧骶髂关节炎改变(双侧Ⅱ级),诊断为强直性脊柱炎。曾用泼尼松 10~30 mg 加柳氮磺吡啶、非甾体抗炎药镇痛,病情未能缓解,目前仍服用泼尼松 10 mg/d,双氯芬酸钠 75 mg/d。刻下:患者腰背部僵硬,弯腰困难,两侧髋关节、左侧膝关节疼痛不适,伴纳差,便溏,夜寐欠安,小便清长。查体:双"4"字试验(+),骨盆按压试验(+)。舌暗,苔白腻,脉沉细。西医诊断:强直性脊柱炎;中医诊断:大偻(肾虚督空、寒湿阻络证)。治宜补肾强督,散寒除湿。

处方:独活 12 g,全当归 10 g,炒白芍 30 g,川牛膝 10 g,骨碎补 10 g,鹿角片10 g,乌药 9 g,益智仁 15 g,怀山药 20 g,威灵仙 20 g,蜈蚣 3 条,全蝎 5 g,制附片10 g,延胡索 15 g,雷公藤 10 g(先煎),甘草 6 g。维持泼尼松 5 mg,每日 2 次,停用其他西药。

2015 年 11 月 4 日二诊:诉口服上药 1 周腰腿疼痛渐有缓解,2 周后已能弯腰,但因近几日气候骤变,腰腿疼痛有所加重,食欲、二便均有好转,夜寐欠安。查体:双"4"字试验(+),骨盆按压试验(+),舌脉如前。疗效尚佳,患者腰腿痛加重,系天气骤变,寒湿外感所致,治法同前,加强祛风散寒力度,上方出入,去骨碎补,加麻黄 10 g、桂枝 10 g、防风 12 g。7 剂,口服。

2015 年 11 月 11 日三诊:患者诉药后微微汗出,周身疼痛已去 2/3,泼尼松渐减至 5 mg/d,直至停用,以后去麻黄、桂枝、防风,加入生地黄、熟地黄各 15 g、桃仁 10 g。7 剂,继服。

2016 年 4 月 20 日四诊：诉疼痛基本消失，生活自如，前方继续巩固治疗。

2016 年 5 月 11 日实验室指标复查 ESR 30 mm/h、CRP 20.10 mg/L，又过 2 个月各项生化指标全正常，骶髂关节 CT 复查示病变无发展。患者一直坚持纯中药治疗，追诊至 2016 年 9 月，病情未见反复，生活工作正常。

按语：患者腰腿疼痛因受凉引起，腰背部僵硬明显，两侧髋关节、左侧膝关节疼痛不适，伴纳差，便溏，小便清长，舌暗，苔白腻，脉沉细。纪伟教授认为该患者病机复杂，为肾虚督空、寒湿阻络型，虚实夹杂，本虚标实。故选用独活、威灵仙、雷公藤祛风散寒，除湿通络以治标，骨碎补、鹿角片、制附片补肾强督以治本。乌药、延胡索、全蝎、蜈蚣理气活血，以助通络。怀山药、益智仁健脾益肾以缩尿。纪伟教授强调，雷公藤具有非常强的抗炎止痛之效，只要病情处于活动期，皆可选用。二诊系天气骤变，患者复感风寒，腰腿痛疼痛加重，故加入麻黄、桂枝、防风以增散寒通络之力，后因患者病情缓解表邪以解，正气尚虚，故去麻黄、桂枝、防风，加入填精养血之生地黄、熟地黄[189]。

案 4. 王某，男，35 岁，工人，已婚已育，2013 年 4 月初诊。腰背痛 3 年，加重 1 年。患者腰背痛剧烈，转侧困难，不能俯仰，腰背部强直，呼吸时胸部隐痛，穿衣困难，生活不能自理，自感时有低热（测体温 37.5 ℃），苔黄腻，舌暗红，脉细弦，曾用非甾体抗炎药、沙利度胺、柳氮磺吡啶等，病情未能缓解，查体：双"4"字试验(+)，骨盆按压试验(+)。ES 90 mm/h，RF(−)，CRP 78.20 mg/L，HLA − B27(+)。骶髂关节 X 片示双侧骶髂关节外侧关节面密度增高，边缘不光整，印象：双侧骶髂关节炎。CT 示双侧骶髂关节下部关节面模糊毛糙，关节间隙狭窄，骶骨髂骨轻度骨质疏松，印象：双侧骶髂关节炎改变（双侧 Ⅱ 级）。

处方：强脊通络汤加减。全当归 10 g，白芍 30 g，川牛膝 10 g，骨碎补 30 g，橘核 15 g，威灵仙 20 g，蜈蚣 3 条，全蝎 5 g，延胡索 10 g，雷公藤 10 g（先煎），甘草 6 g。28 剂，水煎服，每日 1 剂，维持非甾体抗炎药，停用其他西药。

2013 年 5 月二诊：诉口服上药 1 周，腰腿疼痛渐有缓解，2 周后已能弯腰，生活自理，但因近几日气候骤变，周身疼痛有所加重，上方出入，去骨碎补，加麻黄 10 g，桂枝 10 g，防风 12 g，7 剂口服，患者诉药后微微汗出，周身疼痛已去 2/3，以后去麻黄、桂枝、防风，加入生地黄、熟地黄各 15 g，桃仁 10 g 继服。

2013 年 6 月三诊：诉疼痛基本消失，生活自如，已恢复工作，上方继续巩固治疗。

2013 年 8 月四诊：实验室指标复查 ESR 29 mm/h，CRP 20.10 mg/L。又过 2 个月各项生化指标全正常，骶髂关节 X 线片、CT 复查示病变无发展。

患者一直坚持纯中药治疗,追诊至 2014 年 6 月,病情未见反复,生活工作正常[190]。

案 5. 张某,男,34 岁,工人,2016 年 1 月 24 日初诊。腰背关节痛 1 年,加重 2 个月。患者腰腿痛剧烈,转侧困难,弯腰活动困难,腰背部强直,呼吸时胸部隐痛,右手中指近端指关节肿痛,晨僵 2 h 以上,穿衣困难,平素畏寒喜暖,否认银屑病、尿频急痛、腹泻等病史,舌暗红、苔白腻,有瘀斑、瘀点,脉细涩,曾用非甾体抗炎药镇痛,病情未能缓解。辅助检查:双"4"字试验(+),ESR 102 mm/h,RF(-),CRP 68.20 mg/L,HLA - B27(+),CT 示双侧骶髂关节炎改变(双侧 Ⅱ 级)。西医诊断:强直性脊柱炎;中医诊断:大偻(属肾虚督空、痰瘀阻络证)。治宜补肾强督,化痰祛瘀通络。

处方:强脊通络方加减。淫羊藿 20 g,当归 10 g,白芍 30 g,川牛膝 10 g,骨碎补 30 g,橘络 10 g,威灵仙 20 g,蜈蚣 3 条,全蝎 5 g,雷公藤 10 g,甘草 6 g。常法煎服。

2016 年 2 月 15 日二诊:口服上药 1 周腰背僵痛渐有缓解。2 周后已能弯腰,平抬手臂,手指关节肿痛亦减轻,但因天气骤变,周身疼痛有所加重,前方去骨碎补,加麻黄 10 g、桂枝 10 g、防风 12 g。

2016 年 2 月 29 日三诊:患者诉药后微微汗出,周身疼痛已消,后去麻黄、桂枝、防风,加入生地黄、熟地黄各 15 g,桃仁 10 g 继服。

3 个月后,实验室指标复查 ESR 26 mm/h,其他各项生化指标正常,继服中药巩固治疗,追诊至今,病情未见反复,骶髂关节 CT 复查病变无进展。

按语:患者以"腰背关节痛 1 年,加重 2 个月"为主诉,四诊合参,辨证为肾虚督空,痰瘀阻络证,治宜补肾强督,化痰祛瘀通络,自拟强脊通络方加减。方中淫羊藿补肾温络为君药;其中当归养血活络,白芍滋阴柔肝,和络止痛,共为臣药;橘络化痰祛瘀通络,蜈蚣、全蝎搜风剔络,威灵仙蠲痹通络,雷公藤藤类通经入络,牛膝、骨碎补补肾益督通络,共为佐药;甘草调和入络,共为使药。全方配伍严谨,集中体现金实教授从络论治思想,故临床疗效佳[191]。

案 6. 夏某,男,50 岁,2015 年 3 月 3 日初诊。主诉:周身关节疼痛 10 个月。患者 10 个月前无明显诱因出现双膝关节肿痛,病情迁延,渐累及全身,伴晨僵,曾于多家医院住院治疗,未见明显改善。近日患者自感关节肿痛加重,呈游走性,伴活动受限(左肩关节背伸 70°,右肩关节背伸 60°),故来院治疗,门诊拟"痹病"收住入院。刻下:患者周身关节肿痛加重,伴关节活动受限,2015 年 3 月 4 日于皖南医学院弋矶山医院查实验室指标:RF 7.40 IU/mL,抗链 O 试验 53.60 IU/mL,CRP 56.81 mg/L,ESR 42 mm/h,舌质淡苔薄白,脉细。西医诊断为类风湿关节炎;中医诊断为痹痛(气血亏虚证)。治宜健脾祛湿、通络止痛。

处方:黄芪 50 g,当归 15 g,炒薏苡仁 20 g,薏苡仁 20 g,川芎 15 g,桂枝 10 g,鸡血藤 30 g,活血藤 30 g,威灵仙 20 g,制草乌 10 g(先煎),制川乌 10 g(先煎),蜈蚣 2 条,白芥子 12 g,路路通 10 g,乌梢蛇 9,土茯苓 30 g,土鳖虫 10 g,雷公藤 10 g(先煎)。水煎服,日 1 剂,嘱晨起夜寐前各服 1 次,并结合离子导入法。

2015 年 4 月 18 日二诊:治疗后关节疼痛有所缓解,双肩关节活动度有所改善(左肩关节背伸 100°,右肩关节背伸 85°)。实验室检查:RF 7.00 IU/mL,抗链 O 试验 55.30 IU/mL,CRP 27.8 mg/L,ESR 13 mm/h。周身疼痛症状有较大程度减轻,双肩关节活动度(左肩关节背伸 150°,右肩关节背伸 110°)改善,余未诉其他不适。患者一般情况良好,继续服用中药。

2015 年 6 月 22 日三诊:查实验室指标 RF 5.00 IU/mL,抗链 O 试验 50.1 IU/mL,CRP 9.5 mg/L,ESR 12 mm/h。双肩关节活动度(左肩关节背伸 160°,右肩关节背伸 130°),至今未有症状反复。

按语:患者证属气血亏虚型,治宜健脾祛湿,通络止痛。患者平素体弱,外邪内侵,闭阻经络,脾失健运,气血生化乏源,运行不畅,出现关节疼痛、肿胀、活动受限等症,舌质淡苔薄白,脉细,为气血亏虚、湿阻经络之象。综合四诊,李济仁教授予以健脾益气,重视祛湿通络,将辨病与辨证有效结合。方中黄芪、白术、生炒薏苡仁益气健脾,当归、川芎、鸡活血藤活血通络,威灵仙、制草乌、制川乌、雷公藤、路路通祛风通络,桂枝温通经络,土茯苓通利关节,白芥子通络止痛,更以土鳖虫、乌梢蛇、蜈蚣等增祛风通络之力[192]。

案 7. 孙某,女,24 岁,教师,2003 年 3 月 24 日初诊。腰腿痛 6 年,加重 2 年。当时腰腿痛剧烈,转侧困难,手不能抬举,无法在黑板上写字,不能上课工作,穿衣困难,生活不能自理,弯腰活动困难,腰背部强直,呼吸时胸部隐痛,自感时有低热(体温 37.2 ℃),苔黄腻,舌暗红,脉细。曾用泼尼松 10~30 mg/d,加环磷酰胺、非甾体抗炎药镇痛,病情未能缓解。初诊时仍服用泼尼松 10 mg/d,双氯芬酸钠 75 mg/d。查体:双"4"字试验(+),骨盆按压试验(+)。实验室检查:ESR 96 mm/h,RF(-),CRP 68.20 mg/L,HLA-B27(+)。骶髂关节 X 线片示双侧骶髂关节外侧关节面密度增高,边缘不光整,印象:双侧骶髂关节炎。CT 示双侧骶髂关节下部关节面模糊毛糙,关节间隙狭窄,骶骨髂骨轻度骨质疏松,印象:双侧骶髂关节炎改变(双侧 Ⅱ 级)。西医诊断:强直性脊柱炎;中医诊断:大偻(肾虚血瘀证)。治宜补肾强脊,通络止痛。

处方:强脊定痛汤加减。全当归 10 g,白芍 30 g,川牛膝 10 g,骨碎补 10 g,橘核 8 g,威灵仙 20 g,蜈蚣 3 条,全蝎 5 g,炮山甲 12 g,延胡索 10 g,雷公藤 12 g,

甘草 6 g。维持泼尼松 10 mg/d,停用其他西药。

2003 年 4 月 14 日二诊:诉口服上药 1 周腰腿疼痛渐有缓解,2 周后已能弯腰、平抬手臂,但因近几日气候骤变,周身疼痛有所加重。上方出入,去骨碎补,加麻黄 10 g,桂枝 10 g,防风 12 g,7 剂口服。患者诉药后微微汗出,周身疼痛已去 2/3,泼尼松渐减至 5 mg/d,直至停用。以后去麻黄、桂枝、防风,加入生熟地各 15 g,桃仁 10 g 继服。

2003 年 6 月 16 日三诊:诉疼痛基本消失,生活自理,已恢复工作,上方继续巩固治疗。

2003 年 11 月 14 日四诊:复查实验室指标 ESR 49 mm/h,CRP 20.10 mg/L,又过 2 个月各项生化指标全正常,骶髂关节 X 线片、CT 复查示病变无发展。

患者一直坚持纯中药治疗,追诊至 2004 年 11 月,病情未见反复,生活工作正常[193]。

案 8. 张某,男,47 岁,2001 年 5 月 9 日初诊。患者于 2000 年初出现腰髋关节疼痛,动则加甚,时伴低热。继而病情逐渐加重,而见背部僵硬,疼痛不适。经某医院风湿科确诊为强直性脊柱炎。服用双氯芬酸钠等西药。刻下:背部僵硬,疼痛不适,四肢关节热胀痛,行走不便,站立困难,面色白,恶风畏寒,乏力多汗。实验室检查:尿常规示蛋白(+),ESR 41 mm/h。苔腻底白而面黄,脉虚细而涩。西医诊断:强直性脊柱炎;中医诊断:大偻(气血亏虚证)。治宜温阳益气,养血而宣痹,佐以清热。

处方:淡附子 6 g(先煎),桂枝 10 g,赤芍、白芍各 10 g,黄芪 20 g,当归 10 g,忍冬藤 15 g,雷公藤 10 g,夜交藤 15 g,桑寄生 15 g,狗脊 10 g,豨莶草 12 g,生地黄 15 g,炒苍术 12 g,炒黄柏 9 g,14 剂。另服湿热痹冲剂,每次 5 g,日 2 次。

2001 年 5 月 25 日二诊:药后四肢关节热胀痛感减,余症如前。再以上方去雷公藤、黄柏,加知母 10 g,鹿衔草 18 g,7 剂。

2001 年 6 月 2 日三诊:服上方后,四肢关节热胀痛感消失,仍感背部僵硬、畏寒乏力,苔白腻,脉如前。再以上方去知母,加鹿角胶 6 g(烊化),黄芪加量至 30 g,淡附子加量至 9 g。另服玉屏风颗粒,每次 5 g,日 3 次。

2001 年 7 月 25 日四诊:因路志正教授出国,未能续诊。遂自购三诊方,服药 40 余剂。现病情明显好转,长期依赖的西药,已于上月逐渐减停。既往一停西药,疼痛加剧,今停西药,未见增甚。背部僵硬感消失,疼痛亦减轻,行走与站立皆自如。但全身仍感乏力,恶风畏寒。苔薄白、舌质淡嫩,脉沉细。再以三诊方去桑寄生,加姜黄 12 g,肉苁蓉 12 g,30 剂。

2001 年 8 月 24 日五诊:病情继续好转,诸症均已消失。实验室检查:尿常规示白(-),ESR 19 mm/h。舌脉如前。再以三诊方去桑寄生、豨莶草,加姜黄12 g,防风10 g,并嘱长期服药以期巩固。

按语:中医认为"气伤痛,形伤肿"。本案患者气血亏虚,筋骨失其温煦,卫外不固,寒湿乘虚而入,郁久生热,寒热错杂,痹阻筋骨,而气机不利,血行欠畅,病久则伤筋动骨,而致背脊僵痛,关节热痛。路志正教授认为,督脉沿背脊循行且主一身之阳气。督脉的病变多为阳虚,故治当以温阳益气、养血宣痹为主。方中桂枝、附子温阳祛湿,当归、黄芪补益气血,白芍调和营卫,共奏温阳益气养血而为君;辅以忍冬藤、雷公藤、夜交藤、鹿衔草、姜黄、豨莶草等宣痹通络;佐以生地黄、知母滋阴清热以防辛燥之品伤阴。患者因长期服用西药和温经祛湿之剂,以致邪有化热之象,故佐用二妙散及湿热痹冲剂以清热祛湿。药后热象见退,再施补益,而加用鹿角胶、玉屏风散,且重用黄芪以增强补虚强督通络之功。组方选药,补攻兼施,寒热并进,灵活变通,因而获效[194]。

(二)雷公藤复方

案. 患者,男,28岁,2015年3月9日初诊。腰背部及右侧髋关节疼痛、活动受限5年,近1年加重。患者5年前无明显诱因出现腰背部及右侧髋关节疼痛、僵硬,活动受限,自服止疼药后缓解;近1年,患处疼痛加重,劳累后明显,腰背部不能后仰,双下肢受限更甚,不能侧卧,舌淡红、苔薄黄略腻,脉沉细。体格检查:脊柱各个方向活动度较常人有所减弱,腰背部及髋关节压痛、叩击痛(+),骨盆挤压试验(+),双"4"字试验(+),Schöber试验4 cm,胸廓扩张度5 cm,枕墙距0 cm,指地距20 cm,余未见明显异常。CT示双侧骶髂关节间隙变窄,关节面的硬化,见不规则破坏,软骨下可见囊性变;考虑强直性脊柱(Ⅲ级)。实验室检查示HLA-B27(+),ESR 49 mm/h,CRP 28 mg/L。西医诊断:强直性脊柱炎活动期;中医诊断:大偻(气虚血瘀湿阻之痹证)。治宜益气除痹,化湿通络。

处方:给予口服塞来昔布胶囊每次0.2 g,每日1次;雷公藤多苷片每次20 mg,每日3次;配用河南省洛阳正骨医院院内制剂养血止痛丸(批准文号:豫药制字Z04030024),每次6 g,每日3次。共计2周量,患者目前处于强直性脊柱炎活动期,以止痛为主,配服中成药行气活血、祛湿止痛。并嘱加强腰背部及双下肢关节锻炼,合理安排睡眠、饮食,忌食辛辣、苦寒之品,如有不适,及时反馈,2周后复诊。

2015年3月23日二诊:患者服药2周后,自觉腰背部及髋关节疼痛减轻,活动受限症状轻微改善,复查肝肾功能,无明显异常。现症见劳累后腰膝酸软无力,晨起口渴,纳可,二便调,舌淡红,苔根黄,脉沉细。诊断为肝肾阴虚,气血不足型。药用熟地黄15 g,黄芪15 g,山茱萸12 g,山药12 g,牛膝12 g,杜仲15 g,

狗脊 12 g,当归 10 g,白术 15 g,延胡索 12 g,柴胡 6 g,白芍 15 g,羌活 10 g,独活 10 g,桑寄生 12 g,桂枝 15 g,钩藤 12 g,僵蚕 10 g,全蝎 6 g,半夏 9 g,连翘 15 g,甘草 3 g。14 剂,水煎服,日 1 剂,早、晚分服。余医嘱如上,2 周后复诊。

2015 年 4 月 6 日三诊:患者自诉服药后诸症明显减轻,双髋关节症状较前明显改善,脊背偶感僵硬,可自如翻身,能侧卧睡眠,复查肝肾功能正常,纳差,舌淡红,苔白,脉沉细。肾阴虚症状有所好转,前方去黄芪、山茱萸、延胡索、钩藤、连翘,加茯苓 20 g。共 30 剂,用法同上。

随访 1 年,患者已能正常工作生活。但影像学复查与 1 年前一致,无明显变化。

按语:本案是一个典型的强直性脊柱炎活动期经治疗好转的患者。初期治疗以行气活血、祛湿止痛为主。养血止痛丸以丹参、当归、牛膝等药物为主,调理气血平衡,配服雷公藤多苷片加强祛风湿的作用,塞来昔布胶囊可起到镇痛的作用。二诊时患者症状有所减轻,证明前期诊疗正确,结合当前症状,诊断为肝肾阴虚、气血不足型,治疗以补肾养督、滋阴养血,兼以祛湿活血。方中以熟地黄、黄芪为君,养血补肾;山茱萸、狗脊等为臣,增强君药的作用;延胡索、柴胡等行气活血;白芍、桂枝调和营卫;独活、羌活等引药入经、祛风除湿;僵蚕、全蝎、半夏等化痰散结;连翘针对阴虚而生热所伍。全方以达脏腑、气血、筋骨平衡为目的。三诊以上方加减益肾通督、祛风除湿、活血化瘀。疗程中在整体平衡下指导患者进行关节功能锻炼,合理调整睡眠、饮食,舒畅情志,取得较好的治疗效果[195]。

三、雷公藤治疗干燥综合征医案

案 1. 徐某,女,49 岁,2015 年 1 月 24 日初诊。于 2007 年开始出现下肢紫斑、腮腺肿痛。2014 年 6 月因"咳嗽伴黄痰 7 d,加重 3 d"至淮安市某院检查:血常规中白细胞 10.05×10^{12}/L,中性粒细胞百分比 78.3%;ESR 73 mm/h;抗 SSA 抗体(+);抗 Ro-52 抗体(+);唇腺活检(+),诊断"上呼吸道感染、干燥综合征、过敏性紫癜",予抗生素及泼尼松 30 mg,1 次/d,甲氨蝶呤 10 mg,1 次/d,叶酸 5 mg,1 次/d,白芍总苷 0.6 g,2 次/d,雷贝拉唑钠 10 mg,1 次/d,口服对症治疗。诉症状略缓解,效果不显。刻下:乏力明显,活动后尤甚,口干眼干,两侧腮腺反复肿痛,双下肢紫斑,新发紫斑色先红,2~3 d 后色泽转为暗紫,肩臂、足底疼痛,纳可,大便每日 1~2 次,质稀不成形,苔中后薄黄腻,前伴小裂纹,舌红点,脉细弦。西医诊断:干燥综合征;中医诊断:燥痹,脉痹(阴虚火旺兼湿热血瘀证)。治宜滋阴润燥,清热和络,凉血散瘀,除湿通痹。

处方：生地黄 30 g，山茱萸 10 g，牡丹皮 10 g，南沙参 15 g，北沙参 15 g，天冬 15 g，麦冬 15 g，丹参 12 g，黄连 6 g，连翘 12 g，防风 15 g，白芷 12 g，威灵仙 15 g，蜈蚣 3 g，雷公藤 10 g（先煎），鸡血藤 30 g，甘草 5 g，芡实 30 g。14 剂，水煎服，日 1 剂。另西药继服泼尼松 10 mg，1 次/d，羟氯喹 0.2 g，2 次/d。

2015 年 2 月 9 日二诊：身痛、咳嗽、咳脓痰、腮腺肿大已消失，但双下肢紫斑点较多，不痛不痒，口眼略干，腰酸乏力，纳可，大便每日 3~4 次，苔薄少，舌红，有小裂纹，脉细弦。处方：生地黄 30 g，水牛角 30 g，牡丹皮 30 g，赤芍 10 g，天冬 15 g，麦冬 15 g，雷公藤 15 g（先煎），鸡血藤 30 g，防风 15 g，蝉蜕 8 g，黄柏 10 g，连翘 15 g，仙鹤草 30 g，小蓟 30 g，甘草 5 g。56 剂，水煎服，日 1 剂。西药予以停用。

2015 年 4 月 20 日三诊：查 ESR 43 mm/h，CRP 3.3 mg/L，IgG 23.1 mg/mL；血常规、IgA、IgM、IgE、肝肾功能均正常。经治双侧腮腺肿大、下肢广泛性红色斑点逐渐消失，口干、眼干好转，咳嗽缓解，纳可，二便正常，苔薄根黄腻，舌红脉细。效不更方，原方出入巩固。尔后随诊 8 个月，患者未见复发之象。

按语：该案患者初诊时以口干眼干、两侧腮腺反复肿痛为主症，伴肩臂、足底疼痛、双下肢红紫斑，属"燥痹、脉痹"范畴。治应重在滋阴润燥、清热和络，佐以蠲痹止痛。方用六味地黄汤与沙参麦冬汤合痹痛方加减，用以滋阴清热，养阴润燥，祛湿除痹，并酌加雷公藤、鸡血藤以藤走络，共奏补血活血、通络止痛之功；二诊时身痛、腮腺肿大消失，而下肢紫斑未见缓解，此时治疗重点则偏重于清热凉血通络，方用犀角地黄汤为主方，凉血散瘀，清热养阴，再辅以蠲痹通络，多法合用，故诸症渐瘥[196]。

案 2. 患者，女，62 岁，2014 年 12 月 3 日初诊。口眼干燥 6 年余，左侧腮腺肿痛伴下肢紫癜 3 个月。患者于 2008 年 5 月因口干明显、吞咽干物困难、眼干如有砂涩感就诊于外院。实验室检查：总抗核抗体阳性>1∶1 000，抗 SSA 抗体（+），抗 SSB 抗体（+），抗 Ro-52 抗体（+），IgG 32 g/L，唾液流率 0 mL/15 min。眼科检查：干眼症。曾予激素、羟氯喹、补充人工泪液等治疗，病情控制不理想。近 3 个月左侧腮腺肿痛明显，质硬。腮腺造影示腮腺分支导管增粗，排空相上见导管内造影剂残留。诊断为原发性干燥综合征。给予人工泪液眼药水、激素、甲氨蝶呤等药治疗 1 年余，口眼干燥缓解不理想，腮腺疼痛改善，但未见明显缩小，且质硬，双下肢逐渐出现紫癜样皮疹，按之不褪色。刻下：口干明显，时时欲漱水不欲饮，吞咽干物须饮水送服，舌痛，双目干，如有砂涩感，频繁瞬目，欲哭无泪，畏光，左侧腮腺肿大，质硬，按之如岩，大便秘结，皮肤干燥皲裂，双下肢小腿可见散在点状紫癜，部分融合成片，按之不褪色。舌红，有紫气，少苔，有裂纹，脉细涩。西医诊断：干燥综合征；中医诊断：燥证（阴津亏虚，血瘀络滞）。治宜生津润燥,活血通络。

处方:南沙参、北沙参各 15 g,天冬、麦冬各 15 g,生石膏 30 g,乌梅肉 10 g,桃仁 10 g,路路通 10 g,白芍 10 g,连翘 10 g,甘草 6 g。14 剂,水煎服,日 1 剂。

2014 年 12 月 17 日二诊:服用 14 剂后,腮腺渐变小,质渐软,口干症状有所改善,但下肢紫癜未消,眼部干涩感仍有,原方加用乌梢蛇 10 g,雷公藤 10 g,服法同上。

2015 年 2 月 17 日三诊:继服 2 个月后,下肢紫癜消失,腮腺恢复正常,略感口眼干燥。测唾液流率 0.8 mL/15 min,IgG 21 g/L。后续服 3 个月,其间先后加减用仙鹤草、陈皮、女贞子等药,病情稳定无复发。

按语:脾胃为后天之本,主运化水谷精微。临床使用清热养阴药常苦寒败胃伤津,使脾胃运化功能失司,饮食难下,则饮食物中的营养物质不能很好地吸收、输布,反而使得津液、血液生化乏源,进一步加重患者病情。且金实教授认为药物过于苦寒,患者常拒药,影响治疗。故金实教授常教导,慢性病患者的汤药宜味平甘怡,使患者能长期坚持服药。故临证确需选用寒凉药物时,应选用辛凉甘寒之品,如生石膏、知母、连翘等,且常配伍炒白术等温补之品。金实教授临床应用生石膏多量大,可用至 30~60 g,建议从 15 g 开始,如无不适,逐渐加量。此外,剂量大时要多次频服,避免过伤脾胃[197]。

案 3. 段某,女,63 岁,2015 年 5 月 4 日初诊。患者 2013 年开始出现口干、眼干,未予重视。2015 年 4 月 30 日年查 ESR 65 mm/h,总抗核抗体≥1∶640,核均质型,抗 SSA 抗体、抗 SSB 抗体、抗 Ro - 52 抗体均(+),球蛋白 35 g/L,IgG 27.6 g/L,血常规、肝功能均正常。唇腺活检示(下唇)小涎腺组织间质见 4 灶淋巴细胞浸润,其中 2 灶淋巴细胞>50 个。唾液流率为 0.7 mL/15 min。泪流率:左眼 1.5 mm/5 min,右眼 1.8 mm/5 min,角膜荧光染色(+)。确诊为原发性干燥综合征合并高球蛋白血症。刻下:口干咽燥,眼睛干涩,腮腺肿大,心情抑郁,烦躁易怒,胁肋胀痛,食欲不振,夜寐欠佳,大便偏干,小便正常。舌红少津,舌中有裂痕,苔少,脉弦细。西医诊断:干燥综合征;中医诊断:燥痹(肝郁阴虚证)。治宜疏肝理气,滋阴养血。

处方:滋水清肝饮方加减。生地黄 20 g,山药 20 g,山茱萸 10 g,茯苓 10 g,白芍 20 g,栀子 10 g,酸枣仁 20 g(打碎),当归 10 g,柴胡 10 g,菟丝子 10 g,麦冬 20 g,雷公藤 10 g(先煎),白花蛇舌草 30 g,蒲公英 10 g。14 剂,日 1 剂,水煎,分早晚 2 次服。

2015 年 5 月 19 日二诊:患者诉口干、眼干稍有好转,仍觉时有胁肋胀痛。上方加制香附 10 g,玫瑰花 10 g,辛润宣通,行气疏肝;配伍干石斛 10 g 酸甘化阴,滋阴生津。14 剂,日 1 剂,水煎,分早晚 2 次服。

2015 年 6 月 4 日三诊:患者诉口干眼干症状较前改善,唾液增加,食欲增加。复查实验室指标 ESR 20 mm/h,泪流率示左眼 5 mm/5 min,右眼 4.2 mm/5 min,唾液流率 1.5 mL/15 min,球蛋白 20 g/L,IgG 11.2 g/L。患者为老年女性,血海空虚,肝血不足,肾阴亏损,不能滋养濡润脏腑筋骨,四肢百骸,养血先滋阴,上方加土茯苓 30 g 滋补肝肾。14 剂,日 1 剂,水煎,分早晚 2 次服。

后电话随访,患者病情稳定,口干、眼干症状已逐渐缓解,腮腺不肿,食欲渐复,心情舒畅。

按语:本案为老年女性,肝血不足,阴津亏虚,肝失疏泄。故见口干咽燥,眼睛干涩,心情抑郁,胁肋胀痛。阴液不足,虚热内生,燥热乃炽,日久则燥盛成毒,故见腮腺肿大。治宜滋阴养血,疏肝理气,佐以清热解毒,予以滋水清肝饮加减方治疗。方中生地黄清热凉血、养阴生津,兼以养血柔肝;菟丝子滋补肝肾;山药、山茱萸助补益肝肾之力;茯苓淡渗脾湿,并助山药之健运;柴胡、当归、白芍疏肝养血;栀子清泻虚热,制山茱萸之温涩;酸枣仁养心安神;麦冬养阴生津;雷公藤具有清热解毒、祛风通络、舒筋活血、除湿消肿止痛等作用;白花蛇舌草及蒲公英可增强清热解毒功效。患者心情抑郁,故胁肋胀痛症状较重,二诊时加用制香附、玫瑰花辛润宣通,行气疏肝。干燥综合征患者多为燥热为患,另配伍干石斛酸甘化阴,滋阴生津,滑润濡燥而不滋腻气机。患者三诊时,症状改善,考虑患者年老,肝肾不足,真阴亏损,加用土茯苓以滋补肝肾。全方共奏滋阴养血,清热疏肝之功,润而不燥,补中有疏,疏不乏源[198]。

案 4. 石某,女,48 岁,2013 年 11 月 19 日初诊。因眼目干燥、反复口腔溃疡,在西医医院行唇腺活检,病理示慢性炎症细胞浸润Ⅱ级。拟诊干燥综合征。目涩咽干口腔干燥饮水不减,入夜后尤甚。腰部时有酸软不适,夜尿 1 次。月经不规律 2 年,量少,近半年月经未来潮。纳食可,夜寐浅,大便日行 1 次,小便调。实验室检查:免疫指标基本正常,血糖、血脂正常。脉细滑,舌质红隐紫,苔薄黄。西医诊断:干燥综合征;中医诊断:燥痹(心肾阴虚证)。治宜滋阴养血,生津泻热、活血化瘀。

处方:生地黄 10 g,麦冬 10 g,玄参 10 g,石斛 10 g,枸杞子 10 g,决明子 12 g,山茱萸 10 g,楮实子 10 g,炙女贞子 10 g,制黄精 10 g,制雷公藤 6 g(先煎 40 min),赤芍 10 g,白芍 10 g,夏枯草 10 g,焦栀子 10 g,泽泻 12 g,丹参 10 g,鸡血藤 15 g,陈皮 6 g,制香附 10 g。7 剂,水煎服,每日 1 剂。

2013 年 11 月 26 日二诊:口干、目涩减轻,晨起手指肿胀活动后消失,近日大便日 2~3 次无所苦。月经未行。脉细滑,舌质红隐紫,体胖大边有齿痕,苔薄黄腻。前法中加用健脾以助阴液布散窍道。上方去陈皮,加怀山药 12 g,炒白术 10 g,茯苓 12 g,14 剂,水煎服,每日 1 剂。

2013 年 12 月 10 日三诊:晨起口腔干燥减轻,目涩尚盛、手指肿胀改善,大便秘结 3 日一行。脉细滑,舌质红隐紫,苔薄黄。上方中加强养肝之品。处方:生地黄 10 g,麦冬 10 g,玄参 10 g,石斛 10 g,枸杞子 10 g,决明子 12 g,山茱萸 10 g,怀山药 12 g,楮实子 10 g,炙女贞 10 g,制黄精 10 g,墨旱莲 15 g,密蒙花 10 g,南沙参、北沙参各 10 g,夏枯草 10 g,焦栀子 10 g,赤芍、白芍各 10 g,太子参 10 g,炒白术 10 g,制香附 10 g,炒枳实 15 g,制雷公藤 8 g(先煎 40 min),红花 10 g,川芎 10 g,桃仁 10 g,鸡血藤 15 g,路路通 10 g。28 剂,水煎服,每日 1 剂。

2014 年 3 月 4 日四诊:患者目涩口干减轻,口黏腻不爽,大便每日一行,欠畅,舌尖灼热不适,脉细滑。拟滋阴生津,调理脾肾,化湿布津治疗。处方:生地黄 10 g,麦冬 10 g,玄参 10 g,石斛 10 g,枸杞子 10 g,决明子 10 g,太子参 10 g,炒白术 10 g,茯苓 15 g,生薏苡仁 15 g,佩兰 10 g,炒杜仲 10 g,续断 10 g,楮实子 10 g,炙女贞子 10 g,墨旱莲 15 g,红花 8 g,片姜黄 10 g,鬼箭羽 15 g,制雷公藤 8 g(先煎 40 min),黄连 4 g,猪苓 15 g,夏枯草 10 g,焦栀子 10 g,赤芍、白芍各 10 g,丹参 15 g,制香附 10 g。

2014 年 3 月 18 日五诊:感冒 10 d 未愈,鼻塞流清涕,咳黄痰,胃脘不适。脉细滑,舌质红隐紫,苔薄黄腻。患者素体阴虚复感风温。标本皆治,予以养阴润燥,辛凉解表,清肺止咳治疗。处方:金银花 10 g,连翘 10 g,荆芥 10 g,大青叶 15 g,野菊花 15 g,炒黄芩 10 g,薄荷 4 g(后下),牛蒡子 10 g,淡竹叶 15 g,瓜蒌皮 10 g,前胡 10 g,鱼腥草 25 g,藿香、佩兰各 10 g,太子参 10 g,红景天 15 g,制雷公藤 8 g(先煎 40 min),制香附 10 g,苏梗 10 g,法半夏 10 g,陈皮 6 g。

2014 年 4 月 1 日六诊:CT 示腮腺摄取及排泄功能正常,颌下腺摄取功能减退。3 月 26 日月经来潮,口干目涩几乎无。脉细滑,舌质红,苔薄黄腻。拟滋阴生津,调理脾肾治疗。处方:生地黄 10 g,麦冬 10 g,玄参 10 g,石斛 10 g,枸杞子 10 g,决明子 15 g,芦根 15 g,太子参 10 g,炒白术 10 g,茯苓 15 g,地骨皮 15 g,楮实子 10 g,炙女贞子 10 g,墨旱莲 15 g,制雷公藤 8 g(先煎 40 min),制僵蚕 15 g,炙鳖甲 10 g(先煎 40 min),白残花 6 g。

患者坚持来诊,雷公藤用量渐减至停,月经恢复正常,自觉症状稳定。

按语:纵观六诊,金妙文教授治疗干燥综合征时,抓住阴液亏虚,燥热内盛为干燥综合征的基本病机,再结合舌脉,依证立法(滋阴养血,生津泄热、活血化瘀),从"以机统法,以法统方"的用药思路出发,药虽多但不乱并达到燥润相济的处方格局,故六诊次多只在用药上做小的调整。

金妙文教授在应用滋阴生津这一类药物时,一方面,因患者以口干目涩为主诉,故用一定的生津之品如生地黄、麦冬、玄参、石斛、芦根及天花粉等药物;另一方面,从肾主津液这一角度出发,以补益肾精为主如女贞子、墨旱莲、制黄精及怀山药等药物起到治病求本的目的。金妙文教授在这一医案中尚注意到了津液的布散,共有三类药共同起到了这一作用。患者月经半年未至且舌质红隐紫,故应用红花、桃仁、鬼箭羽及片姜黄等药物活血化瘀。首先可促进月经来潮,更重要的是使血中瘀热得除,脉道通畅,阴液布散通畅。理气之品如香附、苏梗、白残花及厚朴等可防养阴之品碍胃,且符合气行则津布这一中医理论。太子参、炒白术、杜仲及续断等益气之品促进阴液的布散生化。

五诊时患者出现感冒,金妙文教授根据患者本虚标实的病理特点,在标本兼治的原则指导下,以养阴润燥,辛凉解表,清肺止咳立法。六诊时患者月经已至且舌质红而不紫,表明瘀热之邪已除,故撤除活血之品。雷公藤治疗干燥综合征是在辨证与辨病相结合的思路下应用的。但应遵循"大毒治病十去其六"这一原则,当病情稳定后及时减量直至撤除。在整个治疗过程,辨证细致精准,治法严明,药用加减变化灵活,由此可见,金妙文教授用药衷中参西,考虑周全,思维缜密[199]。

案5. 患者,女,30岁,2012年3月27日初诊。口干、眼干2年,加重1个月。2年来,口干、眼干逐渐加重,口干苦,饮水多,牙齿干枯,吞咽困难,其时饮食需水送服或流质饮食,眼干,伴有砂磨感,有时伴有四肢关节痛,颌下、颈部淋巴结肿大,舌红苔黄,脉弦数。2012年3月25日于济宁市某医院做实验室检查:ESR 128 mm/h,抗核抗体1:1 000,抗SSA抗体(+++),抗SSB抗体(+++),RF、ASO、CCP(-),抗双链DNA抗体、抗Sm抗体(-)。西医诊断:干燥综合征;中医诊断:燥痹(热毒炽盛、灼伤阴津证)。治宜清热解毒,养阴生津,兼以活血散结。

处方:金银花20 g,连翘20 g,红藤20 g,雷公藤10 g,南沙参20 g,麦冬10 g,生地黄15 g,赤芍、白芍各20 g,石斛10 g,乌梅10 g,玄参20 g,当归10 g,五味子10 g,甘草6 g。水煎服,日1剂,服6 d停1 d,24剂。忌食辛辣油炸及过咸食物,忌烟酒。

坚持治疗原则不变,根据病情发展,在上方基础上稍作加减。至2012年8月28日五诊时,患者口眼干燥明显减轻,病情基本得到控制。实验室检查:ESR 25 mm/h。逐渐减药,巩固治疗,病情趋于稳定。

按语:本案属干燥综合征急性炎症期。该患者素体阳盛,脏腑积热,内蕴成毒,又复外感毒邪,致热毒炽盛,灼伤津液,化燥阻络,发为燥痹,辨证属热毒灼津证,治疗首重清热解毒,兼以养阴生津、活血布津。方中金银花、连翘、红藤等清热解毒药,以及辨病使用的雷公藤、白芍,均为针对干燥综合征"炎热"病机而治,抑制机体免疫,以迅速控制炎症以治本,截断病情发展。同时配伍大量养阴生津药,一则生津润燥以除燥热之标;一则以阴制阳,水旺则火湮,热清则毒自散。如此遣方用药,标本兼顾,疾病向愈。同时长期服药,防病复发[200]。

四、雷公藤治疗系统性红斑狼疮医案

案1. 刘某,女,44 岁。2004 年出现关节疼痛,低热,未及时就医,持续 1 年后痛剧,关节畸形,确诊为红斑狼疮,因拒用激素治疗转投本院。来诊时四肢关节疼痛、畸形,心悸气短,喘促,全身乏力,食欲减退,舌淡、苔白,脉沉细弱。实验室检查:抗双链 DNA 抗体(+),抗核抗体 1∶800,ESR 98 mm/h,补体 C3 0.4 g/L,补体 C4 0.09 g/L,血红蛋白 80 g/L,体温 37.2 ℃,血压 150/95 mmHg。西医诊断:系统性红斑狼疮;中医诊断:痹证(肝肾亏虚证)。治宜补益肝肾,祛风除湿。

处方:独活寄生汤加减。独活 15 g,桑寄生 15 g,杜仲 15 g,伸筋草 15 g,透骨草 15 g,青风藤 15 g,鸡血藤 15 g,党参 15 g,茯苓 15 g,川芎 15 g,白芍 15 g,熟地黄 15 g,山茱萸 15 g,枸杞子 15 g,续断 15 g,菟丝子 15 g,追地风 15 g,肉苁蓉 15 g,墨旱莲 15 g,巴戟天 15 g,焦麦芽、焦山楂、焦神曲各 15 g,忍冬藤 15 g,补骨脂 15 g,黄柏 15 g,陈皮 15 g,大青叶 15 g,秦艽 12 g,防风 12 g,牛膝 12 g,雷公藤 12 g,当归 12 g,红花 12 g,炙甘草 12 g,苍术 12 g,泽泻 12 g,黄芪 20 g,茵陈 20 g。水煎服,3 日 1 剂,嘱避日光。

该患者自就诊日至 2007 年 10 月皆服此方加减,病情恢复较好,情况稳定,各项指标已归于正常,未复发[201]。

案2. 乔某,女,34 岁,2001 年 11 月 21 日初诊。1 年前因面部出现红斑,不规则发热,伴全身关节疼痛,住本市某医院,查肝肾皆有损伤,抗核抗体(+),抗双链 DNA 抗体(+),骨髓涂片找到狼疮细胞,诊断为系统性红斑狼疮。近 2 个月泼尼松维持在每日 22.5 mg,症状未得到很好控制。患者形体消瘦,精神一般,面部皮肤潮红,四肢皮肤散在红疹,关节酸痛,近 4 个月月经未来潮。刻下:面颊微红,四肢皮肤散在红疹,关节酸痛,下肢抽筋,每日午后至傍晚身热绵绵,易疲劳,大便日行 1 次,质偏干,舌质红、苔薄黄少津,脉弦数。西医诊断:系统性红斑狼疮;中医诊断:发斑(肝肾阴虚证)。治宜调养肝肾,养阴清热。

处方:制何首乌、枸杞子、制黄精、山茱萸、赤芍、白芍、白薇、凌霄花、续断、当归、炙鳖甲、知母、功劳叶各 10 g,雷公藤 8 g,炙黄芪、生地黄、益母草各 12 g,

鬼箭羽、桑寄生各 15 g。

上方连服 14 剂后,体温基本稳定,疲劳感减轻,原方雷公藤用量减至 5 g,加怀牛膝 10 g,继服 14 剂。激素减至 17.5 mg,病情稳定。患者坚持来诊,在服中药的同时,缓慢递减激素,病情未再反复[202]。

五、雷公藤治疗骨关节炎医案

案. 患者,女,55 岁,2011 年 7 月 5 日初诊。两膝关节疼痛 3 年,加重伴左膝肿胀 2 月余。患者既往两膝关节活动时有骨擦感,3 年前远行后出现两膝关节疼痛,左膝较甚,休息后减轻,无关节肿胀。2 个月前因登高两膝关节疼痛加重,伴左膝关节肿胀,活动受限,余关节无不适。纳眠稍差,二便可,舌红苔黄腻,脉滑数。辅助检查:RF(-),ASO(-),ESR 31 mm/h;左膝关节 X 线片示左胫骨髁间隆突变尖,关节间隙轻度变窄,左股骨下端内侧局部软组织密度增高并肿大。西医诊断:膝骨关节炎;中医诊断:膝痹(湿热痹阻型)。治宜清热解毒,祛风除湿,活血止痛。

处方:金银花 20 g,红藤 20 g,雷公藤 10 g,薏苡仁 20 g,独活 30 g,川牛膝 20 g,猫爪草 20 g,土茯苓 20 g,猪苓 20 g,王不留行 15 g,防己 15 g,荜澄茄 15 g。14 剂,水煎服,日 1 剂。同时嘱其注意日常调护,适当锻炼,避免负重、登高、远行、蹲起、跳跃等。

2011 年 7 月 19 日二诊:患者两膝关节疼痛减轻,左膝肿胀明显减轻,仍有活动不利。舌红苔黄,脉滑数。方药:上方去猫爪草、防己,加虎杖 20 g、桂枝 10 g,继服 14 剂。

2011 年 8 月 3 日三诊:患者左膝关节肿胀基本消失,仍有轻度疼痛,能正常行走。纳眠有改善,舌红苔白,脉缓。方药:上方去薏苡仁、猪苓,加红花 10 g、土元 10 g,继服 14 剂。

2011 年 8 月 18 日四诊:患者双膝关节疼痛基本消失,偶有隐痛不适,不肿,活动正常。舌脉同上。方药:金银花 20 g,红藤 20 g,补骨脂 15 g,独活 20 g,川牛膝 20 g,桃仁 12 g,红花 10 g,土元 10 g,薏苡仁 20 g,骨碎补 20 g,荜澄茄 12 g,桂枝 10 g,隔日 1 剂,继服 24 剂后患者日常活动无不适[203]。

六、雷公藤治疗痛风医案

案. 郑某,女,54 岁,2003 年 8 月 5 日初诊。自诉:左拇趾侧经常灼热肿痛,以夜间为剧,已起病 3 年,近年来发作较频,伴腰膝酸软,乏力,头晕眼花,耳鸣。曾服秋水仙碱、别嘌醇等药,能顿挫病势,但胃肠道反应较剧不能坚持服用,又因饮食不节,经常发作,颇以为苦,乃来求治,查血尿酸高达 460 μmol/L,舌红苔黄,舌根为甚,脉弦紧。西医诊断:痛风;中医诊断:痹证(痰瘀痹阻)。治宜滋阴补肾,祛风通络,除湿止痛。

处方:熟地黄 30 g,山药、茯苓、泽泻、海风藤、络石藤各 15 g,山茱萸、牡丹皮、牛膝各 12 g,钩藤 20 g,雷公藤 9 g,威灵仙 20 g,徐长卿 15 g,甘草 6 g。7 剂,水煎服,每日 1 剂。

2003 年 8 月 12 日二诊:药后肿痛显减,已能行走,效不更方,继进 5 剂后症状消失,查血尿酸已恢复正常[204]。

七、雷公藤治疗银屑病关节炎医案

案 1. 患者,男,28 岁,2017 年 3 月 12 日初诊。全身鳞屑性红斑伴关节肿胀疼痛 4 年。患者 4 年前全身出鳞屑性红斑,曾去多家医院诊治,口服阿维 A 胶囊、雷公藤多苷片等,疗效不佳。就诊时,皮损以四肢较为严重,指、趾关节肿胀,踝关节、腕关节疼痛。舌红,苔薄白腻,脉滑。西医诊断:银屑病关节炎;中医诊断:白疕合痹证(湿热阻络、血热蕴毒型)。治宜除湿清热,凉血解毒。

处方:土茯苓 20 g,陈皮 9 g,栀子 15 g,水牛角 30 g(先煎),赤芍 15 g,紫草 20 g,蜈蚣 2 条,雷公藤 20 g(先煎),凌霄花 15 g,通草 9 g。皮损外用糖皮质激素、维 A 酸、尿囊素等联合紫外线光疗仪照射治疗。

2017 年 3 月 30 日二诊:患者皮损减轻,关节症状如前,舌红,苔黄厚腻,脉同前,原方加厚朴 10 g,忍冬藤 30 g,薏苡仁 30 g,连续服用 2 周。

2017 年 4 月 17 日三诊:患者皮损明显减轻,关节症状改善不明显,刘爱民教授坚持认为病因病机分析合理,辨证准确,继续守方服药 2 周。

2017 年 5 月 6 日四诊:患者皮损基本消退,关节症状有所减轻,出现脉弱,原方加黄芪 15 g 益气扶正,继续服用 21 d。皮损基本消退,指、趾、腕、踝关节肿痛消失,原方继续服用 1 月余,巩固疗效,随访未复发。

按语:关节型银屑病诊疗以辨证体系为指导,审证求因。该患者符合辨证体系中血热证的湿热内蕴,热入血分,以赵炳南除湿解毒汤合犀角地黄汤为主方,结合辨证遣方组药,加用土茯苓、雷公藤祛风除湿,通利关节,清热消肿[205]。

案 2. 患者,女,52 岁,2016 年 3 月 12 日初诊。以双手中 5 个手指的末节、中节、掌指、腕、跖趾、膝关节肿胀、疼痛为主诉。患者曾服用不同的中药治疗 1 年余,但因皮肤病变与关节炎疼痛均未取得满意效果而求治于郭艳幸教授。实验室检查:ESR 101 mm/h,RF(-),抗 CCP 抗体(-),CRP(+)。四肢、头顶有皮疹、瘙痒、脱屑。舌红苔厚腻,脉弦数。西医诊断:银屑病关节炎;中医诊断:白庀合并痹证(湿热瘀毒证)。治宜清热祛风,凉血化瘀,解毒。

处方:经验方养血止痛汤合羌活三根汤加减。白芍15 g,丹参12 g,鸡血藤15 g,香附12 g,乌药15 g,怀牛膝12 g,秦艽15 g,五灵脂12 g,桂枝12 g,威灵仙12 g,羌活30 g,生地黄20 g,黄芩30 g,白鲜皮30 g,土茯苓30 g,金雀根30 g,虎杖30 g,制川乌30 g(先煎),甘草12 g。15剂,水煎服,日1剂。外用蛇床子20 g,地肤子20 g,黄柏20 g,红花15 g。15剂,熏洗,每日1次。西药给予口服美洛昔康胶囊,每次7.5 mg,每日2次;雷公藤多苷片,每次20 mg,每日2次。嘱患者定时服药,持之以恒地进行关节功能锻炼,关节忌受风寒及潮湿。

2016年4月5日二诊:患者诉疼痛减轻,瘙痒减轻,皮疹改善,但腕关节及膝关节仍有肿胀且活动不利,晨僵1 h,纳可,二便调,舌质淡红,少苔,脉细数。间断服用美洛昔康胶囊。原方去金雀根、羌活,加入秦艽20 g,雷公藤15 g,共2个月用量。

2016年6月10日三诊:疼痛轻微,关节活动改善,可停服美洛昔康胶囊及外洗药。在原方中加入党参15 g,黄芪15 g,山药20 g,坚持服用。

2016年12月15日四诊:头顶皮疹、瘙痒、脱屑减轻,四肢牛皮癣无明显进展,关节活动度大为改善。实验室检查:ESR下降至35 mm/h[206]。

参 考 文 献

[1] 刘健.健脾化湿通络法治疗历节病45例临床研究[J].安徽中医临床杂志,1999,11(6):380-382.

[2] 郭锦晨,刘健,忻凌,等.基于关联规则挖掘健脾中药对湿热痹阻型类风湿关节炎患者免疫炎症的影响[J].时珍国医国药,2017,28(4):1002-1004.

[3] 黄旦,刘健.从"治未病"思想探讨类风湿关节炎的防治[J].湖北中医药大学学报,2016,18(2):46-48.

[4] 刘健,韩明向,崔宜武,等.类风湿性关节炎中医证候学研究——附100例临床资料分析[J].中国中医基础医学杂志,1999,5(11):36,37.

[5] 刘健.老年类风湿性关节炎机制及证治撮要[J].中医药学刊,2001,20(6):494,495.

[6] 刘健,纵瑞凯,许霞,等.基于新安医学理论的中药新风胶囊治疗类风湿关节炎的研究[J].风湿病与关节炎,2014,3(11):5-10,14.

[7] 刘健,刘晓晖,韩明向.新风胶囊治疗活动期类风湿性关节炎20例[J].安徽中医学院学报,2003,22(3):12-16.

[8] 黄传兵,刘健,谌曦,等.新风胶囊治疗类风湿性关节炎疗效观察[J].中国中西医结合杂志,2013,33(12):1599-1602.

[9] 刘健,范海霞,杨梅云.新风胶囊对类风湿关节炎的疗效及对其肺功能、红细胞CRI、

CD59 的影响[J].湖北中医杂志,2007,29(6):9-11.

[10] WANG Y, LIU J, WANG Y, et al. Effect of Xinfeng capsule in the treatment of active rheumatoid arthritis: a randomized controlled trial [J]. Journal of Traditional Chinese Medicine, 2015, 35(6): 626-631.

[11] 程华威,郭雯,刘健.生活质量评价在中医药学中的应用[J].安徽中医学院学报,2006,25(2):53-56.

[12] 刘健,程华威,郭雯,等.类风湿性关节炎生活质量调查[J].中国临床保健杂志,2006,9(2):106-108.

[13] 王智华,刘健,郭雯,等.健脾化湿通络法对类风湿关节炎患者生活质量的影响[J].中国临床保健杂志,2007,10(6):586-588.

[14] 陈瑞莲,刘健.CD4$^+$CD25$^+$调节性 T 细胞与类风湿关节炎研究进展[J].安徽医药,2008,12(12):1119-1121.

[15] 张皖东,曹云祥,盛长健,等.类风湿关节炎辨证分型与外周血 T 细胞亚群的关系[J].中医药临床杂志,2011,23(6):514-516.

[16] 王庆保,刘健,万磊.类风湿关节炎患者外周血 CD4+CD25+CD127-调节 T 细胞的检测及临床意义[J].安徽医学,2010,31(2):131-134.

[17] 刘健,甚曦,刘晓晖,等.雷公藤合并健脾化湿通络药对类风湿性关节炎患者免疫调节作用的研究[A]//中国中西医结合学会.第四次全国雷公藤学术会议论文汇编.上海:第四次全国雷公藤学术会议[C],2004:459-462.

[18] 曹云祥.基于 miRNA-21/TLR4/MAPK/NF-κB 信号转导通路探讨新风胶囊改善 RA 心功能的机制研究[D].南京:南京中医药大学,2018.

[19] 孙玥,刘健,万磊,等.新风胶囊改善类风湿关节炎患者心功能的机制[J].细胞与分子免疫学杂志,2015,31(1):93-96,99.

[20] 刘健,江锋,谌曦,等.类风湿关节炎患者红细胞 CD35 的表达及其意义[J].中国临床保健杂志,2005,8(1):9-11.

[21] 刘健,郭雯,翟志敏.类风湿关节炎患者红细胞 CR1、CD59 的变化及中药新风胶囊的干预作用[J].中华微生物学和免疫学杂志,2007,27(10):912,913.

[22] 谌曦,刘健.新风胶囊治疗类风湿性关节炎贫血的临床观察[J].中国临床保健杂志,2006,9(4):321-323.

[23] 刘健.新风胶囊治疗类风湿性关节炎贫血的疗效及机制研究[A]//中国中西医结合学会.第六届中国中西医结合风湿病学术会议汇编[C].义乌:第六届中国中西医结合风湿病学术会议,2006.

[24] 汪元,刘健,余学芳,等.血小板参数与类风湿关节炎病情活动指标及临床症状相关性分析[J].辽宁中医药大学学报,2008,10(6):5-7.

[25] 刘健,纵瑞凯,余学芳,等.类风湿关节炎活动期患者血小板参数、P-选择素和血小板超微结构的变化及新风胶囊对其的影响[J].中华中医药杂志,2008,23(12):1090-1094.

[26] 刘健,纵瑞凯,余学芳,等.新风胶囊对活动期类风湿关节炎患者 P-选择素、血小板参数及超微结构的影响[J].中国中医药信息杂志,2008,15(9):5-7,11.

[27] 刘健,余学芳,纵瑞凯.活动期类风湿关节炎载脂蛋白的变化及相关性分析[J].中国康复,2009,24(2):95-97.

[28] 刘健,万磊,黄传兵,等.新风胶囊对类风湿关节炎患者脂蛋白代谢的影响[J].中国中西医结合杂志,2015,35(9):1060-1064.

[29] 刘健,曹云祥,朱艳.老年类风湿关节炎患者心功能变化及其相关性研究[J].中华中医药杂志,2011,26(4):777-780.

[30] 刘健,曹云祥,朱艳.类风湿关节炎患者的心功能变化及相关性分析[J].中国临床保健杂志,2011,14(6):575-579.

[31] 曹云祥,刘健,黄传兵,等.新风胶囊可以调节类风湿性关节炎患者的免疫功能和改善心功能[J].细胞与分子免疫学杂志,2015,31(3):394-396,401.

[32] 孙玥,刘健,万磊,等.基于B、T淋巴细胞衰减因子及氧化应激探讨新风胶囊改善RA患者心功能机制[A]//中国中西医结合学会风湿病专业委员会.全国第十二届中西医结合风湿病学术会议论文集[C].天津:全国第十二届中西医结合风湿学术会议,2014.

[33] ZHANG P H, LIU J, ZONG R K, et al. Triptolide protects against TGF-β1-induced pulmonary fibrosis by regulating FAK/calpain signaling [J]. Exp Ther Med, 2019, 18: 4781-4789.

[34] 章平衡,刘健,纵瑞凯,等.基于miR-155/NF-κB信号转导通路探讨新风胶囊改善类风湿关节炎血瘀证患者肺功能的机制[J].中华中医药杂志,2018,33(12):5609-5615.

[35] LIU J, LIU R L. The potential role of Chinese medicine in ameliorating extra-articular manifestations of rheumatoid arthritis [J]. Chin J Integr Med, 2011,17(10):735-737.

[36] WAN L, LIU J, HUANG C B, et al. Xinfeng capsule for the treatment of rheumatoid arthritis patients with decreased pulmonary function — a randomized controlled clinical trial [J]. Chin J Integr Med, 2016, 22(3):168-176.

[37] 刘健,张金山,汪四海,等.膝骨关节炎中医证候分布规律及相关因素回顾性分析[J].中医药临床杂志,2011,23(6):524-527.

[38] 刘健.骨关节炎发病与脾气亏虚的关系探讨[A]//中国中西医结合学会风湿病专业委员会.全国第十届中西医结合风湿病学术会议论文集[C].成都:全国第十届中西医结合风湿病学术会议,2012.

[39] 张金山,刘健,杨佳,等.60例膝骨关节炎患者生活质量变化及其相关性分析[J].中医药临床杂志,2011,23(6):528-530.

[40] 刘健,张金山,汪四海,等.新风胶囊对膝骨关节炎患者严重程度指数及生活质量的影响[J].中医药临床杂志,2011,23(5):429-431.

[41] 刘健,万磊,刘磊,等.440例风湿病患者生活质量SF-36积分变化及影响因素分析[J].风湿病与关节炎,2012,1(3):19-23.

[42] 陈瑞莲,刘健,黄传兵,等.新风胶囊对膝骨关节炎患者血液流变学指标及血栓素、前列环素的影响[J].风湿病与关节炎,2015,4(2):13-17.

[43] 周巧,刘健,忻凌,等.基于关联规则挖掘健脾类中药对骨关节炎患者免疫炎症指标的影响[J].时珍国医国药,2017,28(4):1005-1008.

[44] 宋倩,刘健,忻凌,等.基于关联规则挖掘痛风性关节炎中医内外合治对患者免疫、炎症等指标的影响[J].风湿病与关节炎,2017,6(1):9-13,35.

[45] 宋倩,刘健,忻凌,等.基于关联规则挖掘健脾类中药对痛风性关节炎患者免疫、炎症指标的影响[J].辽宁中医杂志,2017,44(11):2248-2252,2461.

[46] 周巧,刘健,忻凌,等.673例骨关节炎患者超氧化物歧化酶的变化及关联规则挖掘研究[J].世界中西医结合杂志,2017,12(7):958-961,985.

[47] 程园园,刘健,万磊,等.新风胶囊对膝骨关节炎患者B、T淋巴细胞衰减因子及氧化应激的影响[J].免疫学杂志,2013,29(5):416-421.

[48] 文建庭,刘健,忻凌,等.1689 例骨关节炎患者血小板参数的变化及关联规则挖掘研究[J].风湿病与关节炎,2017,6(9):15-19,24.

[49] 齐亚军,刘健,文建庭,等.基于关联规则挖掘健脾化湿、清热通络中药对骨关节炎患者血小板参数的影响[J].风湿病与关节炎,2017,6(11):11-16,23.

[50] 阮丽萍,刘健,叶文芳,等.中医健脾单元疗法对膝骨关节炎患者的生活质量、心肺功能的影响及免疫学机制研究[J].风湿病与关节炎,2015,4(3):5-11.

[51] 谈冰,刘健,章平衡.新风胶囊通过抑制 NF-κB 信号转导通路改善膝骨关节炎患者高凝状态[J].免疫学杂志,2016,32(9):781-789,803.

[52] 汪元,刘健,黄传兵,谌曦,等.中药内服外敷治疗膝骨关节炎 30 例疗效观察[J].中国中医基础医学杂志,2018,24(5):641-643.

[53] 盛长健,刘健.强直性脊柱炎的中医辨治[J].中医药临床杂志,2009,21(2):177-179.

[54] 盛长健,刘健,谢秀丽,等.新风胶囊对强直性脊柱炎的疗效及生活质量的影响[J].安徽中医学院学报,2010,29(5):16-19.

[55] 刘健,盛长健,谢秀丽,等.新风胶囊对强直性脊柱炎的疗效及焦虑抑郁的影响[A]//中华中医药学会.中华中医药学会风湿病分会 2010 年学术会议论文集[C].西安:中华中医药学会风湿病分会 2010 年学术会议,2010.

[56] 齐亚军,刘健.强直性脊柱炎患者外周血辅助性 T 细胞亚群变化及药物干预[J].中华临床免疫和变态反应杂志,2013,7(3):260-263.

[57] 齐亚军,刘健,郑力,等.基于 B、T 淋巴细胞衰减因子及氧化应激探讨新风胶囊治疗强直性脊柱炎的作用机制[J].中国中西医结合杂志,2015,35(1):25-32.

[58] 王桂珍,黄传兵,汪元,等.新风胶囊治疗早中期强直性脊柱炎 30 例临床观察[J].北京中医药,2009,28(10):799,800.

[59] 张帆,刘健,端淑杰.Th1/Th2 平衡漂移及与强直性脊柱炎关系的研究进展[J].风湿病与关节炎,2016,5(11):66-68,73.

[60] 齐亚军,刘健,郑力,等.新风胶囊治疗对强直性脊柱炎患者 BTLA+T 细胞数量和氧化应激的影响[J].细胞与分子免疫学杂志,2014,30(10):1084-1089.

[61] 张皖东,万磊,孙玥,等.五味温通除痹胶囊联合中药熏蒸对 AS 患者外周血 $CD4^+CD25^+CD127^{low/-}$ 调节性 T 细胞表达的影响[J].中国中医基础医学杂志,2016,22(3):386-390.

[62] 叶文芳,刘健,曹云祥,等.强直性脊柱炎患者免疫球蛋白变化及相关因素分析[J].中国临床保健杂志,2014,17(2):121-123.

[63] 叶文芳,刘健,汪四海,等.强直性脊柱炎患者血清免疫球蛋白亚型、细胞因子的变化及相关性分析[J].免疫学杂志,2015,31(4):362-365.

[64] 叶文芳,刘健,万磊,等.新风胶囊对强直性脊柱炎患者疗效及血清免疫球蛋白亚型、外周血淋巴细胞自噬的影响[J].中国中西医结合杂志,2016,36(3):310-316.

[65] 汪四海,刘健,张金山,等.按不同临床因素分组比较强直性脊柱炎患者血清骨钙素、抗酒石酸酸性磷酸酶的变化[J].中国临床保健杂志,2013,16(6):587-590.

[66] 汪四海,刘健,杨佳,等.中医健脾单元疗法对强直性脊柱炎患者的疗效及对血清骨钙素、抗酒石酸酸性磷酸酶的影响[J].中国临床保健杂志,2012,5(5):472-474.

[67] 汪四海,刘健,杨佳,等.中医健脾单元疗法对强直性脊柱炎患者疗效及 BGP、TRACP 的影响[J].世界中西医结合杂志,2012,7(5):399-403,427.

[68] 刘健,齐亚军,郑力,等.基于 Keap1-Nrf2-ARE 探讨强直性脊柱炎患者肺功能降低的

机制[J].风湿病与关节炎,2014,3(7):9-16.

[69] LIU J, QI Y, ZHENG L, et al. Xinfeng capsule improves pulmonary function in ankylosing spondylitis patients via NF-KappaB-iNOS-NO signaling pathway [J]. J Tradit Chin Med, 2014, 34(6):657-665.

[70] 方利,刘健,朱福兵,等.基于细胞因子/NF-κB信号转导通路探讨强直性脊柱炎患者血液高凝状态形成的机制[J].中华中医药杂志,2016,31(9):3756-3759.

[71] 方利,刘健,朱福兵,等.新风胶囊对强直性脊柱炎活动期患者血液高凝状态影响及其机制探讨[J].世界中西医结合杂志,2016,11(7):949-955.

[72] 方利,刘健,万磊,等.新风胶囊通过抑制miR-155/NF-κB信号转导通路改善强直性脊柱炎活动期患者高凝状态[J].细胞与分子免疫学杂志,2016,32(8):1094-1098,1104.

[73] 方利,刘健,朱福兵,等.基于细胞因子/NF-κB信号转导通路探讨强直性脊柱炎患者血瘀状态形成的机制[J].中华中医药学刊,2016,34(12):2913-2917.

[74] 谌曦,刘健,黄传兵,等.清热补肾健脾通络法合新风胶囊治疗活动期强直性脊柱炎25例[J].安徽中医学院学报,2011,30(5):32-35.

[75] 方利,刘健,朱福兵.新风胶囊对强直性脊柱炎活动期患者血栓形成因子及炎症细胞因子的影响[J].中国中西医结合杂志,2016,36(10):1202-1207.

[76] 杨佳,刘健,汪四海,等.新风胶囊治疗干燥综合征临床观察[J].中医药临床杂志,2011,23(6):537-539.

[77] 杨佳,刘健.新风胶囊对干燥综合征患者的疗效及对IL-6、IL-10的影响[A]//中华中医药学会.中华中医药学会第十六届全国风湿病学术大会论文集[C].黄山:中华中医药学会第十六届全国风湿病学术大会,2012.

[78] 杨佳,刘健,张金山,等.干燥综合征患者生活质量的变化及影响因素[J].中医药临床杂志,2011,23(6):534-536.

[79] 王芳,刘健,叶英法.新风胶囊对32例干燥综合征患者的疗效及生活质量的影响[J].风湿病与关节炎,2013,2(11):15-19,22.

[80] 王桂珍,刘健,范海霞,等.新风胶囊对20例干燥综合征患者生活质量的影响[J].风湿病与关节炎,2014,3(3):9-13.

[81] 冯云霞,刘健,程园园,等.干燥综合征患者血清超氧化物歧化酶的变化及相关因素分析[J].中国临床保健杂志,2012,15(5):463-465.

[82] 王芳,刘健,叶英法,等.基于Keap1-Nrf2/ARE信号传导通路探讨黄芪多糖改善干燥综合征模型大鼠心功能的机制[J].中国中西医结合杂志,2014,30(5):566-574.

[83] 王桂珍,刘健,范海霞,等.基于氧化应激探讨新风胶囊对干燥综合征患者心功能的影响[J].时珍国医国药,2015,26(7):1672-1674.

[84] 王芳,刘健,叶英法,等.干燥综合征患者心肺功能的变化与CD19+CD24+Brge及BTLA的相关性分析[J].风湿病与关节炎,2014,3(2):5-10.

[85] 刘健,万磊,朱福兵,等.干燥综合征肺功能变化特点及其与T细胞亚群CD3、CD4、CD8、BTLA的相关性分析[J].风湿病与关节炎,2015,4(2):5-9.

[86] 刘健,万磊,章平衡,等.干燥综合征患者肺功能变化及其与辅助性T细胞失衡的相关性[J].中国临床保健杂志,2015,18(2):187-190.

[87] 范海霞,刘健,黄传兵,等.新风胶囊对干燥综合征肺功能的影响及其机制研究[J].风湿病与关节炎,2015,4(1):14-17.

[88] 朱福兵,刘健,方利,等.基于细胞因子/NF－κB信号转导通路的干燥综合征患者高凝状态的形成机制探讨[J].时珍国医国药,2016,27(9)：2281－2284.

[89] 朱福兵,刘健,方利,等.基于细胞因子/NF－κB信号转导通路探讨干燥综合征患者高凝状态的机制[J].中国免疫学杂志,2016,32(7)：1017－1021,1027.

[90] 朱福兵,刘健,王桂珍,等.新风胶囊对干燥综合征患者高凝状态的改善作用及其对细胞因子NF－κB信号转导通路的影响[J].免疫学杂志,2016,32(5)：408－415.

[91] 朱福兵,刘健,王桂珍,等.新风胶囊通过抑制miR－155/SOCS1/NF－κB通路降低干燥综合征患者血液高凝状态[J].细胞与分子免疫学杂志,2016,32(10)：1366－1371.

[92] 顾永卫,杨盟,刘继勇.雷公藤外用制剂的临床应用研究进展[J].山东中医药大学学报,2018,42(4)：374－376.

[93] 刘涛杰.复方雷公藤外用联合三妙散内服治疗活动期类风湿关节炎效果观察[J].中国乡村医药,2015,22(20)：40,41.

[94] 陈桂香.复方雷公藤外敷剂治疗类风湿关节炎46例临床疗效观察[J].世界最新医学信息文摘,2017,17(80)：94.

[95] 焦娟,唐晓颇,员晶,等.复方雷公藤外敷剂对类风湿关节炎患者关节疼痛的影响[J].中国中西医结合杂志,2016,36(1)：29－34.

[96] 黄颖,马武开,刘丽敏,等.苗药五藤散外敷联合西药治疗急性期寒湿阻络型类风湿关节炎随机对照临床研究[J].实用中医内科杂志,2012,26(14)：1,2,12.

[97] 严云屏,施守义,施宜平,等.雷公藤红素外用治疗类风湿性关节炎局部肿痛[J].新药与临床,1989(6)：365.

[98] 邓兆智,林院昌,欧润妹,等.复方雷公藤涂膜剂治疗活动期类风湿关节炎的临床再观察[J].广州中医药大学学报,1998(3)：21－24.

[99] 彭松,廖蔚珍,周成萍.复方雷公藤涂膜剂的研制[J].中国医院药学杂志,1999(1)：53,54.

[100] 隋丰.中医辨证论治合用复方雷公藤涂膜剂治疗类风湿性关节炎的临床观察[D].广州：广州中医药大学,2006.

[101] 何羿婷,方坚,彭剑虹,等.雷公藤涂膜剂治疗膝骨关节炎的临床研究[J].广州中医药大学学报,2004,21(4)：278－280.

[102] 彭剑虹.复方雷公藤涂膜剂治疗膝骨性关节炎实验及临床研究[D].广州：广州中医药大学,2002.

[103] 陈兴华.外贴雷公藤膏药治疗类风湿关节炎关节肿痛经验介绍[J].风湿病与关节炎,2013,2(2)：34－36.

[104] 李瑞林.雷公藤贴膏外用治疗类风湿关节炎的初步观察[J].中药药理与临床,1989,5(6)：45,46.

[105] 王静.自制雷公藤膏药对强直性脊柱炎疼痛康复的疗效观察[D].杭州：浙江中医药大学,2013.

[106] 张国红,李月红,苏佳,等.加味四妙丸联合雷公藤风湿酒治疗活动期RA(湿热痹阻型)临床疗效观察[J].中医临床研究,2017,9(25)：98－100.

[107] 张永国,向阳国.风湿逍遥散内服配合马钱子酒外擦治疗类风湿关节炎56例[J].陕西中医,2006,27(8)：948,949.

[108] 姚万仓,年宏芳.雷公藤药酒治疗强直性脊柱炎145例分析[J].中国药物与临床,2004,4(1)：72,73.

[109] 程惠琴.雷公藤药酒治疗强直性脊柱炎46例临床观察与护理[J].内蒙古中医药,2008,

27(24)：76,77.

[110] 袁作武.雷公藤酒合活血壮筋片治疗强直性脊柱炎 120 例[J].实用中医内科杂志，2010,24(3)：68,69.

[111] 李展斌,周卫国.雷公藤饮片联合益赛普治疗类风湿关节炎的疗效观察[J].基层医学论坛,2019,23(31)：4559-4561.

[112] 袁作武,游济洲,陈海丽,等.中药配伍对雷公藤治疗育龄女性类风湿关节炎减毒增效的研究[J].风湿病与关节炎,2018,7(7)：28-32.

[113] 王健.雷公藤联合雷公藤多苷治疗类风湿关节炎临床观察[J].新中医,2018,50(6)：118-120.

[114] 许武.白芍总苷胶囊联合雷公藤片治疗类风湿关节炎疗效和安全性分析[J].现代诊断与治疗,2017,28(13)：2404-2406.

[115] 何小宇,甄杰武,黄彬铖,等.雷公藤片治疗类风湿关节炎的疗效分析[J].慢性病学杂志,2017,18(5)：575,576.

[116] 乔欢,闫润红.雷公藤和雷公藤加道遥散对 CIA 大鼠模型的抗炎作用及肝损伤情况的对比研究[J].世界中西医结合杂志,2017,12(3)：357-360.

[117] 邢芳,林威远,许雄伟,等.雷公藤煎剂与甲氨蝶呤联合柳氮磺吡啶治疗强直性脊柱炎的疗效观察[J].中国医药,2006,1(2)：75,76.

[118] 张丽萍.雷公藤治疗系统性红斑狼疮的临床观察[J].中国现代药物应用,2011,5(19)：85,86.

[119] 戴莲仪.中药治疗系统性红斑狼疮 30 例[J].中医杂志,2000,42(5)：284.

[120] 彭学标,王娜,曾抗.雷公藤对系统性红斑狼疮外周血单一核细胞 NF-κB 活性的影响[J].中国皮肤性病学杂志,2006,20(6)：336,337.

[121] 虞海燕,秦万章,吴厚生.雷公藤治疗系统性红斑狼疮免疫机制的研究[J].中国现代应用药学,1999,16(2)：10-13.

[122] 范文强,吕书龙,马玲,等.雷公藤甲素治疗类风湿关节炎的作用机制及安全性分析[J].中草药,2019,50(16)：3866-3871.

[123] 蔡灯塔,王新春,王景春.雷公藤甲素联合来氟米特治疗类风湿关节炎的临床效果及对患者血清炎性因子的影响[J].陕西中医,2018,39(9)：1260-1262.

[124] 屈飞,崔艳茹,徐镜.雷公藤多苷联合来氟米特对佐剂性关节炎大鼠的治疗及机制研究[J].中国实验方剂学杂志,2012,18(3)：128-131.

[125] 杨锐,李红波,王兵,等.雷公藤甲素及其脂质体对血管生成的抑制作用[J].华中科技大学学报(医学版),2014,43(2)：137-141.

[126] KONG X Y, ZHANG Y Q, LIU C F, et al. Anti-angiogenic effect of triptolide in rheumatoid arthritis by targeting angiogenic cascade [J]. PLoS One, 2013, 8(10): 1-10.

[127] 王伟东,肖鲁伟,童培建,等.雷公藤内酯醇对 RA 滑膜新生血管瘜 TNF-α 抑制机制的研究[J].中华中医药学刊,2013,31(5)：1034-1035.

[128] 夏卿,冯小辉.中药含药血清对体外培养类风湿关节炎成纤维样滑膜细胞影响的实验研究[J].河南中医,2014,34(3)：456,457.

[129] LIU C, ZHANG Y, KONG X, et al. Triptolide prevents bone destruction in the collagen-induced arthritis model of rheumatoid arthritis by targeting RANKL/RANK/OPG signal pathway [J]. Evid Based Complement Alternat Med, 2013, 2013: 626038.

[130] 邓媛,陈勇,陈振云,等.雷公藤对类风湿关节炎患者的疗效及 IgA、IgG、RF 的变化研究

[J].中华中医药学刊,2020,38(2):1-6.

[131] 陈锦然.类风湿性关节炎采用雷公藤多苷与甲氨蝶呤联合治疗的效果[J].实用中西医结合临床,2019,19(7):145,146.

[132] 刘佳,童萍,何东仪.新雷公藤衍生物雷藤舒对类风湿关节炎滑膜细胞基因表达的影响[J].上海中医药大学学报,2017,31(6):70-75.

[133] 孙凤艳,冯红卫,代立友,等.雷公藤多苷联合来氟米特治疗强直性脊柱炎疗效观察[J].医学理论与实践,2016,29(8):1059,1060.

[134] 周全.雷公藤多苷联合益赛普治疗强直性脊柱炎的临床疗效及安全性观察[J].医学理论与实践,2016,29(6):763,764.

[135] 梁志刚.雷公藤多苷治疗强直性脊柱炎的临床有效性研究[J].中国实用医药,2017,12(1):136,137.

[136] 王明杰.雷公藤多苷治疗强直性脊柱炎疗效与安全性的系统评价[J].临床医药文献电子杂志,2018,5(81):92.

[137] 刘树锋,张北平,王海,等.雷公藤多苷治疗强直性脊柱炎的疗效及安全性分析研究[J].北方药学,2014,11(6):91.

[138] 贾天明,李文杰.来氟米特与雷公藤多苷治疗强直性脊柱炎的疗效以及安全性对比研究[J].医学综述,2014,20(19):3612,3613.

[139] 袁建花.雷公藤多苷治疗强直性脊柱炎的临床研究[D].太原:山西医科大学,2010.

[140] 纪伟,宋亚楠.雷公藤多甙片治疗强直性脊柱炎的临床研究[A]//中华中医药学会.中华中医药学会风湿病分会2010年学术会议论文集[C].北京:中华中医药学会风湿病分会2010年学术会议,2010.

[141] 彭旭玲,胡周静,罗茜,等.扶阳强脊散联合雷公藤多苷片治疗强直性脊柱炎临床疗效及对血清骨形态发生蛋白2表达的影响[J].河北中医,2018,40(7):982-986.

[142] 傅强,郭小明,辛景义.雷公藤多苷片联合痹祺胶囊治疗强直性脊柱炎20例临床观察[J].湖南中医杂志,2014,30(8):88,89.

[143] 侯志铎,梁宏金.雷公藤多苷治疗原发性干燥综合征的初步观察[J].山西医药杂志,2015,44(14):1598-1600.

[144] 吴侗,张晶,苏江,等.雷公藤多苷联合白芍总苷与单用雷公藤多苷在干燥综合征治疗疗效[J].中药药理与临床,2017,33(1):178-180.

[145] 王晓寒.雷公藤多苷联合白芍总苷对干燥综合征患者唾液流率的影响[J].深圳中西医结合杂志,2017,27(13):34,35.

[146] 叶君,王锐,张宝华,等.雷公藤多苷联合白芍总苷与单用雷公藤多苷在干燥综合症治疗疗效观察[J].临床医药文献电子杂志,2019,6(63):140,141.

[147] 秦胜彪.归芪地黄汤加减联合雷公藤多苷治疗系统性红斑狼疮的疗效及其对生命质量的影响[J].中国药物经济学,2017,12(7):80-82.

[148] 兰君珠,周玉媛,周萌.雷公藤多苷联合六味地黄丸治疗盘状红斑狼疮患者临床分析[J].内科,2019,14(1):83,84.

[149] 唐若余,宋卫珍.来氟米特,雷公藤多苷联合滋阴补血方治疗系统性红斑狼疮的疗效观察[J].中外医学研究,2014,12(35):99-101.

[150] 王萍.雷公藤多苷联合激素治疗中度活动型系统性红斑狼疮的临床效果分析[J].中国实用医药,2018,13(13):99,100.

[151] 李茜,骆子牛.雷公藤多苷联合醋酸泼尼松治疗中度活动型系统性红斑狼疮的效果分

析[J].中国当代医药,2015,22(13):135-137.

[152] 刘谓,阎磊,朱清,等.雷公藤多苷联合醋酸泼尼松治疗中度活动型系统性红斑狼疮的疗效观察[J].中华实用诊断与治疗杂志,2014,28(12):1234,1235.

[153] 陈怡.雷公藤多苷联合醋酸泼尼松+硫酸羟基氯喹治疗系统性红斑狼疮[J].昆明医科大学学报,2018,39(3):98-102.

[154] 杨怀珠,刘宁,戴诚.白塞病患者血管内皮细胞功能检测及雷公藤多苷对其影响[J].中国中西医结合皮肤性病学杂志,2016,15(2):94-96.

[155] 杜彩素,徐树华.雷公藤多苷治愈5例白塞病[J].中国医师杂志,1998(10):55.

[156] 张慧智,郭旭霞,刘姝平.雷公藤多甙片加维生素AD胶丸治疗白塞氏综合征19例疗效观察[J].长治医学院学报,1998,12(4):292,293.

[157] 吕新亮,徐明智,闫美凤.沙利度胺联合雷公藤多苷治疗白塞氏病的临床研究[A]//中国中西医结合学会.全国第十一届中西医结合风湿病学术会议论文集[C].西安:全国第十一届中西医结合风湿病学术会议,2013.

[158] 沈忠.沙利度胺联合白芍总苷治疗白塞氏病疗效观察[J].中国社区医师,2015,31(17):76,78.

[159] 田军伟.反应停联合雷公藤多苷治疗64例白塞病临床疗效观察[J].现代诊断与治疗,2013,24(20):4611,4612.

[160] 万玲,赵瑞芳,周威,等.用反应停和雷公藤多苷联合治疗白塞病50例疗效观察[J].实用口腔医学杂志,2006,22(5):659-661.

[161] 王燕,兴华,唐福林.反应停和强的松联合治疗白塞病45例疗效观察[J].中国医药,2008,3(4):221,222.

[162] 宋芹,芦济洲,李健,等.雷公藤多苷对白塞病患者血清白细胞介素-1β、白细胞介素-2、肿瘤坏死因子-α及IFN-γ的影响[J].中国中西医结合杂志,2010,30(6):598-600.

[163] 张丽.雷公藤多苷对白塞病患者免疫指标的调节作用观察[J].中国医药指南,2013,11(11):408,409.

[164] 张珊珊,陆燕.金实治疗类风湿关节炎经验[J].山东中医药大学学报,2018,42(5):432,434.

[165] 杨婉婷,叶新苗.叶新苗针药结合治疗晚期类风湿关节炎经验探析[J].中华中医药杂志,2018,33(4):1412-1414.

[166] 李东晓,马武开,宁乔怡,等.马武开教授从脾论治类风湿关节炎的经验[J].风湿病与关节炎,2015,4(3):29-31.

[167] 沈艳莉,栗德林.栗德林治疗类风湿关节炎的临床经验[J].中国中医基础医学杂志,2015,21(1):97,98.

[168] 殷丽茹,李艳.李艳从寒热辨治痹病经验[J].中医药临床杂志,2017,29(8):1204-1207.

[169] 沙正华,黄雪琪,王承德.王承德教授痹必夹湿理论诊治风湿病经验总结[J].风湿病与关节炎,2015,4(12):36-39.

[170] 俞志超,李艳.李艳应用益肾清络活血方治疗类风湿性关节炎经验[J].实用中医药杂志,2015,31(12):1172,1173.

[171] 王雅洁,李艳.李艳治痹医案2则[J].中医药临床杂志,2016,28(2):178-180.

[172] 黄雪琪,沙正华,林海,等.王承德治疗风湿病经验[J].中医杂志,2016,57(13):1096-1098,1132.

[173] 张国建.从"络"辨治类风湿关节炎[J].北京中医药,2015,34(7):555-557.

[174] 梁恬,白丽君,陈光艳.裴正学教授治疗类风湿性关节炎临证经验[J].新中医,2014,46(5):27-29.

[175] 高应兵,张智斌,刘怀,等.杨仓良从毒辨治类风湿性关节炎经验[J].新中医,2012,44(12):181,182.

[176] 张宁.张吉针药并用治疗难治性类风湿性关节炎二则[J].中华中医药杂志,2009,24(3):397,398.

[177] 曾君荣.周承明治疗类风湿性关节炎经验[J].湖北中医杂志,2002,24(12):12,13.

[178] 杜新,赵英霖.王顺贤主任医师治疗疑难杂病验案举隅[J].实用中医内科杂志,2001,15(4):9,10.

[179] 赵婷婷,闫淑婷,张培,等.王振亮教授经方辨治类风湿性关节炎经验[J].中国中医药现代远程教育,2018,16(6):81-83.

[180] 田财军,赵丽.宋绍亮教授应用肿节风治疗热痹的学术思想[J].中国中医急症,2016,25(3):433,434,447.

[181] 刘建平.袁占盈分型辨治痹证经验案例浅析[J].中国中医基础医学杂志,2013,19(1):104,105,108.

[182] 张冬钰,汪荣盛,钱奕,等.何东仪治疗类风湿关节炎五法[J].上海中医药杂志,2018,52(5):20-23.

[183] 刘源,郭珈宜,陈利国,等.郭艳幸教授治疗类风湿关节炎经验[J].风湿病与关节炎,2016,5(11):44-46.

[184] 王吉安,宋欣伟.宋欣伟教授运用通阳法治类风湿关节炎的经验[J].广西中医药大学学报,2015,18(1):21,22.

[185] 刘宏潇,冯兴华.冯兴华教授运用祛风法治疗类风湿关节炎经验[J].中华中医药学刊,2014,32(3):636-638.

[186] 孟庆红,曲淑琴.从肝肾论治类风湿关节炎[J].光明中医,2014,29(4):713,714.

[187] 贾玉立,庞静.付新利清热解毒法为基础治疗强直性脊柱炎经验[J].中医临床研究,2018,10(20):78-80.

[188] 张佳信,叶新苗.叶新苗中医微创治疗强直性脊柱炎经验[J].中华中医药杂志,2017,32(6):2555-2557.

[189] 孟闯闯,纪伟.纪伟教授治疗强直性脊柱炎经验探析[J].浙江中医药大学学报,2017,41(6):502-505.

[190] 韩善夯,纪伟.金实教授从络论治强直性脊柱炎经验[J].四川中医,2016,34(3):13-15.

[191] 韩善夯,甘可,纪伟.金实从络论治风湿病十六法[J].江苏中医药,2017,49(2):61-63.

[192] 倪寅,李艳,熊江华.李艳治痹经验撷要[J].中医药临床杂志,2016,28(1):10-12.

[193] 韩善夯.金实教授治疗强直性脊柱炎经验[J].四川中医,2005,23(11):1-3.

[194] 章天寿.路志正治疗强直性脊柱炎经验[J].中医杂志,2002,43(7):499,503.

[195] 张锟,朱小磊,郭艳幸.郭艳幸教授平衡理论论治强直性脊柱炎经验[J].风湿病与关节炎,2016,5(1):41-43.

[196] 刘潋潋,汪悦,魏刚.金实治疗脉痹经验探析[J].辽宁中医杂志,2016,43(9):1842-1845.

[197] 陈剑梅,郭峰,金实.金实从络病辨治干燥综合征合并血管炎经验[J].中华中医药杂志,2018,33(9):3972-3974.

［198］尹梦赞,纪伟.纪伟治疗干燥综合征经验[J].辽宁中医杂志,2017,44(5)：930-933.

［199］史竞羽,刘军楼,张谨枫,等.金妙文教授治疗干燥综合征经验[J].中医药学报,2015,43(4)：86-88.

［200］娄俊东,张立亭.张鸣鹤教授治疗干燥综合征经验[J].风湿病与关节炎,2014,3(2)：34-36.

［201］王春毅,孙冬阳,陈发喜,等.陈发喜治疗系统性红斑狼疮经验[J].辽宁中医杂志,2008(3)：334,335.

［202］李卫东,赵英霖.金妙文治疗系统性红斑狼疮的经验[J].浙江中医杂志,2003(3)：12,13.

［203］娄俊东,张立亭.张鸣鹤治疗骨关节炎经验浅析[J].社区医学杂志,2012,10(17)：25,26.

［204］高东祥,李荣秀.尹亚君教授辨治痛风病的经验[J].云南中医学院学报,2004,27(2)：44,45.

［205］徐胜东,韩冰莹,刘爱民.刘爱民教授辨证论治银屑病关节炎经验[J].风湿病与关节炎,2018,7(6)：52,53,67.

［206］王敬威,李璐,高山,等.郭艳幸教授运用平衡理论治疗银屑病关节炎[J].风湿病与关节炎,2017,6(7)：51-54.

5

第五章

雷公藤治疗风湿病实验研究

雷公藤是目前治疗风湿病疗效最为肯定、应用最为广泛的中药。在古代,雷公藤主要用于治疗各种关节疼痛,如明代的《滇南本草》称其具有"治筋骨疼痛,风寒湿痹,麻木不仁,瘫痪萎软,湿气流痰"的功效。近30年,国内外中西医临床和药理学界对雷公藤进行了大量的、卓有成效的研究。人们发现,雷公藤是一个特殊的天然化合物库,数十种生物学活性强烈、多类型而微量的化合物集中于一体。发现雷公藤具有多种药理学作用:不仅可以阻止静态T细胞的活化和增殖,而且可以诱导活化T细胞的凋亡;对B细胞也有直接和间接的抑制作用;可显著抑制单核细胞分泌 IL-1、TNF、IL-6、IL-8等炎症介质;可促进肾上腺皮质功能,促使大鼠垂体 ACTH 细胞合成和分泌 ACTH,促进下丘脑旁核细胞分泌促肾上腺皮质激素释放激素。此外,雷公藤还有明显的抗炎作用,能减轻关节肿痛,改善关节功能障碍,降低 ESR,控制发热。

第一节　雷公藤复方治疗风湿病实验研究

一、雷公藤复方治疗类风湿关节炎实验研究

类风湿关节炎是一种以慢性关节病变为主的自身免疫性疾病,可反复迁延多年,最终导致关节畸变及功能丧失。佐剂性关节炎大鼠为免疫性炎症模型,其组织病理学变化和发病机制与人类的类风湿关节炎相似,是筛选和研究防治类风湿关节炎药物常用的模型之一。佐剂性关节炎大鼠不仅会引起关节病变,还

会引起关节外病变。研究表明,雷公藤复方治疗佐剂性关节炎大鼠,可取得良好的疗效。

(一)雷公藤复方治疗佐剂性关节炎实验研究

雷公藤复方以益气健脾、化湿通络诸药联用,方中药物都具有不同程度的抗炎镇痛作用,可消肿止痛。其中雷公藤具有免疫抑制作用,可抑制类风湿关节炎患者体内异常免疫反应。黄芪、薏苡仁与雷公藤相配一方面可以调节免疫,另一方面可以防止雷公藤免疫抑制作用大而造成机体免疫功能过于低下。黄芪还可降低胃酸,对胃黏膜起保护作用[1]。

1. 雷公藤复方对佐剂性关节炎大鼠关节病变、体质量的影响

(1)雷公藤复方对佐剂性关节炎大鼠关节炎指数及体质量的影响:汪元等[2]将 60 只 Wistar 雄性大鼠随机分为正常对照组、模型对照组、甲氨蝶呤组、雷公藤复方组、雷公藤多苷组,每组 12 只,除正常对照组外,向每只大鼠右足跖皮内注射弗氏完全佐剂 0.1 mL 致炎,复制佐剂性关节炎大鼠模型,致炎后第 19 日开始给予相应药物治疗 30 d。分别在造模前 1 d、给药前 1 d、给药后每 3 日测量各组大鼠的右后足趾的容积,计算各组大鼠跖趾关节肿胀度。给药前 1 d 开始观察并记录全身关节病变程度,每 3 日 1 次,累计关节炎指数。通过测量佐剂性关节炎大鼠体质量,计算佐剂性关节炎大鼠跖趾关节肿胀度、关节炎指数,来分析雷公藤复方对佐剂性关节炎大鼠关节炎指数及体质量的影响。

结果显示,致炎前各组大鼠体质量无差异,给药前 1 d(即致炎第 18 日)与正常对照组相比,造模组大鼠体重均明显减轻;给药 30 d 后与模型对照组相比,其余各组体质量均显著上升,雷公藤复方组与甲氨蝶呤组、雷公藤多苷组相比体质量增加更为明显。给药前 1 d(即致炎第 18 日)与正常对照组相比,模型对照组大鼠跖趾关节肿胀度显著升高;给药 30 d 后与模型对照组相比,其余各组跖趾关节肿胀度显著下降。给药前 1 d(即致炎第 18 日)与正常对照组相比,模型对照组大鼠关节炎指数显著升高;给药 30 d 后与模型对照组相比,其余各组大鼠的关节炎指数均显著降低,雷公藤复方组与甲氨蝶呤组相比,关节炎指数无显著差异,与雷公藤多苷组比较,关节炎指数有显著下降。

(2)雷公藤复方对佐剂性关节炎大鼠关节、滑膜组织病理学的影响:类风湿关节炎的主要病理特征为关节滑膜持续的慢性炎症、滑膜细胞及纤维结缔组织增生、炎症细胞浸润、血管翳形成进而侵蚀软骨及软骨下骨质,最终导致受累关节结构严重破坏,关节畸形、僵直而残疾[3]。姜辉等[4]将大鼠适应性饲养 1 周后,随机分为正常组、佐剂性关节炎模型组、(1.5 g/kg、3.0 g/kg、6.0 g/kg)雷公藤复方组、40 mg/kg 雷公藤多苷阳性药物对照组,每组 10 只。各组大鼠于左后足跖皮内

注射 0.1 mL 弗氏完全佐剂,复制佐剂性关节炎大鼠模型,正常组注射等量 0.9% 氯化钠溶液。造模后第 19 日,灌胃给予不同剂量雷公藤复方和雷公藤多苷连续 30 d,1 次/d,正常组和佐剂性关节炎模型组给予等量溶媒。末次给药后,禁食 8 h,麻醉大鼠,取大鼠非致炎侧(右足)踝关节置于中性甲醛中固定,通过常规 HE 染色,光镜下观察病理组织学变化并拍照,从滑膜增生程度、细胞浸润、软骨破坏、血管翳形成 4 个方面,采用 4 级评分法进行病理组织学评分分析雷公藤复方对佐剂性关节炎大鼠关节、滑膜组织的影响。HE 结果:正常组大鼠关节面光滑,软骨、骨组织无破坏,未见炎细胞浸润,滑膜组织呈 1~2 层整齐排列;于大鼠左后足跖皮内注射 0.1 mL 弗氏完全佐剂后,模型组大鼠软骨、骨组织破坏明显,滑膜组织增生活跃,滑膜衬里层明显增厚,有血管翳形成,并有炎症细胞浸润,符合人类类风湿关节炎的基本病理学特征,表明模型复制成功;给予不同剂量雷公藤复方和雷公藤多苷干预 30 d 后,与佐剂性关节炎模型组相比,(3.0 g/kg、6.0 g/kg) 雷公藤复方组与雷公藤多苷组可显著降低佐剂性关节炎大鼠滑膜增生程度,减少炎症细胞浸润,减轻软骨破坏,抑制血管翳形成,(1.5 g/kg)雷公藤复方组对上述指标虽有一定的改善作用,但不具有统计学意义。

王亚黎等[5] 将雄性 SD 大鼠随机分为对照组、模型组、西药组(来氟米特 5.0 mg/kg)和中药组(雷公藤复方 3.0 g/kg)。干预 30 d 后,观察各组大鼠踝关节病理和滑膜超微结构变化,分析雷公藤复方对佐剂性关节炎大鼠关节、滑膜组织的影响。刘健[6] 通过电镜观察佐剂性关节炎大鼠滑膜组织超微结构研究雷公藤复方对佐剂性关节炎大鼠滑膜细胞超微结构的作用。正常组大鼠踝关节结构完整无损,胫骨远端骨小梁无吸收,关节软骨面光滑平整,关节软骨层较厚,关节腔间隙清楚,滑膜组织未见充血水肿,滑膜细胞无增生,无血管翳形成,无炎症细胞浸润;模型组大鼠踝关节软骨及软骨下骨质出现广泛受累,部分关节软骨面被炎症细胞完全浸润,大范围的软骨表层组织的变性、坏死,关节软骨面剥脱,关节面凹凸不平,软骨下骨质亦被大量的炎症细胞充斥,正常结构严重破坏,骨髓组织大量纤维化;西药组大鼠踝关节滑膜可见嗜中性粒细胞等炎症细胞浸润,同时浸润周围附属组织,滑膜血管增多,血管翳形成并增生,滑膜组织呈绒毛状突起并嵌入关节腔内,滑膜衬细胞增厚,关节面较模糊,部分关节软骨可见血管翳形成;中药组大鼠踝关节滑膜、血管壁可见少量中性粒细胞等炎细胞浸润,部分滑膜组织嵌入关节腔内,关节面较规整。另外,该研究还说明,与正常组相比,模型组滑膜细胞线粒体病变率显著增高;与模型组相比,雷公藤复方组和雷公藤组均能显著降低,滑膜细胞线粒体的病变率,包括线粒体肿胀肥大,基质变淡、空泡变和嵴突病变等;与雷公藤组相比,雷公藤复方组滑膜细胞线粒体病变率显著降低。电镜下所见：正常组滑膜细胞线粒体无肿胀变性，粗面内质网较丰富，核膜清楚，染色质分布均匀，嵴突正常；模型组滑膜细胞肿胀变性，线粒体肿胀破坏，嵴突破坏、消失，粗面内质网减少、破坏，核膜不完整；雷公藤复方组滑膜细胞线粒体无肿胀，粗面内质网较多，核膜清楚，大部分嵴突完整；雷公藤组滑膜细胞胞质轻度水肿，线粒体肿胀不明显，嵴突破坏不明显，粗面内质网可见。

雷公藤复方可改善软骨、骨组织破坏程度，抑制滑膜细胞过度增殖，减少炎症细胞浸润，抑制血管翳增生。同时，雷公藤复方能显著改善佐剂性关节炎大鼠的关节滑膜细胞线粒体的病变，雷公藤多苷虽然也能改善，但其作用比雷公藤复方弱，说明雷公藤复方改善佐剂性关节炎大鼠滑膜线粒体病变的作用强于雷公藤，提示雷公藤复方对佐剂性关节炎大鼠具有很好的保护作用。

2. 雷公藤复方对佐剂性关节炎大鼠关节外病变的影响

类风湿关节炎病变并非局限于关节，还常伴有关节以外的其他脏器病变，甚至可引起主要脏器的血管炎而危及生命。研究表明，雷公藤复方在有效改善佐剂性关节炎大鼠关节症状的同时，还能有效保护免疫器官和胃黏膜，改善血小板病变、脂质代谢紊乱、肺功能、心功能等关节外表现。

（1）雷公藤复方对佐剂性关节炎大鼠胸腺、脾脏、胃黏膜超微结构的影响：中医药治疗类风湿关节炎的文献报道中涉及中药对类风湿关节炎患者及动物模型关节病变作用的内容较多，而对类风湿关节炎关节外病变，尤其是与免疫反应有密切关系的脾脏、胸腺，与人体生长、药物吸收直接相关的消化道病变的研究内容涉及较少。为了进一步观察其疗效，探讨其作用的形态学基础，刘健[6]通过电镜观察雷公藤复方对佐剂性关节炎大鼠胸腺、脾脏及胃黏膜超微结构的作用，以研究雷公藤复方对佐剂性关节炎大鼠的疗效。

雷公藤复方对佐剂性关节炎大鼠胸腺淋巴细胞超微结构的影响：与正常组相比，模型组胸腺淋巴细胞线粒体病变率显著增高；与模型组相比，雷公藤复方组治疗后胸腺淋巴细胞线粒体病变率（包括肿胀肥大、基质变淡、空泡变和嵴突病变）显著降低，而雷公藤组治疗后上述指标降低不显著；与雷公藤组相比，雷公藤复方组上述指标也显著降低。电镜下所见：正常组胸腺淋巴细胞线粒体无肿胀变性，粗面内质网较多，核膜清楚，嵴突完整；模型组胸腺淋巴细胞线粒体显著肿胀变性，嵴突破坏或消失，核膜不清楚，可见髓样小体；雷公藤复方组胸腺淋巴细胞线粒体结构完整，嵴突无明显破坏，核膜完整；雷公藤组胞质水肿，线粒体肿胀变性，嵴突破坏，核糖体减少，核膜不完整。

雷公藤复方能显著改善佐剂性关节炎大鼠胸腺淋巴细胞、脾脏淋巴细胞、胃黏膜细胞线粒体的病变，作用优于雷公藤多苷，说明雷公藤复方对佐剂性关节炎大鼠胸腺、脾脏、胃黏膜具有很好地保护作用。

总之,雷公藤复方改善佐剂性关节炎大鼠关节肿胀的作用与雷公藤相似,而对佐剂性关节炎大鼠的整体作用及改善滑膜、脾脏、胸腺及胃黏膜超微结构病变的作用优于雷公藤,提示雷公藤复方有抗炎消肿及保护免疫器官和胃黏膜的作用。

(2)雷公藤复方对佐剂性关节炎大鼠行为和血清皮质醇、脑组织氨基酸的影响:类风湿关节炎是一种常见的易致残的自身免疫性疾病,本病不仅影响患者的生理功能,而且导致反复关节疼痛甚至功能障碍,可影响患者的心理健康。随着心理神经免疫学研究的不断发展,越来越多的资料显示,不仅神经内分泌系统对免疫功能有重要的调节作用,而且免疫功能的改变可通过中枢神经系统影响心理和行为活动[7,8]。刘健等[9]通过观察佐剂性关节炎大鼠行为、脑组织氨基酸的变化和关节肿胀度、关节炎指数的变化,进行相关性分析,研究类风湿关节炎免疫功能改变对心理行为的影响并探讨其机制。

与正常对照组相比,模型对照组大鼠自主活动次数明显减少,跳台训练期和测试期的错误次数均明显增多,SDL 缩短而 EL 延长;各组大鼠脑组织兴奋性氨基酸天冬氨酸(aspartic acid,ASP)、谷氨酸(glutamic acid,Glu)无明显差异,模型对照组大鼠脑组织中抑制性氨基酸 GABA 含量明显高于正常对照组和雷公藤复方组,而 Glu/GABA 值明显低于正常对照组和雷公藤复方组,与甲氨蝶呤、雷公藤多苷组相比,无明显差异,提示模型对照组大鼠脑组织中以抑制性氨基酸占优势。雷公藤复方能显著增加佐剂性关节炎大鼠的自主活动次数,与正常对照组相比,无明显差异,与甲氨蝶呤、雷公藤多苷组相比,活动次数明显增多,可明显延长 SDL,缩短 EL,减少训练期及测试期的错误次数,可明显下调佐剂性关节炎大鼠 GABA、上调 Glu/GABA,而甲氨蝶呤、雷公藤多苷组改善不明显。

研究证实,佐剂性关节炎大鼠在自主活动反应箱中表现为自主活动次数的显著减少,跳台逃避实验中佐剂性关节炎大鼠表现为逃避反应的欠缺(SDL 缩短而 EL 延长及训练期和测试期的错误次数均明显增多)。在行为的相关性分析中,佐剂性关节炎大鼠的自主活动次数与跖趾关节肿胀度、关节炎指数呈负相关;跳台实验中,SDL 与关节炎指数呈负相关,EL、训练期和测试期的错误次数均与关节炎指数呈正相关。这提示跖趾关节肿胀度越重、关节炎指数得分越高,其自主活动次数越少;佐剂性关节炎大鼠关节炎指数分数越高,其自主活动次数越少,SDL 越短及 EL 越长,训练期和测试期的错误次数越多。佐剂性关节炎大鼠的自主活动次数、SDL 与 GABA 呈负相关,而与 Glu/GABA 值呈正相关;EL 与 GABA 呈正相关,与 Glu/GABA 值呈负相关;训练期及测试期错误次数与 Glu、

GABA 呈正相关,与 Glu/GABA 值呈负相关。

该研究证实,注射弗氏完全佐剂后可引起大鼠抑郁性行为改变。益气健脾、化湿通络中成药雷公藤复方治疗类风湿关节炎取得了良好疗效,近年来的临床和科研工作已证明:雷公藤复方可调整 T 细胞免疫功能,下调致炎因子(IL-1、TNF-α),上调抗炎因子(IL-4、IL-10),抑制致炎效应,增强抗炎效应。

(3) 雷公藤复方对佐剂性关节炎大鼠神经细胞超微结构变化的影响:心理因素在类风湿关节炎的发生、发展、转归中起着重要的作用。刘健等[10]采用佐剂性关节炎大鼠动物模型,观察佐剂性关节炎大鼠行为、神经细胞超微结构(包括线粒体肿胀、空泡变、嵴突病变等)的变化及健脾化湿通络中药雷公藤复方对其的影响,进一步探讨其治疗类风湿关节炎的可能作用机制。研究表明,各组佐剂性关节炎大鼠脑皮质神经细胞超微结构改变。正常对照组神经细胞线粒体边界清楚,细胞核内见有均匀分布的染色颗粒,其内可见密集且平行排列的嵴,嵴突完整,髓鞘均匀,核膜完整,粗面内质网无扩张。模型对照组神经细胞内线粒体肿胀、空泡样变、嵴突破坏,闰盘结构不完整,粗面内质网扩张。甲氨蝶呤组神经细胞内线粒体有一定损伤,部分线粒体嵴紊乱或断裂,粗面内质网轻度扩张,核膜结构欠完整。雷公藤多苷组心肌细胞少数线粒体有嵴紊乱,粗面内质网有扩张、空泡样变。雷公藤复方组整体结构完整,大部分嵴突完整,个别线粒体嵴紊乱,粗面内质网无扩张。雷公藤复方组脑皮质神经细胞整体结构完整,大部分嵴突完整,个别线粒体嵴紊乱,粗面内质网无扩张,明显改善佐剂性关节炎大鼠脑组织的病理改变,减轻脑皮质神经细胞的损伤。这可能是其改善佐剂性关节炎大鼠行为的形态学基础。

(4) 雷公藤复方对佐剂性关节炎大鼠血管内皮、血小板活化的影响:类风湿关节炎存在血管病变,典型的血管炎表现为血小板增多。刘健等[11]通过观察雷公藤复方对佐剂性关节炎大鼠血小板参数、ANCA 和血管超微结构的变化来分析雷公藤复方对类风湿血管病变的疗效。与正常对照组相比,模型对照组大鼠血小板计数、血小板比容及 ANCA 显著升高。与模型对照组比较,其余各组血小板计数、血小板比容、ANCA 明显下降。治疗组组间无明显差异。佐剂性关节炎大鼠 ANCA、跖趾关节肿胀度、关节炎指数与血小板计数、血小板比容呈正相关关系,与血小板平均分布宽度、平均血小板比容没有相关性。

大量研究表明许多炎症因子可直接或间接地调控 VEGF、E 选择素的表达,而 TNF-α 可以促进 PBMC 分泌 VEGF,IL-1β 不仅可以上调滑膜细胞 VEGF 的表达,而且对缺氧刺激引起 VEGF 表达的上调具有加强作用。当产生大量 TNF-α、IL-1β 时,必然使 VEGF、E 选择素表达增加,内皮细胞活化,活化的内皮细胞又能促使 VEGF 表达增加,增高的 VEGF 能刺激平滑肌细胞进入内膜并增殖,脂肪斑变成纤维斑块,损伤的内皮细胞通透性改变,血浆中的炎症因子更多地进入内膜,加重内皮细胞损伤。因此,VEGF 与 E 选择素的变化可引起佐剂性关节炎大鼠血管内皮细胞的损伤,而这种改变与 APoA1、HDL 变化密切相关。与模型组相比,雷公藤复方能下调 VEGF、E 选择素的表达,雷公藤复方以益气健脾、化湿通络诸法联用,方中药物都具有不同程度的抗炎镇痛作用,可消肿止痛,具有保护血管作用,主要通过防止内皮细胞凋亡、改变血管通透性、抗氧化、调节血管舒缩保护血管内皮细胞;通过抑制血管内皮细胞下泡沫细胞形成抑制血管平滑肌细胞(vascular smooth muscle cells, VSMC)增殖,促进 VSMC 凋亡,降低成纤维细胞胶原合成速率等对 VSMC 进行保护;通过调整细胞间的黏附性、降低血黏度、使红细胞变形等血液流变学;通过扩张血管及改善微血管数量等作用改善血流动力学。从上述 4 个方面改善血管病变。雷公藤复方通过调节细胞因子间接和直接下调 VEGF、E 选择素表达改善血管内皮损伤。雷公藤复方组下调 VEGF、E 选择素明显优于甲氨蝶呤组与雷公藤多苷组,与血管内皮细胞超微结构一致。免疫应激可引起佐剂性关节炎大鼠 APoA1、HDL 的改变和血管内皮的损伤,APoA1、HDL 参与了血管内皮损伤的过程,佐剂性关节炎大鼠 APoA1、HDL 的改变与疾病的活动度、细胞因子的紊乱、血管内皮的损伤相关,雷公藤复方可下调 APoA1、HDL 的表达及改善血管内皮的损伤,机制可能是通过调节细胞因子间接下调 APoA1、HDL 及改善血管内皮的损伤。

张晓军等[12]观察佐剂关节炎大鼠滑膜 HIF－1α、VEGFA、微血管密度的变化及雷公藤复方对其的影响,探讨雷公藤复方抑制滑膜血管新生的作用机制。将大鼠随机均分为正常对照组、模型对照组、甲氨蝶呤组、雷公藤多苷组、雷公藤复方组。采用 ELISA 法检测血清 IL－4、IL－10、IL－17、IL－22;采用 qRT－PCR 法、免疫印迹检测大鼠滑膜血管 HIF－1α、VEGFA、微血管密度 mRNA 及蛋白表达。结果显示,与正常对照组比较,模型对照组大鼠关节症状增加,血清 IL－17、IL－22 升高,血管 HIF－1α、VEGFA、微血管密度 mRNA、蛋白明显升高,IL－4、IL－10 表达显著降低;与模型对照组比较,雷公藤复方组 HIF－1α、VEGFA、微血管密度 mRNA 及蛋白表达显著降低。相关性分析显示,滑膜血管 HIF－1α mRNA 与 IL－17 呈正相关,VEGFA mRNA 与跖趾关节肿胀度、IL－22 呈正相关,微血管密度 mRNA 与跖趾关节肿胀度呈正相关;HIF－1α 蛋白与关节炎指数呈正相关,VEGFA 蛋白与 IL－22 呈正相关,与 IL－4 呈负相关,微血管密度蛋白与 IL－17 呈正相关。雷公藤复方抑制滑膜血管新生可能与降低 HIF－1α、VEGFA、微血管密度基因、蛋白表达有关。

　　董文哲[13]通过体外实验,观察炎症免疫指标、细胞因子、HIF、MMP、VEGF/SDF-1/CXCR4 信号转导通路相关指标的变化及相关性分析,探讨雷公藤复方影响类风湿关节炎患者血小板活化、免疫炎症的作用机制。选取 20 例类风湿关节炎患者和 8 例健康人,分别收集其外周血 10 mL,分离出 PBMC,收集对数期细胞。实验分为五组:Ⅰ组(正常对照组:健康人的 PBMC 与血小板共培养),Ⅱ组(模型对照组:类风湿关节炎患者 PBMC 与血小板共培养),Ⅲ组(雷公藤复方组:含有最佳浓度雷公藤复方的类风湿关节炎患者 PBMC 与血小板共培养),Ⅳ组(雷公藤复方+AMD3100 组:含有最佳浓度雷公藤复方和 AMD3100 的 PBMC 与血小板共培养),Ⅴ组(AMD3100 组:含有 AMD3100 的类风湿关节炎患者 PBMC 与血小板共培养)。采用 MTT 法检测细胞增殖情况,ELISA 法检测 TNF-α、IL-1β、IL-4、IL-10、VEGFA 及 VEGFR 的表达,qRT-PCR 法检测 SDF-1、CXCR4、HIF-1α、HIF-2α 的表达,WB 检测 SDF-1、CXCR4、VEGFA、VEGFR、MMP-9 蛋白的表达,免疫荧光法检测 CD40L、PDGF、VEGF 蛋白的表达。与正常对照组相比,模型对照组 TNF-α、IL-1β、VEGFA、VEGFR 升高,IL-4、IL-10 降低;与模型对照组相比,给予药物干预后各组 TNF-α、IL-1β、VEGFA、VEGFR 降低,IL-4、IL-10 升高;与雷公藤复方组相比,AMD3100 组 TNF-α、IL-1、VEGF、VEGFR 降低,雷公藤复方+AMD3100 组 TNF-α、IL-1β、VEGFA、VEGFR 降低,IL-10 升高;与 AMD3100 组相比,雷公藤复方+AMD3100 组 TNF-α、IL-1、EGFA、VEGFR 降低,IL-4、IL-10 升高。

　　(5)雷公藤复方对佐剂性关节炎大鼠 APo 的影响:类风湿关节炎最基本的病理改变为关节滑膜组织炎症,一些炎症因子可由关节滑膜组织释放,进入全身血液循环,使循环血液中炎症因子的水平明显升高,这些炎症因子具有多效性,不但可调节机体免疫反应,而且能够作用于外周组织,如脂肪组织、骨骼肌、肝脏、HDL、血管内皮等组织,导致内皮功能障碍,引起 APo 发生改变[14]。目前,大量研究从组织和细胞内整体蛋白质的组成、表达和功能模式来研究类风湿关节炎的病理过程,寻找与类风湿关节炎相关且具备特异性的生物标志,从而揭示类风湿关节炎病变的分子机制。大量研究表明,类风湿关节炎患者存在内皮功能障碍,一些反应内皮功能障碍的血浆标志物,如 VEGF、细胞间黏附分子(intercellular adhesion molecules, ICAM)、E 选择素等,在类风湿关节炎患者显著增高[15,16]。潘喻珍等[17]通过观察各组大鼠 APoA1、HDL 和 VEGF、E 选择素、血管内皮、细胞因子及关节肿胀度、关节炎指数的变化,分析雷公藤复方对其的影响。

　　APoA1 在模型组与正常组的升高率分别为 93.33% 和 50.00%,HDL 在模型组与正常组的升高率分别为 86.67% 和 41.67%,模型组均显著高于正常组。与模型组相比,雷公藤复方组、甲氨蝶呤组能显著下调 APoA1、HDL 的升高率,雷公藤多苷组无明显差异。雷公藤复方组与甲氨蝶呤组无明显差异。

　　研究显示,免疫应激可引起佐剂性关节炎大鼠 APoA1、HDL 的改变和血管内皮的损伤,佐剂性关节炎大鼠 APoA1、HDL 的改变与疾病的活动度、血管内皮的损伤、细胞因子的改变相关。IL-1β、TNF-α 是类风湿关节炎炎症发展过程中两种重要的细胞因子,炎症因子的产生是由于激活的 T 细胞和单核细胞的接触。研究表明,HDL 具有抗炎和抑制免疫反应的能力,主要通过抑制黏附分子的表达和单核细胞的迁移、抑制细胞因子和共刺激分子等的表达及巨噬细胞与 T 细胞的活化。与 HDL 结合的 APoA1 能阻抑细胞间的接触,抑制单核巨噬的活化和释放 IL-1β、TNF-α 等炎症因子。佐剂性关节炎大鼠免疫应激产生大量的 APoA1、HDL,抑制 IL-1β、TNF-α 的产生。

　　(6)雷公藤复方对佐剂性关节炎大鼠肺功能的影响:类风湿关节炎是以关节组织慢性炎症为主要表现的自身免疫性疾病,常伴有关节外的其他脏器病变,肺有丰富的结缔组织和血液供应,是经常受累的脏器之一,弥漫性肺间质病变是类风湿关节炎累及肺部最常见的病变[18]。为了进一步探讨雷公藤复方的作用机制,范海霞等[19]观察佐剂性关节炎大鼠肺功能,肺部 HRCT,血清细胞因子 TNF-α、IL-10 的变化,进一步探讨雷公藤复方的作用机制。与正常对照组相比,模型对照组及甲氨蝶呤治疗组的 FVC、FEV$_1$、FEF$_{25}$、FEF$_{50}$、MMF、MEF 显著降低,雷公藤多苷治疗组的 FVC、MEF 显著降低;雷公藤复方组 FVC、FEV$_1$、FEF$_{25}$、FEF$_{50}$、MMF、MEF 显著高于模型对照组及甲氨蝶呤治疗组,雷公藤复方组的 FVC、FEF$_{50}$、MMF 显著高于雷公藤多苷治疗组,而其他各指标无显著差异;雷公藤复方组与正常对照组比较,各检测指标无显著差异。

　　正常大鼠肺轮廓清晰,肺纹理分布均匀,肺小叶间隔、间质及小叶结构正常,胸膜正常,交界面规则,无高密度影,血管支气管束走行自然,边缘锐利,且由内向外逐渐分支变细。模型对照组大鼠肺轮廓欠清晰,肺部血管影扩张,边缘模糊且不规则,两肺有索条状密度增高影,邻近胸膜轻度肥厚。甲氨蝶呤组大鼠肺部可见沿着肺纹理分布的斑片状密度增高影,肺血管纹理模糊,边缘不清楚。雷公藤多苷片组大鼠两肺可见多发性结节状及斑片状密度增高影,边界欠清晰。雷公藤复方组大鼠肺轮廓清晰,肺纹理分布均匀,部分肺组织显示斑点状密度增高影。

　　类风湿关节炎的肺功能改变可早于呼吸系统的临床表现及胸部 X 线片的异常改变。HRCT 提高了 CT 的空间分辨率,能充分显示肺间质纤维化的各种征象,如蜂窝状阴影、胸膜下线影、小叶间隔增厚、磨玻璃样改变等常规 CT 无法观察到的征象,其显示率为 95%。而且 HRCT 与肺功能检查有很好的相关性。研究所测肺功能指标有 FVC、FEV$_1$、FEF$_{25}$、FEF$_{50}$、MMF、MEF,其中 FVC、FEV$_1$ 反映的是通气功能,FEF$_{25}$、FEF$_{50}$、MMF、MEF 反映的是小气道功能。研究结果显示,佐剂性关节炎大鼠 FVC、FEV$_1$、FEF$_{25}$、FEF$_{50}$、MMF、MEF 均降低,雷公藤复方在降低跖趾关节肿胀度的同时,还能升高上述各项指标,改善佐剂性关节炎大鼠肺功能。HRCT 显示,模型对照组大鼠肺轮廓欠清晰,肺部血管影扩张,边缘模糊且不规则,两肺有索条状密度增高影,邻近胸膜轻度肥厚;甲氨蝶呤组大鼠肺部可见沿着肺纹理分布的斑片状密度增高影,肺血管纹理模糊,边缘不清楚;雷公藤多苷组大鼠两肺可见多发性结节状及斑片状密度增高影,边界欠清晰;雷公藤复方组大鼠肺轮廓清晰,肺纹理分布均匀,部分肺组织显示斑点状密度增高影。

万磊等[20]观察雷公藤复方对肺泡 II 型上皮细胞 Notch /Jagged /HES 影响。将大鼠分为正常对照组、模型组、来氟米特组、雷公藤复方组,除正常对照组外,其余三组复制佐剂关节炎大鼠模型。致炎后第 13 日给药,每日 1 次,连续给药 30 d。正常对照组、模型组给予 0.9%氯化钠溶液灌胃,每日 1 次;来氟米特组给予来氟米特(0.5 mg /100 g)灌胃、雷公藤复方组给予雷公藤复方(0.034 g /100 g)灌胃,观察大鼠跖趾关节肿胀度、关节炎指数、肺功能,通过透射电镜观察大鼠肺泡 II 型上皮细胞超微结构,以 WB 检测肺泡 II 型上皮细胞 TGF - β1、Notch1、Notch3、Jagged1、HES1 蛋白表达。模型组大鼠肺功能参数 FEV$_1$、FEF$_{50}$、FEF$_{75}$、MEF 较正常对照组显著降低,肺泡 II 型上皮细胞超微结构破坏,肺泡 II 型上皮细胞 TGF - β1、Notch1、Notch3、Jagged1、HES1 表达升高。与模型组比较,雷公藤复方组 FEV$_1$、FEF$_{50}$、FEF$_{75}$、MEF 均显著升高,TGF - β1、Notch1、Notch3、Jagged1、HES1 降低。雷公藤复方组较来氟米特组肺功能升高。雷公藤复方通过下调 TGF - β1、Notch1、Notch3、Jagged1、HES1,抑制肺间质纤维化,改善肺功能。

孙玥[21]通过复制佐剂性关节炎大鼠模型,观察佐剂性关节炎大鼠关节、肺组织病理结构变化、肺功能,用流式细胞仪检测佐剂性关节炎大鼠外周血调节性 T 细胞的表达情况,ELISA 法检测大鼠外周血相关细胞因子和氧化应激指标的表达,免疫组化法检测佐剂性关节炎大鼠肺组织 CD4、Foxp3 的表达,RT - PCR 和 WB 检测佐剂性关节炎大鼠肺组织 Notch /调节性 T 细胞和 ROS - PKC /NF - κB 信号转导通路的相关基因、蛋白表达变化,以评价雷公藤复方治疗佐剂性关节炎大鼠的疗效,探讨 Notch /调节性 T 细胞和 ROS - PKC /NF - κB 信号转导通路的 cross - talk 在类风湿关节炎相关肺病发病中的作用。研究发现,雷公藤复方能够有效缓解模型大鼠的关节炎症,还能够改善肺功能参数,从而调节肺功能;雷公藤复方可通过抑制免疫炎症反应,调节氧化应激状态,减轻关节及肺组织的炎症反应,改善肺组织病理结构,从而改善肺功能;雷公藤复方能升高抗氧化物质还原型烟酰胺腺嘌呤二核苷酸磷酸、HIF-1水平,降低自由基-氧化氮和iNOS水平,抑制氧化还原反应,从而有效调节氧化应激状态,减少肺组织氧化应激损伤;雷公藤复方能升高抗炎因子IL-10、IL-35,降低致炎因子IL-6、IL-17水平,抑制促炎效应,增强抗炎能力,从而有效平衡细胞因子网络,改善肺组织免疫炎症损伤;雷公藤复方能升高外周血调节性T细胞水平,抑制Notch/调节性T细胞信号转导通路和ROS-PKC/NF-κB信号转导通路的过度激活,抑制免疫炎症反应,减少组织氧化应激损伤,改善肺功能。

章平衡[22]基于TGF-β1/Smad和ERK信号转导通路cross-talk研究雷公藤复方改善佐剂性关节炎大鼠肺功能的作用机制。采用弗氏完全佐剂复制佐剂性关节炎大鼠模型,致炎后第19日开始给药,将大鼠随机均分为正常对照组、模型对照组、甲氨蝶呤组、雷公藤多苷组和雷公藤复方组,给药30 d后,观察各组大鼠跖趾关节肿胀度、关节炎指数、肺功能、肺炎系数、肺组织病理形态学、细胞因子(TGF-β1、CTGF、FGF)及肺组织TGF-β1/Smad和ERK信号转导通路各基因与蛋白的变化。结果发现,与正常对照组比较,模型对照组大鼠跖趾关节肿胀度,关节炎指数,肺系数,Szapiel积分,血清TGF-β1、CTGF,肺组织TGF-β1、TβRⅠ、TβRⅡ、Smad2/3、p-Smad2/3、Smad4、ERK1/2、p-ERK1/2蛋白表达升高($P<0.01,P<0.05$),Smad7、FGF表达降低($P<0.01,P<0.05$);与模型对照组比较,各治疗组大鼠跖趾关节肿胀度、关节炎指数降低($P<0.01,P<0.05$),雷公藤复方组FEV_1,FEF_{50},FEF_{75},MMF,MEF,肺系数,Szapiel积分,血清TGF-β1、CTGF,肺组织TGF-β1、TβRⅠ、TβRⅡ、Smad2/3、p-Smad2/3、ERK1/2、p-ERK1/2蛋白表达降低($P<0.01,P<0.05$),Smad7蛋白表达、FGF升高($P<0.01,P<0.05$);与甲氨蝶呤组比较,雷公藤复方组FEF_{50}、FEF_{75}、MMF、Smad7蛋白表达明显升高($P<0.05$),CTGF、肺组织TGF-β1、TβRⅠ、Smad2/3、p-ERK1/2表达降低($P<0.05$);与雷公藤多苷组比较,雷公藤复方组肺功能参数FEF_{75}、MMF明显升高($P<0.05$);血清TGF-β1,肺组织p-Smad2/3、ERK1/2降低($P<0.05$)。Spearman分析显示,佐剂性关节炎大鼠肺组织TGF-β1/Smad和ERK通路之间存在相关性且肺功能参数与这两个通路也存在相关性。雷公藤复方能通过调节TGF-β1/Smad和ERK信号转导通路cross-talk,从而改善关节症状和肺功能。

章平衡[22]以FAK/calpain信号转导通路为研究靶点,观察雷公藤复方对类风湿关节炎血小板活化及肺功能损伤的影响,阐明 FAK／calpain 信号转导通路在类风湿关节炎血小板活化及肺功能损伤的分子机制,探讨雷公藤复方调控FAK／calpain 信号转导通路抑制血小板活化改善类风湿关节炎肺功能损伤的分子机制。在体内实验中,将 75 只大鼠随机按每组 15 只分为正常对照组、模型对照组、假手术组、雷公藤多苷组和雷公藤复方组。除正常对照组外,其余各组大鼠足跖皮内注射弗氏完全佐剂 0.1 mL 致炎造模,第 15 日在尾根部注射弗氏完全佐剂 0.05 mL 加强免疫,第 19 d 给药。各组的给药量:雷公藤复方组每 100 g大鼠给药 0.034 g,雷公藤多苷组每 100 g 大鼠给药 0.57 mg,正常对照组、模型对照组予 0.9%氯化钠溶液 9 mg,假手术组不做任何处理,给药均为 1 次／d,连续90 d。观察各组大鼠跖趾关节肿胀度、关节炎指数、血小板参数、肺功能变化,光镜观察滑膜、肺组织形态学变化,流式细胞术检测 GPIIb／IIIa、CD40L、CD147 表达,ELISA 法检测细胞因子表达,PCR、免疫组化、WB 分别检测肺组织 FAK／calpain 通路指标及纤维化指标(Col Iα、Col III、α - SMA)的变化。通过体外实验分别对血小板、肺成纤维细胞进行培养和血小板-肺成纤维细胞共培养,先用ADP 进行诱导血小板活化建立模型,TGF - β1 诱导肺成纤维细胞建立模型,然后分别用雷公藤复方含药血清、雷公藤甲素、FAK 抑制剂、calpain 抑制剂进行血小板和肺成纤维细胞体外干预,最后将各组血小板与 TGF - β1 诱导肺成纤维细胞进行共培养。肺成纤维细胞增殖率采用 CCK - 8 法检测,CD40L、GP II b／III a水平采用流式细胞术检测,细胞因子 IL - 6 水平采用 ELISA 法检测,Col Iα、Col III mRNA 表达采用 RT - PCR 检测,FAK、p - FAK、calpain1、calpain2、α - SMA蛋白表达采用 WB 检测,肺成纤维细胞中 p - FAK、α - SMA 表达采用免疫荧光检测。与正常对照组相比,模型对照组、假手术组血小板计数、血小板比容、CD40L、CD147、GP II b／III a 明显升高。与模型对照组相比,雷公藤复方组和雷公藤多苷组血小板计数、CD40L、CD147、GP II b／III a 均明显下降。与雷公藤多苷组相比,雷公藤复方组 CD40L、GPIIb／IIIa 表达降低。与正常对照组相比,模型对照组、假手术组 FAK、p - FAK 表达升高,calpain1、calpain2 降低。与模型对照组相比,雷公藤多苷组、雷公藤复方组 FAK、p - FAK 表达降低,calpain1、calpain2 升高。与雷公藤多苷组相比,雷公藤复方组 FAK、p - FAK 表达降低,calpain1、calpain2 升高。与正常对照组相比,模型对照组、假手术组大鼠肺功能参数 FVC、FEF$_{25}$、FEF$_{50}$、FEF$_{75}$、MEF 明显降低。与模型对照组相比,假手术组各肺功能参数无统计学差异,雷公藤复方组 FEF$_{50}$、FEF$_{75}$、MEF 均显著升高,雷公藤多苷组 FEF$_{50}$、FEF$_{75}$、MEF 均明显升高。与雷公藤多苷组相比,雷公藤复方组肺功能参数 FEF$_{50}$、FEF$_{75}$明显升高。

光学显微镜下观察显示,正常对照组大鼠肺组织结构清晰,肺间隔正常,肺泡结构完整规格,肺泡腔正常,未见明显病理变化;模型对照组和假手术组大鼠肺组织有大量炎症细胞浸润,炎症细胞以中性粒细胞为主,可见少量的肺泡上皮细胞、淋巴细胞、巨噬细胞,甚至可见成纤维细胞增殖、大量胶原纤维沉积。另外,大量肺泡腔萎缩或消失,或可见肺大泡的形成,肺泡结构变得不规整,部分肺组织呈现实质性改变,肺间隔增宽。而经过雷公藤复方、雷公藤多苷治疗后的大鼠肺组织中的炎症细胞明显减少,偶见成纤维细胞增殖,胶原纤维蛋白也明显减少,肺泡结构较规整,肺泡腔得到改善,肺间隔也缩窄。而雷公藤复方组与雷公藤多苷组相比,雷公藤复方组肺组织中炎症细胞稍减少,肺泡间隔缩窄,其他改善则不太明显。

与正常对照组相比,模型对照组、假手术组 FAK mRNA 和 FAK、p-FAK 蛋白表达升高,calpain1、calpain2 mRNA 和 calpain1、calpain2 蛋白表达降低;与模型对照组相比,雷公藤多苷组、雷公藤复方组 FAK mRNA 和 FAK、p-FAK 蛋白表达降低,calpain1、calpain2 mRNA 和 calpain1、calpain2 蛋白表达升高;与雷公藤多苷组相比,雷公藤复方组 FAK mRNA 和 FAK、p-FAK 蛋白表达降低,calpain2 mRNA 表达升高。另外,与正常对照组相比,模型对照组、假手术组 Col I α mRNA、Col III mRNA、α-SMA 表达升高;与模型对照组相比,雷公藤多苷组、雷公藤复方组 Col I α mRNA、Col III mRNA、α-SMA 表达降低;与雷公藤多苷组相比,雷公藤复方组 Col I α mRNA、Col III mRNA、α-SMA 表达降低。

同时研究发现,与空白对照组相比,模型对照组(20 μmol/L 的 ADP 诱导处理后的活化血小板组)血小板活化标志物 GP II b/III a、CD40L 表达水平明显升高;与模型对照组相比,雷公藤复方干预组的 GP II b/III a、CD40L 表达水平明显降低;与雷公藤复方干预组相比,20 μM FAK inhibiter 干预组 GP II b/III a、CD40L 表达水平明显降低,50 μM calpeptin 干预组 GP II b/III a、CD40L 表达水平明显升高。与空白对照组相比,TGF-β1 诱导后肺成纤维细胞合成的胶原蛋白 Col I α、Col III、α-SMA 水平明显升高;与模型对照组相比,雷公藤复方干预组和 5 mmol/L 雷公藤多苷干预组的肺成纤维细胞 Col I α、Col III、α-SMA 水平均明显降低。与单纯雷公藤复方干预组和 5 mmol/L 雷公藤多苷干预组相比,20 μM FAK inhibiter 干预组细胞中的 Col I α、Col III、α-SMA 水平明显降低,而 50 μM calpain inhibiter 干预组细胞中的 Col I α、Col III、α-SMA 水平明显升高,50 μM calpain inhibiter 干预组与 20 μM FAK inhibiter 干预组细胞中的 Col I α、Col III、α-SMA 水平明显升高。与空白对照组相比,TGF-β1 诱导后肺成纤维细胞中 FAK、p-FAK蛋白水平明显升高,calpain1、calpain2 蛋白水平明显降低;与模型对照组相比,雷公藤复方干预组的肺成纤维细胞中 FAK、p - FAK 蛋白水平明显降低,calpain1、calpain2 蛋白水平明显升高;与单纯雷公藤复方干预组相比,20 μM FAK inhibitor 干预组细胞中 FAK、p - FAK 蛋白水平明显降低,calpain1、calpain2 蛋白水平明显升高;而 50 μM calpain inhibitor 干预组 FAK、p - FAK 蛋白水平明显升高,calpain1、calpain2 蛋白水平明显降低。与单纯 50 ng/mL TGF - β1 诱导的肺成纤维细胞组相比,血小板与肺成纤维细胞共培养组的肺成纤维细胞增殖率明显升高,细胞上清液中 IL - 6 水平明显升高,肺成纤维细胞中 Col I α mRNA、Col III mRNA 水平明显升高;随后将雷公藤复方加入 ADP 诱导的血小板与 TGF - β1 诱导的肺成纤维细胞共培养,结果显示,雷公藤复方干预组的细胞增殖率、IL - 6、Col I α mRNA、Col III mRNA 均明显降低。

以上研究结果显示,佐剂性关节炎大鼠存在血小板的活化及肺功能的损伤,且血小板活化能够进一步加重肺功能的损伤。其分子机制是由于机体受到炎症的刺激,进而出现细胞因子网络的失衡,激活 FAK 信号转导通路,抑制 calpain 信号转导通路活化,从而导致血小板活化,肺功能参数的下降,最终导致肺功能损伤。另外,血小板活化后释放的活化产物,随着血液循环进入肺组织,则导致肺功能进一步损伤。雷公藤复方具有类似于 FAK 抑制剂的作用,通过抑制 FAK 信号转导通路的活化,调节细胞因子网络水平,抑制佐剂性关节炎大鼠血小板活化,改善肺功能损伤。

(7) 雷公藤复方对佐剂性关节炎大鼠心功能的影响:心脏含有丰富的结缔组织和血管,类风湿关节炎患者心功能更容易受累,且随着类风湿关节炎病程延长,心脏受累的概率增高。有研究显示,类风湿关节炎患者的心脏病变并不能完全用心血管危险因素来解释,类风湿关节炎本身的免疫失调和炎症有可能在早期心脏病变的发展中发挥重要的作用[23,24],其发病机制尚不完全明确。刘健等[24]通过观察雷公藤复方对佐剂性关节炎大鼠的疗效及对心功能、心肌细胞超微结构的作用,探讨雷公藤复方作用的形态学基础。与正常对照组比较,模型对照组的心率、CI、LVSP、LVEDP 显著升高,±dP/dt_{max} 显著下降。与模型对照组比较,甲氨蝶呤组 LVEDP 显著降低,-dP/dt_{max} 显著升高;雷公藤多苷组 LVSP、LVEDP 显著降低,而-dP/dt_{max} 显著升高;雷公藤复方组 CI、LVSP 和 LVEDP 显著降低,±dP/dt_{max} 显著升高。与雷公藤复方组比较,甲氨蝶呤组 LVSP、LVEDP 显著升高,+dP/dt_{max} 显著降低。正常对照组心肌细胞分界清晰,肌原纤维的明带和暗带分界清楚,肌丝结构规则,细胞核内染色质分布均匀,线粒体结构完整,其内可见密集且平行排列的嵴,嵴突及闰盘结构完整,肌质网无扩张,基质密度高;模型对照组心肌细胞内线粒体出现较多空泡样变,心肌纤维破坏,线粒体明显肿胀,肌质网扩张;甲氨蝶呤组心肌细胞内线粒体有一定损伤,少数线粒体嵴断裂及空泡样变,肌质网轻度扩张;雷公藤多苷组心肌细胞少数线粒体有嵴紊乱,嵴数量减少,肌质网有扩张、空泡样变;雷公藤复方组肌原纤维整体结构尚完整,大部分嵴清晰,个别线粒体空泡样变,基本与正常对照组相似。电镜结果也明确显示,雷公藤复方组线粒体嵴、肌丝及 Z 线结构均清晰,超微结构损伤较模型对照组及其余治疗组轻。佐剂性关节炎大鼠存在心功能下降,中药雷公藤复方能够减轻心肌组织超微结构的损伤程度,从而改善心肌收缩功能。

曹云祥[25]以 miRNA‐21/TLR4/MAPK/NF‐κIB 信号转导通路为研究靶点,探讨益气健脾化湿通络中药雷公藤复方调控 miRNA‐21/TLR4/MAPK/NF‐κB 信号转导通路改善类风湿关节炎心功能的机制。在体实验雄性 Wistar 大鼠,除正常组外,向每只大鼠右足跖皮内注射弗氏完全佐剂 0.1 mL 致炎,复制佐剂性关节炎大鼠模型。致炎后第 19 日,将佐剂性关节炎大鼠模型随机分为五组:模型组、雷公藤复方组、雷公藤甲素组、黄芪多糖组、甲氨蝶呤组。连续给药 30 d。给药结束后,处死动物收集组织器官,通过 HE 染色观察心肌变化,超微电镜观察心肌细胞超微结构,TUNEL 染色检测心肌细胞凋亡,ELISA 法检测血清 TNF‐α、IL‐6、IL‐17 水平,qPCR 检测心脏组织中 miRNA‐21 的水平,WB 检测 TLR4、p‐p38、p‐p65 蛋白水平。研究发现,与对照组相比,模型组大鼠无论 HE 染色还是电镜观察心肌细胞超微结构显示心肌损害明显,心肌细胞 TUNEL 染色阳性细胞较正常组大鼠明显增加。与正常组相比,模型组大鼠血清炎症因子 TNF‐α、IL‐6、IL‐17,心肌中 miRNA‐21 及 TLR4 高表达,MAPK p38 通路和 NF‐κB p65 的磷酸化水平显著升高。采用雷公藤复方、黄芪多糖及雷公藤多苷处理大鼠的心肌细胞,阳性染色数明显少于模型组大鼠。雷公藤复方组及各干预组血清炎症因子、miRNA‐21 及 TLR4 的表达水平降低,TLR4 下游 MAPK p38、NF‐κB p65 通路蛋白的活化水平降低。雷公藤复方组与其他各组相比,雷公藤复方组的相关指标降低的程度更大。低浓度的雷公藤甲素(1 ng/mL、10 ng/mL)对大鼠 H9C2 心肌细胞的生长无明显影响;而高浓度的雷公藤甲素(20 ng/mL)能够显著降低大鼠 H9C2 心肌细胞活力。雷公藤甲素在不影响心肌细胞活力与凋亡率的条件下抑制 miRNA‐21、TLR4、p‐p38、p‐p65 的表达,降低 TNF‐α、IL‐6 和 IL‐17 的表达水平。

曹云祥又将雷公藤复方混悬液按 1 mL/100 g 的剂量进行大鼠灌胃给药,每日 1 次,连续 3 d。对照组灌胃等量 0.9%氯化钠溶液。末次给药 1 h 后,麻醉大鼠,腹主动脉采集全血,分离血清备用。采用 LPS 处理的 H9C2 心肌细胞作为类风湿关节炎心功能细胞水平改变的模型,分为空白对照组(溶媒处理)、雷公藤甲素组、LPS 刺激组(LPS 处理)、雷公藤复方含药血清干预组(雷公藤复方+LPS处理)、miRNA‐21 特异性抑制剂干预组(雷公藤复方+miRNA‐21+LPS 处理)。各组干预后,通过 qPCR 检测各组细胞中 miRNA‐21 的水平,MTT 法检测心肌细胞增殖活性,WB、免疫荧光测定心肌细胞中 TLR4、p‐p38、p‐p65 蛋白表达,ELISA 法检测细胞培养上清中 TNF‐α、IL‐6、IL‐17 等炎症因子表达,流式细胞术检测各组细胞凋亡的变化。研究显示,雷公藤复方含药血清可显著抑制 LPS诱导的 miRNA‐21 表达,雷公藤复方含药血清干预组和 miRNA‐21 inhibitor 联合处理组 miRNA‐21 水平也较 LPS 刺激组显著降低。WB 检测显示,雷公藤复方含药血清可抑制 LPS 诱导的 TLR4、p‐p38、p‐p65 表达水平,miRNA‐21inhibitor 可逆转这种抑制作用。免疫荧光检测心肌细胞中 TLR4、p‐p38、p‐p65蛋白表达所得结果与 WB 检测所得结果一致。雷公藤复方含药血清可抑制TNF‐α、IL‐6 和 IL‐17 的表达水平。与雷公藤复方含药血清干预组相比,miRNA‐21 特异性抑制剂干预组 TNF‐α、IL‐6 和 IL‐17 的水平进一步升高。雷公藤复方含药血清可抑制心肌细胞凋亡。与雷公藤复方含药血清干预组相比,miRNA‐21 特异性抑制剂干预组心肌细胞凋亡率升高。

曹云祥另外的研究也说明,雷公藤复方、黄芪多糖及雷公藤甲素可改善类风湿关节炎跖趾关节肿胀度与关节炎指数、心脏病理形态结构、心肌细胞超微结构的变化。雷公藤复方、黄芪多糖及雷公藤甲素可抑制类风湿关节炎心肌细胞凋亡。雷公藤复方、黄芪多糖及雷公藤甲素可抑制类风湿关节炎血清炎症因子的水平,其中雷公藤复方的抑制作用优于黄芪多糖、雷公藤甲素及甲氨蝶呤。雷公藤复方、黄芪多糖及雷公藤甲素可抑制类风湿关节炎心脏组织中 miRNA‐21 的高表达,其中雷公藤复方的抑制作用优于黄芪多糖、雷公藤甲素及甲氨喋呤。雷公藤复方、黄芪多糖及雷公藤甲素可抑制类风湿关节炎心脏组织中 TLR4/MAPK p38/NF‐κB 通路的激活,其中雷公藤复方的抑制作用优于黄芪多糖、雷公藤甲素及甲氨蝶呤。雷公藤复方含药血清可能通过抑制 miRNA‐21 和 TLR4/MAPK/p38‐NF‐κB 通路抑制 LPS 对心肌细胞的炎症与凋亡,保护心肌细胞活力。因此,雷公藤复方可能通过抑制 miRNA‐21 和 TLR4/MAPK/p38‐NF‐κB 信号转导通路抑制类风湿关节炎心肌炎症、凋亡,保护心肌活力。

(二) 五藤祛风合剂治疗类风湿关节炎实验研究

五藤祛风合剂是在已故浙江中医学院周林宽教授的经验方五藤汤的基础上制成的,由青风藤、雷公藤、忍冬藤、海风藤、络石藤、蕲蛇、蜈蚣、淫羊藿、当归、白芥子、鸡血藤、黄芪组成,经过水浸、煎煮、过滤、浓缩、加防腐剂,配制成含生药2 g/mL 的合剂。卢建华等[26] 探讨五藤祛风合剂治疗类风湿关节炎的作用机制,采用弗氏完全佐剂诱发佐剂性关节炎大鼠,并将其随机分为实验组、对照组和空白对照组。三组均于造模后第 45 日测定 T 细胞亚群 CD4$^+$T 细胞、CD8$^+$T 细胞在淋巴细胞中的百分率及 CD4$^+$/CD8$^+$ 的值,并做统计学分析。结果显示,实验组 CD4$^+$T 细胞数量明显低于空白对照组,CD8$^+$T 细胞数量明显高于对照组与空白对照组,CD4$^+$/CD8$^+$ 值明显低于对照组与空白对照组。由上可认为五藤祛风合剂可降低 CD4$^+$T 细胞数量,提高 CD8$^+$T 细胞数量,降低 CD4$^+$/CD8$^+$ 值,证明其是通过对 T 细胞亚群的调节,抑制 B 细胞产生自身抗体和 Ig 而达到治疗目的的。

(三) 昆仙胶囊治疗类风湿关节炎实验研究

昆明山海棠为卫矛科植物昆明山海棠的根,归肝、脾、肾三经,味苦、辛,性微温,具有祛风除湿、活血止血、舒筋接骨等功效。其特征性活性成分有雷公藤甲素、雷酚内酯、雷公藤内酯三醇、雷藤三萜醌 A 等二萜类和雷公藤红素、雷公藤内酯甲等三萜类。昆明山海棠与雷公藤同属,虽然两者在某些化学结构及药理作用方面存在相似之处,但毒性较雷公藤小得多,所以更容易在临床中推广运用。中药复方制剂昆仙胶囊是由广州陈李济药厂研制的治疗类风湿关节炎的新药,是"九五"中医药国家科技攻关项目产品,其处方包括昆明山海棠提取物雷公藤甲素、淫羊藿提取物、枸杞子、菟丝子,具有补益肝肾、散寒祛湿的功用,并能调节下丘脑-垂体-肾上腺轴,是治疗类风湿关节炎的有效方。昆仙胶囊通过以上各药配伍搭配,可保留昆明山海棠的祛风湿功效,通过补益肝肾又可降低其生殖毒性,从而达到增效减毒的治疗效果。

林昌松等[27]研究昆仙胶囊对 CIA 大鼠滑膜组织 IL-8 及 IFN-γ 诱导蛋白 10(γIP-10)mRNA 表达的影响。将 54 只 SPF 级 Wistar 大鼠随机分为正常组、模型组、甲氨蝶呤组,以及昆仙胶囊低、中、高剂量组,每组 9 只。采用尾根部皮下注射胶原蛋白建立 CIA 大鼠模型,检测各组关节滑膜细胞与软骨的病理变化,通过 RT-PCR 法检测各组滑膜组织 IL-8 及 γIP-10 mRNA 的表达水平。甲氨蝶呤组和昆仙胶囊各剂量组大鼠关节滑膜损伤较模型组明显改善。与模型组比较,甲氨蝶呤组、昆仙胶囊各剂量组大鼠的 IL-8 mRNA、γIP-10 mRNA 的表达明显降低;随着昆仙胶囊剂量的增加,关节滑膜组织 IL-8 mRNA、γIP-10 mRNA 的表达有下降的趋势。与甲氨蝶呤组,昆仙胶囊低、中剂量组比较,昆仙胶囊高剂量组大鼠的 IL-8 mRNA、γIP-10 mRNA 的表达明显降低($P<0.05$)。这表明昆仙胶囊可能通过抑制大鼠滑膜组织 IL-8 及 γIP-10 mRNA 基因表达,减轻大鼠滑膜细胞增生及软骨破坏来实现其治疗滑膜炎的目的。

王笑丹等[28]观察昆仙胶囊对 CIA 大鼠滑膜及血清中 γIP-10 的调节作用,探讨补肾祛风湿中药昆仙胶囊治疗类风湿关节炎的作用机制。采用尾根部皮下多点注射Ⅱ型胶原建立 CIA 大鼠模型。将实验用 Wistar 大鼠随机分为正常组、模型组、甲氨蝶呤组,以及昆仙胶囊低、中、高剂量组。测量各组大鼠后肢关节肿胀度,检测各组关节影像学改变及滑膜病理变化,通过 ELISA 法检测大鼠血清中 γIP-10 含量,RT-PCR 法检测大鼠滑膜组织 γIP-10 mRNA 的表达水平。甲氨蝶呤组和昆仙胶囊各剂量组大鼠关节炎症状减轻、滑膜细胞增生、炎症细胞浸润及血管翳形成等病损较模型组明显改善。与正常组相比,模型组血清 γIP-10 含量和滑膜组织 γIP-10 mRNA 表达均明显增高,差异有统计学意义;与模型组相比,甲氨蝶呤组和昆仙胶囊中、高剂量组大鼠血清 γIP-10 含量下降,甲氨蝶呤组和昆仙胶囊各剂量组滑膜组织 γIP-10 mRNA 基因表达下降,尤以昆仙胶囊高剂量组下降明显。这表明昆仙胶囊能显著缓解Ⅱ型胶原诱导关节炎大鼠关节炎症状及滑膜细胞病损,明显下调大鼠血清和滑膜细胞中 γIP-10 的高表达,减轻慢性关节滑膜炎及血管炎病变。

徐强等[29]探讨补肾祛风湿中药昆仙胶囊治疗类风湿关节炎的作用机制。将 SPF 级 Wistar 大鼠随机分为正常组、模型组、甲氨蝶呤对照组(每周剂量为 0.625 mg/kg),以及昆仙胶囊(中药)低、中、高剂量组[剂量分别为 0.2 g/(kg·d)、0.4 g/(kg·d)、0.8 g/(kg·d)]。采用尾根部皮下多点注射胶原蛋白法复制 CIA 大鼠模型,测量各组大鼠后肢关节肿胀度,采用 ELISA 法检测大鼠血清中 IL-8 的含量,RT-PCR 法检测大鼠滑膜组织 IL-8 mRNA 的表达水平。与模型组比较,甲氨蝶呤组、昆仙胶囊各剂量组大鼠滑膜组织 IL-8 mRNA 表达均显著降低,滑膜组织病理积分也显著降低;中药高剂量组大鼠血清中 IL-8 水平显著降低,软骨组织病理积分也显著降低。这表明补肾祛风湿中药昆仙胶囊可能通过抑制大鼠滑膜及血清中 IL-8 的基因表达,达到抑制大鼠滑膜炎、控制类风湿关节炎炎症活动的目的,且治疗效果与剂量呈正相关。

二、雷公藤复方治疗骨关节炎实验研究

骨关节炎是一种常见的慢性关节疾病,其主要病变是关节软骨的退行性变和继发性骨质增生,多见于中老年人,女性多于男性,好发于负重较大的膝关节、髋关节、脊柱及手指关节等部位,本病亦称为骨关节病、退行性关节炎、增生性关节炎、老年性关节炎和肥大性关节炎等。

骨关节炎属中医学"痹证"范畴,膝骨关节炎的发病与肝、脾、肾亏虚,风、寒、湿及瘀血客于局部有关,最终都导致局部血瘀气滞、经络痹阻不通而发病。《张氏医通》云:"膝为筋之府,膝痛无有不因肝肾虚者,虚则风寒湿气袭之。"本病以正虚为本,邪实为标。肝肾亏虚是病变的根本,风寒湿痰瘀痹阻经络为标。

肝藏血,主筋;肾藏精,主骨。老年肝肾不足或劳损、外伤损伤气血,复受风寒(热)湿邪,邪滞膝部,气滞血瘀,经络闭阻,筋骨失荣,此为本病的基本病机。

(一) 雷公藤复方治疗骨关节炎大鼠实验研究

刘健认为骨关节炎病机为邪痹经络,邪为风寒湿邪,日久可兼夹痰浊、血瘀,并伴有脾肾亏虚,属本虚标实。脾肾两虚、湿注骨节证为膝骨关节炎主要证型。因此其治则应为扶正祛邪,扶正当补益脾肾,祛邪当化湿通络。健脾化湿通络方雷公藤复方的组方为黄芪、薏苡仁、蜈蚣、雷公藤四药,黄芪、薏苡仁为君药,发挥健脾化湿除痹之功效,蜈蚣、雷公藤为臣药,发挥祛风除湿、通络止痛之功效。全方配伍以求健脾化湿、通络止痛,用于治疗骨关节炎可使脾气健,湿邪去,脉络通。大鼠模型关节软骨退行性变的组织学特征与人类骨关节炎相似,可满足用于药物防治软骨退行性变的研究[30]。关节腔内注射药物法所需时间短,可模拟软骨破坏的病理环节,适用于软骨病理和药物防治的研究。研究表明[31,32]关节腔内注射木瓜蛋白酶,可迅速诱导骨关节炎的发生,且发生时间短,重复性好,与人类骨关节炎相似。

1. 雷公藤复方对骨关节炎大鼠关节病变的影响

阮丽萍等[33]通过复制骨关节炎大鼠模型研究雷公藤复方对骨关节炎大鼠体质量、膝关节软骨病理评分及软骨自噬超微结构的影响。研究表明,造模前各组大鼠体质量差异均无统计学意义。与正常组比较,模型组、硫酸氨基葡萄糖组、雷公藤复方组给药前1 d体质量显著下降,关节软骨病理评分显著上升。与正常组比较,模型组给药30 d后体质量明显下降,软骨病理评分明显升高;与模型组比较,雷公藤复方组给药30 d后体质量明显升高,软骨病理评分明显降低,硫酸氨基葡萄糖组软骨病理评分明显降低;与硫酸氨基葡萄糖组比较,雷公藤复方组给药30 d后体质量明显升高,软骨病理评分明显降低。

相关性分析显示,IL-4与软骨病理评分、TNF-α、Atg12呈负相关,与脾脏Atg5、Atg7呈正相关;TNF-α与软骨病理评分呈正相关;IgG1与软骨病理评分、TNF-α呈正相关,与IL-4、脾脏Atg7呈负相关;IgG2a与软骨病理评分、TNF-α、胸腺Atg12呈正相关,与IL-4呈负相关。

2. 雷公藤复方对骨关节炎大鼠关节外病变的影响

骨关节炎是以关节组织慢性炎症为主要表现的自身免疫性疾病。已有研究发现[34,35],骨关节炎是伴随疾病发生率最高的疾病之一,骨关节炎患者比一般人更易发生动脉硬化、高血压、心血管、呼吸系统等疾病[36,37]。中医药治疗骨关节炎的文献报道中涉及中药对骨关节炎患者及动物模型关节病变作用的内容较多,而对骨关节炎关节外病变,尤其对心肺功能改变的研究内容涉及较少。临床研究表明,采用益气健脾化湿通络之雷公藤复方治疗骨关节炎,不仅改善了骨关节炎的关节疼痛肿胀、晨僵等局部症状,而且改善了疲倦乏力、食欲减退等全身症状;不仅具有免疫调节作用,如维持调节性 T 细胞的和细胞因子网络的平衡,而且能够改善骨关节炎患者的心肺功能。

为了进一步观察其疗效,探讨其作用的形态学基础,程圆圆等[38]采用超声诊断仪检测大鼠心功能,动物肺功能仪检测大鼠肺功能,ELISA 法检测 BTLA、HVEM、IL-17、IL-4、TGF-β1 等指标的变化来探讨雷公藤复方对骨关节炎大鼠心肺功能的影响。与正常对照组比较,模型对照组 E 峰、E/A 明显降低;与模型对照组比较,雷公藤复方组 E 峰、E/A 明显升高。与正常对照组比较,模型对照组大鼠 FEV、FEF_{50}、FEF_{75}、MEF 明显降低;与模型对照组比较,硫酸氨基葡萄糖组 FEF_{50}、FEF_{75}、MEF 明显升高,雷公藤复方组 FEV_1、FEF_{50}、FEF_{75}、MEF 显著升高。相关性分析发现,E 峰与 BTLA、IL-4 呈正相关;A 峰与 TGF-β1 呈正相关;E/A 与 BTLA、HVEM、IL-4 呈正相关;FEV_1 与 BTLA、HVEM 呈正相关;Mankin 评分与 BTLA、HVEM、IL-4 呈负相关,与 IL-17 呈正相关;CI 与 BTLA、HVEM 呈负相关;肺指数(lung index,LI)与 BTLA、HVEM、IL-4 呈负相关,与 TGF-β1 呈正相关。

研究发现,骨关节炎患者比一般人更易伴发心血管、呼吸系统等疾病,且发生的概率和疾病的严重程度相关。其机制可能与机体内长期慢性炎症导致细胞因子失衡,从而引起继发性组织损伤有关。研究结果显示,与正常对照组相比,骨关节炎大鼠心功能参数 E 峰、E/A 明显降低,提示左室舒张功能下降;肺功能参数 FEV_1、FEF_{50}、FEF_{75}、MEF 明显降低,说明骨关节炎大鼠肺功能降低是以通气功能降低为主,并伴有一定程度的小气道障碍。进一步研究发现,骨关节炎大鼠 BTLA、HVEM、IL-4 均明显降低,IL-17、TGF-β1 升高,且与 E 峰、E/A、FEV_1、Mankin 评分、CI、LI 具明显相关性。药物干预后,与模型对照组比较,雷公藤复方组 E 峰、E/A、FEV_1、FEF_{50}、FEF_{75}、MEF、BTLA、HVEM、IL-4 明显升高,Mankin 评分、CI、LI、TGF-β1、IL-17 明显降低,说明雷公藤复方改善骨关节炎大鼠关节软骨病变的同时,还能改善心肺功能。其机制可能是通过促进 BTLA-HVEM 负调共刺激信号作用,上调 IL-4,下调 IL-17、TGF-71,抑制异常免疫炎症反应,从而改善骨关节炎大鼠软骨代谢,保护受损心肌细胞,抑制肺部炎症。骨关节炎大鼠存在心肺功能下降,中药雷公藤复方可通过增强 BTLA-HVEM 信号表达,调节免疫及恢复细胞因子网络平衡,从而改善骨关节炎大鼠软骨代谢和心肺功能。

三、雷公藤复方治疗干燥综合征实验研究

干燥综合征是一种主要累及全身外分泌腺的慢性自身免疫性疾病,以唾液腺和泪腺的症状为主,呼吸系统、消化系统、皮肤、阴道等外分泌腺亦有相应表现。干燥综合征动物模型主要在腺体的局部模拟了人类干燥综合征的表现,为干燥综合征发病机制的研究及治疗提供了试验方法。健脾化湿通络疗法是其主要疗法,具有调理后天之本的作用,在治疗干燥综合征中具有重要的临床治疗意义和价值。

（一）雷公藤复方对干燥综合征大鼠唾液腺、泪腺症状的影响

杨佳等[39]通过观察各组大鼠饮水量及体质量的变化,采用 ELISA 法检测 IL-10、TNF-α、IL-17 的表达来分析雷公藤复方对干燥综合征大鼠的治疗作用。造模前,各组大鼠的体质量无统计学差异。给药前 1 d,与正常对照组相比,模型对照组干燥综合征大鼠体质量明显减轻。给药 30 d 后,与模型对照组相比,羟氯喹组、雷公藤复方组干燥综合征大鼠体质量均明显升高;与羟氯喹组、白芍总苷组比较,雷公藤复方组干燥综合征大鼠体质量明显升高。造模前,各组大鼠的饮水量无统计学意义。给药前 1 d,与正常对照组相比,模型对照组饮水量明显增多。给药 30 d 后,与模型对照组相比较,羟氯喹组、白芍总苷组、雷公藤复方组饮水量均明显减少;与羟氯喹组、白芍总苷组比较,雷公藤复方组饮水量无明显差异。雷公藤复方与羟氯喹、白芍总苷一样可缓解干燥综合征大鼠的口干现象,表现为饮水量较模型对照组减少。同时雷公藤复方以从脾论治作为理论基础,可以有效地改善各种脾虚症状,其中黄芪善入脾胃,具有保护胃黏膜、抑制雷公藤的胃肠道不良反应的作用,薏苡仁亦有健脾补中的功效,故雷公藤复方组干燥综合征大鼠的体质量较甲氨蝶呤组和雷公藤多苷组明显升高,提示雷公藤复方不仅具有与抗炎和调节免疫的作用,而且在改善干燥综合征大鼠整体功能方面优于羟氯喹和白芍总苷。

（二）雷公藤复方对干燥综合征大鼠颌下腺的影响

干燥综合征是一种主要累及外分泌腺体的慢性炎症性的自身免疫性疾病。近年来 AQP 在干燥综合征中的作用越来越引起关注。AQP 是被证实的分布在哺乳动物涎腺中的分子蛋白,其中 AQP1、AQP5 已被证实与唾液的分泌密切相关[40]。杨佳等[41]通过常规光镜下观察大鼠颌下腺的病理形态变化,采用免疫组化法检测各组大鼠颌下腺 AQP1、AQP5 的表达,分析雷公藤复方对干燥综合征大鼠的作用机制。与正常对照组相比较,模型对照组 AQP1、AQP5 积分均明

显降低;与模型对照组相比较,羟氯喹组和雷公藤复方组的 AQP1、AQP5 积分均明显升高;与羟氯喹组、雷公藤多苷组相比,雷公藤复方组颌下腺 AQP1、AQP5无统计学差异。

该实验表明,造模后,大鼠颌下腺出现明显的淋巴细胞浸润,其颌下腺的腺泡和导管破坏逐渐加重,大鼠的口干症状亦逐渐加重,表现为饮水量较前明显增多。其原因可能与干燥综合征大鼠颌下腺的分泌功能失代偿,导致唾液分泌量减少有关,与干燥综合征患者的临床表现及病理过程相吻合。AQP1、AQP5 在模型大鼠颌下腺的阳性表达率明显降低,证明 AQP1、AQP5 与干燥综合征的发病与病程进展密切相关。雷公藤复方与羟氯喹、白芍总苷一样可以升高 AQP1、AQP5 的阳性表达率,雷公藤复方组的大鼠体质量较其他各治疗组增加更为明显。这提示雷公藤复方可以提高 AQP1、AQP5 在干燥综合征大鼠颌下腺中的表达,改善口干症状,有效地缓解病情。

(三) 雷公藤复方对干燥综合征大鼠呼吸系统的影响

干燥综合征腺体外表现如肺功能的变化呈亚临床进展。肺部 HRCT 显示呈间质纤维化性改变[42-44]。鉴于干燥综合征患者出现呼吸系统的改变,对于干燥综合征的肺脏病变研究尤为重要。冯云霞等[45]通过复制干燥综合征动物模型,观察干燥综合征大鼠肺功能及肺组织 ERK1、TGF − β1 表达的变化与雷公藤复方对大鼠的影响,探讨雷公藤复方改善干燥综合征肺功能的作用机制。

雷公藤复方对大鼠颌下腺、肺指数、颌下腺病理学变化的影响与正常对照组相比,模型对照组颌下腺指数、肺指数、颌下腺病理评分显著升高。与模型对照组相比,羟氯喹组、雷公藤复方组颌下腺指数显著降低,羟氯喹组、雷公藤复方组肺指数明显降低,白芍总苷组、羟氯喹组、雷公藤复方组颌下腺病理评分明显升高;与白芍总苷组比较,雷公藤复方组肺指数明显降低,羟氯喹组、雷公藤复方组颌下腺病理评分无明显差异;与羟氯喹组相比,白芍总苷组、雷公藤复方组颌下腺病理评分无明显差异。

与正常对照组相比,模型对照组血清 IL − 17、TGF − β1 均明显升高;肺功能参数 FEF_{25}、FEF_{50}、MMF 及血清 IL − 4 显著降低。与模型对照组比较,雷公藤复方组血清 IL − 17、TGF − β1 均明显降低;羟氯喹组 FEV_1 及血清 IL − 4 明显升高;白芍总苷组 FEV_1、FEF_{50}、FEF_{75}显著升高,雷公藤复方组 FEF_{50} 及血清 IL − 4 明显升高,FEF_{25}、MMF 显著升高。与羟氯喹组比较,雷公藤复方组 FEF_{25}、FEF_{75}、MMF 显著升高,血清 IL − 17 明显降低。与白芍总苷组比较,雷公藤复方组血清 IL − 17 明显降低,肺功能参数及血清 TGF − β1 无统计学差异。

HE 染色显示,正常对照组大鼠肺组织结构较为完整,肺泡间隔组织结构正常,肺泡间隔无充血、水肿及急慢性炎症等改变;模型对照组肺组织结构破坏,肺泡壁明显增厚,肺泡间隔成纤维细胞增多,肺泡腔明显缩小,部分肺泡腔呈囊状扩张;白芍总苷组肺泡间隔明显增厚,肺泡结构被破坏,肺泡腔已经基本消失,肺间质被胶原纤维和成纤维细胞替代,形成灶状纤维化;羟氯喹组肺泡间隔成纤维细胞增多,中等量炎症细胞浸润,病变程度轻于模型对照组;雷公藤复方组肺泡间隔增厚,部分肺泡腔呈囊状扩张,少量炎症细胞浸润病变程度轻于其他治疗组。

干燥综合征与呼吸系统关系密切,其中弥漫性实质性肺疾病在临床中最常见,可表现为限制性通气障碍及弥散障碍,亦可引起阻塞性通气障碍。该研究表明,肺功能参数中 FEF_{25}、FEF_{50}、FEF_{75} 反映小气道的状态,FEV_1、MMF、MEF 反映通气功能。干燥综合征大鼠中 FEV_1、FEF_{25}、FEF_{50}、MMF 降低,同时肺组织学病理表明模型对照组肺组织结构破坏,肺泡壁明显增厚,肺泡间隔成纤维细胞增多,肺泡腔明显缩小,部分肺泡腔呈囊状扩张,说明干燥综合征患者肺功能降低特点是以通气功能降低为主,伴有一定程度的小气道通气障碍。该实验发现,模型组大鼠肺组织 TGF - β1、ERK1 及血清 TGF - β1 伴随炎症反应表达升高。研究证实,经 TGF - β1 诱导可激活 Ras/Raf/MEK/ERK 途径信号转导通路而引起特发性纤维化的发生。

药物干预后,羟氯喹组和雷公藤复方组肺组织 ERK1、TGF - β1 积分均明显降低,表明药物干预后 ERK1、TGF - β1 表达下降,抑制 TGF - β1/ERK1 信号转导通路活化,从而抑制肺部纤维化的过程。雷公藤复方可以通过下调 TGF - β1 表达,抑制 TGF - β1/ERK1 信号转导通路活化,从而抑制 ERK1 磷酸化,发挥免疫耐受作用,上调抗炎细胞因子 IL - 4 表达,抑制促炎细胞因子 IL - 17 表达,减少免疫复合物的沉积,降低颌下腺及肺组织炎症反应,改善干燥综合征大鼠肺功能。

第二节　雷公藤制剂治疗风湿病实验研究

一、雷公藤酒浸剂

药酒在《黄帝内经》记载中已是医师常用的医疗手段,与汤药治疗有同等地位。《素问·玉版论要》中有:"其见深者,必齐主治……其见大深者,醪酒主治."其中"齐"就是汤剂,"醪酒"就是药酒。《灵枢·夭寿刚柔》中记载用药酒浸泡棉絮、细白布热熨患处治疗寒痹,所用药酒处方为醇酒二十升、蜀椒一升、干姜一斤、桂心一斤;《伤寒杂病论》中用清酒七升、水八升煎煮炙甘草汤治疗伤寒脉结代、心动悸;《金匮要略》中用红蓝花酒治疗妇人 62 种风。以上经典著作中关于药酒的记载,说明早在中医体系完善之初,药酒治病不仅应用较广泛,而且上升到中医经典理论的高度,成为了临床常用治法,对后世医家临床诊治疾病有深远影响。药酒是中医治病的常用方法,以稻米所酿酒类与中药相和而成,其性剽悍,性质温热,善于走窜,具有温通经络、祛散寒邪、通行药力、驱虫辟邪等功效。

(一)黄藤酒

黄藤酒(daemonorops margaritae vinum, DMV)是著名中医药风湿病专家周承明老先生的临床验方,该药酒是由洪湖市中医医院制药厂量产的院内制剂。黄藤酒为黄藤(雷公藤)的酒浸剂,由制药厂采用现代工艺严格控制成分浓度生产,每毫升含有雷公藤甲素 $0.8 \sim 1.0 \ \mu g$。周承明老先生认为雷公藤根芯阴而皮阳,药性平和而不燥,具有明显散寒祛风、止痛通络、清热除湿消肿的作用,经临床应用多年,可以明显改善活动期类风湿关节炎患者晨僵持续时间、关节肿胀个数、关节压痛数等主要症状与体征,改善中医症候积分,降低 ESR、CRP。卢文艺[46]采用牛Ⅱ型胶原免疫诱导法建立 CIA 大鼠模型,观察黄藤酒对Ⅱ型 CIA 大鼠的抗炎作用。第 14 日评估造模情况,以不同剂量的成药黄藤酒溶液干预造模成功的 CIA 大鼠,观测各组 CIA 大鼠一般情况、体质量增长情况、跖趾关节肿胀度、关节炎指数及滑膜组织病理学的表现,并结合 ELISA 法检测 CIA 大鼠血清中炎症因子 IL - 1β、IL - 6 和 TNF - α 的含量,免疫组化法测定 CIA 大鼠膝关节滑膜组织 NF - κB、叉头状转录因子 O1(forkhead transcription factor O1, FoxO1)与其磷酸化的表达水平。通过实验研究发现,正常组大鼠活动、饮食正常,毛色光亮,无褪毛现象。CIA 大鼠模型组有明显的脱毛现象、精神状态差、饮食量减少、体质量减轻、关节红肿、行动减慢,甚至逐渐出现四肢关节僵直,并以爬行状活动为主。黄藤酒各剂量组与模型组比较,黄藤酒各剂量组给药 7 d 后一般情况均优于模型组,对 CIA 大鼠跖趾关节肿胀度、关节炎指数评分等方面均有明显缓解作用($P<0.05,P<0.01$);黄藤酒可以明显减少膝关节滑膜组织中炎症细胞浸润的程度;也可以明显下调血清中 IL - 1β、TNF - α 和 IL - 6 的表达水平,并抑制 NF - κB 基因的形成,提高 FoxO1 的表达,抑制其磷酸化的形成($P<0.05,P<0.01$)。这说明黄藤酒可以有效改善Ⅱ型胶原诱导性关节炎大鼠滑膜炎性浸润及关节炎症状,其机制可能是通过抑制 NF - κB 及促炎因子 IL - 1β、TNF - α 和

IL－6 的形成,改善 FoxO1 及其磷酸化表达状态。其治疗类风湿关节炎的机制可能与干预 PI3K/PKB/NF－κB 信号转导通路,下调促炎因子的表达有关。

(二)痹康酒

郭静波等[47]探讨痹康酒(主要药物为中药雷公藤)药理作用,为临床应用提供实验依据。利用角叉菜胶、佐剂致大鼠炎症反应,观察痹康酒的抗炎作用;利用热板法和醋酸扭体法观察痹康酒的镇痛作用;并观察其对正常或环磷酰胺致免疫功能低下小鼠的单核细胞吞噬功能、血清溶血素抗体生成、胸腺指数及脾指数的影响。痹康酒能显著抑制角叉菜胶所致大鼠足趾肿胀的急性炎症,抑制率(43.7%)与醋酸泼尼松组(40.1%)无差异。对大鼠佐剂性关节炎原发病变及继发病变均有明显拮抗作用,可提高小鼠痛阈,对乙酸所致小鼠扭体镇痛率为 61.6%。另外,痹康酒还可以增强正常及环磷酰胺小鼠的单核细胞吞噬指数和吞噬活性,抑制小鼠的溶血素抗体生成,增加正常小鼠的脾指数,增强环磷酰胺所致免疫功能低下小鼠的耳肿胀度、胸腺指数及脾指数。这说明痹康酒有较好的抗炎、镇痛、免疫调节作用。

(三)雷公藤药酒

周志祥等[48]观察雷公藤药酒对佐剂性关节炎大鼠动物模型的治疗作用。用弗氏完全佐剂诱导大鼠形成关节炎,经雷公藤药酒治疗后,观察大鼠跖趾关节肿胀度,判断药效学结果。研究表明,雷公藤药酒能阻止大鼠继发性病变的发生,而治疗组能显著减轻大鼠跖趾关节肿胀度。雷公藤药酒不仅能改善佐剂性关节炎大鼠模型关节炎症状,抑制炎症反应,而且能预防继发性病变的出现。

二、雷公藤凝胶剂

凝胶剂系指药物与能形成凝胶的辅料制成溶液、混悬或乳状液型的稠厚液体或半固体制剂。通常凝胶剂限局部用于皮肤及体腔(如鼻腔、阴道和直肠)。乳状液型凝胶剂又称为乳胶剂,而由高分子基质(如西黄蓍胶等)制成的凝胶剂可称为胶浆剂。另外,小分子无机药物(如氢氧化铝)的小粒子以网状结构存在于液体中形成的凝胶剂,属两相分散系统,也称为混悬型凝胶剂。混悬型凝胶剂可具有触变性,静止时为半固体,而搅拌或振摇时则成为液体。以水溶性高分子聚合物为基质骨架材料的凝胶剂,是从古代泥罨剂发展起来的。凝胶剂载药量大,保湿性强,与皮肤的相容性好,耐老化;可以反复揭贴,随时终止给药;剂量准确,血药浓度平衡无峰谷现象,可减少毒副作用;在工业生产中无有机溶媒污染,符合环保要求。

(一)雷公藤复方凝胶

自拟雷公藤复方[49]中含雷公藤、昆明山海棠、马钱子、青风藤、白芍、川芎、甘草。其中雷公藤具有祛风除湿的功效,为君药;昆明山海棠与雷公藤同属,其有效成分相似,功效相似,但疗效及毒性都次于雷公藤;马钱子具有明显的抗炎镇痛功效,也为有毒之品,与昆明山海棠同为臣药;白芍有补血平肝、缓急止痛的作用,川芎有行气活血化瘀功效,两药有增强药效的作用,共为佐药;甘草具有缓急、减毒及调和诸药的作用,为使药。全方有祛风除湿、活血通络、消肿止痛的功效。

1. 雷公藤复方凝胶对大鼠关节指数及关节肿胀度的影响

造模后第 3 日,正常组注射局部有轻微的红肿,各造模组的关节红肿十分明显;给药第 9 日,发现模型组对侧足爪开始有不同程度的红肿,而其他组相对要轻微;给药第 18 日,模型组其他足爪也开始有发红、硬结表现,并逐渐加重,而各治疗组肿胀均有所减轻,与模型组比较差异显著;给药第 27 日,雷公藤复方凝胶中、高剂量组与双氯芬酸组的疗效才呈现出统计学上的差异。造模后第 3 日,各造模组关节肿胀度与正常组比较差异显著,说明造模成功;给药第 9 日,模型组对侧足爪开始有不同程度的红肿,雷公藤复方凝胶中、高剂量组肿胀就已明显好转;给药第 18 日,雷公藤复方凝胶低剂量组与双氯芬酸组也开始消肿,与模型组比差异显著;给药第 18 日,雷公藤复方凝胶中、高剂量组疗效优于双氯芬酸组,而雷公藤复方凝胶低剂量组与双氯芬酸组效果相当;给药第 36 日,雷公藤复方凝胶中、高剂量组与正常组比较,差异无明显统计学意义。雷公藤复方凝胶中、高剂量组在治疗过程中疗效没有明显差异。

2. 雷公藤复方凝胶对佐剂性关节炎大鼠血清 TNF－α 水平的影响

治疗 45 d 后,与模型组相比,雷公藤复方凝胶各剂量组、双氯芬酸组血清中 TNF－α 的含量均明显减少;雷公藤复方凝胶中、高剂量组 TNF－α 水平同正常组相当,无显著性差异,低剂量组与双氯芬酸组与正常组比较,存在显著性差异;雷公藤复方凝胶中、高剂量组效果明显优于低剂量组及双氯芬酸组。

3. 雷公藤复方凝胶对佐剂性关节炎大鼠血清 IL－4 水平的影响

治疗 45 d 后,与模型组相比,雷公藤复方凝胶及双氯芬酸均可增高 IL－4 的含量,雷公藤复方凝胶中、高剂量组增高 IL－4 至正常水平,而雷公藤复方凝胶低剂量组及双氯芬酸组则不能,雷公藤复方凝胶中、高剂量组与低剂量组及双氯芬酸组有显著性差异。雷公藤复方凝胶中剂量及高剂量组无明显差异。

4. 雷公藤复方凝胶对佐剂性关节炎大鼠关节 MMP－3 蛋白表达的影响

在高倍镜下可见胞质上的棕黄色至棕褐色小颗粒,即阳性表达。模型组阳性染色细胞明显,呈棕褐色强阳性表达,表达为(+++),双氯芬酸组及雷公藤复方凝胶小剂量组胞质内见棕黄色小颗粒,表达为(++),正常组及雷公藤复方凝胶中、高剂量组可见极少量淡黄色小颗粒,表达为(+)。经过 45 d 的治疗,各治疗组 MMP - 3 表达量均下降,雷公藤复方凝胶中、高剂量组下降更为明显,与模型组相比,有显著性差异;雷公藤复方凝胶中、高剂量组与正常组相比,差别无统计学意义。

周洁等[50]探讨不同剂量雷公藤复方凝胶外用对佐剂型关节炎大鼠的治疗作用及其对肝功能的影响。以弗氏完全佐剂诱导大鼠关节炎模型,用不同剂量雷公藤复方凝胶外敷治疗,以双氯芬酸二乙胺乳胶剂为阳性对照,以凝胶基质为空白对照。观察各组大鼠关节肿胀度;通过 ELISA 法测定大鼠血清中 TNF - α、IL - 4 的含量,免疫组化法检测踝关节软骨中 MMP - 3 的含量,全自动生化分析仪检测大鼠血清 ALT、AST 水平以观察其肝毒性。结果表明,与空白对照组相比,双氯芬酸二乙胺乳胶剂组及不同剂量雷公藤复方凝胶组均能显著减轻大鼠关节肿胀度,能明显降低血清中 TNF - α 的含量并增加血清中 IL - 4 含量,能显著降低关节组织中 MMP - 3 的含量。而且中、高剂量雷公藤复方凝胶组效果明显优于双氯芬酸二乙胺乳胶剂组及小剂量雷公藤复方凝胶组,但各组大鼠之间 ALT、AST 差异无统计学意义。这说明雷公藤复方凝胶对佐剂性关节炎大鼠有明显的抗炎消肿作用,能有效保护关节软骨组织,同时无明显的肝毒性。

三、雷公藤复方外敷剂

中药外敷剂是运用中药归经原则,以气味具厚药物为引导率领群药,开结行滞直达病灶。固可透入皮肤产生活血化瘀、通经走络、开窍透骨、祛风散寒等功效。敷于体表的中药刺激神经末梢,通过反射,扩张血管,促进局部血液循环,改善周围组织营养,达到消肿、抗炎和镇痛的目的。同时药物在患处通过皮肤渗透达皮下组织,在局部产生药物浓度的相对优势,从而发挥较强的药理作用。

雷公藤复方外敷剂由中国中医科学院广安门医院风湿科研制,以雷公藤、芒硝、炙乳香、炙没药、薄荷等为主要药物,具有抗炎、镇痛、消肿的作用,可有效缓解类风湿关节炎之关节炎症,在临床中取得满意的疗效。赵越[51]通过观察雷公藤复方外敷剂对 CIA 大鼠血清和滑膜组织中 IL - 1β、TNF - α、VEGF 和 Ang - 1 的表达及对滑膜组织 ERK 通路活化的影响,探讨雷公藤复方外敷剂治疗类风湿关节炎湿热瘀阻证的抗炎、镇痛与减轻血管翳形成的作用机制。

(1) 关节肿胀度变化:首次免疫后第 10 日左右起,各组造模大鼠后足开始肿胀,第 21 日左右肿胀程度达到高峰,之后关节肿胀程度稍有减轻;模型组大鼠后足关节较正常组明显肿胀,两组外敷组(双氯芬酸外敷组、雷公藤复方外敷组)大鼠关节肿胀程度均较模型组减轻。雷公藤复方外敷组大鼠从免疫后 2 周起后足体积均较模型组降低,差异有统计学意义。

（2）大鼠关节病理切片：正常组大鼠关节面光滑,关节间隙大小正常,关节囊结构完整,关节腔两面滑膜软骨结构光滑完整,层次分明,关节腔无炎症细胞浸润,无滑膜组织增生,关节两端骨组织致密。模型组关节间隙明显增宽,被增生的滑膜组织等完全填充,可见大量炎症细胞浸润,关节软骨及关节面严重破坏,骨实质侵蚀,结构紊乱。双氯芬酸外敷组和雷公藤复方外敷组关节病理较模型组明显改善,两组中以雷公藤复方外敷组改善程度更为显著,可见相对清晰的关节面、关节间隙,关节腔有少量滑膜组织和炎症细胞浸润,关节两端骨组织结构尚完整,骨实质疏松,存在少量炎症细胞浸润。

（3）大鼠肝脏、肾脏、卵巢病理切片：雷公藤复方外敷组大鼠肝脏、肾脏、卵巢病理与正常组大鼠相比未见明显异常。

（4）血清细胞因子表达水平：与正常组相比,CIA 模型组血清 IL－1β、TNF－α、Ang－1 含量明显升高;与模型组比较,雷公藤复方外敷组大鼠血清 IL－1β、TNF－α、Ang－1 含量均降低。而各组大鼠血清 VEGF 含量均测不到,可能与 CIA 大鼠中 VEGF 主要在滑膜血管中分泌有关,具体原因有待进一步探究。

（5）滑膜组织细胞因子表达水平：CIA 模型组滑膜组织中 IL－1β、TNF－α、Ang－1 和 VEGF 含量较正常组明显升高。与模型组相比,雷公藤复方外敷组各细胞因子水平均显著降低。

（6）滑膜组织细胞因子 mRNA 的表达水平：滑膜组织细胞因子 mRNA 的表达水平趋势与滑膜细胞因子含量水平一致,CIA 模型组滑膜组织 IL－1β、TNF－α、Ang－1 和 VEGF 的 mRNA 表达均较正常组显著升高,雷公藤复方外敷组各细胞因子 mRNA 水平均有不同程度降低。

（7）滑膜组织 ERK 通路蛋白磷酸化水平：与正常组相比,CIA 模型组 ERK 通路蛋白磷酸化水平明显升高;两组外敷组与 CIA 模型组相比,ERK 通路蛋白磷酸化水平均有不同程度的降低,雷公藤复方外敷组降低 ERK 通路蛋白磷酸化水平更为显著。

第三节　雷公藤单味药治疗风湿病实验研究

中医学认为雷公藤具有祛风除湿、消肿止痛、通经活络、清热解毒的功效。现代学研究发现雷公藤具有多种药理学作用:不仅可以阻止静态 T 细胞的活化和增殖,而且可以诱导活化 T 细胞的凋亡;对 B 细胞也有直接和间接的抑制作用;可显著抑制单核细胞分泌 IL-1、TNF、IL-6、IL-8 等炎症介质;可促进肾上腺皮质功能,促使大鼠垂体 ACTH 细胞合成和分泌 ACTH,促进下丘脑旁核细胞分泌促肾上腺皮质激素释放激素[52]。元建国等[53]以 1 μg/mL、5 μg/mL、10 μg/mL 三个浓度梯度的雷公藤作用于 Huh7.5.1 细胞(48 h),采用 qRT-PCR 法定量检测甲氨蝶呤干预后 Huh7.5.1 细胞内 IFN-α、IFN-β、IFN-γ、ISG15、MxA 的 mRNA 表达量。发现雷公藤干预 Huh7.5.1 细胞后能促进内源性 IFN-α、IFN-β、IFN-γ 的分泌,并且能够激活 I 型 IFN 信号转导通路,可以检测到 IFN 信号转导通路的下游因子 ISGs 与 MxA 表达量增加,说明雷公藤治疗免疫性疾病取得的良好疗效可能与其能够促进内源性 IFN 的分泌,提高 IFN 分泌有关。

一、雷公藤治疗类风湿关节炎实验研究

类风湿关节炎属于中医学"痹证"范畴,最早出现于夏商时期,在《黄帝内经》之中就有"痹论""周痹"专论,其内容包含了病名、病因、病机、证候、治疗、预后等方面的论述,为后世治疗类风湿关节炎提供理论指导。雷公藤治疗类风湿关节炎已有 50 余年的历史,在医、药基础科学和临床学科已有大量的证据表明其对类风湿关节炎有确切的疗效。

朱艳等[54]观察雷公藤多苷对佐剂性关节炎大鼠的调节性 T 细胞及 Foxp3 的影响,将 48 只大鼠随机分为正常对照组、模型对照组、甲氨蝶呤组、雷公藤多苷组,每组 12 只,分别向(正常对照组除外)各组大鼠右后足跖皮内注射弗氏完全佐剂造模,造模后第 19 日给药,正常对照组及模型对照组给予 0.9%氯化钠溶液,其余两组分别给予甲氨蝶呤、雷公藤多苷。观察各组大鼠体质量、跖趾关节肿胀度、关节炎指数、调节性 T 细胞、Foxp3 表达的变化。结果提示,与正常对照组相比,模型对照组大鼠的体质量明显减轻,跖趾关节肿胀度、关节炎指数明显升高;与模型对照组相比,各治疗组体质量明显升高,跖趾关节肿胀度、关节炎指数明显降低;与甲氨蝶呤组比较,雷公藤多苷组大鼠体质量增加更为明显,跖趾关节肿胀度减低更为明显。与正常对照组比较,模型对照组 $CD4^+CD25^+$ 调节性 T 细胞显著降低;与模型对照组比较,各治疗组 $CD4^+CD25^+$ 调节性 T 细胞均升高;与甲氨蝶呤组比较,雷公藤多苷组 $CD4^+CD25^+$ 调节性 T 细胞升高($P<0.05$)。与正常对照组相比,模型对照组 Foxp3 蛋白染色指数、蛋白积分光密度值、Foxp3 mRNA 的表达水平均明显下调;与模型对照组比较,甲氨蝶呤组、雷公藤多苷组 Foxp3 蛋白染色指数、蛋白积分光密度值、Foxp3 mRNA 的表达水平均明显升高;与甲氨蝶呤组比较,雷公藤多苷组 Foxp3 蛋白染色指数、蛋白积分光密度值明显升高。

万磊等[55]将 48 只大鼠随机分为正常对照组、模型对照组、甲氨蝶呤组、雷公藤多苷组,观察雷公藤多苷对佐剂性关节炎大鼠跖趾关节肿胀度、关节炎指数、肺系数、肺功能、细胞因子、调节性 T 细胞及肺组织 Foxp3 表达的影响,除正常对照组外的其余大鼠右后足跖皮内注射弗氏完全佐剂 0.1 mL 致炎,致炎后第19 日开始给药。正常对照组及模型对照组均给予 0.9%氯化钠溶液,其余五组给予甲氨蝶呤、雷公藤多苷。得出与正常对照组相比,模型对照组大鼠跖趾关节肿胀度、关节炎指数、肺系数、FEV_1/FVC、肺泡炎积分、TNF－α、ET－1 表达明显升高;FVC、FEF_{25}、FEF_{50}、FEF_{75}、MMF、MEF、IL－10、$CD4^+$ 调节性 T 细胞、$CD4^+$ $CD25^+$调节性 T 细胞、Foxp3 的表达显著降低;与模型对照组相比,各治疗组大鼠体质量、FVC、FEF_{25}、FEF_{50}、FEF_{75}、MMF、MEF 及 IL－10、调节性 T 细胞、Foxp3 的表达升高;跖趾关节肿胀度、关节炎指数、LI、FEV_1/FVC、TNF－α、ET－1 降低;与甲氨蝶呤组相比,雷公藤多苷组 LI、肺泡炎积分及 ET－1 降低,体质量、FVC、FEF_{25}、FEF_{50}、FEF_{75}、MMF、MEF,以及血清 IL－10、$CD4^+$ $CD25^+$调节性 T 细胞、Foxp3 表达升高。由上可知,雷公藤多苷不但能抑制佐剂性关节炎大鼠跖趾关节肿胀度,降低关节炎指数,改善关节症状,也能通过上调血清 IL－10、调节性 T 细胞及 Foxp3 的表达,下调血清 TNF－α、ET－1 及肺组织 ET－1 的表达,降低免疫复合物的沉积,减少炎症反应对肺组织的损伤,从而显著降低肺组织炎症反应,改善肺功能。

刘立玲等[56]观察雷公藤多苷片和雷公藤片口服后对 Ⅱ 型 CIA 大鼠的干预作用,将 SD 大鼠随机分为 8 组,分别给予相应的药量。首次免疫后当天开始灌胃给药,每日 1 次。结果显示,雷公藤多苷片和雷公藤片高、中、低剂量均能不同程度改善 CIA 模型大鼠炎症关节的红、肿和畸形症状,降低临床积分,抑制关节滑膜炎症、血管翳、软骨侵蚀和骨破坏的病理变化,降低血清 IgG 含量,且有一定的剂量依赖关系。其中同倍剂量组相比,4 倍雷公藤多苷片的效果明显优于雷公藤片,16 倍更显著。两种制剂高、中、低剂量给药均未见大鼠胃黏膜损伤及肝肾形态学变化。

王靖霞等[57]观察雷公藤多苷片对体外人脐静脉血管内皮细胞(human umbilical vein endothelial cells, HUVEC)管腔形成能力的影响及对 Ⅱ 型 CIA 大鼠关节滑膜血管新生的作用,采用 20 μg/L VEGF 诱导 HUVEC 体外模型,观察 0.1 mg/L、1 mg/L、10 mg/L 雷公藤多苷片作用 7 h 后对 HUVEC 管腔形成和管腔分支点数目影响的情况;另外,通过建立 CIA 大鼠模型,以 9 mg/(kg·d)、18 mg/(kg·d)、36 mg/(kg·d)雷公藤多苷片连续给药 42 d。结果显示,1 mg/L、10 mg/L 雷公藤多苷片可显著降低 VEGF 诱导的管腔分支点数,0.1 mg/L、

1 mg/L、10 mg/L 雷公藤多苷片可显著降低 VEGF 诱导的管腔形成面积和长度；9 mg/(kg·d)、18 mg/(kg·d)、36 mg/(kg·d)雷公藤多苷片能显著降低 CIA 大鼠炎症关节的滑膜微小血管和血管密度，抑制 CD31$^+$阳性表达量、CD31$^+$/SMA-α不成熟血管和总血管阳性表达，同时 18 mg/(kg·d)、36 mg/(kg·d)雷公藤多苷片可负向调节滑膜中 HIF-1α 和 Ang1 的含量。这提示雷公藤多苷片对 CIA 大鼠关节滑膜组织的血管新生和体外 HUVEC 的管腔形成有抑制作用，且这一作用可能与其调节炎症关节滑膜中失衡的 HIF-1α/Ang1 轴有关。

乔欢等[58]建立Ⅱ型胶原加弗氏完全佐剂诱导的 CIA 大鼠模型，将 40 只 SD 大鼠随机分为五组，空白对照组、CIA 模型组、雷公藤组、低剂量逍遥散组、高剂量逍遥散组，依次记为 A 组、B 组、C 组、D 组、E 组。免疫加强当天，C 组上午灌服 0.9%氯化钠溶液，下午灌服雷公藤药液(生药 3.75 g/kg)；D 组上午灌服逍遥散药液(生药 1.69 g/kg)，下午灌服雷公藤药液(生药 3.75 g/kg)；E 组上午灌服逍遥散药液(生药 6.75 g/kg)，下午灌服雷公藤药液(生药 3.75 g/kg)；A 组与 B 组上午、下午均给予等体积 0.9%氯化钠溶液，持续给药 28 d。以造模当天为实验第 1 日，实验第 7 日灌胃给药，每周进行 1 次关节肿胀度测量和关节炎指数评分，第 36 日处死大鼠，检测血清 ALT、AST、IL-1β、TNF-α 的水平，比较雷公藤和雷公藤加逍遥散对 CIA 大鼠模型的治疗作用。结果显示，C 组、D 组、E 组分别与 B 组比较，均可抑制大鼠的关节肿胀度，减少关节炎指数评分，明显增长体质量($P<0.05$，$P<0.01$)；与 B 组比较，C 组、D 组、E 组 IL-1β、TNF-α 水平显著降低($P<0.05$)；E 组与 C 组、D 组比较，可显著抑制血清中 ALT、AST 水平升高($P<0.01$)。

李海松等[59]选择 45 只 Wistar 大鼠，将全部大鼠分成雷公藤治疗组、对照组及致病组，每组 15 只。治疗组和致病组将 0.1 mL 弗氏完全佐剂注射于大鼠左后足垫皮下致炎，使大鼠出现类风湿关节炎，对照组不采取任何措施。治疗组在致炎后给予 20 μg/kg 雷公藤，选择胃饲器通过口中插入给药，1 次/d，致病组及对照组通过胃饲器给予 20 μg/kg 的 0.9%氯化钠溶液，将每个大鼠各个关节病变得分结果相加即关节炎分数，比较建模后的 3 周、4 周、5 周间关节炎分数评分，治疗组应用雷公藤治疗后，症状有效缓解，与致病组比较，差异有统计学意义($P<0.05$)，且治疗组大鼠的滑膜细胞病理结果与对照组相比，大鼠没有出现明显关节滑膜增生，滑膜内存在部分淋巴细胞浸润。

戴巧定等[60]为探讨雷公藤多苷对佐剂性关节炎大鼠 P 物质的干预作用，以佐剂性关节炎大鼠为研究对象，以 TNF-α、IL-1β 作为炎症活动的指标。造模成功后，予雷公藤多苷混悬液灌胃治疗 30 d，分别在治疗前后用放射免疫法测定各组大鼠血液、滑膜中的 TNF－α、IL－1β、P 物质及脊髓后角中的 P 物质水平，以观察雷公藤多苷治疗后各组织 P 物质的变化。研究发现，与正常组比较，模型组大鼠血液和滑膜中的 P 物质、TNF－α、IL－1β 和脊髓后角中的 P 物质水平明显增高（$P<0.05$）；与模型组比较，给药 30 d 后，给药组大鼠的右足趾肿胀较模型组减轻（$P<0.05$），给药组大鼠血液、滑膜中 TNF－α、P 物质及滑膜中 IL－1β 水平都显著降低（$P<0.05$），而脊髓后角中 P 物质水平未见明显下降（$P<0.05$）。这说明雷公藤多苷具有抗炎镇痛免疫抑制作用，可降低血清和滑膜中的 TNF－α、IL－1β 水平，此可能与降低佐剂性关节炎大鼠外周血的 P 物质水平有关。

水光兴等[61]对患有关节疾病如风湿病等的患者的术后废弃不用的软骨内部细胞进行有效培养，用 IL－21 刺激，同时，加用不同浓度（2 mg／L、4 mg／L、6 mg／L、8 mg／L）的由雷公藤组成的液体。经过一夜的培育之后，将所得细胞收集到一个新的器皿上并且加清液后进行关于 iNOS 与一氧化氮的测定。通过研究发现，雷公藤含量的多少对不同的关节软骨细胞的活性与治愈因子的产生有着不同程度的作用，剂量越多，则这种效果越明显。此外，雷公藤提取液能通过抑制 mRNA 转录而抑制 iNOS 表达，减少炎性介质一氧化氮的产生。

二、雷公藤治疗干燥综合征实验研究

干燥综合征是慢性免疫性疾病，由于浆细胞和淋巴细胞的浸润，临床表现为口干、眼干症状，然而腺体外组织如肺、肾、肝、神经系统、皮肤、血管也可以受累。

李春蕾等[62]观察中药雷公藤对非肥胖型糖尿病（nonobese diebetic，NOD）小鼠自发性涎腺炎的治疗作用及作用机制，将 27 只 8 周龄雌性 NOD 小鼠随机分成三组：阴性对照生理盐水组、阳性对照羟氯喹组及实验组（雷公藤组）。自 9 周龄开始给药。结果显示，给药组（阳性对照羟氯喹组、雷公藤组）与阴性对照生理盐水组相比，唾液流量明显增加，颌下腺炎性浸润减轻，血清自身抗体含量明显下降，Th1／Th2 型细胞因子表达失调有所改善，实验组和阳性对照羟氯喹组没有显著差异。可看出雷公藤对 NOD 小鼠自发性涎腺炎治疗有效，其作用机制可能与颌下腺淋巴细胞灶性浸润，改善 Th1／Th2 型细胞因子表达失调等有关。

胡旭君等[63]测定 NOD 小鼠外周血 TNF－α、IL－1β、颌下腺 AQP5 mRNA、蛋白表达和腺体病理分级以研究中西药联用与单用药的差别及可能机制。将小鼠随机分为模型组、甲氨蝶呤组、雷公藤多苷组、甲氨蝶呤+雷公藤多苷组、ICR 小鼠对照组，给药 8 周后检测上述指标。结果显示，各治疗组 TNF－α、IL－1β 表达少于模型组，甲氨蝶呤+雷公藤多苷组下降最多。各治疗组间 AQP5 mRNA 表达有差异，可知甲氨蝶呤和雷公藤多苷可改善病理，改变 TNF－α、IL－1β 及 AQP5 mRNA 表达。

三、雷公藤治疗系统性红斑狼疮实验研究

系统性红斑狼疮是特异性非器官自身免疫性疾病,雷公藤对多个免疫环节起作用,不仅抑制了 T 细胞功能,使 T 细胞的百分率明显降低,而且抑制了亢进的 B 细胞。

高加炜[64]将 25 只 SPF 级雌性 MRL/lpr 狼疮小鼠,随机分成模型组、激素组(糖皮质激素)、低剂量雷公藤组(0.1 g/mL)、中剂量雷公藤组(0.2 g/mL)、高剂量雷公藤组(0.4 g/mL)。分别给药 10 周,处死小鼠并收集小鼠血液、尿液、粪便、肠道组织。血清指标及尿蛋白结果显示,与模型组比较,雷公藤及激素治疗后,TNF-α、尿蛋白明显下降,其中雷公藤干预呈现剂量效应,血肌酐及 BUN 在干预后亦有明显降低。细胞因子检测结果显示,与模型组比较,激素和雷公藤干预均能下调 IFN-α、IL-1β 和 TLR4 的 mRNA 表达水平,且对 IL-1β 表达,雷公藤干预呈现剂量效应,对于 TLR9 表达,激素和雷公藤干预相比模型组无明显差异。肠道菌群 Alpha 多样性变化:各组间 Shannon 指数无明显差异,与模型组比较,激素组与中剂量雷公藤组的 Simpson 指数有显著差异。肠道菌群 LEf Se 在线分析:与模型组比较,菌属 *Helicobacter* 在所有用药组中均上调;*Lactococcus* 为激素组特异变化的属;*Clostridium* 为激素组和低剂量雷公藤组共同变化的属;*Mucispirillum* 为激素组、中和高剂量雷公藤组共同变化的属;*Bacteroides*、*Parabacteroides*、*Roseburia*、*Allobaculum*、*Sutterella* 为低剂量雷公藤组中特异变化的属;*Dehalobacterium* 为中剂量雷公藤组中特异变化的属;*Prevotella*、*Lactobacillus* 为高剂量雷公藤组中特异变化的属。肠道菌群 Spearman 相关性分析:菌属 *Mucispirillum*、*Helicobacter* 与 TNF-α 呈显著负相关;*Odoribacter*、*Bacteroides*、*Parabacteroides*、*Prevotella* 属与血肌酐呈显著负相关。这说明雷公藤和糖皮质激素均能缓解狼疮小鼠病情,且雷公藤治疗对一些系统性红斑狼疮相关指标呈现剂量效应,雷公藤干预组中高剂量的治疗效果最好;糖皮质激素和低、中、高剂量雷公藤组均能影响肠道菌群结构,调节的肠道微生物种类在各组间存在差异,但影响趋势相同。与 MRL/lpr 模型鼠病情负相关的菌属为 *Mucispirillum*、*Heliobacter*、*Odoribacter*、*Bacteroides*、*Parabacteroides*、*Prevotella*;糖皮质激素特异的调节属为 *Lactococcus*;雷公藤特异的调节属为 *Bacteroides*、*Parabacteroides*、*Roseburia*、*Allobaculum*、*Sutterella*、*Dehalobacterium*、*Prevotella*、*Lactobacillus*。

彭学标等[65]检测系统性红斑狼疮患者雷公藤治疗前后及正常对照组 PBMC 中 NF-κB 活性。结果显示,系统性红斑狼疮患者活动期及雷公藤处理后 NF-κB 活性高于正常对照组(*P*<0.05),但雷公藤处理后,活动期系统性红斑

狼疮患者 NF-κB 活性显著降低($P<0.01$),说明雷公藤可能在某些环节抑制了 NF-κB 的表达,在系统性红斑狼疮治疗中发挥免疫抑制作用。

彭学标团队通过检测 23 例活动期系统性红斑狼疮患者及 20 例正常对照组 PBMC 中 CD40 配体(CD40L)mRNA 的表达水平,以及雷公藤对系统性红斑狼疮患者 PBMC 中 CD40L mRNA 表达的影响。结果表明,活动期系统性红斑狼疮患者 PBMC 中 CD40L mRNA 表达明显高于正常对照组($P<0.01$),经雷公藤处理后,CD40L mRNA 表达明显降低($P<0.01$),基本接近正常对照组($P>0.05$)。这说明 CD40L 的异常表达可能是系统性红斑狼疮发病的关键环节之一,雷公藤可通过抑制 CD40L 分子的表达,影响 CD40-CD40L 信号转导而发挥免疫抑制作用[66]。

第四节　雷公藤提取物治疗风湿病实验研究

雷公藤系卫矛科雷公藤属木质藤本植物,最早记载雷公藤功效的是公元 1476 年明朝兰茂所著的《滇南本草》,书中称其味辛,性温,有毒,入肝、脾十二经,行十二经络,具有治疗筋骨疼痛、风寒湿痹、麻木不仁、瘫痪萎软、湿气流痰等功效,能缓解肢体的疼痛与拘挛等症状。雷公藤提取物的主要活性成分有二萜类、三萜类和生物碱类,这些活性成分同时也是毒性成分。其中二萜类毒性成分最大,其次是三萜类,生物碱毒性成分较小。二萜类主要对心、肝、骨髓、胃肠系统、生殖系统有强烈毒性;生物碱则主要损害肝脏,对生殖系统也有较强的毒性。雷公藤提取物及其制剂可抑制器官移植的免疫排斥反应,治疗自身免疫性疾病,且神经形态、功能恢复良好,具有抗炎、抗肿瘤、免疫调节及抗生育等作用,被广泛用于类风湿关节炎、肾小球肾炎红斑狼疮等自身免疫性疾病及各种皮肤病。

目前已从雷公藤中分离出 200 多种单体化合物,主要有生物碱如雷公藤碱、雷公藤定碱、苯乙烯南蛇碱等;二萜类如雷公藤甲素、雷公藤乙素、雷公藤丙素及雷藤酮、山海棠素等;三萜类如雷公藤内酯甲、雷公藤内酯乙、雷公藤红素等;倍半萜类如雷藤素;苷类如雷公藤多苷(雷公藤总苷)等。此外,尚含有葡萄糖、果糖、有机酸、鞣质、色素等。雷公藤多苷是从雷公藤根部提取出来的有效成分,具有抗肿瘤、抗炎及免疫调节作用,近年来有关雷公藤多苷对类风湿关节炎的抗炎机制的研究也更加深入。雷公藤多苷是由卫矛科雷公藤根提取的精制品,其活性成分主要包括二萜类、三萜类及生物碱等。雷公藤多苷主要提取中药自卫矛科雷公藤根的多苷类药物,其活性成分具有细胞免疫、体液免疫抑制作用及镇痛、抗炎作用。现代药理研究表明,将雷公藤多苷片用于类风湿关节炎患者中,具有免疫调节、抗感染、镇痛等功效,有助于改善机体微循环,降低细胞中氧化酶合成,从而能降低 5-羟色胺引起的血管通透性,发挥镇痛功效。此外,雷公藤多苷对 T 细胞的增殖具有抑制作用,可诱导活化的淋巴细胞凋亡,抑制 IL-2 等释放。雷公藤多苷作为一种独立的新成分,近年广泛应用于风湿类疾病。口服用药为最常用的用药方法,于肠道吸收,血药峰值时间为用药后 40 min,半衰期为 18 h。其可以抑制 T 细胞,降低其增殖分裂速度,导致其合成和分泌的抗体和 Ig 减少,并能够明显抑制 Th 细胞功能,抑制体液免疫及细胞免疫对关节组织的损伤。

一、雷公藤提取物治疗类风湿关节炎实验研究

类风湿关节炎是一种以关节及关节周围组织慢性炎症病变为主要表现的自身免疫性疾病,是临床多发病。类风湿关节炎发病特点是反复发作,病情缠绵,且有较高的致残率,严重危害人类健康。近年来虽在类风湿关节炎发病机制及病理变化等研究领域取得了显著进展,但长期应用西药,毒副作用大,疗效不佳。中医药治疗具有疗效较好、毒副作用小的特点。因而,利用丰富的中医药资源,开发治疗类风湿关节炎有效的方法和药物,明确其治疗机制,有重要的科学意义和社会意义。类风湿关节炎属于中医学"顽痹"范畴,病因为外感寒湿之邪,气血阴阳失调,脏腑亏损,寒湿凝滞,气血运行不畅,导致邪盛正虚、瘀滞夹杂,引起关节肿胀、疼痛变形、晨僵等症状。中医认为,气行则血行,气滞则血凝,不通则痛,通则不痛。人体正气的强弱,对类风湿关节炎的演变和预后起着重要作用,故治疗原则应以整体出发,针对病因病机,扶正祛邪,寒热并用,以祛风除湿、通络散寒、扶正固本为基本治法。对类风湿关节炎疗效最为突出的中药首推雷公藤。

(一) 雷公藤甲素

雷公藤作为一种传统中药,具有活血化瘀、清热解毒、消肿散结、杀虫止血等功效,可以起到扶正以御邪气之作用,使类风湿关节炎之邪、虚、瘀得以治疗,直中病机。雷公藤作为一种免疫抑制剂应用于临床已有近 30 年。其中,环氧二萜内酯化合物——雷公藤甲素被认为是最主要的抗炎和免疫抑制成分,是雷公藤的主要活性成分之一。雷公藤甲素,又称雷公藤内酯醇,药理和临床试验表明其具有免疫抑制、抗炎等多种生物活性,为常用的改善病情类抗风湿药,能缓解类

风湿关节炎骨侵蚀,是治疗类风湿关节炎的有效药物。雷公藤甲素是一个具有多种生物活性的天然产物,来源于中药雷公藤的根,研究表明其具有抗氧化、抗类风湿、抗老年性痴呆症、抗癌等功效。

大量的临床实验证实,雷公藤甲素具有较好的抗炎作用,特别是对类风湿关节炎有较好的疗效。雷公藤甲素治疗类风湿关节炎起效时间较快(平均 2.57 d),用药后能明显减轻关节肿痛,改善关节功能障碍,降低 ESR,控制发热,并能部分或全部代替激素和(或)非甾体抗炎药,且较之为优(近期有效率达 100%,显效率为 46.67%)。雷公藤甲素在剂量范围 0.05~0.30 mg/kg 时,无论是皮下注射、腹腔注射还是灌胃均能明显抑制大鼠腹腔毛细血管通透性的增加,对角叉菜胶性和甲醛性前足肿胀具有明显的抑制作用,表明其对渗出性和增殖性炎症均有疗效。

类风湿关节炎主要病理特点是滑膜细胞增生、衬里层增厚、多种炎症细胞浸润、血管翳形成,以及软骨和骨组织的破坏,最终导致关节畸形和功能丧失。大量资料表明 T 细胞、巨噬细胞和增生的滑膜细胞在这种疾病的发病机制中起主要作用,其中 FLS 表型改变的机制成为类风湿关节炎发生机制研究的新热点。现在已有大量的证据提示,FLS 是类风湿关节炎的关键效应细胞,它们释放多种效应分子,作用于各种细胞(淋巴细胞、单核细胞、间充质细胞),降解细胞外基质并且向间充质细胞和浸润免疫细胞提供趋化和活化信号。抑制 FLS 效应的治疗策略可以显著地减轻关节炎和预防骨的吸收。因此,雷公藤甲素治疗类风湿关节炎疗效确切。郭伟健[67]制作类风湿关节炎大鼠(佐剂性关节炎模型),研究雷公藤甲素对类风湿关节炎有关指标的影响。结果显示,经雷公藤甲素治疗后,类风湿关节炎大鼠病变关节肿胀有显著的消退。另外,类风湿关节炎大鼠细胞因子谱发生变化:模型组 IL-1β、IL-6、TNF-α MIP-1α 血清水平明显升高,而雷公藤甲素治疗后显著下降;模型组血清 IL-4、IL-10 显著升高,而雷公藤甲素治疗组相对于模型组显著升高。经过蛋白质组学分析,找到模型组与正常对照组之间存在差异点。

类风湿关节炎发生早期,中性粒细胞通过分泌大量的炎性介质,造成组织的炎性损伤,NETs 与早期类风湿关节炎患者体内自身抗体的产生密切相关,因此,中性粒细胞是类风湿关节炎治疗的重要靶点。万磊等[68]为探究雷公藤甲素对佐剂关节炎大鼠 Notch 受体、配体表达的影响,将 40 只大鼠随机分为正常对照组、模型对照组、甲氨蝶呤组、雷公藤甲素组,分别向除正常对照组外的其余动物右后足跖皮内注射弗氏完全佐剂 0.1 mL 致炎,复制佐剂性关节炎大鼠模型,致炎后第 12 日开始给药。正常对照组及模型对照组均给予 0.9%氯化钠溶液,其余组分别给予甲氨蝶呤、雷公藤甲素。结果显示,给药 30 d 后,模型对照组大鼠跖趾关节肿胀度、关节炎指数、Notch3、Notch4、Delta1 表达明显升高;肺功能参数、Notch1、Jagged1、Jagged2 表达降低;与模型对照组比较,雷公藤甲素组肺功能参数、Notch1、Jagged1、Jagged2 的表达升高,跖趾关节肿胀度、关节炎指数及 Notch3、Notch4、Delta1 表达降低,疗效优于对照组甲氨蝶呤。由上可知,雷公藤甲素可能通过上调 Delta1、Notch3、Notch4 的表达,下调 Jagged1、Jagged2、Notch1 表达,降低炎症反应和免疫复合物沉积,改善佐剂性关节炎大鼠的关节和肺部症状。

万磊团队还研究了雷公藤甲素对佐剂性关节炎大鼠滑膜、脾脏、胸腺 Atg/LC3-II、Beclin1 表达和血清细胞因子水平的影响,与来氟米特做对比,结果显示,治疗后,雷公藤甲素组和 LEP 组大鼠跖趾关节肿胀度和关节炎指数较模型对照组降低。与正常组比较,模型对照组大鼠血清 BAFF、IL-1、TNF-α 升高,IL-15、IL-10 降低,滑膜 Atg5、Atg12 mRNA 降低,脾脏 Atg5 mRNA 降低,脾脏 Atg7、Atg12 mRNA 及胸腺 Atg12 mRNA 升高;滑膜、脾脏、胸腺组织 LC3-II、Beclin1 下降。与模型对照组比较,雷公藤甲素组滑膜 Atg7、Atg12 mRNA 降低,脾脏 Atg5、Atg7、Atg12 mRNA 及胸腺 Atg5、Atg7 mRNA 降低,Atg12 mRNA 升高;滑膜、脾脏、胸腺组织 LC3-II、Beclin1 升高。与来氟米特组比较,雷公藤甲素组 TNF-α、BAFF 降低,跖趾关节肿胀度、IL-15 升高,滑膜 Atg7 mRNA 及胸腺 Atg5、Atg7 mRNA 表达降低,胸腺 Atg12 mRNA 及脾脏 Atg5、Atg7、Atg12 mRNA 表达升高。这说明雷公藤甲素通过调节滑膜、胸腺、脾脏组织细胞自噬,改善关节滑膜炎症反应[69]。

袁凯[70] 通过动物实验和体外细胞实验证明,雷公藤甲素、雷公藤红素能够显著缓解佐剂性关节炎小鼠关节炎症状,治疗组小鼠与未治疗组小鼠相比,炎症关节肿胀程度明显减轻,关节炎评分也显著降低。雷公藤甲素可以明显降低佐剂性关节炎小鼠血清 TNF-α 和 IL-6 的含量,且雷公藤甲素能够抑制中性粒细胞表达和炎症因子分泌,增加促凋亡蛋白表达,减少抑制凋亡蛋白表达,减少 ERK 蛋白磷酸化,增加 caspase-3 活化,从而促进中性粒细胞凋亡,达到通过抑制中性粒细胞介导的炎症反应来治疗类风湿关节炎。

冯悦等[71] 将 18 只 SD 大鼠随机分为正常对照组(0.9%氯化钠溶液)、模型组(0.9%氯化钠溶液)、雷公藤甲素组(0.5 mg/kg),每组 6 只。模型组和雷公藤甲素组大鼠尾根部皮下注射弗氏不完全佐剂-II 型胶原(1∶1)0.1 mL 进行初次免疫,7 d 后进行第二次免疫,以建立类风湿关节炎模型。造模成功后给各给药组大鼠尾静脉注射相应药物,正常对照组和模型组大鼠均给予等体积 0.9%氯化钠溶液,每 2 日 1 次,连续 30 d。分别于给药前(0 d)和给药 5 d、10 d、15 d、20 d、25 d、30 d 后称定大鼠体质量;于给药前(0 d)和给药 3 d、6 d、9 d、12 d、15 d、18 d、21 d、24 d、27 d、30 d 后对大鼠进行关节炎指数评分;于给药 6 d、18 d、30 d 后利用正电子发射计算机断层显像(positron emission tomography, PET)/计算机断层扫描(computed tomography,CT)系统扫描大鼠骨关节,扫描 50 min 前大鼠尾静脉注射 500 μCi 的 ^{18}F -氟代脱氧葡萄糖,PET 显像采用滤波反投影图像重构算法;采用 CT 扫描进行标准定位;采用 Inveon Research Workplace 4.2 分析软件计算病变部位的最大标准摄取值。结果显示,与正常对照组比较,给药 15~30 d 后,模型组大鼠体质量均显著减轻;给药 6~30 d 后,模型组大鼠关节炎指数评分均显著升高;给药 6 d、18 d、30 d 后,模型组大鼠病变部位标准摄取值均显著升高($P<0.05$);模型组大鼠关节炎病变逐渐加重,并出现骨质破坏情况。与模型组比较,给药 15~30 d 后,雷公藤甲素组大鼠体质量均显著增加;给药 21~30 d 后,雷公藤甲素组大鼠关节炎指数评分显著降低;给药 18 d、30 d 后,雷公藤甲素组大鼠病变部位标准摄取值均显著降低,雷公藤甲素组大鼠关节炎病变逐渐减轻。

叶蕾等[72]从 5 例类风湿关节炎患者的膝关节置换术或滑膜切除术中获得滑膜组织,经分离、培养、鉴定得到 FLS 后,分别与 0 nmol/mL(空白对照组)、50 nmol/mL、100 nmol/mL、200 nmol/mL 雷公藤甲素共孵育 24 h、48 h、72 h。采用 MTT 法检测雷公藤甲素对 FLS 增殖的影响,计算增殖抑制率;采用流式细胞仪检测细胞凋亡和细胞周期。结果显示,50 nmol/mL、100 nmol/mL、200 nmol/mL 雷公藤甲素对 FLS 的增殖抑制率为 17.46%~52.56%,且抑制作用与药物浓度呈正相关。与空白对照组比较,100 nmol/mL、200 nmol/mL 雷公藤甲素作用后 G_0/G_1 期细胞比例增加,S 期细胞比例减少,差异有统计学意义;200 nmol/mL 雷公藤甲素可诱导细胞凋亡。这说明雷公藤甲素对类风湿关节炎患者体外培养的 FLS 具有一定的增殖抑制作用并可诱导其凋亡。

王伟东等[73]应用免疫组化技术检测 VEGF、IL-6 在佐剂性关节炎大鼠踝关节滑膜组织中的表达。结果显示,雷公藤甲素组可见少量的 VEGF 阳性细胞,与对照组比较差异有统计学意义。大鼠滑膜关节腔滑液中 IL-6 水平检测中,实验显示对照组滑膜组织中 IL-6 的水平明显高于空白组和雷公藤组,说明雷公藤甲素能降低滑膜组织 VEGF、IL-6 的表达水平,抑制血管生成。

周铭等[74]在类风湿关节炎患者外周血 T 细胞中加入 T 细胞多克隆刺激剂(0.2 μg/mL)以活化淋巴细胞并分泌细胞因子,将实验分为空白对照(常规培养液)组、抗人 CD3 抗体(anti-CD3,0.2 μg/mL)刺激组、雷公藤甲素(anti-CD3

0.2 μg/mL+雷公藤甲素 1 mmol/mL)组。采用密度梯度离心法分离类风湿关节炎患者的 PBMC,加入雷公藤甲素,以 ELISA 法检测细胞 IFN-γ 含量,流式细胞仪检测分泌 IFN-γ、IL-2、IL-4 与 T 细胞活化分子 CD69 和 CD25 的 CD4$^+$、CD8$^+$ T 细胞百分比。结果显示,与 anti-CD3 刺激组比较,雷公藤甲素组 PBMC 中 IFN-γ 含量减少,分泌 IFN-γ、IL-2、IL-4 的 CD4$^+$、CD8$^+$ T 细胞百分比降低,分泌 CD69 和 CD25 的 CD4$^+$、CD8$^+$ T 细胞百分比降低,差异均有统计学意义。由上可知,雷公藤甲素可能通过抑制 T 细胞活化和细胞因子分泌来发挥免疫抑制作用,从而发挥对类风湿关节炎的临床治疗作用。

陈颖婷等[75]将 24 只健康 SD 大鼠,随机分为空白对照组、类风湿关节炎模型组、阳性药双氯芬酸组、雷公藤甲素组,每组 6 只。采用热杀死结核分枝杆菌诱导类风湿关节炎模型组、阳性药双氯芬酸组、雷公藤甲素组大鼠以制作类风湿关节炎模型。造模成功后,阳性药双氯芬酸组给予 10 mg/kg 双氯芬酸灌胃,雷公藤甲素组给予 6 mg/kg 雷公藤甲素灌胃,空白对照组和类风湿关节炎模型组给予等量 0.9%氯化钠溶液灌胃。结果显示,与空白对照组比较,类风湿关节炎模型组血清中 TNF-α、IL-4、IL-6 表达水平显著升高;与类风湿关节炎模型组比较,阳性药双氯芬酸组血清中 TNF-α、IL-4、IL-6 表达水平显著下降,且雷公藤甲素组 TNF-α、IL-4、IL-6 表达水平呈极显著下降。与类风湿关节炎模型组比较,雷公藤甲素组在第 8、12、16、20 日时关节炎指数和足体积显著降低,阳性药双氯芬酸组在第 12、16、20 日时关节炎指数和足体积显著降低。类风湿关节炎模型组滑膜组织中 TLR4、NF-κB、p-NF-κB 蛋白表达量和 TLR4 mRNA 表达量显著上调;雷公藤甲素组滑膜组织中 TLR4、NF-κB、p-NF-κB 蛋白表达量和 TLR4 mRNA 表达量显著下调。这说明雷公藤甲素可能通过抑制 TLR4/NF-κB 信号转导通路的信号因子表达,从而降低炎症因子的产生,减少炎性反应,起到治疗类风湿关节炎的作用。

范文强等[76]将 60 只大鼠随机分为对照组,模型组,甲氨蝶呤(0.4 mg/kg)组和雷公藤甲素低、中、高剂量(0.1 mg/kg、0.2 mg/kg、0.4 mg/kg)组,分别给药后比较各组大鼠关节肿胀情况,采用流式细胞仪检测 CD4$^+$CD25$^+$ 和 CD4$^+$Foxp3$^+$ 调节性 T 细胞百分比,检测血清中相应指标。结果显示,给药后,甲氨蝶呤组、雷公藤甲素各剂量组大鼠关节肿胀度和关节炎指数较给药前明显减少。与模型组比较,甲氨蝶呤组、雷公藤甲素各剂量组 CD4$^+$Foxp3$^+$ 调节性 T 细胞和 CD4$^+$CD25$^+$ 调节性 T 细胞均升高。甲氨蝶呤组、雷公藤甲素各剂量组大鼠血清 IL-10、TGF-β 水平升高,IL-17、TNF-α、VEGF、IFN-γ 水平降低。与模型组比较,甲氨蝶呤组、雷公藤甲素各剂量组大鼠踝关节组织 IL-10、TGF-β 表达明显增多,IL-17、

TNF-α、VEGF、IFN-γ表达明显减少。由上可知,雷公藤甲素能够促进IL-10、TGF-β表达,增加调节性T细胞的细胞比例,抑制IL-17、TNF-α、VEGF、IFN-γ表达,从而改善Ⅱ型CIA大鼠的关节肿胀情况。

王贵等[77]取C57BL/6小鼠骨髓间充质干细胞,经RANKL、M-CSF及不同浓度HMGB1刺激后,采用抗酒石酸酸性磷酸酶(tartrate resistant acid phosphatase, TRAP)染色及活性检测,观察破骨细胞分化及其功能。再给予雷公藤甲素干预,观察其对HMGB1诱导的破骨细胞分化情况及RAGE mRNA表达的影响,以观察雷公藤甲素对HMGB1诱导的破骨细胞分化及晚期糖基化终末产物受体mRNA表达的影响。结果显示,HMGB1浓度500 ng/mL及1 000 ng/mL组TRAP阳性破骨细胞数目显著增加,TRAP活性显著增强;与RANKL+HMGB1诱导组比较,雷公藤甲素组TRAP染色阳性破骨细胞数目显著减少、TRAP活性显著降低,破骨细胞晚期糖基化终末产物受体mRNA表达明显降低。由上可知,雷公藤甲素对HMGB1刺激的破骨细胞分化及功能起抑制作用。

也有研究表示,PG490(雷公藤甲素)对细胞因子刺激的主要软骨损伤蛋白酶MMP-3、MMP-13和ADAMTS-4表达有影响,PG490抑制细胞因子诱导的原代人骨关节炎软骨细胞、牛软骨细胞、SW1353细胞和人FLS中MMP-3、MMP-13基因的表达。PG490在低剂量时有效,并阻断IL-1在人和牛软骨外植体中诱导MMP-13的作用。雷公藤提取物和PG490还可抑制IL-1、IL-17和TNF-α诱导的牛软骨细胞中ADAMTS-4的表达。因此,PG490可以保护软骨免受MMP和aggrecanase驱动的破坏。PG490的免疫抑制、软骨保护和抗炎特性可能使PG490成为一种潜在的新型关节炎治疗剂[78,79]。

此外,有研究者在体外将不同浓度雷公藤甲素作用于人外周血单核细胞、纯化的CD4+T细胞和CD4+CD45RA-记忆性T细胞,采用MTT法检测淋巴细胞增殖,流式细胞术分析单个细胞内表达IL-17和IFN-γ的频数,ELISA法测定细胞分泌IL-17和IFN-γ的水平。由上可知,雷公藤甲素以剂量依赖的方式抑制淋巴细胞增殖、细胞内IL-17的表达频数和细胞产生IL-17的水平。此外,雷公藤甲素对细胞内IFN-γ的表达和产生也有抑制作用。雷公藤甲素免疫抑制和抗炎作用的机制之一,可能使其抑制人Th17细胞的分化[80]。

童萍等[81]研究(5R)-5-羟基雷公藤甲素(雷藤舒,LLDT-8)对TNF-α联合IL-17诱导类风湿关节炎FLS分泌趋化因子生长调节致癌因子-α(growth-regulated oncogene-α, GRO-α)、ENA-78、MCP-1、MIP-1α和RANTES的影响。结果显示,LLDT-8可显著抑制TNF-α联合IL-17诱导的FLS上清液中GRO-α、ENA-78、MCP-1、MIP-1α和RANTES的表达;也可有效抑制TNF-α

联合 IL-17 诱导的 FLS GRO-α、ENA-78、MCP-1、MIP-1α 和 RANTES mRNA 的表达。以上提示 LLDT-8 通过抑制 FLS 产生 GRO-α、ENA-78、MCP-1、MIP-1α 和 RANTES 而在类风湿关节炎的治疗中发挥抗炎作用。

童萍团队体外培养类风湿关节炎 FLS,根据干预措施不同分为实验组和对照组。实验组加入 LLDT-8+DMEM 培养液,对照组加入等容量 DMEM 培养液;培养 24 h 后,实验组和对照组同时加入含 TNF-α、IL-17 的 DMEM 培养液;刺激 12 h 后,收集细胞,分离获取总 RNA,采用生物学分析。结果显示,LLDT-8 可干预 TNF-α 联合 IL-17 诱导类风湿关节炎 FLS 基因表达,LLDT-8 能调控 TNF-α 联合 IL-17 诱导的类风湿关节炎 FLS 的细胞因子受体通路、趋化因子信号转导通路、TLR 信号转导通路、TNF 信号转导通路、NF-κB 信号转导通路、JAK/STAT 信号转导通路等多条类风湿关节炎相关通路[82]。

此外,有研究表明 LLDT-8 可能通过升高 MAPK 信号转导通路中 MEKK2 蛋白的表达,影响脾脏淋巴细胞中调节性 T 细胞与 Th17 细胞比例而发挥治疗类风湿关节炎作用,其采用 II 型胶原诱导 CIA 小鼠关节炎模型,将其随机分为正常组、CIA 组、LLDT-8 组。结果显示,LLDT-8 治疗可以减轻关节炎小鼠的关节病变严重程度、减少软骨表面及骨关节处少量胶原纤维增生。与正常组比较,CIA 组小鼠脾脏淋巴细胞中调节性 T 细胞的细胞比例降低,Th17 比例升高($P<$ 0.01);LLDT-8 治疗后能显著上升调节性 T 细胞的细胞比例,降低 Th17 比例;CIA 组脾脏淋巴细胞中 MEKK2 蛋白和基因表达量较正常组降低,LLDT-8 治疗后能显著提高 MEKK2 的蛋白和基因表达量[83]。

另有用 CCK-8 法检测 24 h、48 h、72 h 三个时间段不同浓度 LLDT-8 对小鼠 L929 成纤维细胞毒性的影响,研究 LLDT-8 对类风湿关节炎患者外周血及滑液中单个核细胞增殖的影响。结果显示,LLDT-8≤100 nmol/L 时在 3 个时间段(24 h、48 h、72 h)对 L929 无细胞毒性;LLDT-8 抑制类风湿关节炎患者外周血和滑液中单个核细胞增殖;LLDT-8 抑制 Th1 细胞增殖;LLDT-8 可抑制类风湿关节炎患者外周血和滑液中单个核细胞分泌 TNF-α、IFN-γ、IL-17 水平。由上可知,LLDT-8 对 L929 细胞无毒性,可通过抑制类风湿关节炎患者单个核细胞、Th1、Th17 增殖,抑制外周血和滑液中 PBMC 和 SFMC 分泌 TNF-α、IFN-γ、IL-17,抑制 FLS 增殖,进而调节类风湿关节炎免疫反应[84]。

(二) 雷公藤多苷

雷公藤多苷是从卫矛科植物雷公藤根中提取精制而成的一种脂溶性混合物,为我国首先研究利用的抗炎免疫调节中草药,有"中草药激素"之称。其生理活性由多种成分(二萜内酯、生物碱、三萜等)协同产生,既保留了雷公藤生药的免疫抑制等作用,又去除了许多毒性成分。

韩曼丽等[85]使用雷公藤多苷联合其他药物治疗类风湿关节炎的临床疗效已得到肯定,但其作用机制尚待进一步研究。文章探讨雷公藤多苷对 II 型 CIA 大鼠关节肿胀和滑膜组织中 VEGF、VEGFR2 mRNA 表达水平的影响。方法:使用造模成功大鼠 30 只,并将其随机分为模型组、雷公藤多苷组,另设正常组。每隔 1 周计算关节炎指数和关节肿胀度,并采用 qRT - PCR 法检测大鼠滑膜组织中 VEGF、VEGFR2 mRNA 的表达水平。结果显示,经雷公藤多苷治疗后的模型大鼠的关节炎指数和关节肿胀度均显著下降,VEGF mRNA 的表达低于模型组,VEGFR2 mRNA 与模型组相比差异有统计学意义。这说明雷公藤多苷能够改善 CIA 大鼠的关节肿胀情况,降低 VEGF、VEGFR2 的表达,为类风湿关节炎患者的临床治疗提供实验依据。

张莉等[86]观察雷公藤多苷干预治疗对 CIA 大鼠滑膜组织微血管新生及血管新生相关因子表达水平的影响。方法:采用鸡 II 型胶原诱导 CIA 大鼠模型,采用雷公藤多苷进行干预治疗;采用病理切片分析 CIA 大鼠模型滑膜组织微血管新生情况;采用 qRT - PCR 分析 CIA 大鼠模型滑膜组织 VEGF、VEGFR2 mRNA 表达水平;采用 ELISA 法分析 CIA 模型大鼠血清 VEGF、VEGFR2 分泌水平。结果显示,CIA 模型大鼠滑膜组织微血管丰富度与正常组比较增高,雷公藤多苷干预治疗后丰富度降低;CIA 模型大鼠滑膜组织、血清 VEGF、VEGFR2 mRNA 表达或蛋白分泌水平与正常组比较显著性上调,雷公藤多苷干预治疗后 mRNA 表达或蛋白分泌水平与模型组比较显著性下调。这说明雷公藤多苷干预治疗可有效改善 CIA 模型大鼠关节炎症状,抑制微血管新生,下调 VEGF、VEGFR2 表达水平。

赵太平等[87]探讨口服雷公藤多苷治疗大鼠类风湿关节炎的效果及对其细胞免疫功能的影响。方法:通过建立大鼠类风湿关节炎模型,测定正常对照组、模型组、雷公藤治疗组大鼠外周血 T 细胞亚群及细胞因子,观察其变化。结果显示,与正常组对照组相比,模型组大鼠外周血 T 细胞亚群($CD3^+$、$CD4^+$、$CD8^+$)数量明显降低,致炎因子数量明显升高($P<0.05$);而雷公藤治疗组无明显变化。这说明 T 细胞亚群及细胞因子异常在类风湿关节炎发病及免疫调节过程中起重要作用,而雷公藤通过恢复 T 细胞亚群细胞免疫功能及降低致炎细胞因子发挥抗炎作用。

郑红梅等[88]将 40 只 SD 大鼠被随机分为正常对照组,模型对照组,甲氨蝶呤对照组(3 mg/kg),雷公藤多苷低、高剂量组(5 mg/kg,10 mg/kg),观察雷公藤多苷对 CIA 大鼠血清中高迁移率族蛋白 B1(high mobility group box chromosomal protein 1，HMGB1）及 IL‑17 含量的影响。用牛 Ⅱ 型胶原加弗氏不完全佐剂诱导大鼠关节炎模型，于免疫 12 d 开始灌胃给药，连续 4 周。CIA 大鼠模型建立后，观察各组大鼠关节指数变化，并采用 ELISA 法检测各组大鼠血清中 HMGB1 和 IL‑17 的含量。结果显示，与正常组比较，模型组大鼠关节肿胀明显，血清中 HMGB1、IL‑17 含量明显升高；与模型组比较，各治疗组大鼠关节肿胀程度均有一定程度缓解，甲氨蝶呤组和雷公藤多苷高剂量组大鼠血清 HMGB1、IL‑17 的含量显著降低。

杨俊等[89]分析 12 篇动物实验研究文章，结果显示，在类风湿关节炎动物模型体内，与模型组相比，雷公藤多苷能降低外周血（$SMD_{TNF-\alpha} = -1.39$，95% CI $[-1.77, -1.02]$，$P<0.001$）、关节液（$P<0.001$）及足爪研浆中的 TNF‑α 表达水平，并降低外周血 IL‑1β（$SMD_{IL-1\beta} = -6.29$，95%CI $[-9.64, -2.93]$，$P=0.000\ 2$）表达水平；与单用甲氨蝶呤相比，单用雷公藤多苷降低外周血 TNF‑α（$P=0.42$）、IL‑6（$P=0.08$）表达水平的作用相当，雷公藤多苷联合甲氨蝶呤能进一步降低外周血 IL‑6（$P=0.000\ 1$）表达水平；与单用来氟米特相比，雷公藤多苷降低外周血 TNF‑α（$P=0.16$）、IL‑1β（$P=0.32$）、IL‑6（$P=0.12$）表达水平的作用相当，雷公藤多苷片联合来氟米特能进一步降低外周血 TNF‑α（$P=0.008$）、IL‑1β（$P=0.02$）、IL‑6（$P<0.000\ 1$）表达水平。因此，雷公藤多苷联合甲氨蝶呤能进一步降低类风湿关节炎患者的外周血促炎因子表达水平；雷公藤多苷片单用能够降低类风湿关节炎动物模型外周血及关节局部的促炎因子表达水平；雷公藤多苷联合甲氨蝶呤或来氟米特能进一步降低类风湿关节炎动物模型的外周血促炎因子的表达水平。

李泰贤等[90]系统评价雷公藤多苷单用或联合甲氨蝶呤对改善类风湿关节炎实验室指标的作用，为临床应用雷公藤多苷治疗类风湿关节炎提供指导。该研究通过系统检索 CNKI、万方、维普、PubMed、EMbase 及 Cochrane 数据库，收集雷公藤多苷单用或联合甲氨蝶呤治疗类风湿关节炎的随机对照试验，应用风险评估工具进行研究质量评价，采用 Review Manager 5.3 软件对纳入文献提取的实验室指标进行 Meta 分析。共检索到 1 709 篇文献，最终纳入 25 篇，总样本量 2 507 例。Meta 分析结果显示，雷公藤多苷单用与甲氨蝶呤单用对照，表明雷公藤多苷单用对类风湿关节炎患者的 CRP（$MD_{ESR} = -2.66$，95%CI $[-8.17, 2.86]$，$P=0.35$）和 ESR（$MD_{CRP} = -2.38$，95%CI $[-9.01, 4.24]$，$P=0.48$）的改善作用与甲氨蝶呤相当；雷公藤多苷联合甲氨蝶呤治疗与甲氨蝶呤单用对照，雷公藤多苷联合甲氨蝶呤对 CRP（$MD_{CRP} = 5.37$，95% CI $[3.71, 7.03]$，$P<0.000\ 01$）、ESR（$MD_{ESR} = 8.74$，95% CI $[6.72, 10.76]$，$P<0.000\ 01$）、RF（$SM_{DRF} = 1.05$，95% CI

[0.51,1.60],P=0.000 1)的改善作用优于甲氨蝶呤单用。雷公藤多苷无论是单用还是联合甲氨蝶呤均有改善类风湿关节炎患者实验室指标的作用,值得临床推广应用。由于受纳入文献质量的限制和临床异质性的影响,研究结果有待临床实践验证。

刘立玲[91]观察两个不同厂家的雷公藤多苷片口服后对Ⅱ型CIA大鼠的药效及多脏器的干预作用,将72只SD大鼠(雌雄各半)随机分为正常组、模型组、千金协力雷公藤多苷片临床2倍等效剂量(QJ-TG 18 mg/kg)组和临床6倍等效剂量(QJ-TG 5 mg/kg)组、得恩德雷公藤多苷片临床2倍等效剂量(DED-TG 18 mg/kg)组和临床6倍等效剂量(DED-TG 5 mg/kg)组。首次免疫后当天开始灌胃给药,每日1次,连续给药21 d或42 d。结果显示,雷公藤多苷给药后均对CIA模型大鼠关节红肿、畸形有不同程度的抑制作用,且给药剂量越高效果越明显。不同来源的雷公藤多苷对CIA模型大鼠关节组织病理及关节软骨形态的影响:HE染色结果显示,两个不同来源雷公藤多苷给药后关节组织病理都有改善。两个不同来源雷公藤多苷给药后关节软骨形态都有改善,低剂量组关节软骨表面较光滑,着色均匀,少量纤维化,潮线附近有少量火焰状突起的红染;高剂量组剂量关节软骨表面较光滑,着色均匀,未见纤维化。两个不同来源雷公藤多苷对CIA模型大鼠关节骨破坏的影响:TRAP染色显示,正常组关节软骨未见破骨细胞浸润,软骨下骨有少量破骨细胞分布;模型组可见阳性染色区域面积较大,骨髓腔骨小梁周围有大量的酒红色颗粒破骨细胞。这说明有明显的骨吸收现象。与模型组相比,两个不同来源雷公藤多苷给药组关节软骨下骨的破骨细胞数量明显减少。

柳丽等[92]采用牛Ⅱ型胶原诱导CIA大鼠模型后,分设正常组、模型组和雷公藤多苷组[50 mg/(kg·d),腹腔给药],正常组和模型组给予等体积溶媒,每日1次,连续28 d。监测大鼠的关节炎指数评分,通过HE染色评价滑膜组织病理学改变,俾斯麦棕染色观察滑膜肥大细胞浸润情况,ELISA法检测滑膜组织类胰蛋白酶水平。结果显示,雷公藤多苷可以显著降低CIA大鼠关节肿胀度,减轻滑膜炎症和关节破坏,减少CIA大鼠滑膜肥大细胞浸润,降低滑膜组织类胰蛋白酶水平。因此,雷公藤多苷可以通过减少滑膜肥大细胞浸润,抑制其活化发挥抗类风湿关节炎作用。

王晶晶等[93]将CIA大鼠模型随机分为正常组、模型组和雷公藤多苷治疗组(低剂量组2.5 mg/100 g,高剂量组5 mg/100 g);用牛Ⅱ型胶原加弗氏完全佐剂诱导大鼠类风湿关节炎,两次免疫后第12日开始灌胃给药,连续2周后处死,收集血液和滑膜。对关节切片行HE染色和细胞计数,通过荧光底物法检测DPPI

在大鼠血清和滑膜中的表达和活性,明胶酶谱法检测滑液中 MMP - 2/9 表达水平,BCA 法测定样品总蛋白含量,以探讨雷公藤多苷对 DPPI 的作用。结果显示,雷公藤多苷能降低 CIA 大鼠关节滑膜组织中肥大细胞的数量,并抑制滑液和血清 DPPI 的活性,而且滑膜总蛋白和 MMP - 2/9 活性也有所降低。

(三) 雷公藤红素

雷公藤是一个有着悠久、广泛应用历史的中药。雷公藤红素来源于中药雷公藤的根皮,是一种醌甲基三萜类化合物,具有多种生物活性。大量的研究发现,雷公藤红素可以通过调节炎症信号转导通路,抑制炎症因子产生和调节免疫细胞的活性来发挥抗炎及免疫抑制的作用,对多种自身免疫性疾病和炎症具有治疗作用。

彭柳莹等[94]制备 CIA 小鼠模型,将其分为空白对照组、CIA 组及雷公藤红素组,以病理染色的方法观察小鼠关节炎症,以 qRT - PCR 及 ELISA 法检测关节局部及血清的 CXCL2 表达的变化。体外实验诱导大鼠骨髓形成破骨细胞,加入不同浓度的雷公藤红素,通过 qRT - PCR 法检测 CXCL2 的变化。结果显示,破骨前体细胞及 CIA 小鼠中 CXCL2 呈高表达,且雷公藤红素能够抑制其表达,并且成剂量依赖性。这说明雷公藤红素可能通过抑制趋化因子 CXCL2 的表达,抑制炎症细胞对组织的浸润,从而减少组织破坏。

卢嘉微等[95]选用 DBA/1J 小鼠,以牛Ⅱ型胶原诱导 CIA 小鼠模型。造模成功后,以雷公藤红素 2 mg/kg 给药治疗并设置对照组,记录小鼠关节评分;二次免疫 70 d 后摘眼球取血,处死小鼠,采用 ELISA 法检测小鼠血浆中 IL - 17、IL - 6、TGF - β 水平,HE 染色法观察小鼠关节病理变化,流式细胞术检测小鼠脾脏细胞中 Th17 和调节性 T 细胞比例。结果显示,雷公藤红素组小鼠关节评分显著低于模型组;HE 染色结果显示,雷公藤红素有效改善关节滑膜炎性浸润情况;ELISA 法检测小鼠血浆结果显示,雷公藤红素使 Th17 相关细胞因子 IL - 6 水平显著降低;流式检测结果显示,雷公藤红素可显著降低小鼠脾脏中 Th17 细胞亚群比例,并增加调节性 T 细胞的细胞亚群比例。由上可知,雷公藤红素可以有效缓解 CIA 小鼠关节炎症症状,抑制关节滑膜炎症细胞浸润、血管翳生成和软骨破坏。雷公藤红素治疗 CIA 小鼠炎症反应可能是通过减少 CIA 小鼠体内 IL - 6 等促炎因子的分泌并伴随抗炎因子参与的免疫平衡调节过程而实现。

甘可[96]运用 CIA 小鼠模型,研究得出:① 细胞模型 CCK - 8 及 Annexin V - FITC/PI 双染实验结果表明,雷公藤红素用量小于 0.3 μmol 时在 RAW264.7 向破骨细胞分化过程中是安全的,对细胞无明显毒性及促凋亡作用。TRAP 染色实验结果表明,与诱导对照组相比,雷公藤红素组可以呈剂量依赖性显著抑制破骨细胞的产生,当雷公藤红素作用浓度为 0.3 μmol/L 时,几乎可以完全抑制破骨细胞的生成。此外,雷公藤红素可以呈剂量依赖性显著抑制破骨细胞骨吸收陷窝的产生,当雷公藤红素作用浓度为 0.3 μmol/L 时,几乎可以完全抑制破骨细胞的骨吸收功能。RT-PCR 实验结果表明,与诱导对照组相比,雷公藤红素组可以显著抑制破骨细胞标志性基因 Trap、Ctsk、CTR、MMP-9 mRNA。RT-PCR 及 WB 实验结果表明,与诱导对照组相比,雷公藤红素组可以显著抑制破骨细胞分化相关转录因子活化 T 细胞核因子 1、c-Fos、c-Jun 的表达。WB 实验结果表明,与诱导对照组相比,在 20 min、40 min 及 60 min 时,雷公藤红素组可以明显抑制 NF-κB p65、MAPK(JNK、ERK、p38)磷酸化水平。② 动物模型关节炎评分结果表明,与胶原诱导关节炎组相比,雷公藤红素组可以显著抑制胶原诱导关节炎小鼠关节炎症。HE 染色及关节组织病理学评分结果表明,与胶原诱导关节组相比,雷公藤红素组关节组织病理学评分显著降低。Micro-CT 及关节 TRAP 染色结果显示,与胶原诱导关节组相比,雷公藤红素组可以有效阻止胶原诱导关节炎小鼠骨侵蚀水平。ELISA 法检测血清中 TRAP 的表达结果表明,与胶原诱导关节组相比,雷公藤红素组可以显著下调小鼠血清中 TRAP 含量。RT-PCR 实验结果表明,与胶原诱导关节炎组相比,雷公藤红素组可以明显抑制 Trap、活化 T 细胞核因子 1 mRNA 的表达,显著抑制 Ctsk、c-Fos、c-Jun mRNA 的表达。这说明雷公藤红素通过抑制 RANKL 下游 NF-κB p65、MAPK(ERK、JNK、p38)信号转导通路磷酸化水平及转录因子 c-Fos、c-Jun、活化 T 细胞核因子 1 的表达,显著抑制 RANKL 诱导的 RAW264.7 破骨细胞分化及骨吸收功能。雷公藤红素可以通过直接抑制 RANKL 信号转导通路下游转录因子 c-Fos、c-Jun、活化 T 细胞核因子 1 表达,抑制破骨细胞分化激活,从而减轻胶原诱导关节炎小鼠关节炎鼠骨侵蚀。除抗炎作用外,雷公藤红素能直接抑制破骨细胞分化激活。

刘史佳等[97]运用 PK-PD 模型观察血清样本及雷公藤治疗类风湿关节炎的抗炎作用,并分别对浓度-时间、效应-时间曲线进行相关分析,采用 PCR 检测各组大鼠的 RORγt、IL-17、STAT3、IL-6 mRNA 转录水平。甲氨蝶呤、雷公藤红素和高剂量的雷公藤,均可下调佐剂性关节炎大鼠淋巴结中 RORγt、IL-17、STAT3、IL-6 mRNA 转录水平。根据 PK-PD 模型研究表明,炎症因子与雷公藤的血药浓度存在一定的相关性。由上可知,雷公藤及其主要活性成分雷公藤红素可通过抑制 IL-17 细胞因子实现抗炎作用来治疗类风湿关节炎。

胡伟锋等[98]选取 SPF 级健康 Wistar 大鼠 40 只,采用随机数字表法将其分为四组,分别为对照组、模型组、双氯芬酸组、雷公藤甲素组,每组 10 只。采用热杀死结核分枝杆菌诱导构建类风湿关节炎大鼠模型,造模成功后,双氯芬酸组大鼠给予 10 mg/kg 双氯芬酸灌胃,雷公藤甲素组大鼠给予 6 mg/kg 雷公藤甲素灌胃,对照组和模型组大鼠给予等量 0.9%氯化钠溶液灌胃。采用 ELISA 法测定大鼠血清中炎症因子(TNF-α、IL-4、IL-6)表达水平。结果显示,模型组、双氯芬酸组、雷公藤甲素组大鼠血清中 TNF-α、IL-4、IL-6 表达水平较对照组升高;第 4、8、12、16、20 日双氯芬酸组、雷公藤甲素组大鼠关节炎指数较模型组降低;第 2、4、6、8、10、12、14、16、18、20 日模型组、双氯芬酸组、雷公藤甲素组大鼠足体积较对照组增大;第 4、6、8、10、12、14、16、20 日双氯芬酸组、雷公藤甲素组大鼠足体积较模型组减小;第 18 日双氯芬酸组大鼠足体积较模型组减小;第 18 日双氯芬酸组大鼠足体积较雷公藤甲素组减小。网络药理学研究显示,6 个靶点(MP2K1、ADH5、BACE1、ADK、GLO1、AKR1B1)存在基因-靶点-信号转导通路网络,9 条信号转导通路与免疫和炎症相关,包括 focal adhesion、MAPK、VEGF、toll-like receptor、ErbB、促性腺激素释放激素、NK cell-mediated cytotoxicity、Fc epsilon RI 和 B cell receptor 信号转导通路。由上可知,雷公藤甲素可通过调节 MAPK 和 VEGF 等信号转导通路,降低类风湿关节炎大鼠 TNF-α、IL-4、IL-6 表达水平、关节炎指数与足体积。

柳笑彦[99]用腹腔灌肉汤法(刺激法)分离小鼠腹腔巨噬细胞,将细胞分为对照组、单纯雷公藤红素干预组(Cel)、经典激活 M1 组(IFN-γ+LPS)和雷公藤红素干预 M1 组(IFN-γ+LPS+Cel),用 RT-PCR、流式计量术分析检测巨噬细胞两种极化分型(M1 型和 M2 型)相关标志物 iNOS、精氨酸酶 1、甘露糖受体(MR 或 CD206)和补体受体 4(CR4 或 CD11c)的表达。结果显示,雷公藤红素引起 M1 型巨噬细胞相应标志物 CD11c、iNOS 表达减少($P<0.05$),或使 M2 型巨噬细胞相应标志物精氨酸酶 1 表达增加($P<0.05$)。这说明雷公藤红素能抑制小鼠腹腔巨噬细胞向 M1 型极化。

研究发现,在 CIA 小鼠中,如组织学和骨微 CT 所证明的那样,每日注射雷公藤红素(从关节炎诱导后第 28 日开始)可显著抑制关节炎,并减少关节的骨损伤。作用伴随着关节破骨细胞的减少,TRAP 5b、破骨细胞基因(Trap、CTSK、Ctr、MMP-9)和转录因子(活化 T 细胞核因子 1)的表达降低。当 RAW264.7 细胞用 RANKL 处理时,雷公藤红素呈剂量依赖性抑制多核细胞的形成和骨吸收活性。此外,雷公藤红素降低 RANKL 诱导的破骨基因和转录因子的表达,以及 NF-κB 和 MAPK 的磷酸化。这些结果表明,雷公藤红素可以直接抑制破骨细胞的形成和功能,防止骨破坏[100]。

力弘等[101]的研究发现,雷公藤红素能够通过降低佐剂性关节炎大鼠腹腔巨噬细胞中一氧化氮的含量,降低炎症因子 IL-1β 和 TNF-α mRNA 表达水平及巨噬细胞核转录因子 NF‐κB 水平以减轻佐剂性关节炎大鼠关节损伤和组织肿胀。经雷公藤红素处理过的大鼠细胞中的趋化因子，其中包括 RANTES、MCP‐1、MIP‐1α、GRO、角质细胞诱导因子（keratinocyte chemoattractant，KC）的水平及诱导炎症的细胞因子（TNF‐α 和 IL‐1β）的水平都显著降低。

二、雷公藤提取物治疗干燥综合征实验研究

干燥综合征是一种侵犯泪腺、唾液腺等外分泌腺体，具有高度淋巴细胞浸润为特征的弥漫性结缔组织病。其免疫性炎症反应主要表现在外分泌腺体的上皮细胞，故又名自身免疫性外分泌腺体上皮细胞炎或自身免疫性外分泌病。临床表现主要为干燥性角、结膜炎，口腔干燥症；还可累及其他重要内脏器官如肺、肝、胰腺、肾脏，以及血液系统、神经系统等，出现复杂的临床表现。本病分为原发性和继发性两类，后者是指与另一种诊断明确的弥漫性结缔组织病，如系统性红斑狼疮、类风湿关节炎和系统性硬化病等并存的干燥综合征。

本病确切病因不明，大多数学者认为是多种因素相互作用的结果，如感染因素、遗传背景、内分泌因素等都可能参与本病的发生和延续；某些病毒，如丙型肝炎病毒等可能与本病的发生和延续有关，但可能是非直接性的。感染过程中病毒通过分子模拟交叉，使易感人群或其组织隐蔽抗原暴露而成为自身抗原，诱发自身免疫反应。例如，自身抗原胞衬蛋白（胞衬蛋白、细胞外基质蛋白）与腺体分泌功能及细胞增殖有关，抗体可出现在患者血清中；抗原若未能在凋亡时被清除，则可能成为易感者的自身抗原。由于唾液腺组织增殖，使后者分化为浆细胞，产生大量 Ig 及自身抗体，同时细胞功能下降，导致机体细胞免疫和体液免疫发生异常反应，进一步通过各种细胞因子和炎症介质造成组织损伤。流行病学调查证明患者家族中本病的发生率高于正常人群的发生率，但在基因检测中尚未发现公认的易感基因。

本病多为隐匿起病，临床表现多样，主要与腺体功能减退有关，典型的局部表现：① 口干燥症，表现为口干症状，讲话时频饮水，进食固体食物时需以流质送下；② 猖獗性龋齿，可出现牙齿变黑，以片状脱落为特征性表现；③ 腮腺肿大；④ 干燥性角结膜炎。其他部位的干燥表现，如鼻、硬腭、阴道等的外分泌腺均可受累，使其分泌物减少而出现相应症状。系统表现有乏力、低热、皮疹、关节疼痛等。脏器损伤可出现肾功能不全、肺间质病变、周围神经损伤、白细胞减少和（或）血小板减少等。干燥综合征以女性多发，男女发病比例约为 1∶9，发病年龄一般集中于 30~60 岁，绝经后的妇女高发。在我国干燥综合征的患病率为 0.27%~0.77%，仅次于类风湿关节炎，其中老年人群原发性干燥综合征的发生

率可高达 3%~4%。

（一）雷公藤多苷对原发性干燥综合征患者高球蛋白血症的影响

马成功[102]采用前瞻、平行、同期、对照方法，观察入组患者血清球蛋白、IgA、IgG、IgM 等指标的水平变化，以系统评价雷公藤多苷治疗原发性干燥综合征患者高球蛋白血症的临床疗效及监测入组患者血清血常规、肝功能异常等情况，评价雷公藤多苷片的不良反应，以期为原发性干燥综合征高球蛋白血症患者在临床用药方面多提供一种选择。研究表明，雷公藤多苷 20 mg（3 次/d）口服组在降低球蛋白方面的起效时间早于对照组，且疗效优于对照组；雷公藤多苷 20 mg（3 次/d）口服组和对照组在降低 IgA 方面的起效时间早于雷公藤多苷 10 mg（3 次/d）口服组；雷公藤多苷 20 mg 口服组在降低 IgG、IgM、CRP 方面的起效时间早于雷公藤多苷 10 mg 口服组，治疗后雷公藤多苷 20 mg 口服组和雷公藤多苷 10 mg 口服组疗效相当。

（二）雷公藤多苷对干燥综合征患者血清 Th17/调节性 T 细胞平衡及免疫功能的影响

既往众多研究证实，干燥综合征作为由 T 细胞介导的一种 B 细胞功能亢进的自身免疫性疾病，利用白芍总苷可通过对 T、B 细胞增殖、活化的浓度依赖性进行双相调节，以影响相关炎症因子、细胞因子的释放，进而控制自身免疫炎症。蒋毅等[103]通过研究治疗后，观察组调节性 T 细胞高于对照组，Th17 与 Th17/调节性 T 细胞低于对照组。相较于单用雷公藤多苷，联合白芍总苷可改善 Th17/调节性 T 细胞分化平衡，这对维持患者机体免疫稳态意义重大。此外，该研究中两组 IgM、IgA、IgG 水平均降低，且观察组低于对照组，提示联合用药可减少 Ig，缓解高球蛋白血症，避免组织器官损伤。

（三）雷公藤多苷对 PSS-ILD 患者血清 TGF-β1、TNF-α 及 IL-1 水平的影响

弥漫性实质性肺疾病，又称间质性肺疾病（interstital lung disease，ILD），是原发性干燥综合征（PSS）最常见的并发症，国内外有研究表明其发病与多种炎症因子释放而导致肺泡炎症有关，而炎症因子又可促进成纤维细胞增生和细胞外基质合成，进而促进肺纤维化的进展。许多学者认为 TNF-α、TGF-β1、IL-1 等在弥漫性肺泡损伤、肺泡内皮细胞坏死及肺纤维化的形成与发展中起关键性作用。PSS-ILD 患者的治疗目前多采用糖皮质激素联合环磷酰胺，既往的研究认为环磷酰胺能有效抑制体内 TNF-α、TGF-β1 的水平，此是环磷酰胺治疗 PSS-ILD 的主要机制之一。杨青兰等[104]通过检测雷公藤多苷治疗前后

PSS－ILD 患者体内细胞因子的变化情况,并与环磷酰胺组进行对比,发现 TNF－α、TGF－β1 在治疗后呈下降趋势,这可能是其治疗有效的机制之一。IL－1 未见下降,有可能是观察时间不够。雷公藤多苷可能通过降低 TGF－β1 水平,打破纤维化过程中的细胞因子瀑布反应,从而减缓肺间质纤维化进程。这说明雷公藤可抑制 NF－κB 信号转导通路异常活化,减少 TNF－α、IL－1 表达,减轻炎症反应对内皮细胞的损伤。

相关研究通过测定 NOD 小鼠外周血 TNF－α、IL－1β,颌下腺 AQP5 mRNA 表达和腺体病理分级来研究中西药联用与单用药的差别及可能机制。方法:将小鼠随机分为模型组、甲氨蝶呤组、雷公藤多苷组、甲氨蝶呤+雷公藤多苷组、ICR 小鼠对照组,给药 8 周后检测上述指标。结果显示,① 各治疗组病理组织形态学与模型组有显著差异($P<0.05$),甲氨蝶呤+雷公藤多苷组分级最低。② 各治疗组 TNF－α、IL－1β 表达低于模型组($P<0.05$),甲氨蝶呤+雷公藤多苷组下降最多。③ 各治疗组间 AQP5 mRNA 表达差异有统计学意义($F=8.674,P=0.000$)。④ 相关分析显示,TNF－α、IL－1β、AQP5 mRNA 与病理分级呈直线相关($P<0.05$)。⑤ 交互作用分析显示,两药联用,对 TNF－α 和 AQP5 mRNA 有协同作用($P<0.05$)[63]。

三、雷公藤提取物治疗强直性脊柱炎实验研究

强直性脊柱炎是一种慢性自身炎症性疾病,与遗传、感染、环境因素及自身免疫功能高度相关。本病主要侵犯患者骶髂关节、脊椎、椎旁韧带,部分患者可出现外周关节受累,晚期可造成骶髂关节破坏和脊柱强直畸形,致使患者活动受限、残疾,严重影响患者的工作能力和生活自理能力,降低患者的生活质量。本病发病年龄多在二三十岁,以男性居多。

(一) 雷公藤多苷

炎症、骨破坏和新骨形成是强直性脊柱炎的三个主要病理变化。炎症是强直性脊柱炎病理进程的核心阶段。早期强直性脊柱炎炎症累积性暴发,多种炎症因子分泌平衡失调,诱发"炎症因子风暴",致炎因子向韧带附着点部位迁移,引起炎性腰背痛及晨僵等。多种致炎因子如 TNF－α、IL－Iβ、IL－17 等均可诱导 RANKL 的表达,RANKL 可以与破骨前体细胞(单核-巨噬细胞)表面的 RANK 结合,诱导破骨细胞生成,促进骨破坏及骨吸收过程。尽管目前强直性脊柱炎炎症与异位成骨的关系尚无统一性认识,但可以确定的是炎症与新骨形成在病理机制及信号转导通路方面,有着密切的交叉点及相互作用。因此,控制强直性脊柱炎炎症是防止病情进一步进展,防止关节畸形破坏,以及避免致残的关键。

Th17 是触发强直性脊柱炎炎症的重要效应细胞,是介导强直性脊柱炎炎症的中枢环节。Th17 广泛参与了炎症与自身免疫性疾病的发病,能启动急性炎症,介导强直性脊柱炎炎症的发生。Th17 活化后,特异性分泌 IL-17,IL-17 是触发强直性脊柱炎炎症的关键性驱动因子。活动期强直性脊柱炎患者外周血中 Th17 细胞数量及百分比、血清中的 IL-17 水平较正常人及静止期强直性脊柱炎患者均有明显升高,且与疾病活动呈正相关。封闭 Th17 分化,抑制 IL-17 分泌,是强直性脊柱炎治疗学研究的重要靶点。研究表明,表观遗传调控机制在 Th17 分化中起到了重要的作用,可能是促进强直性脊柱炎患者 CD4$^+$T 细胞向 Th17 分化的关键调控机制之一。

张洪长等[105]体外培养的强直性脊柱炎成纤维细胞分为对照组与 0.5 mg/L、1.0 mg/L、1.5 mg/L、2.0 mg/L 给药组,检测各组细胞内碱性磷酸酶(ALP)活性及最佳药物浓度;采用 CCK-8 法检测 1.0 mg/L 给药组的细胞增殖率;采用生化检测法定量检测对照组与 1.0 mg/L 给药组 BMP-2 表达水平;采用 WB 检测对照组与 1.0 mg/L 给药组 BMP-2 和 Cbfal 蛋白表达,以明确雷公藤多苷对 BMP 信号转导通路及 BMP-2 表达的影响,阐明雷公藤多苷抗强直性脊柱炎骨化的作用机制。结果显示,各给药组细胞中 ALP 活性均低于对照组,其中以 1.0 mg/L 给药组细胞的 ALP 活性为最低($P<0.01$)。CCK-8 法检测结果显示,1.0 mg/L 给药组强直性脊柱炎成纤维细胞增殖率明显低于对照组($P<0.01$),LDTDG 诱导第 4 日细胞增殖率最高,进入平台期后细胞的增殖率开始下降。生化检测法和 WB 检测结果显示,1.0 mg/L 给药组 BMP-2 的蛋白表达明显低于对照组($P<0.01$)。这表明雷公藤多苷可通过对 BMP 信号转导通路的影响有效抑制强直性脊柱炎成纤维细胞内 BMP-2 表达,延缓细胞向成骨型分化,导致强直性脊柱炎骨化发生。

(二) 雷公藤红素

雷公藤红素是雷公藤中一个具有多种生物活性的单体,属三萜类化合物,来源于雷公藤的根皮,分子量为 450 Da。雷公藤红素因其确切的抗炎、免疫抑制及抗癌作用而越来越受关注。在各种炎症动物模型中,雷公藤红素对关节炎、Alzheimer's 病、哮喘及系统性红斑狼疮均发挥了良好的抗炎效应。研究表明,雷公藤红素可以调控各种促炎因子、MHC II、JNK、VEGF、细胞黏附因子、蛋白酶体活性、拓扑异构酶、钾通道活性及热休克蛋白活性等。

几类重要的炎性标志物可作为抗炎靶点,包括 TNF-α、TNF-1β、IL-6、IL-8、IFN-γ、趋化因子 CXCR4、iNOS 及各种细胞黏附因子如细胞内黏附因子、内皮白细胞黏附因子、血管细胞黏附因子,以及血管内皮细胞生长因子等血管生成因子。TNF－α 被证明是各类器官炎症网络调控的核心；雷公藤红素被证明可以在各类细胞当中抑制由 LPS、IFN－γ、双链 RNA 和抗原抗体反应引起的炎症。Allison 发现雷公藤红素在纳米浓度下可以抑制人单核和肺巨噬细胞 LPS 介导的 TNF－α 和 IL－1β 的炎症活性[106]。进一步研究表明，在鼠巨噬细胞中，雷公藤红素抑制了由 LPS 诱导的一氧化氮和 IL－1β 的产生。在鼠巨噬细胞 RAW264.7 细胞系中，雷公藤红素可以抑制由 LPS 介导的 TNF－α、IL－6、一氧化氮的 PGE_2 的产生和 NF－κB 的激活[107]。在人外周血单细胞中，雷公藤红素可以抑制 LPS 介导的 TNF－α、IL－1β、IL－6、IL－8 及 NF－κB 的转移。有研究证明，雷公藤红素可以抑制 LPS 和 INF－γ 介导 JAK2 磷酸化，ERK、JNK 共磷酸化及 IκB 降解。在另一项研究中发现，雷公藤红素可以抑制 ADP 和铁离子诱导的小鼠肝线粒体膜过氧化。与维生素 E 相比，雷公藤红素的这种效应是双向的。雷公藤红素抗过氧化的潜能是维生素 E 的 15 倍左右。雷公藤红素因具有抑制 LPS 诱导 MHC Ⅱ类分子表达的能力，也被证明可以抑制小胶质细胞的激活。此外，雷公藤红素可抑制老鼠小胶质细胞 MV2 细胞系促炎因子的生成。

相关研究报道，雷公藤红素可抑制小胶质细胞双链 RNA 诱导的细胞因子 IL－1β、IL－6 及趋化因子 CCL3、CCLS 和 CXCL10 的激活。低浓度雷公藤红素可抑制 TNF－α、IL－1β 和 IFN－γ 诱导的 ECAM、ICAM－1、VCAM－1 和 E－selectin 的表达。雷公藤红素联合乙酰异藤黄酸治疗黑色素瘤的前期临床试验被证明是行之有效的。在小鼠脑内皮细胞中，雷公藤红素抑制了 TNF－α 和 IFN－γ 诱导的 iNOS 和 CAM－1 表达和一氧化氮产生。雷公藤红素亦可抑制血管紧张素 Ⅱ 诱导的 ERKl/2 和 Akt 磷酸化及降低 HSP90 的表达。这一效应可被血红素氧合酶-1 的抑制剂抵消，表明雷公藤红素对于血管平滑肌细胞的保护是通过血红素氧合酶-1 途径。血小板激活在炎症进程中起到了重要作用。雷公藤红素还可以抑制 ADP 介导的血小板激活、P 选择素的下调和 PAC－1 的偶合。雷公藤红素可抑制角质形成细胞中分泌 TNF－α、IFN－γ、ICAM－1 的能力。

Seo 等在其最近研究中检测到雷公藤红素可抑制 IFN－γ，诱导 ICAM－1 的活动表达。他们发现雷公藤红素诱导了角质形成细胞系中血红素氧合酶-1 mRNA 和蛋白的表达。在 HaCaT 细胞系中使用血红素氧合酶-1 抑制剂锡原叶琳Ⅸ处理后可以逆转这一效果。

上述所有研究在实质上表明了雷公藤红素可以抑制 LPS 或细胞因子诱导的炎症信号级联反应，抑制这些炎症信号转导通路可能可以抑制慢性炎症的发生发展。

邹宇聪等[108]将培养分离的强直性脊柱炎 FLS 用 1 ng/mL IL－1 刺激 24 h

后,加入不同浓度的空白血清(5%,10%,15%)或雷公藤多苷含药血清(5%,10%,15%)培养48 h,观察雷公藤多苷药血清对强直性脊柱炎病理性骨化相关炎症因子及 miRNA-21 的影响,运用 WB 检测 PGE-2、IL-17、IL-22、IL-23、CCL19、CCL21 的水平,RT-PCR 检测成骨相关因子 BMP-2 及 miRNA-21 的表达。结果显示,雷公藤多苷含药血清在干预后48 h,显著抑制了炎症因子的表达,并同时抑制了 BMP-2 和 miRNA-21 的表达,且这一抑制呈浓度梯度改变。由上可知,公藤多苷含药血清可以抑制强直性脊柱炎病理性骨化相关炎症因子,以及 BMP-2 和 miRNA-21 的表达。

(三)雷公藤甲素

通过体外实验研究雷公藤甲素对 VEGFA、SDF-1、CXCR4 通路的影响,探讨其改善强直性脊柱炎患者血小板活化的机制,将 PBMC 分为四组:正常组、模型组、雷公藤甲素组、AMD3100 组。采用 MTT 法检测雷公藤甲素最佳浓度,ELISA 法检测 TNF-α、IL-1β、IL-4、IL-10、VEGFA、VEGFR 的表达,qRT-PCR 法检测 SDF-1、CXCR4、VEGFA 的表达,WB 检测 SDF-1、CXCR4、VEGFA、VEGFR 蛋白的表达,免疫荧光法检测 CD62p、CD40L、PDGFA 的表达水平。MTT 法检测结果显示,中剂量雷公藤甲素在24 h 时对细胞抑制作用最强;ELISA 法及 qRT-PCR 法检测结果显示,雷公藤甲素可抑制 IL-1β、TNF-α、VEGFA、VEGFR、SDF-1、CXCR4、VEGFA mRNA 的表达;WB 检测结果显示,雷公藤甲素可抑制 SDF-1、CXCR4、VEGFA、VEGFR 蛋白的表达;免疫荧光法检测结果显示,雷公藤甲素可抑制 CD62p、CD40L、PDGFA 的表达。雷公藤甲素可能通过下调 SDF-1、CXCR4、VEGFA、VEGFR mRNA,进而下调 IL-1β、TNF-α,上调 IL-4、IL-10 细胞因子的表达,从而调节血小板活化[109]。

四、雷公藤提取物治疗系统性红斑狼疮实验研究

系统性红斑狼疮是以一种过量产生多种自身抗体和多器官受累为特征的慢性炎症性自身免疫性疾病,是临床上一种常见而典型的自身免疫性疾病。其发病在不同年龄、性别、种族和地区存在明显差异,发病年龄大多为15～39岁,且好发于育龄女性,占90%～95%,但也见于儿童和老人,男女之比为1:10～1:7。本病呈世界流行,全球总患病率为(40～250)/10 万,而我国患病率为(70～100)/10 万,海外华裔人群同样有较高患病率。一项选择性国际研究(包括美国、英国、澳大利亚、瑞典、库拉索岛、芬兰、冰岛、日本及马来西亚等国家和地区)显示,系统性红斑狼疮的患病率在12/10 万～50.8/10 万,美国黑人患病率比白人高3倍。

系统性红斑狼疮是一类有各种各样临床表现的慢性病,临床表现、病程及预后变化多端,以周期性的静止和加重为特征,并且可以以多种组合形式侵犯任何器官或系统。本病虽以多系统受累为主要特点,但在病程的某一时期,可以是某一器官或某一系统有突出表现,易被误诊为肾炎、心包炎、血小板减少性紫癜、关节痛或关节炎等。系统性红斑狼疮临床表现多种多样,既可以出现多脏器功能受损的表现,也可以出现某一系统或脏器功能与关节等部位的症状或体征,最后自然缓解;有的是由单一的症状或体征进展到多器官病变;有的一开始便是重要器官病变。后两者治疗可由缓解多年到完全控制,也可能反复发作或逐渐加重,导致死亡。近 10 年,由于免疫学和分子生物学技术的飞速发展,系统性红斑狼疮的实验室检查技术亦有质的飞跃。应用先进的实验技术已检测出系统性红斑狼疮患者的血清中可出现多种自身抗体如抗核抗体、抗双链 DNA 抗体、抗 Sm 抗体、抗 U1 核糖核蛋白自身抗体及抗组蛋白抗体。近年来,又在系统性红斑狼疮患者中陆续发现了抗核小体抗体、抗核糖体抗体、抗心磷脂抗体及膜 DNA 抗体。系统性红斑狼疮的实验室检查结果随病情变化而呈现复杂多变的现象。肾脏是系统性红斑狼疮发病过程中最常见的累及器官,据临床统计,系统性红斑狼疮患者的肾炎发病率高达 40%～70%,也是造成患者死亡的主要原因。自身抗原抗体形成的免疫复合物易沉积在肾小球上,通过 Fcγ 受体及补体介导的机制引起局部炎症反应;细胞因子或趋化因子介导血细胞来源的细胞浸润等多方面因素造成肾脏损伤,最后发展为狼疮性肾炎。狼疮性肾炎多为肾小球性肾炎,但也经常伴随着肾小管、肾间质和毛细血管的损伤。其病理变化主要有系膜细胞增生、系膜基质增多,在肾小球、肾间质均常见伴有明显的淋巴细胞和巨噬细胞浸润;也有新月体纤维化、肾小球毛细血管内增生、肾间质硬化、肾小管萎缩等现象出现。

(一) 雷公藤甲素对狼疮鼠免疫细胞的影响

刘玉芳等[110]对 SPF 级雌性 BALB/c 小鼠 48 只中 36 只雌性小鼠采用单次腹腔注射 pristane(每只小鼠注射 0.5 mL)的方法建立诱发性红斑狼疮模型,注射后随机均分为模型组、羟氯喹组和雷公藤组,另取 12 只单次腹腔注射 0.9%氯化钠溶液并设为对照组,造模成功后分别给予对应药物治疗 4 周。观察雷公藤甲素对 pristane 诱导的 BALB/c 小鼠诱发性红斑狼疮的影响,分析其作用机制。于末次给药后采小鼠眼眶静脉血,采用流式细胞术检测滤泡性辅助 T 细胞表面标志物 CXCR5 在静脉血 CD19+B 细胞中的表达,采用 ELISA 法检测血清中滤泡归巢趋化因子,细胞因子 IL‑6、IL‑21、IL‑27,抗双链 DNA 抗体滴度及 IgG。取小鼠腹腔内脂肪肉芽肿结节病理组织,匀浆后采用 ELISA 法检测 VEGF 及

VEGFR1 表达。结果显示,雷公藤组 CXCR5 呈高表达,趋化因子水平、抗双链 DNA 抗体滴度、IgG 均显著降低;雷公藤组细胞因子 IL－6、IL－21、IL－27、VEGF 和 VEGFR1 均显著降低。可推断雷公藤甲素可能通过抑制归巢趋化因子来调控滤泡性辅助 T 细胞下游系列的免疫反应,并通过降低病变组织中 VEGF 水平而发挥对红斑狼疮的治疗作用。

韩春雯[111]将 42 只 MRL/lpr 狼疮鼠随机分为模型对照组,泼尼松治疗组,雷公藤甲素高、低剂量治疗组,三氧化二砷高、低剂量治疗组,共 6 组,对各治疗组进行相应的药物治疗,疗程 8 周。对 MRL/lpr 狼疮鼠干预治疗 8 周后,模型对照组和三氧化二砷高剂量治疗组生存率较低,其余组小鼠生存率相对较高;与模型对照组比较,泼尼松治疗组和三氧化二砷低剂量治疗组脾脏指数显著降低($P<0.05$),泼尼松治疗组和雷公藤甲素低剂量治疗组抗双链 DNA 抗体滴度显著降低;与模型对照组比较,各治疗组血清中 IFN－γ 的表达水平均降低;与泼尼松治疗组比较,雷公藤甲素低剂量治疗组可显著降低血清中 IFN－γ 的表达水平,得出雷公藤甲素低剂量(30 μg/mL)可显著降低小鼠抗双链 DNA 抗体滴度、24 h 尿蛋白,对肾脏病理有保护作用。

刘冬舟等[112]检测雷公藤甲素对体外培养的系统性红斑狼疮患者 DC TLR9 表达的影响,随机选取 26 例系统性红斑狼疮患者,将其分为系统性红斑狼疮未用药组(A 组)、系统性红斑狼疮用药组(B 组),12 例健康对照者为 C 组。三组均培养成熟的 DC,B 组培养基中加入浓度分别为 20 μg/L、40 μg/L、60 μg/L 的雷公藤甲素,孵育 3 h、6 h、12 h 后收集。通过混合淋巴细胞反应观察 DC 刺激 T 细胞后 T 细胞增殖的变化,检测 DC 中 TLR9 mRNA 的表达结果发现,与健康对照者相比,系统性红斑狼疮患者 DC 表达 CD11c$^+$、CD123$^+$ 的百分率明显下降($P<0.05$);雷公藤甲素以剂量依赖的形式抑制系统性红斑狼疮患者 DC 刺激同种 T 细胞增殖,以剂量和时间依赖的形式下调系统性红斑狼疮患者 DC TLR9 mRNA 表达。雷公藤甲素可能通过下调系统性红斑狼疮患者 DC TLR9 的表达发挥免疫抑制作用。

（二）雷公藤提取物对系统性红斑狼疮 T 细胞及细胞因子的影响

周娇等[113]观察雷公藤多苷对 pristane 诱发性红斑狼疮外周血 T 细胞及细胞因子的影响,选用雌 BALB/c 裸鼠 24 只,按随机数字表法将其均分成模型组、0.25 mg/(kg·d)组、0.5 mg/(kg·d)组和 1 mg/(kg·d)组,四组均单次腹腔注射 pristane,建立诱发性红斑狼疮动物模型。模型组正常饲喂,另三组按对应剂量灌服 1%雷公藤多苷悬液,并检测治疗前、治疗 1 个月和 3 个月时外周血 Tc 和 Th 细胞亚群百分比,比较 Th1 分泌的细胞因子 IFN－γ、IL－2 及 Th2 分泌的细胞因子 IL-4、IL-10 的变化。结果显示,0.25 mg/(kg·d)组 Tc2 和 Th2 细胞百分比、IL-4 和 IL-10 含量较治疗前、模型组同期和治疗 1 个月时明显升高(P<0.05),而 Tc1 细胞百分比和 Th1 细胞百分比、Th1/Th2 及 Tc1/Tc2 值、IFN-γ 和 IL-2 含量降低(P<0.05)。0.5 mg/(kg·d)组和 1 mg/(kg·d)组 Tc2 和 Th2 细胞百分比、IL-4 和 IL-10 含量在治疗 1 个月和 3 个月时较治疗前与模型组同期明显升高(P<0.05),而 Tc1 细胞百分比和 Th1 细胞百分比、Th1/Th2 及 Tc1/Tc2 值、IFN-γ 和 IL-2 含量明显降低(P<0.05),且 0.5 mg/(kg·d)组与 0.25 mg/(kg·d)组同期比较差异有统计学意义(P<0.05),1 mg/(kg·d)组与 0.25 mg/(kg·d)组和 0.5 mg/(kg·d)组同期比较差异有统计学意义(P<0.05)。这说明 T 细胞影响 pristane 诱发性红斑狼疮病理进程,雷公藤多苷通过纠正 Tc1/Tc2、Th1/Th2 失衡,调节 Th1 和 Th2 分泌的细胞因子水平而影响免疫应答来治疗红斑狼疮,且这种作用具有剂量依赖性。

刘玉芳等[114]用随机数字表法将 18 只雌 BALB/c-un 裸小鼠机编号后随机均分为空白、系统性红斑狼疮和雷公藤甲素三组,每组动物数 6 只。系统性红斑狼疮组和雷公藤甲素组用 pristane 单次腹腔注射的方法建立系统性红斑狼疮模型,空白组作空白对照。雷公藤甲素组按 5 mg/(kg·d)灌服雷公藤甲素,空白组和系统性红斑狼疮组正常饲喂。分别于治疗前,治疗后 1、3、6 个月从尾静脉采血,采用荧光标记的流式细胞术检查治疗不同阶段 Tc 与 Th 细胞亚群。结果显示,在治疗 3 个月和 6 个月时与系统性红斑狼疮组同期比较,雷公藤甲素组 Tc1、Th1 细胞和 CD8$^+$ 百分比,Tc1/Tc2、Th1/Th2 和 CD4$^+$/CD8$^+$ 值均降低,而 CD4$^+$、Tc2 和 Th2 细胞百分比均明显升高。由上可知,雷公藤甲素可能通过调节 Tc 与 Th 细胞向 Tc1 和 Tc2 漂移,维持治疗不同阶段 Tc 与 Th 细胞相对稳态而影响免疫应答及炎症反应过程,从而达到治疗系统性红斑狼疮的效果。

吴艮艮等[115]用 0.01 μg/mL、0.1 μg/mL、1 μg/mL 的 TLR7 激动剂 R848 诱导 RAW264.7 细胞 12 h、24 h、36 h,采用 WB 检测自噬蛋白 LC3Ⅱ/Ⅰ、P62、Beclin1 和 Atg5 表达情况;RAW264.7 细胞采用 0.1 μg/mL R848 处理 24 h 诱导自噬后,给予 5 ng/mL、10 ng/mL 雷公藤甲素 12 h、24 h,随后对自噬相关蛋白 LC3Ⅱ/Ⅰ、P62 及通路蛋白 Akt 进行检测。结果显示,RAW264.7 细胞采用 0.1 μg/mL R848 处理 24 h 后自噬相关蛋白 LC3Ⅱ/Ⅰ、P62、Beclin1 和 Atg5 表达显著升高;加入不同质量浓度的雷公藤甲素后,LC3Ⅱ/Ⅰ、P62 显著表达减少,通路蛋白 Akt 表达升高。由上可知,TLR7 激动剂 R848 能够诱导 RAW264.7 细胞自噬,而雷公藤甲素能够抑制 R848 诱导的自噬。

薛士杰等[116]运用流式细胞术检测 15 例系统性红斑狼疮稳定期患者、16 例系统性红斑狼疮活动期患者和 32 例正常对照者 PBMC 中 Th17 细胞比例,用 RT－PCR 检测 PBMC 中维 A 酸相关 RORγt mRNA 表达水平。同时对系统性红斑狼疮活动期和正常对照组 PBMC 用雷公藤甲素进行干预,培养 24 h 后检测其对 Th17 细胞比例和 RORγt mRNA 表达的影响。结果显示,系统性红斑狼疮稳定期及活动期患者 PBMC 中 Th17 细胞比例均高于正常对照者,活动期患者 Th17 细胞比例高于稳定期患者;系统性红斑狼疮稳定期及活动期组患者 PBMC 中 RORγt mRNA 表达水平高于正常对照者,活动期组患者 RORγt mRNA 表达水平高于稳定期患者。经雷公藤甲素干预后活动期系统性红斑狼疮患者 PBMC 中 Th17 细胞比例和 RORγt mRNA 表达水平低于正常对照者。由上可知,雷公藤甲素在体外实验中能降低系统性红斑狼疮患者 PBMC 中 Th17 细胞比例、RORγt mRNA 表达水平。

狼疮性肾炎肾小球硬化是系统性红斑狼疮最严重的并发症和主要死因,至今尚无满意的治疗药物。研究发现,雷公藤红素对狼疮性肾炎有显著的疗效。许晨等[117]和许迅辉等[118]采用系统性红斑狼疮模型－BWF1 小鼠作为研究对象,研究雷公藤红素对狼疮性肾炎的作用。利用考马斯亮蓝法检测在给予雷公藤红素前、后 24 h 小鼠尿蛋白含量。结果显示,雷公藤红素能够降低尿蛋白含量,减轻肾小球炎症,并能够显著抑制血清抗双链 DNA 抗体的产生,对自身免疫起抑制作用。同时可以减轻肾小球中纤维蛋白的堆积,减轻小鼠肾小球硬化的症状,对狼疮性肾炎具有一定的治疗效果。

五、雷公藤提取物治疗其他风湿病实验研究

(一) 雷公藤多苷对多发性肌炎的影响

多发性肌炎是一类以肌无力和肌酶升高为特征的特发性肌炎,发病机制与免疫、感染和遗传密切相关。李静等[119]发现,多发性肌炎患者外周血 CD4$^+$ 和 CD8$^+$T 细胞明显增多,且以 CD8$^+$T 细胞增多为主,提示细胞免疫在多发性肌炎的发病中起主导作用,CD8$^+$T 细胞介导的细胞毒作用直接破坏肌纤维,导致肌纤维的变性和坏死。其研究发现多发性肌炎患者 CD28 和 B7－1 表达明显增多,提示 CD28 和 B7－1 参与了多发性肌炎的发病。CD28 可以激活 NF－κB,后者促进炎症因子如 IL－2、IFN－γ、ICAM－1 基因的转录表达,诱发或加强免疫反应,说明 CD28/B7－1 在免疫反应的始动阶段扮演了重要角色。而且还发现雷公藤多苷干预组和泼尼松干预组 CD4$^+$ 和 CD8$^+$T 细胞增高程度明显降低,CD28/B7－1 分子和 mRNA 表达受到抑制,提示雷公藤多苷和泼尼松可能通过抑制 CD28/B7－1 基因转录或转录以上水平来抑制 T 细胞的增殖分化,发挥其免疫

抑制作用。雷公藤多苷在对类风湿关节炎、系统性红斑狼疮等免疫性疾病的治疗上取得了较好的临床疗效,且毒副作用较小。另外,研究结果显示雷公藤多苷对 T 细胞的抑制作用与泼尼松相似。

（二）雷公藤甲素对膝骨关节炎的影响

膝骨关节炎发病呈现年轻化趋势,其病理改变以滑膜水肿、渗出、增生进而导致关节软骨炎性改变、损毁为特征,其发生及发展是多因素、多基因参与的过程。

研究者将 45 只 SD 大鼠随机分为正常对照组、模型对照组及雷公藤甲素组,建立碘乙酸钠(monosodium iodoacetate, MIA)膝骨关节炎模型,研究雷公藤甲素对膝骨关节炎滑膜 c‑Jun、MMP‑9 及血清 PGE_2、IL‑8 水平的影响,探讨其在膝骨关节炎中的药理学价值,以 WB 及 qRT‑PCR 法检测 c‑Jun 及 MMP‑9 在膝关节滑膜中蛋白及 mRNA 水平的表达,以 ELISA 法检测外周血 PGE_2 及 IL‑8 水平。结果显示,c‑Jun 及 MMP‑9 在膝关节滑膜组织中在蛋白及 mRNA 水平上均有表达,雷公藤甲素组及正常对照组明显低于模型对照组;在血清 PGE_2 及 IL‑8 表达上,雷公藤甲素组及正常对照组明显低于模型对照组。由上可知,雷公藤甲素可抑制膝骨关节炎滑膜中 c‑Jun 及 MMP‑9 表达,降低外周血 PGE_2 及 IL‑8 水平,从而抑制炎症反应[120]。

实验证明透明质酸与雷公藤甲素联合,将透明质酸、雷公藤甲素给予兔膝关节骨关节炎模型,结果提示透明质酸、雷公藤甲素都对早期骨关节炎有治疗作用,两者联用有望从多环节上阻断骨关节炎的发展,达到免疫抑制、抗炎、软骨保护、促进软骨修复等多重作用,达到更有效治疗骨关节炎的目的[121]。

参 考 文 献

［1］刘健,韩明向,方朝晖,等.新风胶囊治疗类风湿性关节炎的临床研究［J］.中国中西医结合急救杂志,2001,8(4)：202‑205.
［2］汪元,刘健,万磊,等.新风胶囊对佐剂性关节炎大鼠神经‑内分泌‑免疫网络相关指标的影响［J］.安徽中医学院学报,2010,29(2)：49‑52.
［3］孟明.类风湿关节炎大鼠滑膜细胞类肿瘤样增生及加味木防己汤的调节机制研究［D］.北京：北京中医药大学,2006.
［4］姜辉,刘健,高家荣,等.新风胶囊上调佐剂性关节炎大鼠滑膜组织 Bax 和 caspase‑3 表达并下调 Bcl‑2 表达［J］.细胞与分子免疫学杂志,2016,32(4)：457‑461.
［5］王亚黎,刘健,万磊,等.新风胶囊对佐剂性关节炎大鼠 Beclin1/PI3K‑AKT‑mTor 的影响［J］.中国中西医结合杂志,2017,37(4)：464‑469.

［6］刘健.类风湿性关节炎从"脾"论治的理论、临床及实验研究［D］.北京：北京中医药大学,2003.

［7］KRONOFOL K, REMICK D G. Cytokines and the brain: implications for clinical psychiatry ［J］. Am J Psychiatry, 2000,157(5): 683－694.

［8］HUANG Q J, HAO X L, MINOR R T. Brain adenosine mediates interleukin－1β－induced behavioral depression in rats ［J］. ACTA Psychological Sinica, 2002, 34(4): 421－425.

［9］刘健,杨梅云,范海霞.佐剂关节炎大鼠行为、脑组织氨基酸的变化及新风胶囊对其的影响［J］.中国中西医结合杂志,2007,27(5): 444－448.

［10］刘健,范海霞,杨梅云,等.佐剂关节炎大鼠行为、脑组织氨基酸及神经细胞超微结构的变化及新风胶囊对其的影响［J］.中国康复杂志,2008,23(4): 219－222.

［11］刘健,纵瑞凯,余学芳.新风胶囊对佐剂性关节炎大鼠ANCA、血小板参数及血管超微结构的影响［A］//中华中医药学会,中国中医风湿病学杂志.现代医学诊断指标在中医药诊断治疗中的应用文集［C］.昆明：第十二届全国中医风湿病学术研讨会,2008: 225－229.

［12］张晓军,刘健,万磊,等.基于佐剂关节炎低氧微环境观察新风胶囊对血管新生的影响［J］.中华中医药杂志,2017,32(10): 4428－4432.

［13］董文哲.新风胶囊含药血清通过抑制VEGFA/SDF－1/CXCR4通路缓解类风湿关节炎患者血小板活化的机制［D］.合肥：安徽中医药大学,2019.

［14］吴智鸿,赵水平.类风湿关节炎与冠心病［J］.中华风湿病学杂志,2004,8(11): 688－690.

［15］BLOOM B J, MILLER L C, TUCKER L B, et al. Soluble adhesion molecules in juvenile rheumatoid arthristis ［J］. J Rheumatol,1999, 26(9): 2044－2048.

［16］VEALE D J, MAPLE C, KIRK G, et al. Soluble cell adhesion molecules-p-selectin and ICAM－1 ［J］. Scand J Rheumatol, 1998, 27(4): 296－299.

［17］潘喻珍,刘健,朱怀敏,等.佐剂性关节炎大鼠APoA1HDL血管内皮超微结构的变化及新风胶囊对其的影响［J］.中华中医药学刊,2009,27(4): 734－737.

［18］GOCHUICO B R. Potential pathogenesis and clinical aspects of pulmonary fibrosis associated with rheumatoid arthritis ［J］. Am J Med Sci, 2001, 321(1): 83,84.

［19］范海霞,刘健,杨梅云.新风胶囊对AA大鼠肺功能、肺部HRCT及血清细胞因子的影响［J］.陕西中医学院学报,2007,30(3): 32.

［20］万磊,刘健,黄传兵,等.新风胶囊通过调节肺泡Ⅱ型上皮细胞Notch/Jagged－HES轴改善佐剂性关节炎大鼠肺功能［J］.细胞与分子免疫学杂志,2017,33(7): 942－946.

［21］孙玥.基于Notch/Treg和ROS－PKC/NF－κB信号转导通路cross－talk研究中药新风胶囊改善AA大鼠肺功能的机制［D］.合肥：安徽中医药大学,2017.

［22］章平衡,万磊,刘健.基于TGF－β1/Smads和ERK通路cross－talk研究新风胶囊改善佐剂性关节炎大鼠肺功能的机制［J］.中华中医药杂志,2017,32(5): 2253－2259.

［23］刘健,曹云祥,黄传兵,等.佐剂性关节炎大鼠心功能及心肌MMP－9、TIMP－1变化［J］.中国免疫学杂志,2012,28(3): 251－256.

［24］刘健,曹云祥,朱艳.新风胶囊对佐剂性关节炎大鼠心功能及心肌超微结构影响［J］.中国中西医结合杂志,2012,32(11): 1543－1548.

［25］曹云祥.基于miRNA－21/TLR4/MAPK/NF－κB信号转导通路探讨新风胶囊改善RA心功能的机制研究［D］.南京：南京中医药大学,2018.

[26] 卢建华,王维佳,蔡永年,等.五藤祛风合剂对大鼠佐剂性关节炎 T 淋巴细胞亚群的影响 [J].中医正骨,2000(11)：7,8,63.

[27] 林昌松,王笑丹,徐强,等.昆仙胶囊对胶原诱导关节炎大鼠滑膜组织 IL‐8 及 γIP‐10 mRNA 表达的影响[J].新中医,2012,44(5)：144‐146.

[28] 王笑丹,徐强,林昌松,等.昆仙胶囊对大鼠诱导性关节炎滑膜及血清 γIP‐10 的影响 [J].辽宁中医药大学学报,2012,14(7)：161‐164.

[29] 徐强,林昌松,王笑丹,等.昆仙胶囊对胶原诱导型关节炎大鼠滑膜及血清白细胞介素‐8 的影响[J].广州中医药大学学报,2012,29(4)：415‐419,490.

[30] AIGNER T, COOK J L, GERWIN N, et al. Histopathology atlas of animal model systems — overview of guiding principles [J]. Osteoarthritis Cartilage, 2010,18(Suppl 3)：S2‐S6.

[31] 孙鲁宁,黄桂成,赵燕华,等.木瓜蛋白酶诱导兔膝关节骨关节炎模型滑膜中白细胞介素 1、白细胞介素 6、白三烯浓度变化与药物注射时间的关系[J].中国组织工程研究,2012, 16(33)：6184‐6188.

[32] 韩冠英,凌沛学,王凤山,等.不同浓度木瓜蛋白酶建立兔膝骨关节炎模型的比较研究 [J].中国骨伤,2012,25(5)：424‐429.

[33] 阮丽萍,刘健,王亚黎,等.新风胶囊治疗大鼠骨关节炎[J].中成药,2015,37(10)： 2114‐2120.

[34] CAPORALI R, CIMMINO M A, SARZI-PUTTINI P, et al. Comorbid conditions in the AMICA study patients：effects on the quality of life and drug prescriptions by general practitioners and specialists [J]. Semin Arthritis Rheum, 2005, 35(1)：31‐37.

[35] CHAN K W, NGAI H Y, IP K K, et al. Comorbidities of patients with knee osteoarthritis [J]. Hong Kong Med J, 2009, 15(3)：168‐172.

[36] SALEH A S, NAJJAR S S, MULLER D C, et al. Arterial stiffness and hand osteoarthritis：a novel relationship [J]. Osteoarthritis Cartilage,2007,15(3)：357‐361.

[37] HAARA M M, MANNINEN P, KRÖGER H, et al. Osteoarthritis of finger joints in Finns aged 30 or over：prevalence, determinants, and association with mortality [J]. An Rheum Dis, 2003,62(2)：151‐158.

[38] 程园园,刘健,冯云霞,等.新风胶囊通过 BTLA‐HVEM 诱导 Treg 免疫耐受改善膝骨关节炎大鼠心肺功能[J].细胞与分子免疫学杂志,2012,28(11)：1133‐1137.

[39] 杨佳,刘健,张金山,等.新风胶囊对干燥综合征大鼠 IL‐10、TNF‐α、IL‐17 表达的影响 [J].世界中西医结合杂志,2012,7(3)：206‐209.

[40] 李明堂,剂玉,王清爽,等.水通道蛋白在小鼠嗅上皮中的免疫定位[J].吉林农业大学学报,2010,32(6)：690‐692.

[41] 杨佳,刘健,张金山,等.新风胶囊对干燥综合征大鼠水通道蛋白 1 和 5 表达的影响[J]. 安徽中医学院学报,2012,31(2)：40‐43.

[42] 焦以庆,王玉光,郭丽娅,等.干燥综合征继发肺间质疾病 45 例的中西医临床特点分析 [J].中华中医药杂志,2020,35(2)：876‐879.

[43] 焦志梅,韩晓燕,杨国儒,等.原发性干燥综合征的肺部表现 50 例临床分析[J].潍坊医学院学报,2001,23(3)：195,196.

[44] 杨宇路.原发性干燥综合征的肺功能分析[J].中华风湿病学杂志,2000,4(1)：42.

[45] 冯云霞,刘健,程园园,等.新风胶囊通过抑制 TGF‐β1‐ERK1 信号转导通路保护干燥综合症模型大鼠肺功能[J].细胞与分子免疫学杂志,2013,29(2)：118‐122.

[46] 卢文艺.FoxO1介导黄藤酒治疗类风湿关节炎的实验研究[D].荆州:长江大学,2019.

[47] 郭静波,马振勇,赵品,等.痹康胶对佐剂性关节炎大鼠的治疗作用及其机制[J].中国临床康复,2004,8(18):3558,3559.

[48] 周志祥,陆军,黄泽彦,等.雷公藤药酒对大鼠佐剂性关节炎治疗作用的研究[J].陕西中医,2011,32(9):1254,1255.

[49] 周洁.复方雷公藤凝胶剂对大鼠佐剂性关节炎疗效及毒性研究[D].重庆:重庆医科大学,2013.

[50] 周洁,刘岳凤,何凯.复方雷公藤凝胶剂对大鼠佐剂型关节炎的疗效及肝毒性研究[J].细胞与分子免疫学杂志,2013,29(9):914-918.

[51] 赵越.复方雷公藤外敷对Ⅱ型胶原诱导型关节炎大鼠滑膜组织ERK通路表达的影响[D].北京:中国中医科学院,2017.

[52] 黄胜光,谭宁,朱辉军.雷公藤、附子、蜂毒在风湿病中的应用[J].辽宁中医药大学学报,2011,13(6):20-22.

[53] 元建国,叶海艳,李世林,等.雷公藤对固有免疫分子干扰素诱导的研究[J].成都中医药大学学报,2016,39(2):39-42.

[54] 朱艳,刘健,曹云祥.雷公藤多苷片对AA大鼠调节T细胞及Foxp3表达的影响[J].中医药临床杂志,2011,23(5):452-455,471.

[55] 万磊,刘健,盛长健,等.基于调节性T细胞研究雷公藤多苷片对佐剂性关节炎大鼠肺功能的影响[J].中医药临床杂志,2010,22(9):780-785.

[56] 刘立玲,田雅格,苏晓慧,等.雷公藤多苷片和雷公藤片对CIA模型大鼠干预的量毒效比较研究[J].中国中药杂志,2019,44(16):3502-3511.

[57] 王靖霞,刘春芳,李逸群,等.雷公藤多苷片抑制实验性类风湿关节炎血管新生的作用研究[J].中国中药杂志,2019,44(16):3441-3447.

[58] 乔欢,闫润红.雷公藤和雷公藤加道遥散对CIA大鼠模型的抗炎作用及肝损伤情况的对比研究[J].世界中西医结合杂志,2017,12(3):357-360.

[59] 李海松,崔瑛.雷公藤用于大鼠类风湿性关节炎治疗中的效果分析[J].临床医药文献电子杂志,2016,3(46):9102,9103.

[60] 戴巧定,宋欣伟,康海英.雷公藤多苷对佐剂性关节炎大鼠P物质表达的影响[J].浙江中西医结合杂志,2012,22(2):85-88.

[61] 水光兴,万毅刚,蒋春明,等.雷公藤及其活性成分药效学和药理学研究的若干进展[J].中国中药杂志,2010,35(4):515-520.

[62] 李春蕾,何菁,华红.中药雷公藤治疗NOD小鼠自发性涎腺炎的研究[J].现代口腔医学杂志,2010,24(2):106-110.

[63] 胡旭君,宋欣伟.雷公藤多苷联合甲氨蝶呤对干燥综合征NOD小鼠治疗作用及TNF-α、IL-1β、AQP-5的表达[J].中华中医药杂志,2014,29(7):2362-2366.

[64] 高加炜.雷公藤对MRL/lpr狼疮小鼠肠道微生物的影响研究[D].杭州:浙江中医药大学,2019.

[65] 彭学标,王娜,曾抗.雷公藤对系统性红斑狼疮外周血单一核细胞NF-κB活性的影响[J].中国皮肤性病学杂志,2006,20(6):336,337.

[66] 彭学标.雷公藤对系统性红斑狼疮外周血单核细胞CD40配体mRNA表达的影响[J].中国麻风皮肤病杂志,2004,20(6):550,551.

[67] 郭伟健.雷公藤甲素治疗大数类风湿性关节炎的蛋白质组学研究[D].广州:南方医科

大学,2012.

[68] 万磊,刘健,黄传兵,等.雷公藤甲素调节佐剂关节炎大鼠滑膜、脾脏、胸腺组织细胞自噬的实验研究[J].四川大学学报(医学版),2017,48(4):520-525.

[69] 万磊,刘健,黄传兵,等.雷公藤甲素对佐剂关节炎肺功能降低大鼠 Notch 通路受体和配体基因表达的影响[J].南方医科大学学报,2015,35(10):1390-1394.

[70] 袁凯.雷公藤甲素、雷公藤红素通过调节中性粒细胞活性治疗类风湿关节炎的机制研究[D].北京:北京中医药大学,2017.

[71] 冯悦,钟萌,罗见春,等.^{18}F-FDG PET/CT 技术监测雷公藤甲素对类风湿关节炎模型大鼠关节损伤的改善作用[J].中国药房,2018,29(22):3059-3062.

[72] 叶蕾,贾霜,潘文萍.雷公藤甲素对类风湿关节炎患者滑膜成纤维样细胞增殖的体外抑制作用研究[J].中国药房,2015,26(31):4357-4359.

[73] 王伟东,陈如平,肖鲁伟,等.雷公藤甲素对类风湿关节炎滑膜新生血管中血管内皮生长因子、白细胞介素-6抑制机制的探讨[J].中医正骨,2012(2):5-7.

[74] 周铭,马丽华,崔颖,等.雷公藤甲素对类风湿性关节炎患者外周血 T 细胞的免疫抑制作用[J].中国药房,2014(47):4441-4443.

[75] 陈颖婷,何柯新,王云秀,等.雷公藤内酯醇对类风湿关节炎大鼠 TLR4/NF-κB 信号转导通路的调控作用研究[J].国际检验医学杂志,2019,40(17):2053-2057.

[76] 范文强,吕书龙,马玲,等.雷公藤甲素治疗类风湿关节炎的作用机制及安全性分析[J].中草药,2019,50(16):3866-3871.

[77] 王贵,郭明慧,徐慧慧,等.雷公藤甲素对高迁移率族蛋白1诱导的破骨细胞分化的影响[J].中日友好医院学报,2017,31(2):102-106,130.

[78] LIACINI A, SYLVESTER J, ZAFARULLAH M. Triptolide suppresses proinflammatory cytokine-induced matrix metalloproteinase and aggrecanase-1 gene expression in chondrocytes [J]. Biochem Biophys Res Commun, 2005,327(1):320-327.

[79] 陈鹏远,韩睿,周强,等.雷公藤内酯醇对人 Th17 细胞分化的调节作用[J].中国中药杂志,2011,36(11):1499-1502.

[80] 连艳玲,何东仪,聂红,等.雷藤舒在类风湿关节炎中免疫调节机制的研究[J].现代免疫学,2012,32(3):239-242.

[81] 童萍,刘佳,何东仪.雷藤舒(LLDT-8)对成纤维样滑膜细胞分泌趋化因子的影响[J].现代免疫学,2016,36(6):448-454.

[82] 刘佳,童萍,何东仪.新雷公藤衍生物雷藤舒对类风湿关节炎滑膜细胞基因表达的影响[J].上海中医药大学学报,2017,31(6):70-75.

[83] 海亚美,周新朋,林婷婷,等.雷藤舒(LLDT-8)通过提高 MEKK2 蛋白表达调控胶原诱导性关节炎小鼠 Treg/Th17 平衡[J].现代免疫学,2018,38(3):210-216.

[84] 汪荣盛,刘佳,童萍,等.雷藤舒对 TNF-α 诱导的人类风湿关节炎滑膜成纤维细胞促凋亡、抗炎及对 Ras-MAPKs 信号转导通路的调节作用[J].上海中医药大学学报,2016,30(3):82-87.

[85] 韩曼丽,章金春.雷公藤多苷对胶原诱导性关节炎大鼠组织中血管内皮生长因子及血管内皮生长因子受体2 mRNA 表达水平的影响[J].医学研究生学报,2013,26(5):478-480.

[86] 张莉,高峰,滕凤猛,等.雷公藤多苷对胶原诱导性关节炎大鼠滑膜组织微血管新生的影响[J].临床和实验医学杂志,2015(21):1766-1768.

[87] 赵太平,徐玉东,朱勇杰.雷公藤多苷对类风湿性关节炎大鼠细胞免疫功能的影响[J].亚太传统医药,2012,8(6):8,9.

[88] 郑红梅,晋松.雷公藤多苷片对胶原诱导性关节炎大鼠血清 HMGB1 和 IL-17 的影响[J].中国实验方剂学杂志,2013,19(15):247-250.

[89] 杨俊,李泰贤,王晓月,等.雷公藤多苷(甙)片对类风湿关节炎促炎细胞因子影响的系统评价[J].中国中药杂志,2020,45(4):764-774.

[90] 李泰贤,王晓月,薛志鹏,等.雷公藤多苷(甙)片单用或联合甲氨蝶呤治疗类风湿关节炎实验室指标改善作用的 Meta 分析[J].中国中药杂志,2019,44(16):3542-3550.

[91] 刘立玲.两个不同来源雷公藤多苷片对大鼠胶原诱导性关节炎的干预作用比较[D].北京:中国中医科学院,2019.

[92] 柳丽,顾亚琴,关乃富,等.雷公藤多苷对胶原诱导关节炎大鼠滑膜肥大细胞浸润和活化的影响[J].常州大学学报(自然科学版),2016,28(5):82-86.

[93] 王晶晶,蒋媛,储奕,等.雷公藤多苷抑制二肽肽酶I活性及其调节机制的研究[J].中国免疫学杂志,2017,33(4):537-541.

[94] 彭柳莹,钱晨,谈文峰,等.雷公藤红素对破骨细胞及胶原诱导关节炎小鼠中趋化因子 CXCL2 表达的影响[J].云南中医学院学报,2014,37(2):1-5.

[95] 卢嘉微,陈都,张淑芳,等.雷公藤红素对胶原诱导性关节炎小鼠的免疫作用研究[J].南京中医药大学学报,2018,34(5):65-68.

[96] 甘可.雷公藤红素对破骨细胞分化和胶原诱导关节炎鼠模型骨侵蚀的影响[D].南京:南京中医药大学,2013.

[97] 刘史佳,戴国梁,孙冰婷,等.基于 PK-PD 模型研究雷公藤治疗类风湿关节炎生物靶标[J].中国中药杂志,2015,40(2):334.

[98] 胡伟锋,王昌兴.雷公藤内酯醇对类风湿关节炎大鼠的治疗作用及其网络药理学研究[J].中国全科医学,2016,19(12):1408-1413.

[99] 柳笑彦.雷公藤红素对小鼠腹腔巨噬细胞极化分型的影响[J].基础医学与临床,2018,38(5):643-648.

[100] GAN K, XU L, FENG X, et al. Celastrol attenuates bone erosion in collagen-Induced arthritis mice and inhibits osteoclast differentiation and function in RANKL-induced RAW264.7 [J]. Int Immunopharmacol,2015,24(2):239-246.

[101] 力弘,潘雁.雷公藤红素对胶原性关节炎的作用[J].中国药理学报,1997,18(3):273.

[102] 马成功.雷公藤多苷片对原发性干燥综合征高球蛋白血症影响的研究[D].南京:南京中医药大学,2012.

[103] 蒋毅,张唸.雷公藤多苷联合白芍总苷对干燥综合征患者血清 Th17/Treg 平衡及免疫功能的影响[J].贵州医药,2018,42(12):1446,1447.

[104] 杨青兰,郭东更,马春燕,等.雷公藤多苷对 PSS-ILD 患者血清 TGF-B1、TNF-α 及 IL-1 水平的影响[J].宁夏医学杂志,2017,39(11):1006-1008.

[105] 张洪长,张莹,刘明昕,等.雷公藤多苷对强直性脊柱炎患者成纤维细胞中 BMP-2 表达的影响[J].吉林大学学报(医学版),2014,40(6):1187-1191.

[106] ZHANG X, ZHANG T, ZHOU X, et al. Enhancement of oral bioavailability of tripterine through lipid nanospheres:preparation, characterization, and absorption evaluation [J]. J Pharm Sci, 2014, 103(6):1711-1719.

[107] 辛文好,韦珍妮,张颖,等.雷公藤红素对巨噬细胞焦亡的影响[J].中草药,2018,

49(5)：1087-1091.

[108] 邹宇聪,毛筝,徐敏鹏,等.雷公藤多苷含药血清对强直性脊柱炎病理性骨化相关炎症因子和 miR-21 的影响[J].实用医学杂志,2017,33(3)：367-370.

[109] 方妍妍,万磊,董文哲,等.雷公藤甲素通过调控 VEGFA,SDF-1,CXCR4 通路改善强直性脊柱炎患者血小板活化的机制[J].中国中药杂志,2019,44(16)：3520-3525.

[110] 刘玉芳,秦桂芳.雷公藤内酯醇对诱发性红斑狼疮小鼠模型的实验研究[J].中国中医急症,2018,27(8)：1379-1382,1386.

[111] 韩春雯.有毒中药雷公藤、砒霜对 MRL/1pr 狼疮鼠疗效及安全性比较研究[D].杭州：浙江中医药大学,2014.

[112] 刘冬舟,刘翠莲,洪小平.雷公藤内酯醇对系统性红斑狼疮患者树突状细胞 Toll 样受体-9 表达的影响[J].实用医学杂志,2011,27(11)：1911-1913.

[113] 周娇,张小乔,戴红伟.雷公藤多苷对 Pristane 诱发性红斑狼疮外周血 T 细胞漂移及细胞因子的影响[J].实用药物与临床,2019,22(1)：11-16.

[114] 刘玉芳,何华琼,丁演鹏,等.雷公藤甲素对系统性红斑狼疮 BALB/c-un 裸小鼠外周血 Tc 与 Th 细胞漂移的影响[J].中国实验血液学杂志,2019,27(5)：1691-1695.

[115] 吴艮艮,时乐,沈星星,等.雷公藤甲素对 TLR7 激动剂 Resiquimod 诱导 RAW264.7 巨噬细胞自噬的影响[J].免疫学杂志,2018,34(10)：880-885.

[116] 薛士杰,韩俊永,陈金烟,等.雷公藤内酯醇对系统性红斑狼疮患者外周血 Th17 细胞的影响[J].福建医药杂志,2014,36(6)：79-82.

[117] 许晨,吴兆龙.雷公藤红素对狼疮鼠肾小球硬化的防治作用[J].中华内科杂志,2002,41(5)：317-321.

[118] 许迅辉,许晨,任像申,等.雷公藤红素对小鼠狼疮性肾炎模型蛋白尿的疗效观察[J].实用中医药杂志,2002,18(2)：6,7.

[119] 李静,肖波,张宁,等.从 CD28/B7-1 探讨雷公藤多苷治疗多发性肌炎的机制[J].中国现代医学杂志,2004,14(13)：75-77,81.

[120] 陈晓昱.雷公藤甲素对 MIA 模型大鼠膝骨关节炎 c-Jun、MMP-9 表达及血清炎性标志物的影响[J].实用药物与临床,2015,18(11)：1293-1296.

[121] 张卫东.雷公藤内酯醇与透明质酸复合制剂对实验性兔膝骨关节炎治疗作用的研究[D].重庆：陆军军医大学,2006.